中医妇科优势病种
循证研究

ZHONGYI FUKE YOUSHI BINGZHONG
XUNZHENG YANJIU

冯亚宏　王立平　张晓静　主编

甘肃科学技术出版社
甘肃·兰州

图书在版编目（CIP）数据

中医妇科优势病种循证研究 / 冯亚宏，王立平，张
晓静主编 . -- 兰州：甘肃科学技术出版社，2024.11.
ISBN 978-7-5424-3263-6

Ⅰ . R271.1

中国国家版本馆CIP数据核字第20244BA643号

中医妇科优势病种循证研究

冯亚宏　　王立平　张晓静　主编

责任编辑　陈学祥
封面设计　麦朵设计

出　版　甘肃科学技术出版社
社　址　兰州市城关区曹家巷1号　　730030
电　话　0931-2131572（编辑部）　　0931-8773237（发行部）

发　行　甘肃科学技术出版社　　　印　刷　甘肃兴方正彩色数码快印有限公司
开　本　787毫米×1092毫米　1/16　印　张　19　插　页　4　字　数　442千
版　次　2024年11月第1版
印　次　2024年11月第1次印刷
印　数　1～2000
书　号　ISBN 978-7-5424-3263-6　　定　价　98.00元

编 委 会

前　　言

随着中医药事业的蓬勃发展，中医药在妇科领域的应用越来越广泛，其独特的理论体系和治疗方法在预防及治疗妇科疾病方面展现出显著的优势。为了进一步提升中医药在妇科领域的循证医学研究能力，国家中医药管理局启动了中医药循证能力提升项目。本专著《中医妇科优势病种循证研究》正是在这一背景下，由宁夏回族自治区中医医院暨中医研究院妇科牵头，针对妇科优势病种进行研究，并遴选出"多囊卵巢综合征"和"输卵管妊娠"两个优势病种进行了文献研究和系统评价。

本专著旨在通过科学的文献回顾和评价，为临床实践提供循证依据，从而提高中医药治疗妇科疾病的临床疗效和科学性。遴选的"多囊卵巢综合征"和"输卵管妊娠"两个病种在妇科疾病中具有较高的发病率和治疗难度，且中医药在治疗这些疾病方面积累了丰富的经验。

在编写过程中，研究团队遵循循证医学的原则，对现有的研究文献进行了全面的搜集和严格的筛选，力求客观、准确地反映中医药在治疗这两个病种方面的优势和特色。我们希望本专著能够为中医药在妇科领域的研究和应用提供有价值的循证医学证据，同时也为广大的临床医生提供科学的诊疗参考。

本专著的编写得到了国家中医药管理局中医药循证能力提升项目的大力支持，同时也得到了国内诸多妇科专家及研究团队的努力与付出。在此，我们对所有参与本专著编写的专家和工作人员表示衷心的感谢。

我们期待本专著能够为推动中医药在妇科领域的传承与创新，为促进中医药事业的发展作出积极的贡献。

编　者

2024年10月

目　　录

第一章　循证医学概述 ···1
　第一节　循证医学概念 ···1
　第二节　循证医学发展简史 ···1
　第三节　循证医学证据分类、分级与推荐 ·······························3
第二章　循证中医药学概述 ···9
　第一节　循证中医药学的发展 ···9
　第二节　循证中医药实践基本方法 ·····································13
　第三节　循证中医药证据检索 ···15
第三章　中医妇科优势病种循证诊疗方案 ·································50
　第一节　痛经（子宫内膜异位症、子宫腺肌病） ·························50
　第二节　崩漏（异常子宫出血） ·······································54
　第三节　绝经前后诸症（绝经综合征） ·································60
　第四节　妊娠恶阻（妊娠剧吐） ·······································64
　第五节　胎漏、胎动不安（先兆流产） ·································69
　第六节　滑胎（复发性流产） ···74
　第七节　胎死不下（稽留流产） ·······································79
　第八节　异位妊娠（输卵管未破损期） ·································83
　第九节　盆腔炎 ···88
　第十节　不孕病（多囊卵巢综合征） ···································98
第四章　中医妇科优势病种循证研究案例 ·································105
　第一节　输卵管妊娠 ···105
　第二节　多囊卵巢综合征 ···197
参考文献 ···288

第一章 循证医学概述

第一节 循证医学概念

循证医学是指临床医生针对个体患者，在充分收集病史、体检及必要的实验室和影像检查基础上，结合自身的专业理论知识与临床技能，围绕患者的主要临床问题（如病因、诊断、治疗、预后以及康复等），检索、查找、评价当前最新最佳的研究证据，进一步结合患者的实际意愿与临床医疗环境，形成科学、适用的诊治决策，并在患者的配合下付诸实施，最后分析与评价其效果。实践循证医学，既能有效地解决个体患者的临床问题、改善预后和促进患者康复，同时也会推动临床医疗水平的提高和进步，实现医患"双赢"。由此可见，为追求最佳诊治效果，循证医学对个体患者的诊治决策是建立在当前最新、最佳的证据基础之上，故称之为"基于证据的临床医学"。这样就有别于传统意义的临床医学模式。

作为一门新兴基础学科和临床实践模式，自20世纪90年代以来，循证医学在我国得以迅速普及和推广，当然这其中难免会出现一些偏差。如将Cochrane系统综述（systematic review）或大型多中心随机对照试验，直接等同于"循证医学"，或将循证医学称为临床科研方法学等。这些概念上的误区，难免会造成一些误导，应引以为戒。

第二节 循证医学发展简史

循证医学的起源，从哲理上可以追溯到19世纪中叶。但凡接受过正规医学教育的临床医生，都具备现代生物学、人体解剖学、生理学、病理学、免疫学、临床医学等基本理论知识，他们对患者的诊治，也是从临床实际出发，根据患者的临床特征，再结合自己掌握的理论知识和临床经验，作出相应的诊治决策。在一定程度上，当然也是"循证"的，只不过在即时采用最新和最佳的证据方面，有所不足而已。因此，对于现阶段人们应用的临床医疗决策过程，不应都认为是"临床经验医学"。但就循证医学而言，其产生是历史发展的必然结果。首先临床医学当属一门实用科学，总是随着自然科学和临床科学的进步，以及人们认识的深化而得以不断丰富和发展。临床医生要做好临床工作，就应不断地更新自己的知识，学习、掌握和应用先进的技能和理论以指导自己的临床实践。如美国哈佛大学医学院原院长 S.Burwell 曾指出："在大学里教授给学生的知识，在 10 年后约有 50% 是错的，而教师往往不知道错误的一半是哪些。"这说明医学领域的知识老化现象突出，而不断学习、及时更新自己的知识，对临床医生来讲是何等重要！然而，在生物医学领域，相关研究及文献发表数量，无论是存量还是增量都是非常庞大的。如据统计，在全球范围内已拥有生物医学杂志 3 万余种，每年发表的论著达 300 余万篇，加上灰色文献资料更是难以计数！而其中又存在良莠不齐、精华与糟粕共存的问题，这无疑是对临床医生的巨大挑战；加之临床医生的工作又十分繁忙，阅读文献的时间十分有限，要想全部阅读如此浩瀚的文献，也是不现实的。但为汲取当代医学研究的精华和提高医疗水平，又不得不发掘有价值的研究文献及其研究成果并应用于临床实践，这其中最新最佳的证据成为首选。

其次，临床流行病学的产生与发展，也为循证医学提供了方法学支撑。20 世纪 80 年代初期，在国际临床流行病学发源地之一的 McMaster 大学，以临床流行病学创始人之一、国际著名的内科学专家 David L. Sackett 为首的一批临床流行病学家，在该医学中心的临床流行病学系和内科系率先对年轻的住院医师举办了"如何阅读医学文献的学习班"（how to read clinical literature），在讲授临床流行病学原理与方法的基础上，进一步指导他们联系患者的临床实际问题，检索与评价医学文献，并将所获得的新近成果应用于自己的临床实践。后又经过反复实践，不断完善这种医学培训模式，取得了很好的效果。为此，Gordon Guyatt 等自 1992 年起相继在美国医学会杂志（*Journal of the American Medical Association*，JAMA）等杂志上发表了系列总结性文献，将这种对临床医生的新型培训措施和临床医学实践方法，正式冠以"循证医学"（evidence-based medicine），自提出之日起就受到临床医学界的广泛关注。另外由 Haynes 和 Sackett 发起，美国内科医师学院（American College of Physicians）组织了一个杂志俱乐部（Journal Club），即 ACPJC。从 1991 年起，由临床流行病学、临床有关学科及方法学专家组成的评审小组，对国际上著名的 30 多种医学杂志发表的论著，进行系统分析与评价，并将最佳的研究论文，以精练摘要加专家评述的形式，在 *Annals of Internal Medicine* 的副刊发表。1994 年 Sackett 医生受聘于英国牛津大学，在英国组建了循证医学中心（Evidence-Based Medicinence-Based Medicine Center），相继出版了循证医学专著及由英国医学杂志和美国内科医师学院联合主办的循证医学杂志（*Journal of Evidence-based Medicine*）。为了全面地推荐国际上经过严格评价的最佳研究证据，自 1999 年起，他们还整理编辑并出版了 *Clinical Evidence* 专集，每年公开发行两期，将这些经过专家筛选、严格评价及评论后的最佳研究成果，推荐给临床医生，以便于临床医疗实践。

与此同时，1993 年成立的 Cochrane 协作网（Cochrane Collaboration），又为循证医学的腾飞提供了一大助力和组织保证。Cochrane 协作网的宗旨是在广泛收集临床随机对照试验（RCT）的研究结果、严格评价质量的基础上，进行系统综述（systematic review）以及 Meta 分析（Meta-analysis），将有价值的研究结果推荐给临床医生以及相关专业的实践者，以帮助实践循证医学。Cochrane 系统综述现已被公认为最佳的高质量证据之一。循证医学在中国的发展历程基本与国际同步。我国最早于1996年在卫生部的领导与支持下，在原华西医科大学附属第一医院（现四川大学华西医院）正式成立了中国Cochrane中心及循证医学中心，相继开展了循证医学国际协作研究与普训工作，陆续创刊了2种全国性的循证医学杂志，并率先在医学院校开设循证医学课程，编辑出版了循证医学专著以及5年制、8年制循证医学规划教材，对推动临床医学实践、提高医学水平产生了良好效果。本学科在全国迅速普及和健康发展，无疑会更好地推动临床医学各个学科的共同进步与繁荣。

总之，人们对循证医学投以极大的关注，随着时代的前进步伐，它将日臻完善、为临床决策的科学性和临床医学的现代化作出更大贡献。

第三节　循证医学证据分类、分级与推荐

一、证据分类

（一）按研究方法分类

1.原始研究证据是对直接在患者中进行有关病因、诊断、预防、治疗和预后等试验研究所获得的第一手数据进行统计学处理、分析、总结后得出的结论。主要包括随机对照试验、交叉试验、队列研究、自身前后对照实验、病例对照研究、非传统病例对照研究、横断面调查设计、非随机同期对照试验及叙述性研究等。

2.二次研究证据是尽可能全面地收集某一问题的全部原始研究证据，进行严格评价、整合处理、分析总结后所得出的综合结论，是对多个原始研究证据再加工后得到的更高层次的证据。二次研究证据主要包括系统评价、临床实践指南、临床决策分析、临床路径、临床证据手册、卫生技术评估报告及卫生经济学研究等。

（二）按研究问题分类

以研究问题的不同将临床研究证据分为病因、诊断、预防、治疗和预后临床研究证据，它们可以是原始研究证据，也可以是二次研究证据。

（三）按使用对象分类

立足使用者角度，可将证据分为政策制定者、研究人员、卫生保健提供者与普通用户4种类型（表1-1）。

（四）按获得渠道分类

根据获得渠道的不同将临床研究证据分为公开发表的临床研究证据、灰色文献、在研的临床研究证据和网上信息。

公开发表的临床研究证据是公开发表在杂志上的临床研究证据，包括原始研究证据和二次研究证据；灰色文献指已完成、但未公开发表的临床研究证据，通常以会议论文和内部资料的形式交流；在研临床研究证据指正在进行的原始临床研究和二次研究证

据，如新药试验（原始研究证据）和正在进行的系统评价、卫生技术评估及临床实践指南（二次研究证据）；网上信息是指各种医学组织和机构在网上建立与发布的各种原始研究证据和二次研究证据数据库。

表1-1　从使用者角度的证据分类

项目	政策制定者	研究人员	卫生保健提供者	普通用户
代表人群	政府官员、机构负责人、团体领袖等	基础医学、临床、教学研究者等	临床医生、护士、医学技术人员等	普通民众，包括患病人群和健康人群
证据呈现形式	法律、法规、报告或数据库	文献或数据库	指南、摘要、手册或数据库	电视、广播、网络、报纸等大众媒体或数据库
证据特点	简明概括、条理清晰	详尽细致、全面系统	方便快捷、针对性强	形象生动、通俗易懂
证据要素	关注宏观层面，侧重国计民生，解决复杂重大问题	关注中观层面，侧重科学探索，解决研究问题	关注中观层面，侧重实际应用，解决专业问题	关注微观层面，侧重个人保健，解决自身问题

二、证据质量与推荐强度的分级

证据质量（quality of evidence）衡量的是研究的内在真实性或可靠性，即研究结果和结论能够正确预测真实情况的程度。推荐强度（strength of recommendation）是建议采用某种医学干预措施的推荐力度，其立足点是遵守推荐意见时利大于弊的把握度。在医学领域，"利"是指健康获益，如降低发病率、死亡率和提高生活质量等，"弊"是指与"利"相反的结果，如增加发病率、死亡率和降低生活质量等。

根据研究的问题不同，研究方法的不同，证据的可靠性也有差别，因此需要划分证据等级。证据质量与推荐强度分级方法的发展主要经历了3个阶段。

第一阶段单纯以研究设计为基础进行判断，以随机对照试验为最高质量证据，主要代表有加拿大定期体检特别工作组（Canadian Task Force on the Periodic Health Examination，CTFPHE）的标准和美国Brooklyn医学研究中心（SUNY Downstate Medical Center）推出的"证据金字塔"（见彩图1），其优点在于简洁明了，可操作性强，可重复性强。但存在的主要问题在于分级依据过于简易和片面，结论可信度较低，仅用于防治领域。

第二阶段在研究设计的基础上额外考虑了精确性、一致性以及特殊的偏倚，以随机对照试验系统评价/Meta分析作为最高级别的证据，主要代表有英国牛津大学循证医学中心推出的标准（表1-2）。该标准建议，证据评估应按照不同的研究问题分别进行。常见研究问题包括治疗、预防、病因、危害、预后、诊断、经济学评价7个方面。这样就使得证据质量的评估更具针对性和适应性，结论更加可靠。牛津大学的证据质量评估工具一度成为循证医学教学和循证临床实践中公认的经典标准，也是循证教科书和循证指南使用最为广泛的标准之一。但由于其级数太多（大小共10级），将证据质量和推荐强度直接对应（高质量证据对应强推荐，低质量证据对应弱推荐），且未充分考虑比较的间接性、发表偏倚和观察性研究的升级等问题，所以仍然存在理论和实践方面的问题。

表1-2 英国牛津大学循证医学中心的防治性证据等级

等级		治疗/预防/病因/损伤证据来源
I	1a	同质RCTs的系统评价
	1b	单个RCT（可信区间窄）
	1c	全或无的病案系列
II	2a	同质队列研究的系统评价
	2b	单个队列研究（包括低质量RCT，如随访<80%）
	2c	结局疗效研究；生态学研究
III	3a	同质病例对照研究的系统评价
	3b	单个病例对照研究
IV	4	病例系列研究（包括低质量的队列研究和病例对照研究）
V	5	未经严格论证的专家意见或实验室研究结果等

第三阶段开始于2000年，针对证据质量与推荐强度分级存在的不足，包括来自世界卫生组织（WHO）在内的19个国家和国际组织60多名循证医学专家、指南制定专家、医务工作者和期刊编辑等，共同创建了GRADE工作组，旨在通力协作，遵循证据，制定出国际统一的证据质量和推荐强度分级系统。该系统于2004年正式推出。由于其方法科学、程序严密、过程透明等优点，目前已经被包括WHO和Cochrane协作网在内的90多个国际组织、协会和学会采纳，成为循证医学发展中的一个重要事件。

GRADE方法相对之前的众多标准，其主要特点体现在以下几个方面：①由一个具有广泛代表性的国际指南制定小组制定。②明确界定了证据质量和推荐强度及其区别。③明确指出对证据质量的评估是对报告了重要临床结局指标的证据体的评估，而非对一个系统评价或临床试验质量的评估。④对不同级别证据的升级与降级有明确、统一的标准。⑤从证据到推荐的过程全部公开透明。⑥明确承认价值观和意愿在推荐中的作用。⑦就推荐意见的强弱，分别从临床医生、患者、政策制定者角度做了明确、实用的诠释。⑧适用于制作系统评价、卫生技术评估及医学实践指南。

GRADE方法首次清楚阐述了证据质量和推荐强度的定义，将证据质量分为高、中、低、极低4个等级，推荐强度分为强、弱2个等级，具体描述见表1-3。

表1-3 证据质量与推荐强度分级

证据质量分级	具体描述
高（A）	非常有把握观察值接近真实值
中（B）	对观察值有中等把握：观察值有可能接近真实值，但也有可能差别很大
低（C）	对观察值的把握有限：观察值可能与真实值有很大差别
极低（D）	对观察值几乎没有把握：观察值与真实值可能有极大差别

推荐强度分级	具体描述
强（1）	明确显示干预措施利大于弊或弊大于利
弱（2）	利弊不确定或无论质量高低的证据均显示利弊相当

和此前的分级系统一样，GRADE对证据质量的判断始于研究设计。一般情况下，没有严重缺陷的随机对照试验的证据起始质量为高（即A级），但有5个因素可降低其质量。没有突出优势的观察性研究的证据起始质量为低（即C级），但有3个因素可升高其质量。对于5项降低和3项提高证据质量等级因素和证据质量等级关系总结于表1-4。

表1-4 证据质量分级

研究类型	证据质量等级
没有缺陷、一致性好、精确、直接结果且没有存在偏倚证据的随机对照料试验	高质量证据
存在重要缺陷的随机对照试验	中等质量证据（从高质量降低1个等级）
存在严重缺陷的随机对照试验	低质量证据（从高质量降低2个等级）
存在很严重缺陷且结果存在不一致性的随机对照试验	很低质量证据（从高质量降低3个等级）
真实性可靠且有很大效应量的观察性研究	高质量证据（从很低质量提升2级）
不会影响其真实性并有量-效关系的观察性研究	中等质量证据（从低质量提升1级）
不影响真实性的观察性研究	低质量
结果的直接性不能肯定的观察性研究；无系统性的观察（病例系列或病例报告）	很低质量

对于推荐强度，GRADE突破了之前将证据质量和推荐强度直接对应的弊端，进一步提出，除了证据质量、资源利用和患者偏好与价值观等证据以外的因素也影响推荐的强度，并将推荐强度的级别减少为2级。对于不同的决策者，推荐强度也有不同的含义（表1-5）。

表1-5　GRADE中推荐强度的含义

强度	决策者	推荐强度的含义
强推荐的含义	患者 临床医生政策制定者	几乎所有患者均会接受所推荐的方案；此时若未接受推荐，则应说明 应对几乎所有患者都推荐该方案；此时若未给予推荐，则应说明 该推荐方案一般会被直接采纳到政策制定中去
弱推荐的含义	患者	多数患者会采纳推荐方案，但仍有不少患者可能因不同的偏好与价值观而不采用
	临床医生	应该认识到不同患者有各自适合的选择，帮助每个患者作出体现他偏好与价值观的决定
	政策制定者	制定政策时需要充分讨论，并需要众多利益相关者参与

GRADE系统应用注意要点：GRADE分级适用于3个研究领域：系统评价、卫生技术评估以及临床实践指南，但在各自领域的应用不完全相同。对于系统评价，GRADE仅用于对证据质量分级，不给出推荐意见；对于指南，需在对证据质量分级的基础上形成推荐意见，并对其推荐强度进行分级；对于卫生技术评估，是否给出推荐意见，取决于评估的目的。在应用GRADE系统时，需注意以下几点。

1. GRADE的证据质量分级不是对单个临床研究或系统评价的分级，而是针对报告了某个结局指标的证据体的质量分级，这种分级是建立在系统评价基础上的，即使系统评价最终仅纳入了一个研究，但其中报告了不同的结局指标，证据质量分级仍然应针对不同结局指标分别进行。此时，降级的5个因素里面，不一致性不适用，因为只有1个研究，而其他4个降级因素均适用。

2. 对于随机对照试验和观察性研究，均可以进行降级，因为其研究设计均可能存在缺陷。对随机对照试验应重点考虑降级，且在一般情况下，不考虑升级。因为如果设计无缺陷，本身就是最高级别，无需升级；如果设计有缺陷，则应降级。对于观察性研究，在无降级因素存在的情况下，如果有符合条件的升级因素，则可考虑升级。

3. 对于不精确性和不一致性这两个条目，在指南和系统评价中的含义和用法有所不同。在指南当中是否需要在这两个方面降级，取决于其是否能够明确支持或反对指南制订者给出一个一致的推荐意见。

4. 如果结局指标较多，首先应按它们对患者的重要性进行排序，最多纳入7个指标，并分为3个等级：关键结局，如死亡、严重的不良反应等；重要结局，如疼痛缓解、糖化血红蛋白降低等；一般结局，如轻度发热或胃肠道反应等。

5. 当一项干预措施可以同时影响多个结局时，关于该干预措施的总体证据质量则取决于关键结局的证据质量或者其中证据质量较低的结局指标。譬如，抗病毒药物治疗流感的有效性、病死率和ICU患者收治率均被列为至关重要的结局指标，但如果病死率的证据质量为高，ICU患者收治率的证据质量为中，则总的证据质量为中等而非高。主要原因是在考虑结局指标相对重要性的基础上，应保守得出结论。一旦将该证据质量定为高，则意味着将ICU患者收治率这一关键结局从中等升级为高，夸大了干预的有效性，可能会给出不恰当的推荐意见。

尽管GRADE证据质量的升级和降级都有较为具体、明确的标准，但这并不能确保所有人对同一个证据分级的评价结果是完全一致的。GRADE的优势在于提供了一个系统化、结构化和透明化的分级方法，但由于分级人员本身水平的差异以及证据体的复杂程度，对同一个证据体有可能得出不一样的分级结果。因此，加强分级人员技术培训和考核非常重要。

第二章 循证中医药学概述

第一节 循证中医药学的发展

中医药学的临床实践是以个案为主，疗效评价也是基于个案的直观、宏观、主观的观察和描述，并结合归纳和推理，判断疗效。但个案疗效反映的是个别现象，远未上升到规律层面，治疗效果存在重复性弱的问题。直接观察和经验总结对中医药理论的形成和学术发展起着重要作用，但还不是真正意义的现代科学试验，导致研究结果的可靠性和公认度不能被广泛接受。

临床试验的思想在古代典籍中也有体现。如宋代苏颂编的《本草图经》中记载了我国最早的临床对照试验方法："欲试上党人参者，当使二人同走，一与人参含之，一不与，度走三五里许，其不含人参者，必大喘，含者气息自如者，其人参乃真也。"清晰地描述了一个临床对照试验的设计、实施和评价，具有重要的指导意义。遗憾的是，临床试验的思路和方法在中医药发展进程中未得到重视和发扬。

20世纪末，世界卫生组织召开的传统医学大会提出：世界要以开放的头脑接受传统医药，而传统医药被广泛接受依赖于疗效的肯定，其中的关键环节在于研究方法的科学性。中医药临床疗效评价的关键问题是研究方法的科学性，建立完善公认的中医药评价方法技术体系至关重要。继承好、发展好、利用好中医药伟大宝库，关键在于临床价值，而用科学研究数据阐明中医药的优势和价值，是中医药振兴发展的根基，循证中医药学可以提供方法学支撑。

一、循证中医药学形成

我国循证医学起步虽稍晚于西方国家，但在四川大学华西医院李幼平教授及其团队的努力下，异军突起，搭建了全国性研究平台，培养了人才队伍。循证医学在发展中与各个学科结合，形成循证公共卫生、循证药学、循证护理学等分支学科。循证医学与我国医疗卫生特点结合，产生了具有中国特色的理论和实践创新。2003年，中国循证医学中心李幼平教授提出"广义循证观"，之后正式提出"循证科学"，将循证医学定位是一门科学快速处理海量信息、生产复杂问题、综合干预证据的方法学，因而其应用远远超出临床和医学范畴，甚至被用于医学领域之外，推动了循证医学的学科领域从狭义循证临床医学，再向更广泛的学科领域拓展。另一个具有中国特色的循证医学实践就是

"循证中医药学"的形成和发展。循证医学与中医药学在实践中从碰撞走向融合,经历了理念认同、实践探索和创新发展3个阶段。

1998年国家中医药管理局举办中医药科研院所学术带头人高级培训班,邀请了王家良、李幼平赴会分别介绍临床流行病学、循证医学的知识和进展,会后讨论了中医药系统学习和引进循证医学的想法和计划。循证医学的方法如何应用于中医药学临床实践和科学研究中是1999—2004年间广泛讨论的热点问题。

1999年,李幼平和刘鸣发表题为《循证医学与中医药现代化》论文指出:采用国际公认的方法学和标准去重新认识和解释中医药,评价中医药的疗效,用国际公认的学术语言和理论,帮助传统中医走出国门,临床流行病学和循证医学应是目前最好的方法之一。这个观点得到学界的基本认同。王永炎、陈可冀、赖世隆、张伯礼、刘保延等专家学者均发表观点,讨论引入循证医学对推动中医药发展的重要性、可行性及任务,形成了"一要学、二要用、三要知道局限性、四要创新中医药循证评价方法"的指导思想。

2006年,李廷谦团队评价了中医药RCT质量,发现了一系列方法学和报告质量问题,特别是在随机序列产生及分配隐藏、盲法实施、样本量估算、对照的选择、疗程合理性等方法学层面问题突出。研究结果在中医药界引起了强烈反响,对推动中医药循证评价实践和临床研究质量提升起到促进作用。

2004—2010年,在国家"十五"科技攻关计划和中医药行业专项资助下,张伯礼教授组织完成了第一个在WHO临床试验平台注册以终点事件为评价指标的中医药大规模随机对照试验——芪参益气滴丸对心肌梗死二级预防的临床研究(MISPS-TCM),这一研究获得国家科技进步二等奖。这是中医药循证评价实践的一个标志性成果,为中医药大规模临床研究的开展开拓了道路,为建立中医药循证评价技术体系和质量控制方法起到了示范作用。

2007年李幼平等发表了题为《中国循证医学中心促进中医药现代化的策略》论文明确了四大举措:①在中国实施临床试验注册制度,创建中国临床试验注册与发表机制。②制订中医临床试验报告标准(CONSORT for TCM)。③全面开展中医Cochrane系统评价,按国际标准评价中医药疗效。④在中医从业人员中进行循证医学教育,建立和推广能够被国际社会广泛接受的中医临床实践模式。这些举措在国家中医药管理局和各级学会的支持下,在实践中逐步得到落实,推动了中医药循证评价实践和方法学进步。

2016年,由天津中医药大学、中国循证医学中心、意大利国立卫生研究院、中国Cochrane中心和中华中医药学会联合主办的"第一届循证中医药学国际论坛"在天津召开,张俊华博士提出了"循证中医药学"概念,阐述其内涵和外延,明确了发展任务。

二、循证中医药学概念

借鉴循证医学的理念和方法,收集、评价、生产、转化中医药有效性、安全性和经济性证据,揭示中医药临床作用特点和规律,并指导临床指南、路径和卫生决策制定的一门应用学科。

经过近20年的碰撞融合，符合中医药理论和实践特点的循证评价技术方法不断发展，循证中医药学逐步形成，成为循证医学学科和研究领域的重要分支。

三、循证中医药学任务

循证中医药学的主要任务包括文献系统评价研究、临床疗效评价研究、安全性评价研究、证据转化研究、方法学研究、数据库建设、人才培养等。根据目前的研究进展和未来发展趋势，循证中医药学的主要任务可概括为科学研究、方法学与标准、平台建设和人才培养等4个方面9项任务。随着研究深入和技术革新，还会产生新的研究方向和任务。

（一）开展系统评价研究，系统收集评价中医药临床研究报告，建成中医药临床研究证据库

中医药系统评价/Meta分析文章数量呈现快速增长趋势，每年发表近500篇论文，已发表中医药和针灸相关Cochrane系统评价200余个；中医药随机对照试验每年文献量达到数千篇。亟须建立中医药临床研究证据库，对现有证据资源进行收集、评价，以便于检索、更新和利用。

（二）开展证据转化研究，为制定中医药临床诊疗指南和临床路径、为基本药物目录和医保目录遴选及中医药相关政策制定奠定基础

中医药临床研究结果要成为指导临床决策的证据，必须开展证据转化研究。虽然中医药临床研究及其系统评价/Meta分析数量大幅度增加，但方法学质量还存在较多问题。既需要对现有数据进行质量评价和合并分析，也需要不断更新研究证据，推动转化应用。每年虽有500篇左右系统评价/Meta分析发表，但相对于每年近万篇的临床研究报告，文献转化效率不高，存在低水平重复问题。系统评价和Meta分析研究对纳入试验的质量评价和数据合并分析也存在较多问题，影响系统评价结果的客观性和可靠性。因此，急需解决中医药临床研究质量和转化效率两个关键问题。中华中医药学会已对立项的168项临床病症标准和诊疗指南进行审查，有望进入临床诊疗实践；中药上市后再评价、基本药物目录和医保报销目录遴选也逐步采用循证评价证据。目前这些工作正在进展中，还需要不断推进和完善。

（三）开展中医药优势和作用规律评价研究，形成中医药疗效证据链

中医药虽在临床广泛使用，但也存在定位不清、优势不明、作用规律认识不足等问题，需要加强研究予以阐述。目前中医药临床观察性研究证据较多，但基于大样本随机对照试验的确证性证据和基于分子生物学的机制研究还不充分，特别是基础研究与临床研究脱节，不能形成证据链，证据强度不够高，也导致研究浪费问题。需要围绕临床问题进行系统的顶层设计，有序开展一系列严谨、科学的研究，产、学、研、用持续改进，形成高级别证据链条，指导临床科学决策。

（四）开展中医药安全性评价研究，为临床安全用药提供证据支撑

中药具有药品的基本属性，不能忽视其安全性问题。如马兜铃酸的毒性问题再次成为争议热点，影响公众对中医药的信任。对不含有毒性成分的中药汤剂或中成药需要评价其安全性；对含有毒性成分或注射途径给药的高风险中药品种更要进行安全性评价；特别是中西药并用产生的协同或拮抗效应亟待加强证据研究。中医药安全性评价是循证中医药学的一项重要内容，且呼唤方法学创新。

（五）开展循证中医药学方法研究，为高质量证据生产提供方法学保障

高质量证据的产生，需要有方法学保障。在临床试验过程质量控制方面，近年开展了中央随机、数据监查、数据核查、动态数据管理、依从性评价等方法，并得到应用；在安全性评价方面，发展了基于真实世界的临床安全性监测研究方法体系等。随着大数据时代的到来，中医药循证评价方法也需要不断发展更新。适应中药特点和辨证论治模式的中药临床评价方法学有待进一步探索，特别是在评价指标体系、数据模型、质量控制等方面需要加强研究。

（六）开展中医药行业标准和规范制定研究，形成方法、标准、规范和技术体系

制定被认可、可推广的规范和标准，是开展高质量中医药循证实践的基础。如中医药随机对照试验报告规范、临床方案伦理审查和注册规范、中医药临床指南制定规范、中医临床症候诊断标准、评价标准及指标体系等方面，均须开展深入研究，形成符合国际临床研究标准，且适合中医药特点的规范或标准，支撑相关研究开展。

（七）搭建中医药循证评价数据管理平台，推动实现数据共享

随着临床研究透明化进程的推进，推动数据共享，提高研究质量和转化效率，已成为国际医学界的共识。目前中医药临床研究还缺乏数据共享平台，一方面是各研究机构基于不同的平台建立临床数据管理系统，无法共享；另一方面是临床医务人员自发开展的临床研究缺乏数据管理平台的支持，导致数据不能共享。因此，推进开放共享的数据管理平台建设，是循证中医药学发展的重点任务之一。

（八）搭建国际学术交流平台，促进循证中医药研究的国际合作和互认

国际循证医学理论方法一直在发展更新之中，循证中医药学的发展也需要与时俱进，一方面要借鉴国际通行的基本规则，同时也要结合中医药的特点和需求，走我主人随的自主发展道路。这需要搭建国际交流的学术平台，让国外知名专家参与到中医药循证评价研究中来，不仅有利于方法学与国际接轨，也有利于研究成果的国际互认，推动中医药国际化发展。发达国家临床研究起步早，有许多成功的经验值得借鉴，国际合作越来越成为中医药临床研究水平整体提高的重要途径。在与国际同行的交流、商讨和磨合中，加深对循证医学原理和方法的理解，促进新思路和新方法的产生，也让国外学者逐步了解中医、认识中医，进一步理解中医、接受中医。

（九）开展循证评价方法普及教育活动，培训本科生、研究生、临床医护人员及中医药相关从业者

循证中医药学的发展和实践需要一批复合型人才和跨学科优势集成的团队，更需要将其理念方法普及到全体从业人员。虽然已有多个中医药院校开设了循证医学课程，但知识传播的广度和深度远远无法满足巨大的需求。大部分学员只了解基本概念，与实践结合不充分或不深入，循证医学没能成为中医药学生和从业者的基本功。因此，循证医学知识和研究方法的教育普及需要持续推进。

第二节　循证中医药实践基本方法

循证中医药学实践遵循"查证用证"和"创证用证"的基本思路，涉及中医学、临床流行病学、统计学、信息学等多学科的技术方法。循证中医药实践通常分5个步骤：①问题的构建。②证据的检索。③证据的评价。④证据的应用。⑤实践效果的评价。每个实践步骤均按照科学原则进行和规范开展，每个环节实施的质量均会对循证实践的效果产生影响。循证决策是一个螺旋上升的模型，随着问题和证据的变化不断完善决策过程，以期达到最优化的目标（图2-1）。

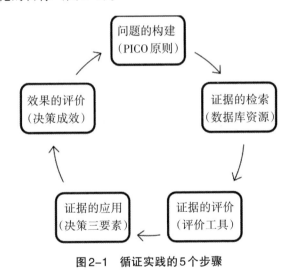

图2-1　循证实践的5个步骤

一、评价问题构建

明确需要解决的问题是循证中医药实践的起点，只有把问题阐述清楚，才能保证后续工作方向正确，提高工作效率，避免不必要的时间和资源浪费。中医药循证评价涉及的问题包括临床问题和政策问题两个层次，前者主要是回答干预措施的临床价值及安全性，后者主要是评估某种中医药干预是否物有所值。循证中医药问题的构建按照PICO原则进行。

二、研究证据检索

循证中医药实践的重要基础是系统、全面获取关于某一个健康问题的研究资料。信息技术和文献数据库的快速发展完善，大大缩短了研究者收集资料的时间，提高了研究的效率和质量，使循证实践成为现实。

按照研究问题的不同，证据检索包括查证用证和创证用证两类。查证用证的目的是通过检索最佳证据库找到支撑决策的证据，从"6S"模型的顶端开始检索。创证用证目的是生产研究证据，要尽可能全面系统检索所有相关文献资料，遵循以下3个基本原则。

（1）系统性。要从研究类型、文献类型和干预措施等方面系统考虑。为了获取更多有价值信息，除了检索随机对照试验，有时也考虑非随机对照试验、队列研究等文献。

（2）全面性。为了提高文献收集的全面性，需要考虑文献数据的覆盖范围，包括文摘和全文数据库，也包括中文、英文及其他语种可及的数据库资源。文献来源不局限于已经发表的文献资料，也需要从企业或相关研究者获取未发表的灰色文献。干预措施的检索，不仅仅局限在药名或方名，还要考虑到药方成分相关药理学研究背景的检索。

（3）规范性。为保障资料检索的全面性和可溯源，需要制定规范的检索策略。根据不同数据库的特点，采用主题词检索、关键词检索、题名检索、缺省检索、著者检索、引文检索等综合方法，修订完善检索策略，并保存检索策略和检索历史。

三、证据质量评价

证据质量评价按照临床流行病学和循证医学的规范和标准，不同研究类型其证据强度不同，评价的方法和工具也有所不同。证据评价重点围绕证据的真实性、重要性和实用性三个方面。真实性评价主要围绕研究方案设计的科学性及实施过程偏倚的控制；重要性重点关注临床问题和评价指标是否满足实际需求；实用性重点评价研究对象的异质性、应用环境的差异，并考虑具体应用的经济性和可及性。

四、证据转化应用

经过评价的证据可以运用到临床诊疗实践中，或写入临床指南、临床路径，或指导医保目录、基本药物目录的修订。在临床诊疗实践中，在证据的基础上，需要结合医生的经验和患者的特征和意愿，同时考虑医疗环境的可行性。

五、实践效果评价

循证实践的效果需要进行检验以评估决策是否正确合理，这是循证医学实践与经验医学模式的重要差异。循证决策的效果是否满意，或存在哪些不足，通过认真分析总结经验和教训，可以进一步推动循证决策的科学性。

第三节 循证中医药证据检索

一、循证医学证据检索方法与步骤

（一）检索技术

1.布尔逻辑运算符：资料检索可能涉及简单的一个主题概念，或一个主题概念的某一侧面，也可由若干个概念组成的复合主题，或一个主题概念的若干个侧面。这些概念或其侧面，无疑都需要以一定的词汇或符号来表达，信息检索系统借助于布尔逻辑运算符来处理较为复杂的词间（或符号间）语义关系。

（1）逻辑与：表达式为A AND B或A*B，检索结果中必须出现所有的检索词，可缩小检索范围，提高查准率。

（2）逻辑或：表达式为A OR B或A+B，检索结果中至少出现其中某一个检索词，可扩大检索范围，提高查全率。

（3）逻辑非：表达式为A NOT B，检索结果中不出现含有某一检索词的文献，通过从某一检索范围中去除某一部分文献的方式达到缩小检索范围，提高查准率。

一个检索式可以同时使用多个布尔逻辑运算符构成复杂的检索策略。不同布尔逻辑运算符的组合，其运算次序为（）>NOT>AND>OR，也可用括号改变运算次序，A OR B AND C的检索结果与（A OR B）AND C的检索结果完全不同。

2.位置算符/邻近符：运用布尔逻辑运算符进行检索，由于对各个检索词之间的位置关系不能予以限制和确定，有时会产生误检，这就需要采用位置算符以弥补这一缺陷。不同数据库使用的位置算符/邻近符可能不同，常见的位置算符/邻近符主要有以下4种。

（1）WITH：表示连接的两词相邻，且两词的前后顺序不固定。

（2）NEAR/n：表示连接的两词之间可以有n个以内的单词出现，且两词的前后顺序不固定。

（3）NEXT/n：表示连接的两词之间可以有n个以内的单词出现，且两词的前后顺序固定。

（4）ADJ：表示连接的两词相邻，且两词的前后顺序不固定，在ADJ符号后加数字限制两词之间的最大距离，数字范围可在"0~255"之间。

3.截词检索：英文单词的构成法有一个普遍的共同特征，由词干与不同的前缀或后缀组合可派生出一系列的新词汇。这些新词由于具有相同的词干，因而其基本含义相同或相似，只是词性及语法意义有所差异。而这一语言特点，在以语言表达概念为基本特征的信息检索活动中，就可能因词汇书写形式的变化而出现漏检。为此，数据库检索系统提供一种在词汇的某一位置截断的方式以解决词汇的单复数、相同词干的词尾变化和英美拼写差异等问题，用于检索与这一词汇片段相匹配的所有相关记录，以保证较高的查全率。

截词检索可检索词根相同词尾不同的检索词，常用于检索词的单复数、词尾变化但词根相同的词、同一词的拼法变异等。不同数据库使用的截词符可能不同，常见的截词算符有星号（*）、问号（?）、美元符号（$）、百分号（%）和井字号（#），"*"和"%"表示任意数量的字符，"?"和"#"表示任意一个字符，"$"表示零或一个字符。

4.限定检索：限定检索是指检索人员指定检索某一或几个字段以使检索结果更为准确，减少误检。限定检索会采用缩写形式的字段标识符（如"TI"表示title，"AB"表示abstract等），如中国生物医学文献服务系统（SinoMed）、EMBASE和PubMed等数据库均提供限定检索。

5.扩展检索：扩展检索是同时对多个相关检索词实施逻辑"或"检索的技术，即当检索人员输入一个检索词后，系统不仅能检出该检索词的文献，还能检出与该检索词同属于一个概念的同义词或下位词的文献，SinoMed、EMBASE和PubMed等数据库中主题词的扩展检索。

6.加权检索：检索时不仅查找检索词，还需考虑并估计检索词的权重，当权重之和超出阈值的记录才能在数据库中被检出。在SinoMed、EMBASE和PubMed等数据库中表现为仅检索主要概念主题词，而在中国期刊全文数据库中表现为词频检索。

7.精确检索和模糊检索：精确检索是指检出结果与输入的检索词组完全一致的匹配检索技术，在许多数据库中用引号来表示，如检索"acute pancreatitis"。

模糊检索允许检出结果与输入的检索词组之间存在一定的差异，如输入acute pancreatitis，可检索出acute necrotizing pancreatitis和acute gallstone pancreatitis等，只要包含acute和pancreatitis两个词的文献均能检索出来，并不要求acute pancreatitis一定按输入顺序相邻。

8.智能检索：自动实现检索词、检索词对应主题词及该主题词所含下位词的同步检索。如SinoMed的智能检索和PubMed的"自动词语匹配检索"。

（二）检索途径

1.主题词检索：主题词是经过优选和规范化处理的词汇，由主题词表控制。主题词检索是根据文献的主题内容，通过规范化的名词、词组或术语（主题词）查找文献信息，其检索标识是主题词。如肝癌的主题词是"肝肿瘤"，艾滋病的主题词是"获得性免疫缺陷综合征"。目前，支持主题词检索的数据库有SinoMed、EMBASE、Cochrane Library和PubMed等。

2.关键词检索：从文献篇名、正文或文摘中抽出来的能表达文献主要内容的单词或词组查找文献的检索途径。关键词与主题词不同，因未经规范化处理，检索时必须同时考虑到与检索词相关的同义词、近义词等，否则，容易造成漏检。如检索"乳腺癌"时需要考虑"乳腺肿瘤"和"乳癌"等。

3.题名检索：利用题名（篇名、标题）等作为检索入口检索文献的途径，是信息检索最常用的途径。

4.缺省检索：是指自动在检索系统预先设定的多个字段中同时进行检索。如SinoMed基本检索界面直接输入检索词，系统默认在缺省字段（中文题名、关键词、主题词、文摘、刊名、特征词等）中进行检索。

5.著者检索：根据文献上署名的著者、作者、编者的姓名查找文献的检索途径，也是目前常用的一种检索途径，当要查找某人发表的论文，而且又知道其姓名的准确书写形式（包括中文的同音字、英文的拼法等）时，利用著者检索是最快捷、准确的方式。

6.引文检索：利用引文（即论文末尾所参考文献）这一特征作为检索入口查找文献的途径，如SinoMed和Web of Science等。

7.相关信息反馈检索：是将与已检结果存在某种程度相关的信息检索出来的检索技术，多由检索系统自动进行检索。如Google的"类似网页"、PubMed的"Similar articles"，SinoMed的"主题相关"，中文科技期刊全文数据库、中国期刊全文数据库和万方数据知识服务平台学术期刊的"相似文献"。

（三）检索步骤

1.分析整理信息需求：当临床医师在医疗实践中提出一个具有临床意义的问题，且该问题可通过检索当前可得的最佳证据来帮助临床决策时，应对能回答该临床问题的信息需求进行分析和整理。通常这类临床问题可以分解为"PICO"四个要素：P表示patient/population/participants（患者/人群/研究对象），即年龄、性别、种族、所患疾病种类，如青少年近视；I表示intervention（干预措施），即治疗手段或暴露因素，如针灸；C表示comparison（比较措施），即对照措施，如已知有效常规措施、药物或安慰剂对照等；O表示outcome（结局指标），即干预措施的影响，包括主要结局指标和次要结局指标。

2.选择合适数据库：在了解数据库特点的基础上，还需要了解选择循证医学数据库的标准，这样有利于临床医生在遇到临床问题时快速找到有助于回答临床问题的答案，也有利于在数据库使用过程中通过不断比较，逐渐发现能解决临床问题常用的数据库。

根据所提临床问题的类型和现有条件，先检索密切相关的数据库，若检索的结果不能满足需要，再检索其他相关数据库。或先检索可能直接相关的数据库，当检出文献的结果不理想时，再检索第二个或多个数据库。同时，可以根据"6S"模型，检索时按照计算机辅助决策系统、证据总结、证据摘要、系统评价和原始研究顺序逐级检索，如果从上一级数据库检索获得的文献解决了提出的临床问题，则不需再检索下一级数据库，以避免不必要的时间浪费。

3.确定检索词：数据库选择好后，还应针对已分解的临床问题选择恰当的检索词。列出一组与临床问题有关的词，这些词应包括自由词和主题词。由于研究的内容可能涉及特殊的人群、特殊的干预措施或结果，而研究内容的主题概念在数据库中的检索用词又常标引的不够完善，没有列入主题词表，在这种情况下用主题词检索就很难令人满意。自由词检索与主题词检索的结果差别较大，检索结果不仅受检索方式、检索策略的影响，也与各数据库主题标引的质量和收录范围有直接关系。为提高检索质量和检索效率，应熟悉数据库的主题词表，了解相关主题词在词表中的收录情况。在选择检索词时，既要重视对主题词的选择，充分利用主题词检索系统的优点（如主题词的树状结构，主题词和副主题词的组配，对主题词扩充或不扩充检索等），但也不能忽视自由词检索方式的应用。

确定检索词要考虑满足两个要求：一是课题检索要求；二是数据库输入词的要求。

（1）选词原则：①选择规范词。选择检索词时，一般应优先选择主题词作基本检索词，但为了检索的专指性也选用关键词配合检索。②注意选用国外惯用的技术术语。查阅外文文献时，一些技术概念的英文词若在词表查不到，可先阅读国外的有关文献，再选择正确的检索词。③一般不选用动词和形容词，不使用禁用词（表2-1），尽量少用或不用不能表达课题实质的高频词。④为保证查全率，同义词尽量选全。需考虑同一概念的几种表达方式，如肾衰有 kidney insufficiency、renal insufficiency、kidney failure、renal failure 等；同一名词的单数、复数、动词、动名词、过去分词等形式，如护理有 nurse、nurses、nursing 和 nursery 等，词根相同时，可用截词符解决。

表2-1 禁用词一览表

首字母	单　　词
A	a, about, again, all, almost, also, although, always, among, an, and, another, any, are, as, at
B	be, because, been, before, being, between, both, but, by
C	can, could
D	did, do, does, done, due, during
E	each, either, enough, especially, etc
F	for, found, from, further
H	had, has, have, having, here, how, however
I	i, if, in, into, is, it, its, itself
J	just
K	kg, km
M	made, mainly, make, may, mg, might, ml, mm, most, mostly, must
N	nearly, neither, no, nor
O	obtained, of, often, on, our, overall
P	perhaps, pmid
Q	quite
R	rather, really, regarding
S	seem, seen, several, should, show, showed, shown, shows, significantly, since, so, some, such
T	than, that, the, their, theirs, them, then, there, therefore, these, they, this, those, through, thus, to

首字母	单　　词
U	upon，use，used，using
V	various，very
W	was，we，were，what，when，which，while，with，within，without，would

（2）选词方法：①检索已经发表、未发表和正在进行的 Meta 分析/系统评价。②利用 PubMed 主题检索界面 Entry Terms 下面的检索词。③利用 EMBASE.com 主题检索界面 Synonyms 下面的同义词。④利用中文科技期刊全文数据库的查看同义词功能。⑤利用药典和药物数据库查找药物商品名及其他近义词。⑥选择一个较为核心的组面的主要检索词进行预检索，并仔细浏览初步的检索结果，尤其是特别符合需要的记录，从中选择更多、更合适的检索词补充到检索式中。然后，浏览命中的文献记录，再从中选择检索词补充到检索式中。如此反复操作。该方法具有直接、灵活的特点，检索词选择的有效性和针对性大大提高，但检索过程较长，相对费时。

（3）选词应注意的问题：①要考虑上位概念词与下位概念词，如癌症，不仅要选 Neoplasms，也应选各种癌症，反之，如某一种具体癌症干预则应检索具体癌症名称。②化学物质用其名称也要用其元素符号，如氮、Nitrogen。③植物和动物名，其英文和拉丁名均要选用。④对于一大类药物检索，不但要考虑类名，还需考虑具体药物名称及其主题词。

（4）利用关键词进行检索应注意的问题：①必须选择足够的同义词，因为关键词检索最容易产生漏检。同义词指检索意义上同义词，包括语言学意义上的同义词、近义词甚至反义词等，不同拼写形式，全称与简称、缩写、略语，以及学名与商品名、习惯名等。若选用简称、缩写、略语等作为关键词，在检索时需要考虑加入其他的主题词或分类代码，以避免产生各种误检。③如果需要选用多个关键词，还必须考虑各检索词之间的位置关系。④尽量避免选用可能导致误检的多义词，若非得如此，最好与其他的相关词一起组配使用。

（5）中药检索应注意的问题：

1）中药的单味药检索：①中文检索。需要考虑中药单味药的炮制方式，如检索地黄的中文文献，就要考虑炮制前后的名称，其检索式为：地黄 OR 生地 OR 熟地。②英文检索。需要考虑中药的汉语拼音、英文和拉丁语，如当归的英文文献的检索式 danggui（汉语拼音）OR Chinese angelica（英文）OR *Angelicae sinensis* radix（拉丁语）。

2）中药配伍检索：①中文检索。配伍药物之间的逻辑关系为 AND，但需考虑药物之间的配伍禁忌。②英文检索。需要考虑配伍药物中每个药物的汉语拼音、英文和拉丁语，每个药物的汉语拼音、英文和拉丁语之间的关系为 OR，而药物之间的关系为 AND。

3）复方制剂检索：①中文检索。需要考虑方剂的君（主）药之间用 AND 连接，组配检索式时，不必考虑复方制剂的剂型，如检索某一复方制剂为 A 浓缩丸，其主药分别为 B 和 C，其检索式为 A OR（B AND C）。②外文检索。需要考虑方剂的汉语拼音及英文，同时考虑君（主）药的汉语拼音、英文和拉丁语，如检索某一复方制剂为 E 滴丸，其主药分别为 F 和 G，其检索式为 E OR ［（F$_{汉语拼音}$ OR F$_{英语}$ OR F$_{拉丁语}$）AND（G$_{汉语拼音}$ OR G$_{英语}$ OR G$_{拉丁语}$）］。

（6）不良反应检索应注意的问题：

检索之前，首先判断问题的真实性，所需要检索的不良反应是什么？能否被客观检测？在哪里可能会被记录？是检索具体不良反应名称呢？还是检索不良反应的大类呢？

药物不良反应或不良反应的记录、研究的文献很多，涉及多种研究设计，加之不同研究的深度不同，有的仅仅记载了不良事件的名称，有的进行了深入研究，且证明了其因果关系，甚至描述因果关系的强弱等。因此，在进行不良反应检索时，尽量不要限制文献出版类型和时间，以免漏检。

1）不良反应明确的检索：检索者在检索之前，若想检索具体某一不良反应，就应该知道是否存在该不良反应，可以通过以下途径查找是否有该不良反应。①药品说明书。获取方便，查看药品说明书是否有记载以及药理作用部分是否记载药物的不良反应。②论著/专著。可以获得不良反应的发生机制。③药物不良反应期刊。信息量大，但每篇研究的研究设计、研究方法等不同，其结果的可靠性存在差异，需要评估。④数据库。通过不良反应检索词或具体不良反应名称检索综合型数据库和不良反应数据库，但信息海量，需要加以甄别。⑤政府部门不良反应数据库。主要包括国际组织（如世界卫生组织和欧洲药物管理局等机构不良反应数据库）和主要国家药品安全主管部门的网站等。

明确不良反应的检索比较简单，其检索式为：药物及其同义词（以 OR 的形式组合）AND 具体不良反应名称（以 OR 的形式组合）。如地黄过量服用可引起恶心、头昏、腹痛、腹泻、黄疸等，如果只想检索腹泻，则其检索策略为：（地黄 OR 生地 OR 熟地）AND（腹泻 OR 拉肚子）。

而大多数情况下，我们检索的不良反应并不明确，这就需要采用不良反应的相关词进行模糊查询，在阅读检索结果后，确定具体不良反应名称后，再执行检索。关于中药和不良反应的检索词确定见"不良反应不明确的检索"部分。

2）不良反应不明确的检索：在实施不良反应不明确的检索时，要分析可能用到的不良反应检索词，同时考虑中药的类型和组成，其检索式为药物及其同义词（以 OR 的形式组合）AND 不良反应及其（以 OR 的形式组合）。通常情况下，由于不良反应和不良事件缺乏进一步的评估，为了避免遗漏，检索词也应包括不良事件、不良作用、副作用等。

主要的外文检索词有：adverse event、safety、side effect、adverse effect、adverse reaction、untoward effects、untoward reaction、secondary action、secondary effect、side reaction 等。

如在 PubMed 中安全性的检索策略为：

#1 "Drug-Related Side Effects and Adverse Reactions" [Mesh]

#2 "Akathisia，Drug-Induced" [Mesh]

#3 "Anticholinergic Syndrome" [Mesh]

#4 "Cardiotoxicity" [Mesh]

#5 "Drug Hypersensitivity" [Mesh]

#6 "Asthma，Aspirin-Induced" [Mesh]

#7 "Drug Eruptions" [Mesh]

#8 "Acute Generalized Exanthematous Pustulosis" [Mesh]

#9 "Drug Hypersensitivity Syndrome" [Mesh]

#10 "Erythema Nodosum" [Mesh]

#11 "Hand-Foot Syndrome" [Mesh]

#12 "Nicolau Syndrome" [Mesh]

#13 "Serum Sickness" [Mesh]

#14 "Stevens-Johnson Syndrome Drug-Induced Liver Injury" [Mesh]

#15 "Drug-Induced Liver Injury，Chronic" [Mesh]

#16 "Dyskinesia，Drug-Induced" [Mesh]

#17 "Metabolic Side Effects of Drugs and Substances" [Mesh]

#18 "Serotonin Syndrome" [Mesh]

#19 "adverse effects" [Subheading]

#20 side effect* [Title/Abstract]

#21 adverse reaction* [Title/Abstract]

#22 drug eruption* [Title/Abstract]

#23 adverse drug reaction* [Title/Abstract]

#24 drug toxicit* [Title/Abstract]

#25 drug safet* [Title/Abstract]

#26 adverse event* [Title/Abstract]

#27 adverse effect* [Title/Abstract]

#28 untoward effect* [Title/Abstract]

#29 untoward reaction* [Title/Abstract]

#30 secondary action* [Title/Abstract]

#31 secondary effect* [Title/Abstract]

#32 side reaction* [Title/Abstract]

#33 OR/1-32

主要的中文检索词有：安全性、不良反应、不良事件、不良作用、副作用、继发效应、继发作用、药物毒性、双重作用等。

如在中国生物医学文献数据库中安全性的检索策略为：

#1 "药物过敏"[不加权：扩展]

#2 "药物毒性"[不加权：扩展]

#3 "药疹"[不加权：扩展]

#4 "表皮坏死松解症，中毒性"[不加权：扩展]

#5 "红斑，结节性"[不加权：扩展]

#6 "血清病"[不加权：扩展]

#7 "运动障碍，药物性"[不加权：扩展]

#8 "静坐不能，药物性"[不加权：扩展]

#9 "血清素综合征"[不加权：扩展]

#10 "中毒"[不加权：扩展]

#11 "/中毒"[不加权：扩展]（副主题词）

#12 "/毒性"[不加权：扩展]（副主题词）

#13 "/副作用"[不加权：扩展]（副主题词）

#14 "药物过敏"[常用字段：智能]

#15 "药物毒性"[常用字段：智能]

#16 "副作用"[常用字段：智能]

#17 "副反应"[常用字段：智能]

#18 "双重作用"[常用字段：智能]

#19 "不良反应"[常用字段：智能]

#20 "安全性"[常用字段：智能]

#21 "继发效应"[常用字段：智能]

#22 "继发作用"[常用字段：智能]

#23 "毒性"[常用字段：智能]

#24 "中毒"[常用字段：智能]

#25 "不良事件"[常用字段：智能]

#26 OR/1-25

4.制定检索策略并实施：检索根据检索命题的已知条件和检索要求，以及所选定的信息检索系统所提供的检索功能，确定适宜的检索途径，如主题途径或关键词途径等。

检索途径确定后，编写检索策略表达式，即将选择确定的作为检索标识的主题词、关键词以及各种符号等，用各种检索算符（如布尔逻辑运算符、截词符等）组合，形成既可为计算机识别又能体现检索要求的提问表达式。

若关注敏感性可扩大检索范围，提高相关文献被检出的比例，提高查全率；若关注特异性则可缩小检索范围，排除非相关文献被检出的比例，提高查准率，检索者可根据检索目的选择。而检索策略的制定原则是敏感性要高，通过提高敏感性，达到提高检出率、降低漏检率的目的。

制定针对疾病和干预措施的检索策略的一般步骤如下：①针对某疾病的检索词（主

题词/关键词）及其同义词和别名，还要考虑到不同语言可能有不同的后缀或前缀。将所有检索词编号，以"OR"连接，意为只要其中任一个检索词相符就命中。②针对干预措施可能涉及的检索词也用"OR"连接。③将涉及疾病和干预措施的两组检索词用"AND"连接。④如果检索结果较多时，可考虑加入随机对照试验检索策略，与疾病和干预措施进行逻辑"AND"运算。

　　构建检索策略的质量，直接影响到检索效果或结果，是检索成功与否的最关键环节。从系统论的角度来看，检索策略的编制是对多领域知识和多种技能全面、系统地综合运用。如涉及专业背景知识的主题分析、涉及检索语言知识的概念与语言转换、涉及信息检索原理与系统性能的多种检索技术，以及涉及逻辑思维规则的各种组配形式等。其中任何一个环节的微小失误或不当，都会产生蝴蝶放大效应，从而影响到检索质量。所以，这一环节是检索者信息素养、检索能力、知识水平的集中体现。

　　5.评估检索结果：对检索结果进行评价主要是看检索的结果是否在预期的范围之内。如果是为使用证据而进行检索，主要是从证据的级别和临床适用性来判断检索结果的质量。如果是为制作证据而进行检索，对检索结果的评价步骤有：浏览检出记录的标题和摘要，评价该记录是否符合事先制定好的纳入和排除标准，纳入符合要求的文献。对有可能符合纳入标准的记录以及不能确定是否需要纳入和排除的记录，应阅读全文，以进一步判断或评估。若检索结果不能满足需要，有必要对已检索过的数据库进行再次检索或另检索其他数据库。由于不同的数据库收录范围不同，检索术语、主题词表及检索功能存在差异，因此，需在检索过程中仔细选择检索用词，并且不断修改和完善检索策略，调整检索策略的敏感性或特异性，以便制定出能满足检索需求的高质量的检索策略（表2-2）。

表2-2　漏检和误检的成因与改进措施

项　目	误　检	漏　检
具体表现	检索范围太大； 命中数量过多	检索范围太小； 命中数量过少
主要成因	检索词的多义性；误组配，即组配具有多义性； 没有排除无关的概念；截词使用过度； 数据库本身的标引质量问题	没有使用足够的同义词； 未充分利用属种、上下位关系； 逻辑算符过于严格； 限制/限定措施过于严格； 数据库本身的标引质量问题
改进措施	提高检索的准确性	提高检索的全面性
操作型对策	限定为主要标引词； 加入分类代码或范畴代码； 采用字段限制； 施加语种、出版年代等限定； 更多地使用位置逻辑算符； 运用更严格的位置逻辑算符	补充足够的同义词； 把叙词作为紧邻关键词使用； 选用登录数高的索引词； 取消各种检索限制和限定； 更少地使用位置逻辑算符； 运用更宽松的位置逻辑算符

项　目	误　检	漏　检
概念型对策	以AND加入相关检索词； 用NOT排除无关概念； 采用下位叙词； 采用下位类	以OR加入相关检索词； 以OR加入所有的下位叙词； 采用上位叙词； 采用上位类

二、循证中医药证据来源与检索

（一）非研究类数据库

1. Up To Date

（1）简介：Up To Date（http://www.uptodate.com）由美国的3名医学博士Dr.Burton、Dr.Rose和Dr.Rush于1992年创建的，现在隶属于荷兰威科（Wolters Kluwer）出版集团。Up To Date覆盖25个临床专题（变态反应与免疫学、心血管医学、皮肤病学、成人与小儿急救医学、内分泌学与糖尿病、家庭医学与全科医学、胃肠病学与肝脏病学、普通外科学、老年病学、血液病学、医院医学、感染病学、肾脏病与高血压、神经病学、妇产科学与妇女保健、肿瘤学、姑息治疗、儿科学、成人初级保健、青少年与成人初级保健运动医学、精神病学、肺部与重症医学、风湿病学、睡眠医学、麻醉学）的11 000多个临床主题，每个主题之下划分有更细的专业类别，全部临床主题皆由Up To Date的主编和超过6500位的临床医师撰写，是由作者们浏览同行评审的期刊再加上专业经验和意见而成。该数据库采用GRADE对证据进行分级与推荐。同时，提供超过30 000多张图表（图片、图例、影片和插图等内容）、超过175个医学计算器、5600多篇英文药物专论、465 500多条Medline参考文献和9500多条分级推荐意见。目前，Up To Date用户遍布全球180多个国家和地区，3.2万家医疗机构，包括近110万临床医师、药师和患者用户人群，用户每个月通过Up To Date查询临床问题多达2600万次。

（2）检索：在Up To Date中文检索界面，可在检索框可以输入疾病名、症状、药名和检验检查等作为检索的关键词，可以是一个或多个关键词，建议尽量避免采取过于详细的检索词，如"左手示指甲沟炎"不如"甲沟炎"更合适，然后选择"所有专题""成人""患者"和"图表"，此处的患者并非指检索词对应的患者，而是将检索内容限制于患者教育的相关信息，然后在检索框中输入检索词后，点击执行检索即可。在检索框输入"acupuncture"，选择"成人"，回车或点击按钮，显示检索结果。逐一浏览检索结果的标题判断是否满足要求。点击"Acupuncture"进入该临床主题。主题开头注明了该主题的作者、编者、审稿者信息及最后更新时间。点击作者名字可获得作者身份等更详细的信息，左侧为专题提纲，使用者根据需要点击相应内容浏览。如果你对这些冗长的内容不感兴趣，大多数情况下可点击专题提纲的"总结与推荐"，直接查看关于该主题的总结和推荐意见。

2. Dynamed Plus

（1）简介：Dynamed Plus（http://dynamed.ebscohost.com）为 Dynamed 升级版本，早期 Dynamed 免费，用户自愿充当审稿者、作者和编辑，其运行主要依靠志愿者团体的奉献。2004 年，美国国家科学基金（NSF）对 Dynamed 立项进行资助，并要求进一步深入探索该数据库对临床医生查证用证的意义和作用。2005 年，EBSCO 出版集团正式收购 Dynamed。拥有综合检索功能和大量全文文献服务的 EBSCO 平台为 Dynamed 的快速发展提供了强有力的支持。2011 年，Dynamed 再次升级，采用了更加简洁友好的界面，进一步优化了检索过程，用户可以从订阅的 EBSCO 数据库中获得相关的检索结果。Dynamed Plus 有三个独特优势：第一，系统评估当前所有相关的研究，力求呈现给临床医生最小偏倚的证据；第二，每日更新，新的研究证据一经发表就会在第一时间被整合到 Dynamed Plus 中；第三，可采用多种方式进行检索和阅读，Dynamed Plus 可通过网址（本地和远程）和移动设备轻松访问。

Dynamed Plus 提供的信息主要包括：①证据概述与推荐意见：提供与临床问题密切相关的最新研究证据以及循证推荐意见。②循证临床实践指南：常见疾病的临床诊疗过程的循证临床实践指南以及证据分级概要。③患者相关信息：为患者提供常见疾病的临床症状、病因、治疗和预防等信息。④辅助决策的计算功能：该功能通过录入患者年龄、已有的实验室结果等信息预测某些临床结果指标、疾病的严重程度以及健康状况，包括根据医学公式、临床标准、决策树、统计学计算器进行预测，并可根据不同的医学专科选择该学科常用的计算模块。

Dynamed Plus 将证据分为三级。Ⅰ级：可以信任，表明研究结果可用于解决临床问题并满足证据的质量评价标准，偏倚存在的可能性较小。Ⅱ级：中等程度的信任，表明研究结果可用于解决临床问题，研究证据虽采用了某些科学研究方法但并未符合证据的质量评价标准，无法达到Ⅰ级证据的质量要求。Ⅲ级：缺乏直接的研究证据，表明并非基于临床研究的结果得到的科学结论，例如根据病例报告、病例系列和个人观点。Dynamed Plus 根据 GRADE 将证据的推荐意见分为强推荐和弱推荐。

（2）检索：在 Dynamed Plus 数据库检索界面，用户可按照主题浏览数据库的内容，也可以直接输入所要检索的关键词进行检索。

3. Clinical Evidence 与 Best Practice

（1）简介：Clinical Evidence（http://clinicalevidence.bmj.com）由英国医学杂志出版集团出版，是一个不断更新的有关常见临床干预方案的循证资源，涵盖了治疗和护理中最常见疾病，提供疾病概述，以及用于该疾病的预防和治疗干预措施的优缺点；强调支持特定干预措施的最佳证据，重在为患者带来最佳结果。主要针对临床具体问题提供实用的证据或有无证据及证据强度评价的临床证据精粹，是目前全球最权威的循证医学临床证据之一。目前，Clinical Evidence 中全部的研究证据已经整合到 Best Practice 中。

Best Practice（http://bestpractice.bmj.com）是 BMJ 出版集团于 2009 年发布的在"Clinical Evidence"（临床证据）基础上全新升级版的临床诊疗辅助系统。Best Practice

涵盖疾病预防、诊断、治疗和随访等各个临床关键环节的信息，还嵌入了国际公认的药物处方指南，与药物数据库系统 Martindale 实时对接。Best Practice 提供信息主要包括：疾病的证据概要，包括精粹、基础知识、预防、诊断、治疗、随访和资源；BMJ 临床证据：提供来自 BMJ "Clinical Evidence" 证据；药品信息：药品内容可以直接链接至在线药物数据库，通过点击药品名称获取其剂量、用法、剂型、副作用和禁忌等信息；患者教育：用患者及其家属易于理解的语言描述疾病的临床表现、治疗措施、可能取得的疗效、患者发病时应该立即采取哪些措施；临床实践指南：提供源于官方资源、专业医疗机构或医学专科学会的临床诊断实践指南链接。

Best Practice 主要特点如下：①疾病种类多。Best Practice 收录 1000 多种临床常见疾病、多发病，以及疑难和罕见疾病。②权威性强。Best Practice 中的每一种疾病都由世界权威临床专家撰写，包括专家自己的经验和建议，并经由同行评审完成，权威性获得国际同行高度认可。Best Practice 收录 "临床证据" 数据库中主要提供针对治疗环节的最新证据。③内容丰富。Best Practice 不仅收录有数千项的国际治疗指南和诊断标准，包括疾病的鉴别诊断、实验室检查、病史检查、诊断步骤和方法等内容，并可定制中文的指南和标准；此外还提供了大量的彩色病例图片和图像。④高度整合。Best Practice 不仅嵌入了国际权威的药物处方数据库，提供最新的药物副反应和多种药物相互作用的最新证据；还整合了 "临床证据" 数据库的全部内容。⑤使用方便。Best Practice 可以实现远程访问方式，用户获得授权后可随时访问这一网上资源。⑥更新及时。Best Practice 的内容每月定期更新。此外，每年还对已收录的内容进行重新审核和全面更新。

（2）检索：在 Best Practice 检索界面的检索框输入 "acupuncture"，在检索结果界面，检索者选择并点击题目，然后根据需要可点击 Highlights （Summary、Overview）、Theory （Definition、Epidemiology、Aetiology、Pathophysiology、Classification）、Prevention （Primary、Screening、Secondary）、Diagnosis （History & examination、Investigations、Differential、Approach、Guidelines、Case history）、Management （Step by step、Approach、Emerging、Guidelines、Evidence）、Follow Up （ Monitoring、Complications、Prognosis） 和 Resources （References、Images、Patient leaflets、Contributors、Update history、Related BMJ content） 等进行浏览。

4. Essential Evidence Plus

（1）简介：Essential Evidence Plus （http：//www.essentialevidenceplus.com） 由 Wiley Inter Science 公司研发，是一个强大、综合的临床决策支持系统，其包括若干个子数据库，如 Essential Evidence Topics （Eissential Evidence Plus 的主要数据库，涉及 11 个主题）、Cochrane Systematic Reviews （Cochrane 系统评价数据库）、POEMs Research Summaries （POEMs 研究概要）、EBMG Guidelines （EBMG 指南数据库）、EBMG Evidence Summaries （EBMG 研究概要）、Decision Support Tools （决策支持工具库） 和 Diagnostic Test Calculators （诊断试验计算器） 等。

Essential Evidence Plus 提供的内容主要包括：①证据主题精要。对所有相关文献按主题进行评价以保证证据的真实性，并将证据整合成为临床医生短时间内作出决策所需的精要。②针对患者的证据（patient oriented evidence that matters，POEMs）摘要和患者信息。为患者提供常见疾病的临床症状、病因、治疗和预防等信息。③决策支持下具和计算工具。用以评估诊断和预后措施、计算患病风险、选择有效和安全的药物剂量等。④Cochrane 系统评价。提供 Cochrane 系统评价的摘要。⑤循证临床实践指南常见疾病的临床诊疗过程的循证临床实践指南，以及循证的证据分级概要等。

（2）检索：Essential Evidence Plus 提供全部数据库跨库检索和单一数据库的检索与浏览查询，在搜索界面输入 "acupuncture"，选择 Essential Evidence Topics，点击 "SEARCH" 执行检索，在检索结果界面，用户在左侧界面 Content（内容）部分可通过 Epidemiology（流行病学）、Diagnosis（诊断）、Screening and Prevention（筛查与预防）、Treatment（治疗）和 Prognosis（预后）对检索结果进行优化，在 Resource（资源）部分，可以分别浏览 Evidence（证据）、Guidelines（临床实践指南）和 Calculators（计算器）等内容，点击检索结果界面的 Treatment 进入 Pain management（chronicnon-malignant）的 Essential Evidence 界面，可以浏览相关信息。

5. Clinical Key 与 First Consult

（1）简介：Clinical Key（http://www.clinicalkey.com）由 Elsevier 公司在 MD Consult 数据库基础上建立的跨数据库医学信息平台。目前，该平台的内容除了 First Consult 数据库外，还包括期刊（提供 53 种医学领域期刊，可浏览下载现刊及过刊全文，检索范围涵盖 Medline）、图书（提供 50 部各主要医学领域最新版本的经典参考书在线阅读，如《西氏内科学》《克氏外科学》《坎贝尔手术骨科学》等以及 450 多部其他参考书可选）、循证医学专论、视频和影像等 12 大类资源。其中 Elsevier 权威医学期刊 500 多种、医学参考书 1000 多本、视频 13 000 多个（临床操作视频 2500 多个）、循证医学专论 1500 多篇、Gold Standard 药物专论 2900 多种、高质量医学影像（CT/X-ray/MRI）图片 1 900 000 多张、权威医学协会诊疗指南 4000 多篇及患者教育手册 8000 多份等。

First Consult 是在线专家诊疗系统，为医生及医学生提供患者评估、诊断、治疗、管理和预防等方面持续更新的循证医学指导，包括医学主题、鉴别诊断和操作程序三大版块。

（2）检索：在检索界面的检索框前面下拉菜单选择所有类型，在检索框输入 "acupuncture" 并执行检索，根据 "6S" 原则，优先查看 First Consult 数据库中的结果，若找不到，再考虑临床实践指南和原始研究。

6. NGC

（1）简介：NGC（National Guideline Clearinghouse，美国国家指南交换中心；http://www.guideline.gov）由美国卫生研究与质量管理机构（Agency for Healthcare Research and Quality，AHRQ）、美国医学会（American Medical Association，AMA）和美国卫生规划协会（American Association of Health plans，AAHP）联合制作和管理，收录来自世界 300 多个机构发布的 2500 余篇指南。

（2）检索：在NGC检索界面，提供基本检索和浏览查询，基本检索支持布尔逻辑组配，截词符用"*"号。检索框上面提供"GUIDELINE SUMMARIES""GUIDELINE SYNTHESES""EXPERT COMMENTARIES""MATRIX TOOL"和"SUBMIT GUIDELINES"等功能，点击"GUIDELINE SUMMARIES"，可根据用户需要选择选择By Clinical Specialty、By MeSH Tag、By Organization、In Progress、Archive和All Summaries其中之一进行浏览。在检索结果界面，选择预比较的指南，点击Compare Summaries可以实现指南之间的比较。

7. GIN

（1）简介：GIN（Guidelines International Network，国际指南协会）是一个全球性非政府学术组织，是全球最大和最权威的指南行业学会。GIN成立于2002年，现已经有来自48个国家和地区的103个成员单位和132位个人成员。其宗旨是领导、加强和支持成员组织和个人之间在制定、改编和实施指南的合作，通过支持循证卫生保健、减少全球范围内不合理的医疗差异以改善健康结局。目前，GIN已经有7个区域分会，分别是：GIN Africa、GIN Arab、GIN Asia、GIN Australia & New Zealand、GIN Iberoamerica、GIN Nordic、GIN North America。

（2）检索：在GIN主界面的检索框下面选择"Guidelines"，然后在检索框输入"colorectal cancer"，点击"Search"实施检索，在检索结果界面点击选择的指南名称即可浏览选择指南的相关内容。

8.临床决策循证数据库

（1）简介：临床决策循证数据库（foreign evidence-based medicine，FEBM）由中国研究型医院学会主办，深圳市迈特思创科技有限公司承办，整合了PubMed、Cochrane library、ACP Journal Club、Poems、Clinical Evidence和Evidence based等的全部二次信息资源，循证医学资源覆盖率达到90%，且每日更新。使医生在一站式证据检索平台下就能够查询到各个重要循证数据库的文摘资源，从文摘资源中获取临床问题的答案。数据库提供三种类型的检索方式，分别是：Search类型检索方式（PICO、临床查询、主题词、文本词）、导航类型检索方式、资源类型检索方式。三种类型检索方式构成了FEBM独特的证据检索体系，同时新版的FEBM整合了国际权威的临床试验注册资源，使医生不仅能够检索到已经发表的研究证据，同时还能检索到未发表和正在进行中的研究结果；不仅能够Search检索快速精确得到临床答案，同时还能通过导航检索了解更多的相关知识；不仅能够同时检索"6S证据资源金字塔"六个层级的证据，同时还能检索特定的某个二次文献数据库和临床试验注册库。

（2）检索：在FEBM主界面相应的检索框中输入相应的检索词，点击"搜索"实施检索，在检索结果界面，根据需要选择二次研究证据资源数据库［Clinical Evidence、EBM Guideline、Cochrane疗效评价（DARE）、Cochrane卫生技术评估（HTAD）、Cochrane NHS经济评价（NHSEED）、Cochrane方法综述（CMR）、Cochrane系统评价（CDSR）、Evidence-based journal series、ACP Journal Club和POEMs］、二次文献证据类

型过滤器（PubMed Guideline、Meta 分析、系统评价、会议共识）、一次文献证据类型过滤器［随机对照试验（RCT）、临床试验、队列研究、病例对照研究、病例报告、多中心研究、横断面研究、血清流行病学研究和 Cochrane central（含进行中的研究）］以及零次文献证据类型过滤器（含进行中研究）中选择相关内容。

9. Cochrane Library

（1）简介：Cochrane Library（http://www.thecochranelibrary.com）是 Cochrane 协作网的主要产品，由 Wiley Inter Science 公司出版发行，是一个提供高质量证据的数据库，也是临床研究证据的主要来源，主要内容包括：①Cochrane 系统评价库由系统评价全文和研究计划书两部分构成，主要收集由 Cochrane 系统评价各专业工作组在协作网注册后发表的研究计划书和系统评价全文。②疗效评价文摘库包括非 Cochrane 协作网成员发表的普通系统评价的摘要，是对 Cochrane 系统评价的补充。其特色是唯一收录经过评选的系统性评论摘要，每篇摘要包括评论的概要及质量评语。主要用于检索目前是否有类似的非 Cochrane 系统评价发表。③Cochrane 临床对照试验中心注册库由 Cochrane 协作网临床对照试验注册中心进行管理，向 Cochrane 协作网系统评价工作组和其他制作系统评价的研究人员提供信息。信息的收集来自 Cochrane 协作网各中心、各工作组及志愿者等，他们通过手工检索和计算机检索，从医学杂志、会议论文集和其他来源收集随机对照试验或对照临床试验，并按规定的格式送到 Cochrane 协作网的对照试验资料库注册中心。计算机检索数据库包括从 MEDLINE 和 EMBASE 数据库等收集的随机对照试验或对照临床试验。大多数文献有摘要，是制作系统评价的必检数据库。④Cochrane 协作网方法学文献注册数据库搜集关于方法学应用于对照试验的文献信息，包含从 MEDLINE 数据库或人工查找的期刊文献、图书和会议论文集等。⑤卫生技术评估数据库提供全世界已完成和进行中的健康技术评估数据（研究关于医学、社会学、伦理学和卫生医疗的经济性），目的是提高医疗质量和卫生保健的成本效益。⑥英国国家卫生服务部卫生经济评价数据库可协助决策者从全世界搜集系统性的经济性评估，并评估其质量及优缺点。⑦Cochrane 协作网的其他相关信息收录 Cochrane 协作网，协作网各工作组、网络和中心等的相关内容。

（2）检索规则与机制：在检索框中可使用的检索运算符有：①逻辑运算符"AND""OR"和"NOT"，如 headaches AND（aspirin OR paracetamol）、（liver OR kidney）AND tumour NOT cancer 等。②位置运算符"NEXT"，如 lung NEXT cancer，可针对短语"lung cancer"进行检索。③位置运算符"NEAR"，如"Back pain"NEAR/5"exercise therapy"可针对两个检索词或两个短语同时出现在一个句子中的记录进行检索，检索词或短语的相邻范围为 5 个词汇，互换"NEAR"前后的检索词或短语对检索结果没有影响。④截词符"*"，如使用截词符对"cardio*"进行检索，将检出 cardiology 和 cardiography 等一批前级为 cardio 的词汇。"*"除用作截词符外，独立使用该符号还可用于检索全部记录。

（3）检索：Cochrane Library 提供浏览功能，包括按主题（By Topic）和 Cochrane 系

统评价协作组（CRG）（A–Z，By Review Group）等浏览，以及基本检索、高级检索和主题检索功能，这里主要介绍高级检索和主题检索。

10.其他

（1）NICE 英国临床实践指南（national institute of clinical evidence，NICE；http://www.nice.org.uk）：是英国国家临床示范研究网站的一部分内容，除指南外，还有"Technology Appraisals""Publications"等方面的内容。

在 NICE 主界面，在检索框输入"colorectal cancer AND chemotherapy"点击执行检索按钮，然后浏览检索结果。可以选择指南或路径，然后阅读标题判断是否满足要求，若满足要求可点击名称，阅读指南概要（View the summary and implementation tools）指导临床决策。

（2）ACPPIER 美国医师协会（american college of physicians，ACP）：是美国最大的医学专业协会，成立于1915年，其宗旨是通过培养高超的专业水平和职业道德的医师来促进全国公民的健康水平。

医师信息和教育资源（the physicians information and education resource，PIER）是一种循证医学资料库。临床医师可以通过该数据库获得所有的临床实践方面的建议。其以"资料层层下展（Drill Down）"的格式展示，即从汇总数据展开到细节数据。PIER 共包括5个模块的信息：疾病、检测、诊断和预防、辅助或替补的治疗方法、伦理和法律问题、疗程。

可以在页面中部进行检索，主题包括：疾病，检测、诊断和预防，辅助或替补的治疗方法，伦理和法律问题，疗程，质量测量和药物资源。也可以依字母顺序分类的疾病，可点选欲查询的疾病将会查看包括预防、检测、症状判断、用药建议、住院须知、药物治疗、非药物治疗、病患教育以及病情追踪等内容。

（3）EBM Guidelines：EBM Guidelines 由 Wiley Inter Science 公司出版发行，是一个独特、简要且使用方便的循证临床指南数据库，内容经具临床经验的医师编辑审核，涵盖了全科医师经常遇到的医学症状，并提供诊断结果及治疗方法，可链接高质量的照片、影像及循证研究。

（4）中国临床指南文库（china guideline clearinghouse，CGC）：由中国医师协会循证医学专业委员会和中华医学杂志社共同建设，旨在收录中国医学期刊发表的临床实践指南，为临床工作者、管理机构和社会大众提供查询临床指南的平台。

（二）原始研究类数据库

1. PubMed

（1）简介

PubMed（http://www.pubmed.gov）由美国国家医学图书馆（national library of medicine，NLM）、国家生物技术信息中心（national center for biotechnology information，NCBI）及国家卫生研究院（national institutes of health，NIH）开发，是一个由 MEDLINE、In Process Citations 和 Publisher Supplied Citations 三部分组成的基于 Web 的检

索系统，包括医学文献的定购、全文在线阅读的链接、专家信息的查询、期刊检索以及相关书籍的链接等。其中MEDLINE收录自1949年以来出版的52 000种生物医学期刊，其中90%为英文期刊，78%有英文摘要，数据每周更新，年报道量约67万条。内容涉及基础研究和临床医疗、公共卫生、卫生政策的制定及相关的教育研究。

（2）检索规则

1）自动词语匹配功能：PubMed设有自动词语匹配（Automatic Term Mapping）功能，对于输入检索框中的检索词，将按一定的词表顺序进行对照，然后进行检索。逐一对照的索引顺序为：①MeSH转换表（MeSH Translation Table）。包括MeSH词、参见词、副主题词等。如果系统在该表中发现了与检索词相匹配的词，就会自动将其转换为相应的MeSH词和Text Word词（All Fields）进行检索。如键入colorectal cancer，系统将其转换成"colorectal neoplasms"［MeSH Terms］ OR（"colorectal"［All Fields］ AND "neoplasms"［All Fields］） OR "colorectal neoplasms"［All Fields］ OR（"colorectal"［All Fields］ AND "cancer"［All Fields］） OR "colorectal cancer"［All Fields］后进行检索。②期刊刊名转换表（Journal Translation Table）。包括刊名全称、MEDLINE形式的缩写和ISSN号。该转换表能把键入的刊名全称转换为"MEDLINE缩写［Journal Name］"后进行检索。如在检索提问框中键入"new england journal of medicine"，PubMed将其转换为"NEngl JMed"［Journal］ OR（"new"［All Fields］ AND "england"［All Fields］ AND "journal"［All Fields］ AND "of"［All Fields］ AND "medicine"［All Fields］） OR "new england journal of medicine"［All Fields］后进行检索。③短语表（Phrase List）。该表中的短语来自MeSH、含有同义词或不同英文词汇书写形式的一体化医学语言系统（Unified Medical Language System，UMLS）和补充概念（物质）名称表［Supplementary Concept（Substance）Names］。如果PubMed系统在MeSH和刊名转换表中未发现与检索词相匹配的词，就会查找短语表。④作者姓名全称转换表（Full Author Translation Table）和作者索引表（Author Index）。如果键入的词语未在上述各表中找到相匹配的词，或者键入的词是作者全称或是一个后面跟有1~2个字母的短语的话，PubMed即查找作者姓名全称转换表和作者索引。

如果在以上词表或索引中都找不到相匹配的词，PubMed将把短语分开，以单词为单位，分别重复以上的过程，检索时各个词之间是AND关系。如果仍找不到相匹配的词，则用单个词在所有字段查找，各个词之间也是AND关系。

2）布尔逻辑检索：布尔逻辑运算符AND、OR、NOT必须大写。运行次序是从左至右，括号内的检索式可作为一个单元，优先运行。

3）截词检索：PubMed允许使用"*"号作为通配符进行截词检索。如键入bacter*，系统会找到那些词根是bacter的单词（如bacteria、bacterium、bacteriophage等），并对其分别进行检索。如果这类词少于600个，PubMed会逐词检索，若超过600个，PubMed将显示警告信息，如"Wildcard search for'term*'used only the first 600 variations. Lengthen the root word to search for all endings"。截词功能只限于单词，对词组无效。使

用截词功能时，PubMed 系统会自动关闭词汇转换功能。

4）强制检索：PubMed 的强制检索功能使用双引号（""）来执行。强制检索功能主要用于短语检索。例如在检索提问框中键入"Single cell"，系统会将其作为一个不可分割的词组在数据库的全部字段中进行检索。使用强制检索，系统会自动关闭词汇转换功能。

5）字段限制检索：PubMed 中一条完整的记录涉及了 80 多个字段，其中大部分为可检索字段，少部分为非检索字段。检索格式为检索词［字段标识］，如 smith［AU］和 hypertension［TI］等。

（3）检索方法

PubMed 主要检索方法有：基本检索（Search）、主题词检索（MeSH Database）、刊名检索（Journals Database）、单引文匹配检索（Single Citation Matcher）、批引文匹配检索（Batch Citation Matcher）、高级检索（Advance Search）、专业询问（Special Queries）和临床查询（Clinical Queries）等。这里只介绍高级检索、主题词检索和临床查询。

1）高级检索（AdvanceSearch）：在 PubMed 主页，点击 Advanced 进入 PubMed 高级检索界面，该界面提供了 Search Builder、Builder 和 History 三种功能。

①Search Builder：点击 Search Builder 下方的 Edit，可在 Search Builder 输入框中直接编写检索表达式，然后点击下方的 Search 进行检索。一般情况下，Search Builder 与 Builder 是联合使用的。

②Builder：在 All Fields（全部字段）下拉列表中选择检索字段，在检索框输入检索词后，可从输入框右侧的"Show index list"（系统提供的与所输检索词相关的索引表）中选择具体的索引词或词组，并自动进入检索词输入框，此时系统会自动加双引号（""）进行精确短语检索。若检索词为多个，可通过布尔逻辑运算符 AND、OR、NOT 进行逻辑运算。检索表达式会自动添加到 Search Builder 输入框，点击其下方的 Search 执行检索。如检索标题或摘要中含有"hepatitis"或"hypertension"的文献时，先在第一个检索项的 All Fields 下拉列表中选择 Title/Abstract 字段，检索输入框中输入检索词 hepatitis，以同样的方式在第二个检索项中选择 Title/Abstract 字段，输入"hypertensionr"，两个检索项由左侧的运算符 OR 进行逻辑或的运算。可根据检索词的数量增加和减少检索行，点击检索词输入框后的 + 和 −，分别增加和减少一检索行。

③History：检索历史主要用于查看检索策略，也可用于查看检索结果记录数量。显示内容包括检索号、检索式、检索结果数量和检索时间。要查看检索到的记录，直接点击检索结果数即可。在该状态下，可以通过点击检索序号，选择逻辑运算符，实现检索式的逻辑运算。点击 Down load history 可下载检索式，点击 Clear history 可清除检索史。

2）主题词检索（MeSH Database）：主题检索是指通过 MeSH 提供的词汇进行的检索，MeSH 检索可以帮助用户查询该词表的主题词，并供用户在检索文献时选择和使用。通过 MeSH 检索，可以从款目词引见到 MeSH 词，可看到 MeSH 词的定义和历史注释。进入主题词细览页面，还可以组配副主题词，选择上位词或下位词检索，同时也可进行加权或非扩展等检索选择。

①单个主题词检索：点击主页 MeSH Database，在检索框内输入检索词，点击 Search，返回页面中第一个词一般即为该词的主题词，其下有该词的定义。若仅对该主题词所涉及文献进行检索，可直接在该词前的复选框中打"√"，然后点击右侧的 PubMed Search Builder 下方的 Add to search builder，这时，检索框中即出现检索式，点击 Search PubMed 执行检索。

②多主题词检索：首先点击 MeSH Database，在检索框输入第一个检索词，点击 Search 返回页面确认和选择输入词的主题词，在该主题词前的复选框中打"√"，点击右侧的 PubMed Search Builder 下方的 Add to search builder，其次在检索框中输入第二检索词，点击 Search 返回页面确认和选择输入词的主题词，在该主题词前的复选框中打"√"，根据第二个主题词和第一个主题词的逻辑关系选择 AND、OR 或 NOT，点击右侧的 PubMed Search Builder 下方的 Add to search builder 返回检索式，此时可进一步修改，若确认无误，则点击 Search PubMed 执行检索。

③主题词/副主题词组配检索：首先点击 MeSH Database，在检索框中输入检索词，返回页面确认输入词的主题词，直接点击该主题词的链接，进入该主题词的副主题词组配界面，在预选择的副主题词前方框内打"√"，点击 Add to search builder 后即在检索框中显示检索式，点击 Search PubMed 执行检索。

在副主题词的组配界面中，还可通过 Restrict to MeSH Major Topic 限定为加权检索，即找到以输入的主题词或主题词/副主题词为主要论点的文献；通过 Do not include MeSH terms found below this term in the MeSH hierarchy 可终止 PubMed 默认的扩展功能，扩展是指将主题词及其下位词的文献一同检出。此外，还可以根据该页面下方显示的树状结构表进一步选择更为确切的主题词进行检索。

3）临床询问检索：点击 PubMed 主页的"Clinical Queries"进入临床询问界面，提供临床研究类目检索（Search by Clinical Study Category）、系统评价检索（Find Systematic Reviews）和医学遗传学检索（Medical Genetics Searches），在检索框输入检索式，点击"Search"执行检索，浏览题目和摘要进行临床决策。

4）限制检索：PubMed 限制检索是对原有检索结果的进一步限定，以缩小检索范围和精确检索结果。限制条件选择位于检索结果页面的左侧，通过一系列过滤条件来实现此功能。使用限定检索后，检索新课题时需点击最终检索结果页左侧栏上方或检索结果数下方的 Clearall，清除检索条件，否则已限定的内容会继续保留。

当点击限定检索区域上方或下方的 Show additional filters，会显示更多的过滤器种类，选中所需过滤器种类，点击 Show 按钮即可。

系统默认显示的过滤器有以下几类：① Article types（文献类型）。可检索某一特定出版类型的文献，包括临床试验（Clinical Trial）、综述（Review）、病例报告（Case Reports）、比较研究（Comparative Study）、Meta 分析（Meta-Analysis）、临床实践指南（Practice Guideline）、随机对照试验（Randomized Controlled Trial）等。② Text availability（文本类型）。可对检索结果从可获取摘要（Abstract）、可与免费全文链接（Free full text）或可与全文链接（Full text 免费和需付费才能查看的全文）进行选择。③PubMed Commons。主要提供读者评论。④Publication dates（出版日期）。可限定检索结果仅为最近5年、10年内或某一具体时间范围内发表的文献。限定检索结果为具体时间范围内发表的文献时，点击 Custom range，在 YY MM DD toYY MM DD 中输入具体时间，点击 Apply 即可。⑤ Species（研究对象）。包括人类（Humans）和其他动物（Other Animals）。⑥Languages（语种）。包括英、法、德、日、俄、意、中文、西班牙语等58种语言。⑦Sex（性别）。对于临床研究文献为男性（Male）和女性（Female）的选择，对于动物实验则为雄性（Male）和雌性（Female）的选择。⑧ Subjects（主题）。提供艾滋病（AIDS）、医学伦理学（Bioethics）、癌症（Cancer）、补充替代医学（Complementary Medicine）、膳食辅助治疗（Dietary Supplements）、医学史（History of Medicine）、系统评价（Systematic Reviews）、毒理学（Toxicology）和兽医学（Veterinary Science）主题的选择。⑨ Journal categories（期刊类别）。包括临床核心期刊（Core clinical journals）、护理学期刊（Nursing journals）、牙科期刊（Dental journals）、MEDLINE 期刊的选择。⑩Ages（年龄组）。可限定从新生儿到老年人各年龄组。⑪Search fields（检索字段）。系统默认在所有字段中检索，利用字段限定可将检索词限定在特定字段检索。

（4）检索结果的处理

1）显示：①检索结果显示格式、每页显示记录数、排序顺序。系统默认显示为题录格式，每页显示记录数为20，根据记录入库时间排序，即 Summary，20 perpage，Sorted by Recently Added。用户可通过检索结果界面左上方的 Format 下拉菜单选项来改变结果的显示格式 [Summary、Summary（text）、Abstract、Abstract（text）、MEDLINE、XMIPMID List]、每页显示记录数和排序顺序。其中 Summary 和 Summary（text）格式只显示标题、作者、合作者、来源、文献类型（仅显示综述）、语种（非英文语种时显示）、不可获取摘要的标注、评论或修正链接、文献状态、DOI 和 PMID 号。Abstract 和 Abstract（text）格式显示 Summary 格式+作者机构和地址、摘要、关键词、主题词、人名主题、物质名称等。MEDLINE 格式是以字段标识形式出现的全记录格式，此格式文献可输出到文献管理软件中。系统默认检索结果按记录入库时间降序排列，用户可根据需要按出版时间、第一作者、通讯作者、刊名和文献标题等重新排序。②Results by year。历年出版文献量柱状图。用户将鼠标置于柱状图上可显示年份和检索结果中于该年出版的文献量。③Find related data。显示收录参考或引用检索结果文献的其他 NCBI 数据库，通过点击 Find items 可找到检索结果的引证文献。④Search details。检索细节可浏览经 Automatic Term Mapping 转换后的检索策略，即在提问框中键入的检索词被 PubMed 自动转换成了哪些词，并使用了什么样的检索规则和检索语法。此外，使用该功能可对检索策略进行编辑，然后进行检索。点击 See more...，可进入检索细节界面，在 Query Translation 框内显示的是 PubMed 实际使用的检索策略和语法。该框下有4个区域：Result 区显示检索结果的记录总数，点击该数字，可回到检索结果显示屏；Translation 区显示检索词转换的详细情况；Database 区显示检索的数据库；User Query 区显示键入的检索词或检索式，要对检索策略进行编辑可直接使用鼠标点击该区中的检索策略，将其增加、删除或修改后点击 Search。另外，在该状态下，点击 URL 键，PubMed 返回检索结果显示状态。检索策略将会显示在提问框中并作为 URL 的一部分保存起来。然后打开浏览器的收藏夹，点击"添加"，即可保存检索策略；Related Searches 可显示与检索词相关的检索表达式，点击便可对相关检索词进行查询。⑤Recent activity。显示最近 8h 内所有检索策略和结果数。

2）保存：可对记录和全文进行保存。

记录保存：检索结果界面右上方 Send to：☑ 下拉列表中有 File、Clipboard、Collections、E-mail、Order、My Bibliography、Citation manager 共 7 种选择。①File 是将结果以文本形式保存，系统默认格式和排序顺序为当前检索结果显示的格式和排序顺序。②Clipboard 是剪贴板为用户提供临时记录保存的免费空间，可多次使用，最多为用户保存 500 条记录，时长 8h。存入剪贴板后页面上方会显示已添加到剪贴板的提示和记录数（最近一次），右上方会显示总记录数，点击总记录数可随时查看。③Collections 是 My NCBI 个性化服务的一部分，为用户提供无限期保存检索结果记录的免费空间。其他功能类似于 Clipboard。④E-mail 是将当前检索结果显示格式以邮件附件形式发送至电子邮箱，可选择发送的条数和起始序号。⑤Order 是向出版商或全文服务机构订购检索结果中所需的全文文献。⑥My Bibliography 也是 My NCBI 个性化服务的一部分，用户可对已保存的记录进行添加、删除、下载、排序等操作。⑦Citation manager 是使用外部文献管理器创建一个文件夹保存检索结果，可选择保存的条数和起始序号。Clipboard 和 My Bibliography 都需要注册 My NCBI 账户才可使用。

全文保存：PubMed 会为部分检索结果提供与全文数据库（包括 PMC）或免费在线期刊网的超链接服务，用户通过超链接可到全文数据库或在线期刊网中下载保存所需文献全文。

2.EMBASE.com

（1）简介

EMBASE.com（http://www.embase.com）是 Elsevier（爱思唯尔）公司 2000 年推出的生物医学网络检索平台，其前身是 1946 年荷兰阿姆斯特丹国际性非营利机构医学文摘基金会编辑出版的印刷型出版物《医学文摘》（*Excerpta Medica*，EM），EM 于 1972 年并入 Elsevier 出版社。1974 年，荷兰《医学文摘》推出 EMBASE 光盘版和联机检索版本。

EMBASE.com 收录 1974 年以来的全球与生物医学和药物主题有关的信息（偏重于收录欧洲和亚洲文献），包括基础医学、临床医学、药物研究、药理学、配药学、药剂学、药物副作用、毒物学、生物工艺学、保健策略与管理、药物经济学、医疗公共政策管理、卫生经济学、公共职业与环境卫生、药物依赖性及滥用、精神科学、替代与补充医学、医学管理学、法医学和生物医学工程学等。收录 1947 年以来 95 个国家和地区 8500

种生物医学期刊（独家收录2900多种期刊）的3200多万条记录（含1950年以来的 Medline数据库数据），每工作日新增6000多条记录（每年新增记录超过150万条），数据库在收到期刊刊载的论文。

（2）检索规则

1）布尔逻辑运算符：支持AND、OR和NOT。

2）邻近算符：支持"NEAR/n"和"NEXT/n"，两者均表示连接的两个检索词之间相隔不能超过n个单词，"NEAR/n"对两词的前后顺序没有要求，"NEXT/n"则要求两词的前后顺序不能改变。

3）截词符：支持"*"和"?"两种截词符，其中"*"号表示零个或多个字符，"?"号表示1个字符，截词符均可置于单词词尾或词间。

4）短语检索：将检索词加上引号表示精确查找某一短语或词组，此时数据库不再自动拆分词组。含有连字符"-"的短语，数据库也不进行拆分。短语检索不支持邻近算符和截词符。

5）字段限定符："："可用于所有字段，并可同时限定多个字段，字段标识符之间用逗号分隔，如"singcell"；ti，ab；"/"仅用于对部分字段进行精确限定检索，如"hiv infection"/dm_ep。

6）非字母和数字的检索：许多药物名称带有非字母数字字符，检索此类药物时要将这些字符转换成本系统规定的形式才能检索，如"1（1，4-benzodioxan 5yl）4（2（1-indanyl ethyl）piperazine"。

（3）检索方法

EMBASE.com主要的检索方法有：PICO（PICO检索）、Quick（快速检索）、Advanced（高级检索）、Drug（药物检索）、Disease（疾病检索）、Device（设备检索）、Article Search（文章检索）、Emtree（主题词检索）和Journals（期刊检索）等。这里只介绍高级检索、主题词检索和PICO检索。

1）PICO Search（PICO检索）：点击主界面的PICO即可进入PICO检索界面。通过population（研究人群）、intervention（干预措施）、comparison（对照措施）和outcome（结局）以及study design（or miscellaneous）（研究设计）5个方面进行检索。系统默认匹配最佳主题词，扩展检索。

2）Advanced（高级检索）：高级检索提供Mapping、Date、Source、Fields、Quick limits、EMB、Pub.typyes、Languages、Gender、Age和Animal限定选项。

①Mapping选项：提供"Map to preferred term in Emtree""Search also as free text in all fields""Explode using narrower Emtree terms""Search as broadly as possible"和"Limit to terms indexed in article as major focus"复选框项，系统默认复选1~4项。Map to preferred term in Emtree：根据输入的检索词，计算机系统将其与Emtree中的轮排索引进行比对，自动转换为Emtree索引中相对应的优先词（preferred terminology）检索。

Search also as free text in all fields：按照输入的检索词检索。

Explode using narrower Emtree terms：按照Emtree进行扩展检索（即包括被检索词及其所有下位词的检索）。

Search as broadly as possible：既可检索输入的检索词转换成preferred terminology并扩展检索，同时查找检索词的所有同义词。

Limit to terms indexed in article as major focus：代表限定检索主要主题词，即加权检索，提高检索结果的关联性。

②Date选项：提供出版时间，可以选择<1966年至今的检索年限；添加到EMBASE.com数据库的时间，可以选择1945年至今的检索年限。

③Source选项：包括Embase和MEDLINE。

④Fields选项：输入检索词，点击限定字段。

⑤Quick Limits选项：Humans（人）、Animals（动物）、Clinical studies（临床研究）、With abstract（限文摘）、Priority journals（专家评审刊）、Only in English（限英文）、Article in Press（正在出版的文献）、In Process（正在标引文献）、With molecular sequence number（限分子序列号）、With clinical trial number（限临床试验号）。

⑥EMB选项：Cochrane reviews（Cochrane系统评价）、Controlled Clinical Trial（临床对照试验）、Randomized Controlled Trial（随机对照试验）、Systematic Review（系统评价）和Meta Analysis（Meta分析）。

⑦Pub typyes选项：Article（论文）、Article in press（正在出版的文献）、Conference Abstract（会议文摘）、Conference Paper（会议论文）、Conference Review（会议综述）、Editorial（社论）、Erratum（勘误）、Letter（通信）、Note（札记）、Review（综述）、Short Survey（短篇调查）。

⑧Languages选项：提供61种语言供选择。

⑨ender选项：Male（男）、Female（女）复选框选择。

⑩Age选项：提供13个年龄组供选择。

⑪Animal选项：Animal Cell（动物细胞）、Animal Experiment（动物实验）、Animal Model（动物模型）和Animal Tissue（动物组织）。

3）Emtree（主题词检索）：Emtree主题词检索是EMBASE常用的检索途径，主要提供3种检索功能。

①构建检索式（Query Builder）：用来将多个主题词或者主题词/副主题词组合检索，按照EMBASE检索规则构建检索式，可点击Search直接显示检索结果。也可根据检索需求，将构建好的检索式填入检索框后，点击Take this query to Advanced Search，将检索式跳转到高级检索中做进一步修饰和限定后显示检索结果。

②查找主题词（Find Term）：显示有关被检索术语的记录，将检索术语与其他查询词通过逻辑运算符进行组配检索；显示有关该术语本身在树状结构中的位置及其同义词。如输入hypertension，点击Find Term，系统则按字顺显示包含hypertension的款目词和主题词，其中黑色字体的词为款目词，蓝色字体带有超链接的为主题词，点击任一主

题词可打开新的页面，显示该主题词的EMTREE树级结构和具体注释。

③浏览主题词（Browse by Facet）：点击"Browse by Facet"选项后，显示出EMTREE的14个大类和相应文献记录条数，再点击任意所需浏览的术语，将进一步显示该术语的下位类，可层层点击浏览。此外，还有两种查看该术语检索结果的方式，一种是选定术语后，可直接点击该术语进行扩检或专指检索，也可将该数据发送到高级检索中进一步修饰和限定，显示结果；另一种是直接点击该术语后的相应文献记录条数，直接显示检索结果。

每个主题词默认检索方式为扩展检索（Explosion），加权检索（As major focus）为可选项。获得检索结果的方式有3种：①点击主题词后"Records"链接，直接显示有关该受控叙词标引的所有文献记录结果。②点击"Take this query to Disease Search"链接，添加到"Disease Search"检索界面，方便选择对应的副主题词进一步方便组配，提高检索的专指度。③点击"Add to Query Builder"链接，检索词添加到"Query Builder"（提问构建框），方便多检索词的检索表达式构建，同时在"Query Builder"边框提供"Take this query Advanced Search"的切换，提供"dvanced Search"进一步限定检索。

（4）检索示例

1）针刺治疗主题检索：在主题检索界面输入"acupuncture"，点击Find Term查看"acupuncture"的主题词acupuncture，点击acupuncture链接，进入该主题词界面，然后点击Take this query to Disease Search执行主题检索。

2）针刺治疗高级检索：在高级检索界面输入OR连接"acupuncture"及其同义词，即（acupuncture OR pharmacoacupuncture OR acupotomy OR acupotomies OR electroacupuncture OR meridians OR moxibustion OR auriculotherapy），然后选择字段 ti 和 ab，最后点击Search实施检索。

3）针刺治疗主题词检索与高级检索组合检索：在检索历史界面进行组合检索，将"acupuncture"的主题检索结果与高级检索结果以OR的形式组合。

4）疼痛检索：操作方法与针刺治疗检索操作方法相似，这里不再赘述。

5）Meta分析与系统评价检索：操作方法与针刺治疗检索操作方法相似，这里不再赘述。

6）针刺治疗、疼痛和Meta分析与系统评价组配检索：在检索历史界面，将针刺治疗的检索结果与疼痛的检索结果以及Meta分析与系统评价的检索结果以AND的形式组配。

（5）检索结果处理

1）显示：Embase的检索结果界面包括History（检索历史区）、Results（检索结果显示区）和Results Filters（结果精炼区）。

检索历史区显示最近检索的次序、检索表达式及检索结果命中文献篇数，可以对检索历史进行保存（Save）、删除（Delete）、打印预览（Print view）、导出（Export）、发送至电子邮箱（Email）及逻辑组合（Combine）等操作。检索结果导出可以导出为HTML

格式、TXT 格式或 CSV 格式。检索式逻辑组合可使用逻辑与（And）或逻辑或（Or）。同时可对检索结果收起（Collapse）或展开（Expand）。

检索结果显示区显示检索结果命中文献篇数，每页默认显示 25 条记录，点击 "Show all abstracts" 可显示当前页 25 篇文献文摘。可以按照相关度（Relevance）、出版时间（Publication Year）和录入数据库日期（Entry Date）对检索结果排序。每条记录显示篇名、作者、出处（刊名、出版年、卷、期、页码）和被引次数等信息，并显示数据来源（MEDLINE、Embase 或 Embase 和 MEDLINE）。点击 "Abstract" 可显示该篇文献的文摘；点击 "Index Terms" 可显示该篇文献的药物和医学主题词；点击 "View Full Text" 可以链接到该篇文献的电子全文；点击文献篇名可以浏览该篇文献的全记录（Full Record），查看所有字段信息；点击 AU Link 可以链接奥尔胡斯大学图书馆；点击 Similar records 可以浏览与该篇文献相似的文献；对检索结果进行 View（浏览）、Print（打印）、Export（导出）、Email（发送至电子邮箱）、Order（订购）以及 Add to Clipboard（添加到剪贴板）等操作；可选择 RIS format（Mendeley，Endnote），Ref Works Direct Export、CSV-Fields by Row，CSV-Fields by Colum 和 Plain TXT 格式导出检索结果。

可通过数据源（Sources）、药物（Drugs）、疾病（Diseases）、设备（Devices）、浮动副主题词（Floating Subheadings）、年龄（Age）、性别（Gender）、研究类型（Study types）、出版类型（Publication types）、刊名（Journal titles）、出版年度（Publication years）、作者（Authors）、会议名称（Conference Abstracts）、药物商用名（Drug Trade Names）、药物生产厂商（Drug Manufacturers）、设备商品名称（Device Trade Names）、设备制造商（Device Manufacturers）等对结果进行精炼。选择预精炼的内容，点击应用（Apply）即可实现进一步缩小结果范围。

2）个性化功能与服务：点击主页右上角的 Register 链接，可在系统中免费注册个人账号。登录账号后，用户可将检索策略及检索结果保存在个人文档中，在随后的检索中，可对存储的检索策略进行编辑、修改和重新检索，实现定题信息服务。

3. Web of Science

（1）简介

Web of Science 数据库收录了 12 000 多种世界权威的、高影响力的学术期刊，学科范围涵盖了自然科学、工程技术、生物医学、社会科学、艺术与人文等领域，数据内容最早可回溯到 1900 年。Web of Science 收录了论文中所引用的参考文献，并按照被引作者、出处和出版年代编成特定的引文索引。通过 Web of Science 可以直接访问科学引文索引扩展版（SCIE，Science Citation Index Expanded）、社会科学引文索引（SSCI，Social Sciences Citation Index）和 Arts & Humanities Citation Index（A & HCI，艺术人文引文索引）三大引文数据库和化学数据库以及会议录索引-科学版（Conference Proceedings Citation Index-Science，CPCI-S）和会议录索引-社会科学与人文科学版（Conference Proceedings Citation Index-Social Science & Humanities，CPCI-SSH）。

（2）检索规则

1）输入检索词的英文字母不区分大小写：可使用大写、小写或混合大小写进行检索。如 AIDS、Aids 以及 aids 检索结果相同。

2）布尔逻辑运算：检索运算符（AND、OR、NOT）不区分大小写。在"主题"字段中可使用 AND，但在"出版物名称"或"来源出版物"字段中不能使用。

3）位置运算：NEAR/x，表示由该运算符连接的检索词之间相隔指定数量的单词的记录，该规则也适用于单词处于不同字段的情况，但在"出版年"字段中不能使用；SAME 主要用于地址字段检索中，使用 SAME 可查找该运算符所分隔的检索词出现在同一地址中的记录。

4）通配符：所有可使用单词和短语的检索字段均可使用通配符。星号（*）表示任何字符组，包括空字符；问号（?）表示任意一个字符，对于检索最后一个字符不确定的作者姓氏非常有用；美元符号（$）表示零或一个字符，对于查找同一单词的英国拼写和美国拼写非常有用。

5）短语检索：加引号可进行精确短语检索，这一功能仅适用于"主题"和"标题"字段检索。如果输入以连字号、句号或逗号分隔的两个单词，词语也将视为精确短语。

6）运算符的优先顺序为：（）>NEAR/x>SAME>NOT>AND>OR，可利用圆括号来提高运算优先级。

（3）检索方法

通过网址（http://isiknowledge.com）进入 WEBOFSCIENCE 平台，点击所有数据库进入数据库选择界面，选择 Web of Science 核心合集进入 Web of Science 数据库检索界面。提供检索方法主要有基本检索、被引参考文献检索、高级检索、作者检索和化学结构检索等，这里只介绍高级检索。

高级检索：点击高级检索，进入高级检索界面。高级检索提供更灵活的组合查询条件，使文献的检索定位更加准确。检索步骤为：①在检索框直接输入由布尔逻辑运算符、检索字段简称（表2-3）和检索词构成的检索表达式。②限制检索语种、文献类型和时间跨度等。③点击检索二次检索。在检索结果界面精炼检索结果下面的输入框中输入检索词，点击完成检索。

表2-3　Web of Science 检索字段一览表

序号	检索字段	序号	检索字段
1	TS=主题	15	SA=街道地址
2	TI=标题	16	CI=城市
3	AU=作者	17	PS=省/州
4	AI=作者识别号	18	CU=国家/地区
5	GP=团体作者	19	ZP=邮政编码
6	ED=编者	20	FO=基金资助机构

序号	检索字段	序号	检索字段
7	SO=出版物名称	21	FG=授权号
8	DO=DOI	22	FT=基金资助信息
9	PY=出版年	23	SU=研究方向
10	CF=会议	24	WC=Web of Science 分类
11	AD=地址	25	IS=ISSN/ISBN
12	OG=机构扩展	26	UT=入藏号
13	OO=机构	27	PMID=PubMed ID
14	SG=下属机构		

（4）检索示例

1）针刺治疗检索：在高级检索界面输入"acupuncture"及其同义词，即 TS=（acupuncture OR pharmaco acupuncture OR acupotomy OR acupotomies OR electro acupuncture OR meridians OR moxibustion OR auriculo therapy），点击施检索。

2）疼痛检索：操作方法与针刺治疗检索操作方法相似，这里不再赘述。

3）Meta 分析与系统评价检索：操作方法与针刺治疗检索操作方法相似，这里不再赘述。

4）针刺治疗、疼痛和 Meta 分析与系统评价组配检索：在检索历史界面，将针刺治疗的检索结果与疼痛的检索结果以及 Meta 分析与系统评价的检索结果以 AND 的形式组配。

（5）检索结果处理

1）精炼检索结果：在检索结果界面首先设置出版年、Web of Science 类别、文献类型、机构扩展、基金资助机构、开放获取、作者、来源出版物名称、丛书名称、会议名称、国家/地区、编者、团体作者、语种和研究方向等的下级复选框，然后点击即可实现对检索结果进行精简，达到缩小检索范围。

2）分析检索结果：通过分析检索结果功能，可以发现某研究领域的隐含的发展趋势、把握学科领域的最新动态、了解某特定课题在不同学科的分布情况和获取某学科领域的核心研究人员的信息。在检索结果界面点击分析检索结果按钮即可。提供 14 个分析入口，即作者、丛书名称、会议名称、国家/地区、文献类型、编者、基金资助机构、授权号、团体作者、语种、机构及机构扩展、出版年、研究方向、来源出版物和 Web of Science 类别。

3）排序检索结果：通过"排序方式"旁下拉列表中选择排序方式，可限定检出结果按出版日期（降序、升序）、最新添加、被引频次（降序、升序）、相关性、使用次数（最近 180 日、2013 年至今）、第一著者（降序、升序）、来源出版物（降序、升序）、会议标题（降序、升序）等方式排序。

4）显示检索结果：①简要记录显示。每页以题录格式（包括著者、题名、出处）显示 10 条记录。可对需要的文献作标记，也可标记全部检出文献。点击查看摘要按钮可查看摘要。点击出版商处的全文按钮可查看出版商提供的全文。②全记录显示。点击文献题名，可浏览该文献全记录（包括摘要等所有字段），并可标记文献或清除标记。若订购了 Web of Science，就可以直接连接到这篇记录的参考文献、施引文献和相关记录。

5）输出检索结果：①打印。在检索结果界面点击□，选择记录数（页面上的所有记录或（记录____至____），然后选择记录内容（作者、标题、来源出版物或作者、标题、来源出版物、摘要），最后点击打印按钮即可。②通过电子邮件发送记录。在检索结果界面点击，选择记录数（同打印），其次选择记录内容（同打印），然后填写电子邮箱并选择电子邮件样式（纯文本、HTML），最后点击发送电子邮件按钮即可。③保存。首先选择保存的格式（保存至 Endnote online、保存至 Endnote desktop、保存至 Researcher ID、保存至 InCites、保存为其他文件格式），其次选择记录数、记录内容和文件格式等信息，最后点击相应的按钮完成检索结果保存。

6）个性化服务：用户注册后，个性化服务能够帮助用户管理信息并节省很多时间。可以保存检索式和建立各种跟踪服务，如定题跟踪服务和引文跟踪服务（追踪某一篇文献的最新被引用情况），还可以利用免费的文献管理工具 Endnote Online 来管理检索结果。

保存检索历史至服务器：①单击"检索历史"页面上显示的保存检索历史按钮，转至"保存检索历史"覆盖对话框（登录后才能访问此页面）。②在"检索历史名称"字段中输入名称（无文件扩展名），该名称可以是单个单词或短语。③在"说明"字段中输入说明（此步骤为可选操作）。④将检索历史保存为跟踪服务（机构必须订阅了跟踪服务才能选择使用此功能）。⑤单击保存按钮，当收到检索历史/跟踪已保存的信息时，单击关闭按钮即可。

保存检索历史至本地磁盘：①单击"保存在至本地磁盘"标签下的保存按钮，打开对话框。②单击对话框上的保存按钮。③在下一个对话框中，导航至您要存储检索历史文件的文件夹。④在"文件名"字段中看到默认的文件名（如，history.wos）。也可重新命名文件，但不要更改扩展名。⑤单击保存按钮。

（6）创建检索历史跟踪服务

跟踪服务必须在保存检索历史时手动创建。单击"检索历史"页面上显示的保存检索历史/创建跟踪按钮，转至"保存检索历史"页面；选择电子邮件跟踪复选框；在"收件人电子邮件地址"字段中输入电子邮件地址。使用分号（；）加一个空格的形式将多个地址分开（默认为注册/登录电子邮件地址）；选择跟踪服务类型、电子邮件格式和电子邮件频次；单击保存按钮可将跟踪服务保存到服务器，并转到"服务器保存确认"页面。

可随时更改跟踪服务设置，也就是说可以随时打开或关闭跟踪服务。单击任意

Web of Science 页面顶部菜单栏中显示的已保存的检索和跟踪链接；从"打开/管理保存的检索式"页面找到要更新的跟踪服务，然后单击"修改设置"列下的设置按钮；在"修改历史设置"页面上，选中或清除"给我发送电子邮件跟踪"复选框。选择该复选框，数据库就会打开跟踪服务。清除该复选框，数据库就会关闭跟踪服务（如果需要，可更新"检索历史名称"和/或"检索历史说明"字段）；单击保存按钮将更改保存到我们的服务器即可。

4.中国生物医学文献数据库

（1）简介

中国生物医学文献数据库（China biomedical literature database，CBM；http://cbmwww.imicams.ac.cn）作为中国生物医学文献服务系统（SinoMed）数据库之一，是中国医学科学院医学信息研究所开发研制的综合性中文医学文献数据库。收录1978年以来的1800多种中国期刊以及汇编资料、会议论文的文献题录，全部题录均进行主题标引和分类标引等规范化加工处理。年增长量约50万条，每月更新。覆盖了基础医学、临床医学、预防医学、药学、中医学及中药学等生物医学的各个领域。

（2）检索规则

1）布尔逻辑运算符：用于组配检索词和检索结果，分别为AND、OR和NOT。

2）通配符：可检索词根相同词尾不同的检索词。"?"替代任一半角字符或任一中文字符，如"血?动力"，可检出含有"血液动力""血流动力"等检索词的文献；*替代任意个字符，如"肝炎*疫苗"，可检出含有"肝炎疫苗""肝炎病毒基因疫苗""肝炎减毒活疫苗""肝炎灭活疫苗"等检索词的文献。

3）检索词含有特殊符号"−""（"时，需要用英文半角双引号标识检索词，如"1，25−$(OH)_2D_3$"。

（3）检索注意事项

1）快速检索：检索词不超过5个时，在全部字段执行智能检索。如输入"艾滋病"，系统将用"艾滋病""获得性免疫缺陷综合征"等表达同一概念的一组词在全部字段中进行智能检索。

2）高级检索：①构建表达式。每次只允许输入一个检索词，同一检索表达式里不支持逻辑运算符检索。②常用字段。由中文标题、摘要、关键词、主题词4个检索项组成。③智能检索：实现检索词及其同义词（含主题词）的扩展检索。④精确检索。检索结果与检索词完全匹配的一种检索方式，适用于关键词、主题词、作者、分类号、刊名等字段。⑤限定检索。可以对文献的年代、文献类型、年龄组、性别、研究对象等特征进行限定。

（4）检索方法

提供快速检索、高级检索、主题检索、分类检索、期刊检索、作者检索、机构检索、基金检索和引文检索等，这里主要介绍高级检索和主题检索。

1）高级检索：点击CBM主页的高级检索进入高级检索界面，首先在常用字段后面的检索框输入检索词，点击发送到检索框，其次按照同样的方法输入其他检索词，选择检索词之间的逻辑关系（AND、OR、NOT），点击发送到检索框，输完检索词后，点击检索即可。

2）主题检索：点击CBM主页的主题检索进入主题检索界面，在"检索入口"后的下拉菜单选择中文主题词或英文主题词，输入检索词，点击查找进入主题词选择界面，点击输入词对应的主题词进入该主题词界面，可选用主题词的同义词、相关词、上位词、下位词，显示含该检索词的主题词轮排表。在主题词轮排表中，浏览选择主题词，在主题词注释表中了解主题词注释信息和树形结构，选择是否扩展检索、加权检索以及副主题词和副主题词扩展检索选项，点击发送到检索框，最后点击主题检索即可。

3）检索式组配检索：点击检索历史进入检索史界面，可显示已进行检索的检索策略和检索结果。在检索框内，使用布尔逻辑运算符将多个检索结果的检索序号组合在一起进行检索。

（5）检索示例

1）针刺治疗主题检索：在主题检索界面输入"针刺治疗"，点击查找查看"针刺治疗"的主题词针刺疗法，点击针刺疗法链接，进入该主题词界面，点击发送到检索框，最后点击主题检索完成检索。

2）针刺治疗高级检索：在高级检索界面依次输"针刺治疗"及其同义词构建检索表达式，即"针刺"［常用字段：智能］OR"温针"［常用字段：智能］OR"手捻针"［常用字段：智能］OR"气针"［常用字段：智能］OR"火针"［常用字段：智能］OR"提针"［常用字段：智能］，点击检索即可。

3）针刺治疗主题词检索与高级检索组合检索：在检索历史界面进行组合检索，将针刺治疗的主题检索结果与高级检索结果以OR的形式组合。

4）疼痛检索：操作方法与针刺治疗检索操作方法相似，这里不再赘述。

5）Meta分析与系统评价检索：操作方法与针刺治疗检索操作方法相似，这里不再赘述。

6）针刺治疗、疼痛和Meta分析与系统评价组配检索：在检索历史界面，将针刺治疗的检索结果与疼痛的检索结果以及Meta分析与系统评价的检索结果以AND的形式组配。

（6）检索结果处理

1）显示：在检索结果界面，可以设置显示格式、显示条数和排序方式。可以标注题录，显示或保存被标注的题录，同时可以索取全文。①显示格式。题录格式：标题（中文、英文）、作者、作者单位、出处、相关链接；文摘格式：标题（中文、英文）、作者、作者单位、摘要、出处、关键词、相关链接；详细格式：标题（中文、英文）、作者、作者单位、出处、ISSN、国内代码、关键词、摘要、学科分类号、主题词、特征词、基金和参考文献等。②显示条数。提供4个选项（20，30，50和100）。③排序方式。可按入库、作者、年代、期刊和相关度进行排序。

2）输出：提供4种输出方式：分别为保存、打印、E-mail和写作助手。

3）聚类分析：提供检索结果聚类分析包括主题聚类、学科聚类、期刊聚类、作者聚类、时间聚类和地区聚类6个内容。通过聚类可以了解检索结果内容中热点研究主题、涉及学科门类、热点研究期刊、高发文作者、文献发表的主要年份以及文献发表的主要地区。

5.中国知网

（1）简介

中国知网（http://www.cnki.net）始建于1999年，其数字出版平台由中国学术期刊（光盘版）电子杂志社和同方知网（北京）技术有限公司共同创办，集成整合了各类型数据资源，收录了学术性期刊、硕博学位论文、工具书、会议论文、年鉴等。主要数据库有中国学术期刊网络出版总库、中国重要报纸全文数据库、中国博硕士学位论文全文数据库、中国重要会议论文全文数据库、中国年鉴网络出版总库等。其中中国学术期刊网络出版总库（China academic journal network publishing database，CAJD）是目前世界上最大的连续动态更新的中国学术期刊全文数据库，收录了1994年至今（部分刊物回溯至创刊）国内出版的8000多种学术期刊，分为10个专辑（基础科学、工程科技Ⅰ、工程科技Ⅱ、农业科技、医药卫生科技、哲学与人文科学、社会科学Ⅰ、社会科学Ⅱ、信息科技、经济与管理科学），10个专辑进一步分为168个专题。

（2）检索方法

通过中国知网主页或镜像站点登录。购买了使用权的单位可免费检索和下载资源。提供快速检索、高级检索、专业检索、作者发文检索、句子检索和一框式检索等，这里主要介绍高级检索和专业检索。

1）高级检索：点击主页的高级检索进入高级检索界面，点击高级检索界面的期刊进入期刊的高级检索界面。选择文献分类目录：可"全选"，也可选一个或几个学科领域。

输入检索条件：①选择检索字段。系统提供的检索字段有主题、篇名、关键词、摘要、全文、参考文献、中图分类号、DOI、栏目信息、作者和第一作者等。②输入检索词。在相应检索框内输入检索词，并选择该检索词的匹配方式（精确或模糊）。当检索条件有多个时，可以根据检索条件增加和减少检索行。点击+增加检索行；点击-减少检索行，最多可以增加到7行。③合理选择检索条件之间的逻辑关系（并且、或者和不含）进行组合检索。它们的优先级相同，即按先后顺序进行组合。

其他检索条件：①发表时间区域（在本刊正式发表的时间区域）。②限制来源类别。全部期刊、SCI来源期刊、EI来源期刊、核心期刊和CSSCI，可复选。③限制支持基金。④限制网络首发、增强出版、数据论文、中英文扩展和同义词扩展等。

不同检索条件在检索过程中具有不同的价值和作用，若将其合理利用，就可以全面地利用各种检索条件构造检索式，提高查准率。添加完所有检索条件后，点击检索按钮执行检索。

2）专业检索：专业检索使用逻辑运算符和关键词构造检索式进行检索，用于图书情报专业人员查新、信息分析等工作。点击高级检索界面的"专业检索"链接进入中国学术期刊网络出版总库高级专业界面。检索步骤：①选择检索范围。②填写检索条件。③点击检索进行检索。

构造检索条件注意：①用专业检索语法表中的运算符构造表达式，检索字段的代码如表2-4所示，同一个检索字段可以有几个检索词，它们之间用*（并且包含）、+（或者包含）、–（不包含）连接。②多个检索项的检索表达式可使用"AND""OR""NOT"逻辑运算符进行组合，且三种逻辑运算符的优先级相同，可用英文半角圆括号"（）"改变组合顺序。③所有符号和英文字母，都必须使用英文半角字符。④逻辑运算符前后要空一个字节。

表2-4　检索字段代码对照表

代码	字段	代码	字段	代码	字段
SU	主题	FI	第一作者	CLC	中图分类号
TI	题名	AF	机构	SN	ISSN
KY	关键词	JN	中英文刊名	CN	统一刊号
AB	摘要	RF	引文	IB	ISBN
FT	全文	YE	年	CF	被引频次

3）二次检索：在当前检索结果内进行的检索，主要作用是进一步精选文献。当检索结果太多，想从中精选出一部分时，可使用二次检索。检索词输入与限定条件设置与文献检索完全相同，添加完所有检索项后，点击"结果中检索"进行检索。

（3）检索示例

在专业检索界面输入SU=（针刺+温针+手捻针+气针+火针+提针）*（疼痛）*（Meta分析+系统评价+荟萃分析+系统综述+整合分析+元分析），点击检索即可。

（4）检索结果处理

1）分组：可以根据学科、发表年度、基金、研究层次、作者、机构这6项条件对检索结果进行分组。

2）排序：检索结果可以按照主题排序、发表时间、被引（次数）和下载（次数）4种方式进行排序。

3）显示：①每页显示条数。提供3个选项（10，20和50）。②显示格式。a.显示格式分为列表显示和摘要显示。列表显示篇名、作者、刊名、发表时间、被引、下载和阅读。b.摘要显示篇名、作者、作者单位、刊名及年/期、摘要、引用频次、下载频次和发表时间。

4）题录保存：保存题录操作步骤是选择题录（全选、单选、多选）→点击"导出/参考文献"→进入"文献管理中心–文献输出"页面，最后可以根据需要选择输出方式，提供的选项有：复制到剪贴板、打印、导出、xls、doc以及定制到个人机构馆。

5）全文下载及浏览：CAJD允许授权用户浏览和下载全文数据，在检索结果页面，可以在线预览全文。

点击文献的标题链接到这篇文章的知网节页面，分别点击HTML阅读、CAJ下载、PDF下载实现在线阅读、下载CAJ格式全文和下载PDF格式全文。

6.万方数据知识服务平台

（1）简介

万方数据知识服务平台（Wanfang Data Knowledge Service Platform）由中国科技信息研究所万方数据股份有限公司于1992年8月推出的数据资源系统，全面覆盖各学科、各行业，汇集期刊、学位、会议、外文文献、科技报告、专利、标准、地方志、成果、法规、机构、图书、专家、学者、刊名库、会议名库和志书名库等数据库。其中《中国学术期刊数据库》（China Science Periodical Database，CSPD）是万方数据知识服务平台的重要组成部分。目前收录了理、工、农、医、经济、教育、文艺、社科、哲学政法等学科的7600多种各学科领域核心期刊1998年至今的内容，其中核心期刊3000余种，每周更新2次。

（2）检索方法

可通过万方数据知识服务平台主页（http://www.wanfangdata.com.cn）进行检索，提供基本检索、高级检索和专业检索，这里主要介绍专业检索。

点击主页的高级检索进入高级检索界面，选择文献类型为期刊论文，然后点击专业检索进入专业检索界面，输入检索式之前，检索者熟悉PQ语言语法构建检索策略，每个PQ语言表达式由多个空格分隔的部分组成，每个部分称为一个Pair，每个Pair由冒号分隔符":"分隔为左右两部分，":"左侧为限定的检索字段，右侧为要检索的词或短语，即"检索字段:检索词"。PQ语言中的符号（空格、冒号、引号、横线）可任意使用全角、半角符号及任意的组合形式。逻辑关系：逻辑与是AND或星号（*）；逻辑或是OR或加号（+）；逻辑非是NOT或减号（-）。优先顺序为从左到右，可通过（）提高优先级。针对本案例，构建的检索表达式为"［主题：（"针刺"）+主题：（"温针"）+主题：（"手捻针"）+主题：（"气针"）+主题：（"火针"）+主题：（"提针"）］*（主题：（"疼痛"）+主题：（"Meta分析"）+主题：（"系统评价"）+主题：（"荟萃分析"）+主题：（"系统综述"）+主题：（"整合分析"）+主题：（"元分析"）］"，并输入检索框，点击检索实施检索。

（3）检索结果处理

1）显示：检索结果以题录列表的形式显示，检索结果页中可选择按相关度和新论文进行排序，每篇文献的题录下方还提供查看全文、下载全文和引用通知等选项，也可选择每页显示的检索结果数和按出版年来筛选文献。

点击文献标题可显示文献的详细信息，包括摘要信息，其中作者、期刊、年卷（期）和关键词等内容均有超链接，可链接到数据库中相应信息所对应的内容；此外还提供一系列扩展信息的链接，包括参考文献、相似文献、相关论文以及相关学者和相关检索词。在详细信息页中还提供"查看全文""下载全文""导出"和"添加到引用通知"等标签可对文章内容进行进一步处理。

2）下载：对于选中的检索结果，用户可以对文献信息进行批量保存，可选择的保存格式包括：导出文献列表、参考文献格式、Note Express、Ref Works、Note First、Endnote、自定义格式和查新格式。可通过点选文献标题前的复选框将文献加入到导出文献列表中，一次最多可保存100条记录。

在各种显示模式下，通过点击文献标题前的下载全文按钮即可下载PDF格式全文。

7.维普期刊资源整合服务平台

（1）简介

维普期刊资源整合服务平台（http://lib.cqvip.com）的《中文科技期刊数据库》（全文版）（China science and technology journal database，CSTJ）是重庆维普资讯有限公司推出的一个功能强大的中文科技期刊检索系统。收录1989年至今12 000余种期刊的1000余万篇文献，并以每年180万篇的速度递增。涵盖社会科学、自然科学、工程技术、农业科学、医药卫生、经济管理、教育科学、图书情报和社会科学8大专辑28个专题。

（2）检索方法

提供基本检索、传统检索、检索和期刊导航4种检索途径。这里只介绍高级检索。

点击主页高级检索按钮进入高级检索界面，有向导式检索和直接输入检索式两种检索方式。

1）向导式检索：在检索框内输入检索词，选择布尔逻辑运算符和限定字段后点击"检索"即可。点击"清除"可重新设置条件。

①检索规则：a.检索时严格按照由上到下的顺序进行，可根据检索需求进行检索字段的选择。b.扩展功能。高级检索界面左侧所有按钮均可实现相应的功能。只需在前面的输入框中输入需要查看的信息，再点击相应的按钮，即可得到系统给出的提示信息。c.扩展检索条件。点击"扩展检索条件"，可根据需要限制时间、专业、期刊范围，获得符合检索需求的检索结果。

②查看同义词：如输入"AIDS"，点击查看同义词，即可检索出AIDS的同义词：艾滋病、爱滋病等，可全选，以扩大检索范围。

③查看变更情况：输入刊名，可查看该期刊的创刊名和曾用刊名，获得更多的信息。

④查看分类表：点击查看分类表，会弹出分类表页，操作方法同分类检索。

⑤查看同名作者：点击查看同名作者，以列表形式显示不同单位同名作者，可选择作者单位来限制同名作者范围。

⑥查看相关机构：可以输入"中华医学会"，点击查看相关机构，即可显示以中华医学会为主办（管）机构的所属期刊社列表。

2）直接输入式检索：在检索框中直接输入检索词及布尔逻辑运算符、字段标识符等，点击"扩展检索条件"并对相关检索条件进行限制后点击"检索"按钮即可。

3）二次检索：在已经进行了检索操作的基础上进行再次检索，以得到理想的检索结果。若选择"重新搜索",可以开始一轮新的检索。若选择"在结果中检索(相当于'与''and''*')""在结果中添加(相当于'或''or''+')"和"在结果中去除(相当于'非''not''-')"中之一,可在已进行的检索结果基础上再进行检索。

(3)检索示例

本案例的检索采用高级检索界面的直接输入"K=(针刺+温针+手捻针+气针+火针+提针)*K=(疼痛)*K=(Meta分析+系统评价+荟萃分析+系统综述+整合分析+元分析)"进行检索,点击检索即可。

(4)检索结果处理

1)显示:默认显示方式为"概要显示",其内容包括题名、作者、出处(刊名、出版年、期)、基金和摘要;点击题名进入"全记录显示",其内容包括题名、作者、机构地区、出处(刊名、出版年、期)、基金、摘要、关键词、分类号作者简介和参考文献等。

2)下载:①题录保存。选择题录→点击导出→选择导出格式(文本、参考文献、XML、Note Express、Refworks、Endnote和自定义导出)→点击导出即可。②全文下载。在检索结果"概要显示",点击文献题名后的下载全文,或在全记录显示界面,点击下载全文下载PDF格式全文。

第三章 中医妇科优势病种循证诊疗方案

第一节 痛经（子宫内膜异位症、子宫腺肌病）

一、临床流行病学资料

痛经（dysmenorrhea）是指育龄女性行经前后或月经期出现的周期性下腹部痉挛性疼痛，伴有腰酸或其他不适症状的疾病。现代医学将痛经分为原发性痛经和继发性痛经，无器质性病变的功能性痛经为原发性痛经；而继发性痛经则是由子宫腺肌症、子宫腺肌病、盆腔炎性疾病等所引起的痛经，其中原发性痛经占痛经90%以上。痛经是妇女最常见的妇科疾病，患病率在45%～95%。中医认为痛经病位在子宫、冲任，气血、经络、脏腑、体质和现代的不良生活习惯等均可导致痛经，其基本病机为"不通而痛"和"不荣而痛"。

二、临床评估与诊断

（一）临床评估

1.病史询问

（1）在痛经女性中，内异症发病率为40%～60%，在慢性盆腔疼痛（chronicpelvicpain，CPP）女性中达71%～87%。研究显示，70%～80%的内异症患者有不同程度的盆腔疼痛症状，包括痛经、CPP、性交痛等。对于育龄期女性出现以上各类疼痛症状时，应考虑内异症的可能。

（2）精神过度紧张，经期产后冒雨涉水、过食寒凉，或有不洁房事等情况。

（3）子宫内膜异位症、子宫腺肌病、盆腔炎性疾病、宫颈狭窄、宫颈管粘连等病史或妇科手术史。

2.体格检查

子宫内膜异位症者多有痛性结节，或伴有卵巢囊肿；子宫腺肌病者子宫多呈均匀性增大，或伴有压痛；盆腔炎性疾病可有子宫或附件压痛等征象；有妇科手术史者，多有子宫粘连活动受限等。

3.辅助检查

（1）盆腔超声检查有助于诊断子宫内膜异位症、子宫腺肌病、盆腔炎性疾病排除妊娠、生殖器肿瘤等。

（2）血液检查，如血常规白细胞计数是否增高，有助于诊断盆腔炎性疾病。

（3）盆腔MRI检查、腹腔镜、子宫输卵管碘油造影、宫腔镜等检查有助于明确痛经的病因。

（二）诊断标准

1.中医诊断标准

痛经或周期性腹痛，可伴有胃肠道或膀胱症状。

2.西医诊断标准

参照《子宫内膜异位症诊疗指南》（2015版）、《子宫腺肌病诊治中国专家共识》（2020版）拟定：①痛经：伴有程度逐渐加重；②月经异常：月经过多、阴道不规则出血或经期延长；③不孕；④妇科检查：子宫增大呈球形，或突起不平，触之较硬，伴有压痛；⑤超声检查显示子宫增大，后壁肌层增厚明显，子宫内膜线前移；病变区为等回声或回声增强，其间可见点状低回声，病灶与周围无明显界限；⑥MRI检查显示子宫内存在界限不清、信号强度低的病灶，T_2加权像可有高信号强度的病灶，子宫内膜肌层结合带变宽>12mm；⑦血清CA125水平升高。

三、治疗目标

中医认为，内异症的发生是异位灶形成的离经之血不能及时消散形成血瘀，瘀血阻滞冲任胞宫使气血运行不通则发生痛经、慢性盆腔痛等。治疗原则是活血祛瘀止痛，根据不同证候配合行气、温经、祛痰、清热、补虚等治法。内异症合并子宫腺肌病月经量多者，经期酌加化瘀止血药物。一旦妊娠则改用保胎中药治疗。

四、治疗方案

（一）中医药治疗

1.气滞血瘀证

主要证候：经前或经期小腹胀痛或刺痛，或非经期腹痛或性交痛，经色暗夹块，经前烦躁易怒，乳房胀痛；舌质紫暗或有瘀点、瘀斑，苔薄白，脉弦。

治法：行气活血，化瘀止痛。

方药：血府逐瘀汤。若伴见包块、胁痛，可选用膈下逐瘀汤。

推荐中成药：中成药推荐丹莪妇康煎膏口服，每次10～15g，每日2次，经前10～15d开始服药，连服10～15d为1个疗程，月经量不多者经期可不停药。若伴月经量多或经期延长、血块多者，可选用宫瘤消胶囊口服，每次3～4粒，每日3次。可服用3个月经周期，经期停服。

2.肾虚血瘀证

主要证候：经期或经后小腹疼痛，或非经期腹痛、性交痛，经量少，色暗夹块，腰膝酸软，夜尿频多；舌质淡暗或边尖有瘀点瘀斑，苔薄白，脉沉涩。可选用归肾丸合桃红四物汤。若伴见腰骶胀痛，可选用补肾祛瘀方。

治法：补肾活血，化瘀止痛。

方药：归肾丸合桃红四物汤。若伴见腰骶胀痛，可选用补肾祛瘀方。推荐中成药：元胡止痛片每次3片，每日3次，口服。

推荐中成药：艾附暖宫丸（口服，每次1丸，每日2～3次）合血府逐瘀胶囊（口服，每次6粒，每日2次）。可服用3个月经周期。

3.寒凝血瘀证

主要证候：经期或非经期小腹冷痛或绞痛，得热痛减，或性交痛，经色紫暗夹块，形寒肢冷；舌质紫暗，或边尖有瘀斑，苔白，脉沉紧。

治法：温经散寒，化瘀止痛。

方药：少腹逐瘀汤。若伴见时有烦热者可选用温经汤；伴见手足厥寒可选用当归四逆汤。

推荐中成药：少腹逐瘀颗粒/胶囊。用温黄酒或温开水送服。每次1袋/3粒，每日3次。若伴有异位囊肿，可加用桂枝茯苓胶囊，口服，每次6丸，每日1～2次；伴见月经不调、下肢关节疼痛，可选用红花如意丸，口服，每次1～2g，每日2次。均可服用3个月经周期。

4.气虚血瘀证

主要证候：经期或经后小腹坠痛，喜按，或非经期腹痛、性交痛，经色淡夹块，身倦乏力，少气懒言；舌质淡暗或边尖有瘀点瘀斑，脉细涩。

治法：益气养血，调经止痛。

方药：理冲汤。

推荐中成药：若伴见带下量多者可选用丹黄祛瘀胶囊治疗口服，每次2～4粒，每日2～3次；若伴见行经后期、异位囊肿者可选用止痛化癥胶囊联合GnRH-α类西药，口服，每次4～6粒，每日2～3次。均可服用3个月经周期。

5.痰瘀互结证

主要证候：经前或经期小腹疼痛，或非经期腹痛、性交痛，经血质稠夹块，形体肥胖，肢体困重；舌淡紫暗或边尖有瘀点瘀斑，苔白腻，脉弦滑。

治法：健脾祛湿，化瘀止痛。

方药：苍附导痰汤合桃红四物汤

推荐中成药：散结镇痛胶囊，口服，每次4粒，每日3次。于经期第1d开始服药，连服3个月经周期。

6.湿热瘀结证

主要证候：经前或经期小腹灼痛，或非经期腹痛、性交痛，经色暗红有块，带下量多、色黄质稠；舌红或暗红，或边尖有瘀点瘀斑，苔黄腻，脉滑数。

治法：清热除湿，化瘀止痛。

方药：清热调血汤。

药推荐中成药：妇科千金胶囊，口服，每次2粒，每日3次，14d为1疗程。温开水送服。可服用6个疗程（3个月经周期）。

（二）西医治疗

1.前列腺素合成酶抑制剂：通过抑制前列腺素合成酶的活性，减少前列腺素产生，防止过强子宫收缩和痉挛，从而减轻或消除痛经。该类药物治疗有效率可达80%。月经来潮即开始服用药物效果佳，连服2~3d。常用的药物有布洛芬、酮洛芬、甲氯芬那酸、双氧芬酸、甲芬那酸、普生。布洛芬（ibuprofen）200~400mg，每日3~4次或酮洛芬（ketoprofen）50mg，每日3次。

2.口服避孕药：通过抑制排卵减少月经血前列腺素含量。适用于要求避孕的痛经妇女，疗效达90%以上。

（三）中医联合外治治疗

1.中药辨证论治联合中药封包外敷。经期给予口服中药共3剂，每日1剂，早、晚餐后半小时温服，每次200ml，月经来潮第1d开始服用，连服3d，连续治疗3个月经周期。中药封包外敷（药物组成：当归20g，白芍10g，乳香10g，吴茱萸10g，酒延胡索10g，王不留行10g，桂枝10g，甘草10g）。

2.中药结合针刺疗法。经期取穴：地机、三阴交、次髎、十七椎；非经期取穴：主穴：关元、子宫、三阴交、足三里，配穴：实证加太冲、地机，虚证加血海、太溪。经期治疗从月经第1d开始，每日针刺1次，至月经干净为止；非经期治疗每周2次，2次治疗间隔2~3d。

3.中药结合推拿手法配合。以振腹疗法为主，并参照《推拿按摩学》进行操作。

4.中药配合穴位贴敷疗法。自拟贴敷方，药物组成为当归、肉桂、延胡索、川芎、五灵脂、蒲黄、乳香、没药，将药物研成粉末后，加入姜汁和甘油调为膏状，制为药贴，置于透气的胶布上，贴敷于中极、气海、关元穴，每次贴敷4h。治疗于经期前1周进行，每日1次，3次/周，连续治疗3个月经周期。

5.中药配合艾灸疗法。目前被广泛使用的艾灸疗法主要有艾条灸、隔药灸、温针灸、热敏灸等。选穴：中极、关元、气海、双侧子宫。始于经前5d，止于月经来潮，每天施灸1次。

6.中药配合耳针疗。包括耳穴贴压、耳穴针刺、电耳针、耳穴埋针及其他疗法相结合的综合疗法。取穴：内生殖器、内分泌、神门、交感为主穴，且随证配穴，经前1周开始，两耳交替，10d为1个疗程，连续3个疗程。

五、预后

由于所有的药物治疗均非治愈患者，均存在停药后疼痛的高复发率。因此，需要对内异症患者进行长期管理。中西医结合治疗效果明显。

六、代表性临床试验

见表3-1。

表3-1　痛经代表性临床试验

试验观察方案	试验设计	治疗组/对照组	试验结果
膈下逐瘀汤联合中医外治法治疗子宫内膜异位症继发痛经（气滞血瘀型）的近期疗效与安全性	RCT132例	两组均给予常规对症治疗，口服散结镇痛胶囊；对照组在常规治疗措施上给予针刺治疗（取中极、关元、气海、三阴交、阴陵泉、隐白穴）；研究组在对照组基础上服用膈下逐瘀汤；两组均持续治疗3个月经周期后评价效果	本研究显示，研究组治疗后的中医证候评分低于对照组，研究组治疗后的疼痛持续时间、VAS评分均低于对照组，提示膈下逐瘀汤联合中医外治法治疗子宫内膜异位症继发痛经（气滞血瘀型）可改善临床症状，增强临床疗效
针刺治疗子宫腺肌病继发性痛经：前瞻性病例系列研究	RCT36例	非经期取穴：关元、子宫、三阴交、足三里；实证加太冲、地机，虚证加血海、太溪。经期取穴：地机、三阴交、次髎、十七椎。分别于治疗前和治疗第1、2、3个月经周期4个时点进行评价，子宫体积在治疗前、治疗第3个月经周期进行评价	研究结果表明，本针刺方案对子宫腺肌病继发性痛经止痛效果显著，可缓解经期情绪、胃肠道及全身相关不适症状，提高患者生存质量，并对月经量具有双向调节作用，且随着治疗周期延长，疗效有增强趋势，但是对子宫体积无明显影响

第二节　崩漏（异常子宫出血）

一、临床流行病学资料

异常子宫出血（abnormal uterine bleeding，AUB）是妇科常见的症状和体征，是指与正常月经的周期频率、规律性、经期长度、经期出血量任何一项不符的、源自子宫腔的异常出血。AUB依据常见病因分为9个亚型（PALM-COEIN），即P——子宫内膜息肉、A——子宫腺肌症、L——子宫肌瘤、M——子宫内膜恶变和不典型增生、C——全身凝血相关疾病、O——排卵障碍、E——子宫内膜局部异常、I——医源性、N——未分类。异常子宫出血是妇科的常见病、多发病、疑难急重病，发病率为11%~13%，可发生于从月经初潮后至绝经的任何年龄，以青春期及围绝经期女性居多。中医属于"崩漏"范畴。中医认为崩漏病因多端、发病机制复杂、病情缠绵难愈，可引起贫血、继发感染、不孕，影响患者的生命质量和身心健康，甚至会导致大量出血从而危及患者生命。

二、临床评估与诊断

（一）临床评估

1.病史询问

（1）详细了解发病时间、阴道出血类型、病程、出血前有无停经史及以往诊疗经过。

（2）询问患者年龄、月经史、婚育史、避孕措施、激素类药物或抗凝药物等使用史及妇科相关手术史。

（3）是否受环境、气候变化、情绪波动、劳累过度等因素的影响。

（4）是否存在营养不良和引起月经失调的全身或生殖系统相关疾病如肝、肾、甲状腺疾病、血液病、生殖器官肿瘤、感染等。

2.体格检查

注意患者的精神、营养及发育状况，第二性征如乳房的发育及毛发的分布，有无泌乳等。注意患者一般情况、生命体征情况及贫血貌的检查。妇科检查：外阴、阴道无损伤；宫颈无炎症、肿瘤等引起的出血；子宫大小、形态、质地正常，无压痛；双附件未扪及明显异常。无性生活者必要时经肛门直肠检查盆腔，可发现盆腔包括子宫的异常。

3.辅助检查

（1）超声影像学检查。了解子宫大小、形状、宫腔有无赘生物及异常回声、子宫内膜厚度等，有助于排除器质性病变。可动态监测卵泡情况。

（2）血常规检查。了解有无贫血和血小板计数情况。

（3）内分泌激素测定。下次月经前5～9d（相当于黄体中期）测定血孕酮（P）水平，若为卵泡期水平为无排卵；早卵泡期测定血黄体生成素（LH）、卵泡刺激素（FSH）、催乳素（PRL）、雌二醇（E_2）、睾酮（T）、促甲状腺激素（TSH）水平，以了解无排卵的病因，排除其他内分泌疾病。

（4）诊断性刮宫。根据病情需要选做，以明确子宫内膜病理诊断。

（5）宫腔镜检查。可在直视下对病变区进行活检，有助于诊断子宫内膜息肉、子宫黏膜下肌瘤及子宫内膜癌等宫腔内病变。

（6）妊娠试验。尿妊娠试验或血人绒毛膜促性腺激素（hCG）检测以排除妊娠及妊娠相关疾病。

（7）凝血功能测定。检查出、凝血时间，凝血酶原时间，部分促凝血酶原激酶时间等，排除凝血功能障碍性疾病。

（8）基础体温（BBT）测定。BBT呈单相型，可协助诊断无排卵。

（二）诊断标准

1.中医诊断标准

崩漏：在非月经期出现阴道出血，或突然大出血不止，或淋漓不尽，与正常的月经相比指周期、经期、经量同时出现严重的失常。

2.西医诊断标准

根据2014年中华医学会妇产科学分会妇科内分泌学组《异常子宫出血诊断与治疗指南》异常子宫出血（AUB）是指源自子宫腔的、与正常月经的周期规律性、经期长度、经期出血量任何一项不符的异常出血的总称。①临床表现：阴道不规则出血，月经周期紊乱，出血时间长短无规律性，经量或多或少，或骤然出血，或长期淋漓。②体格检查：妇科检查未见生殖器官及全身性器质性病变，仅看到来自宫腔的出血。③辅助检查：尿妊娠实验排除妊娠相关引起的异常出血；血常规提示是否贫血；凝血全项初步判断凝血功能是否异常；性激素六项判断卵巢功能及是否正常排卵；妇科彩超（腹超或阴超）排除子宫肌瘤、子宫内膜异位症、子宫腺肌症等疾病；无性生活者连续两个月经周期测量基础体温无双相表现；无宫腔镜禁忌证者行宫腔镜检查，必要时行宫腔镜下诊刮术，术后送病理结果回报为良性病变（排除子宫内膜息肉、子宫内膜炎、子宫内膜不典型增生及子宫内膜癌等）。

三、治疗目标

治疗原则是出血期止血并纠正贫血，血止后调整周期预防子宫内膜增生和AUB复发，有生育要求者促排卵治疗。青春期少女以止血、调整月经周期为主；生育期妇女以止血、调整月经周期和促排卵为主；绝经过渡期妇女则以止血、调整月经周期、减少经量、防止子宫内膜癌变为主。常用性激素药物止血和调整月经周期。出血期可辅以促进凝血和抗纤溶药物，促进止血。必要时手术治疗。

四、治疗方案

（一）中医药治疗

本节分型论治着重在于崩漏出血阶段的中医药治疗，即塞流结合澄源的治法和方药，复旧固本、善后调理的方药应与月经不调类病、闭经等病证的辨证论治相互参照学习。

1.血瘀证

主要证候：经乱无期，量时多时少，时出时止，经行不畅，或停闭数月突然崩中、漏下，色紫黯有块，质稠，小腹疼痛拒按，胸胁胀满或刺痛；舌质紫暗，有瘀点、瘀斑，苔薄白，脉涩、沉弦有力。

治法：活血化瘀，固冲止血。

推荐方剂：逐瘀止崩汤（《安徽中医验方选集》）。基本用药：当归、川芎、三七、没药、五灵脂、炭炒丹参、牡丹皮、艾叶、海螵蛸、龙骨、牡蛎、阿胶。

推荐中成药：①致康胶囊。用法用量：口服，每次2~4粒，每天3次。②云南红药胶囊。用法用量：口服，每次2~3粒，每天3次。③云南白药胶囊。用法用量：口服，每次1~2粒，每天4次。④茜芷胶囊。用法用量：口服，每次5粒，每天3次。⑤宫宁颗粒。用法用量：口服，每次1袋，每天3次。

2.脾虚证

主要证候：经血非时而下，量多，色淡，质清稀，或淋漓不断；面色苍白，精神萎靡，气短乏力，不思饮食，小腹空坠，便溏；舌淡体胖，边有齿痕，苔薄白，脉缓弱、细弱、虚大。

治法：补气健脾，固冲摄血。

推荐方剂：固冲汤（《医学衷中参西录》）。基本用药：白术、生黄芪、龙骨、牡蛎、山萸肉、白芍、海螵蛸、茜草、棕榈炭、五倍子。

推荐中成药：①归脾丸/合剂/胶囊/颗粒/片。用法用量：口服，每次6g，每天3次。若见气虚严重者，可选人参归脾丸。用法用量：口服，每次1丸，每天2次。②补中益气丸/颗粒/合剂/片/口服液（医保，基药，药典）。用法用量：口服，每次8~10丸，每天3次（不同剂型的中成药，只列出第一种剂型的服用方法，以下同）。

3.肾阴虚证

主要证候：经血非时而下，量少淋漓或量多，色鲜红，质稍稠；头晕耳鸣，腰膝酸软，口干舌燥，五心烦热，失眠健忘；舌质红，少苔，脉细数。

治法：滋肾益阴，固冲止血。

推荐方剂：左归丸（《景岳全书》）合二至丸（《医方集解》）去牛膝。基本用药：熟地黄、鹿角胶（烊化）、龟甲胶（烊化）、枸杞子、山茱萸、菟丝子、山药、女贞子、墨旱莲。

推荐中成药：左归丸合二至丸。左归丸用法用量：口服，每次9g，每天2次；二至丸用法用量：口服，每次9g，每天2次。

4.实热证

主要证候：经血非时而下，量多如崩，或淋漓不断，色深红，质稠，有血块；面红目赤，口渴烦热，渴喜冷饮，小便黄或大便干结；舌红，苔黄，脉滑数、洪数、弦数。

治法：清热凉血，固冲止血。

推荐方剂：清热固经汤（《简明中医妇科学》）。基本用药：黄芩、栀子、生地黄、地骨皮、地榆、藕节、阿胶（烊化）、龟甲（先煎）、生牡蛎（先煎）、棕榈炭、甘草。

推荐中成药：①宫血宁胶囊。用法用量：口服，每次1~2粒，每天3次。②妇科断红饮胶囊。用法用量：口服，每次3粒，每天3次。③丹栀逍遥丸/片/胶囊/加味逍遥丸/片/胶囊/颗粒/口服液。用法用量：口服，每次6~9g，每天2次。

5.肾气虚证

主要证候：经血非时而下，量少淋漓或量多，经色淡黯，质清稀；伴面色晦暗，腰膝酸软，性欲减退，夜尿频数；舌淡暗，苔薄白，脉沉细无力。

治法：补肾益气，止血调经。

推荐方剂：固阴煎（《景岳全书》）加减。基本用药：熟地黄、当归、白芍、菟丝子、人参、茯苓、黄芪、白术、阿胶。

推荐中成药：妇科止血灵片。用法用量：口服，每次5片，每天3次。

6.虚热证

主要证候：经血非时而下，量少淋漓，或量多势急，色鲜红，质稠；伴见心烦失眠，面颊潮红，咽干口燥，潮热汗出，小便短赤，大便燥结；舌红，少苔，脉细数。

治法：养阴清热，固冲止血。

推荐方剂：保阴煎（《景岳全书》）加阿胶、海螵蛸、仙鹤草、藕节。基本用药：生地黄、熟地黄、白芍、山药、续断、黄柏、黄芩、阿胶（烊化）、海螵蛸、仙鹤草、藕节、甘草。

推荐中成药：①葆宫止血颗粒。用法用量：口服，每次1袋，每天2次。②固经丸。用法用量：口服，每次6g，每天2次。③榆栀止血颗粒。用法用量：口服，每次1袋，每天3次。

7.肾阳虚证

主要证候：经血非时而下，量多如注或量少淋漓，色淡，质稀；面色晦暗，腰膝无力，畏寒肢冷，小便清长，大便溏薄；舌淡暗，苔白滑，脉沉迟无力/沉细无力。

治法：温肾固冲，止血调经。

推荐方剂：右归丸（《景岳全书》）去肉桂、当归，加赤石脂、补骨脂、炮姜、艾叶。基本用药：鹿角胶（烊化）、制附子、杜仲、枸杞子、菟丝子、熟地黄、山茱萸、山药、赤石脂、补骨脂、炮姜、艾叶。

推荐中成药：妇科再造丸/胶囊。用法用量：口服，每次10丸，每天2次。

（二）西医治疗

1.孕激素也称"内膜脱落法""药物性刮宫"，适用于一般情况较好、血红蛋白≥80g/L者可以选择肌注黄体酮20mg/d，3～5d，口服孕激素制剂，如地屈孕酮10～20mg/d，微粒化黄体酮胶囊200～300mg/d，甲羟孕酮（MPA）6～10mg/d，连用7～10d。一般停药后1～3d发生撤退出血，约1周内血止。

2.短效复方口服避孕药止血效果好、迅速，方便服用，有避孕药禁忌证的患者禁用。常用第二代和第三代短效复方口服避孕药：复方左炔诺孕酮（左炔诺孕酮炔雌醇）、炔雌醇环丙孕酮片、屈螺酮炔雌醇片、去氧孕烯炔雌醇片等。方法为1片/次，1～2次/d，急性AUB-O用2～3次/d，大多数出血可在1～3d完全停止，继续维持原剂量治疗3d以上仍无出血可开始减量，每3～7d减少1片，直至减量到1片/d，维持至血红蛋白含量正常，停药即可。

3.高效合成孕激素可使子宫内膜萎缩达到止血目的，也称为"内膜萎缩法"。适用于育龄期、绝经过渡期患者。使用大剂量高效合成孕激素，如炔诺酮（妇康片）5～10mg/d，甲羟孕酮10～30mg/d等，在出血完全停止后，维持原剂量治疗3d后仍无出血即可开始减量，减量以不超过原剂量的1/3为原则，每3d减量1次，至最低维持剂量，待血红蛋白含量正常，停药即可发生撤退性出血。

4.辅助止血药物如抗纤溶药物氨甲环酸、非甾体类抗炎药、酚磺乙胺、维生素K、丙酸睾酮等。一项系统评价显示，抗纤溶药物在减少月经出血方面优于非甾体抗炎药。出血严重时需输血、补充血红蛋白及凝血因子、血小板。对于中、重度贫血患者在上述治疗的同时，酌情选择口服或静脉铁剂、促红细胞生成素、叶酸治疗，必要时输血。对于出血时间长、贫血严重、抵抗力低并有感染征象者，应及时应用抗生素。

5.手术治疗对年龄≥45岁、长期不规则子宫出血、有子宫内膜癌高危因素（如高血压、肥胖、糖尿病等）、B超提示子宫内膜过度增厚并且回声不均匀、药物治疗效果不满意者或有药物治疗禁忌的患者，建议将诊断性刮宫作为首次止血的治疗选择，同时可发现或排除子宫内膜病变。对于难治的、无生育要求的、随诊困难的患者，可考虑全子宫切除术。

（三）中医联合外治治疗

1.体针：脾虚证选用脾俞、气海、足三里穴。肾阴虚证选用肾俞、太溪、阴谷、三阴交；肾阳虚证选用肾俞、命门、气海、关元、足三里、百会穴。血热证选用血海、行间、曲池、合谷、少海、膈俞穴。血瘀证选用血海、太冲穴。

2.耳穴穴位贴敷法：取耳穴之子宫、卵巢、输卵管、盆腔、皮质下、内分泌、肾上腺、神门、脑干、肝、脾、胃、肾。操作：将油菜籽用胶布贴压于上述耳穴，每次按压3~5min，3~4次/d。出血严重者隔日换药，换药3~5次后改为1次/周。双耳交替。连续1~4周有效。

3.埋线疗法主穴：关元（透中极）、天枢（透外陵）、归来（透横骨）、三阴交、肝俞（透脾俞）、肾俞（透大肠俞）。配穴：肝郁加太冲、期门；肾虚加太溪。

4.拔罐疗法：取穴脾俞、肾俞、十七椎、气海俞。常规拔罐治疗。

5.穴位贴敷疗法：取穴神阙、关元。常规穴位贴敷治疗。

6.三棱针疗法：在腰骶部督脉或足太阳经上寻找反应点，每次选2~4个点，用三棱针挑刺，将皮下纤维挑断，1次/月，连续治疗3次。

7.皮肤针疗法：取腰骶部督脉、足太阳经，下腹部任脉、足少阴经、足阳明经、足太阴经、下肢部足三阴经。由上而下反复叩刺3遍。

8.刺络拔罐疗法：患者俯卧位，在腰骶部周围寻找形如小红虫状或成丝条状的毛细血管处，或皮肤颜色较深处，或局部皮肤瘀青处等阳性点，每次选取2~3个点，局部常规消毒后，进行刺络拔罐操作。刺络拔罐疗法适用于血瘀证的治疗。

五、预后

崩漏就病之新久而言，"暴崩者，其来骤，其治亦易；久崩者，其患深，其治亦难"（《景岳全书·妇人规》）。就其疗效而言，止血塞流稍易，调经复旧较难。正如《女科证治约旨》所谓："崩中者势急症危，漏下者势缓症重，其实皆属危重之候。"崩漏属妇科危急重症，其预后与年龄和治疗有关。若治疗得当，青春期崩漏随性腺轴渐趋成熟，建立正常排卵的月经周期，预后较好；生育期患者大多可恢复或建立正常周期，预后较好；围绝经期患者随卵巢功能逐渐衰退而绝经，预后良好。若治疗不当，亦有少数育龄期患者出现子宫内膜不典型增生，有转化为子宫内膜癌的风险；围绝经期患者更应注意排除恶性病变。

六、代表性临床试验

见表3-2。

表3-2　崩漏代表性临床试验

试验观察方案	试验设计	治疗组/对照组	试验结果
固本止崩汤联合艾灸大敦、隐白穴治疗脾虚型崩漏临床疗效	86例RCT	治疗组：给予固本止崩汤联合艾灸大敦、隐白穴治疗 对照组：给予地屈孕酮片治疗	治疗组患者总有效率为97.67%，高于对照组的83.72%，差异具有统计学意义（P<0.05）。即固本止崩汤联合艾灸大敦、隐白穴方案可使有效率得到大幅提升
保阴煎加味治疗阴虚血热型崩漏临床疗效评价	123例RCT	治疗组：在对照组的基础上加服保阴煎加味中药颗粒（生地黄20g，熟地黄20g，白芍15g，黄芩12g，黄柏12g，山药20g，断续15g，益母草30g，仙鹤草30g，红花10g，泽兰10g，墨旱莲20g），100ml开水冲服，早晚各1次，连服7d 对照组：在异常出血期间，口服葆宫止血颗粒，每次1袋，每日2次，连续服用7d	本研究中，应用保阴煎加味联合葆宫止血颗粒治疗阴虚血热型崩漏总有效率明显高于单一葆宫止血颗粒，且其疗效与病程、年龄无关，在降低子宫内膜厚度、改善经色、腰酸、口干方面具有一定优势，临床应用无不良反应

第三节　绝经前后诸症（绝经综合征）

一、临床流行病学资料

围绝经期综合征指妇女绝经前后因卵巢功能衰退，导致性激素减少所致的一系列躯体及精神心理症状。临床常见月经失调，情绪烦躁，失眠健忘，心慌心悸，潮热盗汗、肢体麻木等症状，据有关统计其发病率为90%左右，多发于45～55岁女性，严重影响其正常的工作和生活，需要积极干预治疗。围绝经期综合征属于中医学"绝经前后诸症""经断前后诸症"的范畴。

二、临床评估与诊断

（一）临床评估

1. 病史询问

（1）45～55岁的妇女，出现月经紊乱或停闭，或有手术切除双侧巢及其他因素损伤双侧卵巢功能。

（2）症状：①月经的改变：月经紊乱，如月经先期，量多或少，经期延长，崩漏；或月经后期，闭经血管舒缩症状：烘热汗出，眩晕，心悸等。②精神神经症状：烦躁易怒，情绪抑郁，失眠多梦，健忘多疑等。③泌尿生殖系统症状：绝经后期可出现尿频尿急或尿失禁，阴道干涩，灼热，阴痒，性交疼痛，易反复发作膀胱炎。④皮肤症状：皮肤干燥，瘙痒，感觉异常，或有蚁行感。⑤骨、关节肌肉症状：绝经后期可出现肌肉、关节疼痛，腰背、足跟酸痛，易骨折等。

2. 体格检查

妇科检查绝经后期可见外阴及阴道萎缩，阴道分泌物减少，阴道皱消失，宫颈、子宫可有萎缩。

3. 辅助检查

（1）阴道细胞学涂片：阴道脱落细胞以底、中层细胞为主。

（2）生殖内分泌激素测定：大多患者血清E_2水平<20pg/ml（或<150pmol/L），E_2水平周期性变化消失，绝经过渡期血清FSH>10U/L，提示卵巢储备功能下降；闭经、FSH>40U/L且E_2<10～20pg/ml，提示卵巢功能衰竭。AMH低至1.1ng/ml提示卵巢储备下降；若低于0.2ng/ml提示即将绝经；绝经后AMH一般测不出。

（二）诊断标准

1. 中医诊断标准　参照"十四五"教材《中医妇科学》内容制定。月经紊乱或停闭，随之出现烘热汗出、潮热面红、烦躁易怒、头晕耳鸣、心悸失眠、面浮肢肿、腰背酸楚、皮肤蚁走感、情志不宁等症状。

2. 西医诊断标准　参照《妇产科学》中关于"绝经综合征"的有关内容制定如下：月经紊乱或已绝经，而同时出现以下三组症状：①血管舒缩症状，如潮热等；②自主神经失调及精神神经症状，如失眠、抑郁焦虑、烦躁、容易激动等；③远期症状：泌尿生殖系统症状，如阴道干涩、性交痛、反复的泌尿道及阴道感染等；骨质疏松及骨密度改变；阿尔茨海默病、心血管病变风险增加。实验室检查：雌二醇（E_2）水平降低，促卵泡激素（FSH）水平升高。绝经过渡期的FSH超过10mIU/ml，则卵巢的储备能力降低。若FSH超过40mIU/ml且E_2不足10～20pg/ml，则卵巢功能衰竭。除外器质性病变及精神疾病。

三、治疗目标

应能缓解近期症状，并能早期发现、有效预防骨质疏松症、动脉硬化等老年疾病。

四、治疗方案

（一）中医药治疗

1.肾阴虚证

主要证候：经断前后，头晕耳鸣，腰酸腿软，烘热汗出，五心烦热，失眠多梦，口燥咽干或皮肤瘙痒；月经周期紊乱，量少或多，经色鲜红；舌红，苔少，脉细数。

治法：滋肾益阴，育阴潜阳。

方药：六味地黄丸（《小儿药证直诀》）加生龟甲、生牡蛎、石决明。六味地黄丸：熟地黄、山药、山茱萸、茯苓、牡丹皮、泽泻。若出现双目干涩等肝肾阴虚证时，宜滋肾养肝，平肝潜阳，以杞菊地黄丸（《医级》）加减；若头痛、眩晕较甚者，加天麻、钩藤、珍珠母以增平肝息风潜镇之效；若肾阴亏，伴情志不遂以致肝郁化热者，症见头晕目眩，口苦咽干，心胸烦闷，口渴饮冷，便秘溲赤，治宜滋阴疏肝方用一贯煎；若肾水不足，不能上济于心，而致心肾不交，症见心烦失眠心悸易惊，甚至情志失常，宜滋阴补血，养心安神，方用天王补心丹（《摄生秘剖》）；若头晕目眩、耳鸣严重，加何首乌、黄精、肉苁蓉滋肾填精益髓。

推荐中成药：①坤泰胶囊。联合激素类药物有协同效应，建议用于中重度患者，而见潮热、烦躁易怒、失眠心悸、头晕耳鸣、阴道干涩、性交困难为主要症状，证属肾阴虚证者。②坤宝丸。联合激素类药物有协同效应，建议用于属中重度患者，出现以失眠为主，伴潮热等主要症状，证属肾阴虚证者。③推荐单独使用灵莲花颗粒用于治疗属于轻中度患者，出现以失眠为主，伴潮热、烦躁为主要症状，证属肾阴虚者。

2.肾阳虚证

主要证候：经断前后，头晕耳鸣，腰痛如折，腹冷阴坠，形寒肢冷，小便频数或失禁；带下量多，月经不调，量多或少，色淡质稀；精神萎靡，面色晦暗；舌淡，苔白滑，脉沉细而迟。

治法：温肾阳，填精养血。

方药：右归丸。若肾阳虚不能温运脾土，致脾肾阳虚者，症见腰膝酸软，食少腹胀，四肢倦怠，或四肢浮肿，大便溏薄；舌淡胖，苔薄白，脉沉细缓，治宜温肾健脾，方用健固汤加补骨脂、淫羊藿、山药。

3.肾阴阳俱虚证

主要证候：经断前后，乍寒乍热，烘热汗出；月经紊乱，量少或多；头晕耳鸣，健忘，腰背冷痛；舌淡，苔薄，脉沉弱。

治法：阴阳双补。

方药：二仙汤（《中医方剂临床手册》）合二至丸加何首乌、龙骨、牡蛎。二仙汤：仙茅、淫羊藿、当归、巴戟天、黄柏、知母。如便溏者，去当归，加茯苓、炒白术以健脾止泻。

推荐中成药：佳蓉片。用于治疗轻中度患者，见时而潮热，时而怕冷为主要症状，证属肾阴阳两虚者。

（二）西医治疗

1.激素治疗（HRT）

（1）单纯雌激素疗法：主要适用于不需要保护子宫内膜者，子宫切除者。主要药物有戊酸雌二醇（补佳乐）。

（2）单纯孕激素疗法：适用于绝经过渡期患者，需按周期使用，主要目的以调整不规则月经为主。同时有雌激素禁忌证者也可使用本法。主要药物有甲羟孕酮（安宫黄体酮），地屈孕酮等。

（3）雌孕激素联合疗法：适用于需要保护子宫内膜者，有完整子宫者，为了防止子宫内膜过度增生加用孕激素以对抗雌激素。本法可分为连续联合和序贯两种。连续联合用药可避免周期性的出血，方法是不间断联合应用雌孕激素，主要针对不愿意有月经或年龄较大的围绝经期妇女。序贯用药是在使用雌激素的基础上，模拟生理周期，每月加用10～14d的孕激素，停药2～7d有预期的计划性的出血，主要适于绝经早期，或年龄较轻，或愿意有月经的妇女。利维爱（替勃龙片）：能够稳定妇女在更年期卵巢功能衰退后的下丘脑-垂体系统，具有多种激素特性的综合结果，即本品兼有雌激素活性、孕激素活性及弱雄激素的活性。主要适于自然绝经和手术绝经所引起的各种症状。克龄蒙（戊酸雌二醇片/雌二醇环丙孕酮片复合包装）：主要适应证为补充自然或人工绝经相关的雌激素缺乏症状：血管舒缩性疾病（潮热），生殖泌尿道营养性疾病（外阴阴道萎缩，性交困难，尿失禁），以及精神性疾病（睡眠障碍，衰弱）。预防原发性或继发性雌激素缺乏所造成的骨质丢失。

（三）中医联合外治治疗

1.体针：肾阴虚者取肾俞、心俞、太溪、三阴交、太冲。毫针刺，用补法。肾阳虚者取关元、肾俞、脾俞、章门、足三里，毫针刺，用补法，可灸。

2.耳针：取内分泌、卵巢、神门、交感、皮质下、心、肝、脾等穴。可用耳穴埋针、埋豆，每次选用4～5穴，每周2～3次。

3.五行音乐疗法：以中医脏腑理论及经络理论为根本，依据五行之间相互制约、相互依存的关系，使人在聆听音乐时心静神凝，杂念消除，有效缓解情绪波动。

五、预后

本病持续时间长短不一，短则数月，长者数年，严重者甚至可持续5～10年，如未及时施治或因误治易发生情志异常、心悸、心痛、贫血、骨质疏松等疾患。

六、代表性临床试验

见表3-3。

表3-3 绝经前后诸症代表性临床试验

试验观察方案	试验设计	治疗组/对照组	试验结果
补肾疏肝汤治疗围绝经期综合征疗效观察	76例RCT	治疗组：在对照组激素补充治疗的基础上，予补肾疏肝汤加减治疗，药物组成：百合30g，生地黄15g，柴胡15g，枳壳15g，白芍15g，炙甘草15g，炒酸枣仁20g。颗粒剂，水冲服，1剂/次，2次/d，饭后服用。治疗时间为3个月经周期 对照组：采用激素补充治疗，口服芬吗通片1片/d，28d为1个疗程（前14d每天口服白片1片，后14d每天口服灰片1片）。1个疗程结束后，于第29d继续进行第2个疗程治疗。共治疗3个月经周期	两组围绝经期综合征患者疗效比较：治疗组和对照组的总有效率分别为89.47%（34/38）和68.42%（26/38），两组患者疗效比较，差异具有统计学意义（$P<0.05$）。相对于单纯激素替代治疗，联合补肾疏肝汤可有效改善围经期综合征患者的卵巢功能，减轻症状，安全性高
滋水荣木汤治疗肝肾阴虚型围绝经期综合征的临床观察	66例RCT	治疗组：滋水荣木汤：生地黄20g、百合15g、山茱萸10g、山药15g、白芍10g、牡丹皮10g、泽泻10g、茯苓15g 对照组：芬吗通（雌二醇/雌二醇地屈孕酮片）1片，1d/次，连续服用14d，于第15d开始口服雌二醇地屈孕酮片1片，1d/次，连续服用14d，共28d为1疗程	两组围绝经期综合征患者疗效比较观察组和对照组的总有效率分别为89.47%（34/38）和68.42%（26/38），两组患者疗效比较，差异具有统计学意义（$P<0.05$）说明治疗组远期疗效优于对照组

第四节　妊娠恶阻（妊娠剧吐）

一、临床流行病学资料

妊娠期恶心呕吐（Nauseaand vomiting of pregnancy，NVP）是停经6周左右出现的一种最常见的早孕反应，临床表现为恶心呕吐、头晕倦怠，甚至食入即吐，中医称之为称为"恶阻"，亦称为"子病""病儿""阻病"。西医称之为妊娠剧吐。有研究表明，在怀孕早期，恶心的患病率达到50%~80%，呕吐和干呕的患病率达50%，发生率约70%，通常在12周左右自行消失。其中有0.3%~1%的孕妇进展为妊娠剧吐（hyperemesis gravidarum，HG），表现为严重持续的恶心、呕吐，进食困难或无法进食，导致短时间内体重下降幅度大于5%、脱水、酮症、电解质紊乱甚至酸中毒，需要住院进行规范治疗。流行病学调查显示，世界范围内HG的发病率为0.3%~3.6%，除早产外，HG已成为孕早期最常见的入院原因，严重影响孕妇身心健康，给众多家庭带来了沉重的经济负担。

二、临床评估与诊断

（一）临床评估

1.病史询问

妊娠剧吐为排除性诊断，应仔细询问病史，排除可能引起呕吐的其他疾病，如胃肠道感染（伴腹泻）、胆囊炎、胆道蛔虫、胰腺炎（伴腹痛，血浆淀粉酶水平升高达正常值5～10倍）、尿路感染（伴排尿困难或腰部疼痛）、病毒性肝炎（血清肝炎标志物阳性，肝酶水平显著升高）等。

2.体格检查

孕妇体质量下降，下降幅度甚至超过发病前的5%，出现明显消瘦、极度疲乏、口唇干裂、皮肤干燥、眼球凹陷及尿量减少等症状。

3.辅助检查

（1）尿液检查。①尿妊娠试验：以明确是否妊娠。②尿分析：尿酮体阳性；尿比重增加；尿中可出现蛋白和管型。③24h尿量：减少。

（2）血液检查。①血分析：可见红细胞总数和血红蛋白升高，血细胞比容增高，提示血液浓缩。②血生化检查：钾、氯浓度降低；严重者可见肝肾受损表现，如谷丙转氨酶、血胆红素、尿素氮、肌酐等升高。动脉血气分析：二氧化碳结合力下降至<22mmol/L。

（3）B超检查。子宫增大如孕月，所有住院治疗者，均应进行鉴别诊断，一般要做B超检查，确定胎儿是否正常；要做肝脏功能及乙型肝炎血清学化验，以除外妊娠合并乙型肝炎等疾病。

（4）心电图检查。心电图检查以了解有无低血钾或高血钾及心肌情况；眼底检查以了解有无视网膜出血及视神经炎。诊断时，应根据病史、临床表现及相关检查以明确是否妊娠，确定妊娠后，根据其临床表现并通过鉴别诊断排除葡萄胎等疾病外，即可确诊。除根据临床表现外，可进行上述检查以辨别病情轻重。

（二）诊断标准

1.中医诊断标准：参考中华中医药学会发布的《中医妇科常见病诊疗指南》。

（1）以早孕期频繁的恶心呕吐为主症。

（2）早期表现为频繁呕吐或食入即吐，甚则呕吐苦水或夹血丝，随着病情发展，可出现精神萎靡、身体消瘦、目眶下陷，严重者可出现血压降低、体温升高、脉搏增快、黄疸、少尿、嗜睡和昏迷等危象。

2.西医诊断标准：参考中华医学会妇产科学分会2015年发布的《妊娠剧吐的诊断及临床处理专家共识》以及"十二五"规划教材《妇产科学》中妊娠剧吐拟定。

（1）主要条件：①每日呕吐≥3次；②尿酮体阳性；③体重较妊娠前减轻≥5%。

（2）次要条件：①血红蛋白水平及红细胞比容升高；②血清钾、钠、氯水平降低；

③血清二氧化碳结合力降低；④肝肾功能异常；⑤视神经炎及视网膜出血；⑥出现特殊并发症，如甲状腺功能亢进或Wernicke脑病。

同时具备主要条件或兼次要条件1项或多项即可诊断妊娠剧吐。

三、治疗目标

缓解妊娠呕吐，减轻孕妇焦虑情绪，减少临床并发症，减少不必要的医源性终止妊娠。

四、治疗方案

（一）中医药治疗

1.分型论治

（1）胃虚证

主要证候：妊娠早期，恶心呕吐，甚则食入即吐；脘腹胀闷，不思饮食，头晕体倦，怠惰思睡；舌淡，苔白，脉缓滑无力。

治法：健胃和中，降逆止呕。

方药：香砂六君子汤（《名医方论》）。人参、白术、茯苓、甘草、半夏、陈皮、木香、砂仁、生姜、大枣。香砂六君子汤主治气虚肿胀，痰饮结聚，脾胃不和，变生诸症者。方中人参、白术、茯苓、甘草、大枣健脾养胃，益气和中；生姜、半夏降逆止呕；砂仁、木香、陈皮理气和中。全方补脾胃，降逆气，止呕吐。

推荐中成药：香砂养胃丸，每次9g，每日2次，适用于胃虚证。

（2）肝热证

主要证候：妊娠早期，呕吐酸水或苦水；胸胁满闷，嗳气叹息，头晕目眩，口苦咽干，渴喜冷饮，便秘溲赤；舌红，苔黄燥，脉弦滑数。

治法：清肝和胃，降逆止呕。

方药：加味温胆汤（《医宗金鉴》）。陈皮、半夏、茯苓、甘草、枳实、竹茹、黄芩、黄连、麦冬、芦根、生姜。加味温胆汤主治妊娠恶阻，胃中有热，呕吐，心中烦热愤闷，喜饮凉浆者。方中黄芩、黄连、竹茹清肝热，除烦止呕；枳实、陈皮宽胸和胃，调气降逆；半夏、茯苓、生姜除湿化痰，降逆止呕；麦冬、芦根养阴清热，除烦止呕；甘草调和诸药。全方共奏清肝和胃，降逆止呕之效。

（3）痰滞证

主要证候：妊娠早期呕吐痰涎，胸膈满闷，不思饮食，口中淡腻，头晕目眩，心悸气短；舌淡胖，苔白腻，脉滑。

治法：化痰除湿，降逆止呕。

方药：青竹茹汤（《济阴纲目》）。竹茹、陈皮、茯苓、半夏、生姜。青竹茹汤主治妊娠恶阻，呕吐不食。方中半夏、陈皮燥湿化痰，降逆止呕；竹茹除烦止呕；茯苓、生姜健脾温胃，渗湿止呕。全方共奏除湿化痰，降逆止呕之效。

（4）气阴两虚证

主要证候：呕吐不止，精神萎靡，形体消瘦，眼眶下陷，双目无神，四肢无力，口渴，尿少，便秘，唇干口燥；舌红，苔薄黄或光剥，脉细滑数无力。

治法：益气养阴，和胃止呕。

方药：生脉散（《内外伤辨惑论》）合增液汤（《温病条辨》）。生脉散：人参、麦冬、五味子。增液汤：玄参、麦冬、生地黄。

推荐中成药：生脉饮口服液，每次 10ml，每日 3 次。

（二）西医治疗

1. 一般处理及心理支持治疗：应尽量避免接触容易诱发呕吐的气味、食品等。避免早晨空腹，鼓励少量多餐。

2. 纠正脱水及电解质紊乱：①每日静脉补液量 3000ml 左右，补充维生素 B_6、维生素 B_1、维生素 C，连续输液至少 3d，维持每日尿量 1000ml。孕妇常不能进食，可按照葡萄糖 50g、胰岛素 10U、10% 氯化钾 1.0g 配成极化液输注补充能量。应注意先补充维生素久后再输注极化液，以防止发生 Wernicke 脑病。②补钾 3～4g/d，严重低钾血症时可补钾至 6～8g/d。原则上每 500ml 尿量补钾 1g 较为安全，同时监测血清钾水平和心电图。

3. 止吐治疗：①维生素 B_6 或维生素 B_6–多西拉敏复合制剂。②甲氧氯普胺：妊娠早期应用甲氧氯普胺并未增加胎儿畸形、自然流产的发生风险，新生儿出生体重与正常对照组相比无显著差异。③昂丹司琼（恩丹西酮）：仍缺乏足够证据证实昂丹司琼对胎儿的安全性，虽然其绝对风险低，但使用时仍需权衡利弊。④异丙嗪：异丙嗪的止吐疗效与甲氧氯普胺基本相似。⑤糖皮质激素：甲泼尼龙可缓解妊娠剧吐的症状，但鉴于妊娠早期应用与胎儿唇裂相关，应避免在孕 10 周前作为一线用药，且仅作为顽固性妊娠剧吐患者的最后止吐方案。

（三）中医联合外治治疗

1. 敷脐治疗：丁香、半夏加生姜汁熬成膏敷肚脐，适用于各证型。

2. 王不留行贴耳穴：选穴：脾、胃、贲门、大肠、小肠、十二指肠、腹、神门、皮质下等。每日按压 2～3 次，按至全耳发热发红为宜，2d 后换贴左耳，交替贴。7d 为 1 个疗程。

3. 穴位注射：维生素 B_1 0.5ml 双内关穴注射，维生素 B_6 0.5ml 双侧足三里注射，每日 1 次。

4. 穴位贴敷联合耳穴埋籽治疗：①穴位贴敷。主穴上脘、中脘，配穴：胃虚者取足三里，药用党参、炒白术、豆蔻、砂仁；肝热者取内关，药用黄连、黄芩、紫苏梗、梅花；痰滞者取丰隆，药用陈皮、姜半夏、姜竹茹、茯苓；将药物研磨成粉，加入适量生姜汁混匀敷贴在穴位上，3d 为 1 个疗程，治疗 2 个疗程。②耳穴埋籽。取耳穴（双侧）膈俞、神门、肾、脾、胃、肝 6 个穴位，用酒精消毒穴位区域皮肤，王不留行籽贴压于耳穴上，用胶布固定，早、中、晚各按压1次，每个穴位2～3min，每2d更换贴穴1次，3d为1个疗程，治疗2个疗程。

5.针灸治疗：针刺内关、中脘、阴陵泉、足三里。1周为1个疗程。1个疗程后休息3d。

6.除用药物治疗外，同时配合心理治疗，进行合理的信息交流，解释妊娠期是妇女心身发展阶段的一个特殊时期，妊娠反应属于正常现象，每个人的反应是不同的，一般的反应在早孕末期会自行消退，对生活、工作影响不大，要以正常的心态对待可以减轻妊娠反应，心理支持使患者确信自己没有器质性病变，这些只是正常的妊娠反应。帮助患者树立起坚强的信念，积极配合治疗。丰富患者的生活内容以分散患者的注意力，消除患者对剧吐的紧张、焦虑的心情，起到良好的心理调节作用，创造良好、舒适的治疗环境，使患者心情舒畅，有利于激发患者的积极情绪，从而配合治疗，改善患者的食欲，争取家属和亲友的支持和配合。避免用不良的情绪去影响患者，以免增加患者的心理负担，从而加重病情。给予心理和精神上安慰有利于消除患者的孤独、焦虑心理。

五、预后

大多数妊娠剧吐患者，经过积极规范的治疗，病情会很快得以改善，并随着妊娠进展而自然消退，母儿预后总体良好。若体温升高达38℃以上，心率超过120次/min，出现持续黄疸或持续蛋白尿，精神萎靡不振，应及时考虑终止妊娠。

六、代表性临床试验

见表3-4。

表3-4 妊娠恶阻代表性临床试验

试验观察方案	试验设计	治疗组/对照组	结果
中药穴位贴敷联合西药治疗痰湿阻滞型妊娠恶阻临床研究	60例RCT	2组均保持房间通风，避免异味刺激。呕吐缓解期可清淡饮食，少食多餐，适当食用苏打饼干或苏打水。予常规静脉补液、营养支持治疗。乳酸钠林格注射液500～1000ml；5%葡萄糖注射液500～1000ml；0.9%氯化钠注射液500～1000ml对照组：在上述治疗基础上给予西药治疗。中度呕吐：维生素B_6注射液200mg、维生素C注射液2g加5%葡萄糖注射液500ml静脉滴。注：根据尿量口服药物补钾。重度呕吐：在上述基础上加用盐酸甲氧氯普胺注射液肌肉注射，每次10mg，每天1次。治疗7d	治疗后，治疗组临床疗效总有效率93.33%，高于对照组70.00%，差异有统计学意义（$P<0.05$）

试验观察方案	试验设计	治疗组/对照组	结　果
中药穴位贴敷联合西药治疗痰湿阻滞型妊娠恶阻临床研究	60例RCT	治疗组：在对照组基础上给予中药穴位贴敷治疗。处方：姜半夏、陈皮、淡竹茹各9g，砂仁6g。将上述药物打磨成粉末过筛，与生姜汁混合，搅拌均匀呈膏状，制成直径约1cm、厚约0.2cm的药饼，在药饼上面覆盖一层棉质胶布，便于贴敷。取中脘和双侧内关、足三里、丰隆穴，常规消毒局部皮肤，将药饼贴敷于上述穴位。每天贴敷1次，每次保留6h。治疗过程中应观察患者局部皮肤有无过敏症状。治疗7d	本研究结果显示，治疗后，治疗组临床疗效总有效率优于对照组，改良PUQE、NVPQOL评分均低于对照组（$P<0.05$）。说明中药穴位贴敷可以更好地改善妊娠期孕妇的呕吐症状，提高其生活质量，对妊娠结局具有积极意义
内关穴注射维生素B_6联合穴位贴敷合治疗妊娠剧吐的效果观察	114例RCT	对照组给予常规妊娠呕吐干预，包括：保持室内温湿度适宜，适当通风，营造良好的住院环境；静脉补充葡萄糖、维生素、平衡液等，给予营养支持；指导患者少量多餐进食，必要时流质或半流质饮食；指导家属关心鼓励患者，使患者保持情绪稳定 治疗组在对照组基础上给予内关穴注射液维生素B_6及穴位贴敷：（1）内关穴注射液维生素B_6：患者平卧，取双侧内关穴，常规消毒后，用6号注射器针头快速垂直刺入，待患者被刺部位出现酸胀感后注射器回抽，无回血后缓慢注入维生素B_6注射液50mg/穴，1次/d；（2）穴位贴敷：取等量砂仁、干姜及紫苏梗，研磨成粉末，过筛后取药粉5g，加入蜂蜜调和成药膏，分别贴敷于中脘、神阙、足三里等穴，用无菌胶布固定药膏，每次贴敷6h。两组均连续干预7d	本研究中，干预后治疗组NVPQOL各项评分及总分均低于对照组，表明内关注射维生素B_6联合穴位贴敷可以改善妊娠剧吐孕妇生活质量。分析原因，可能是干预后患者剧吐症状有所改善，食欲增加，因剧吐带来的不适和焦虑等情绪也有所缓解，所以生活质量有所提升

第五节　胎漏、胎动不安（先兆流产）

一、临床流行病学资料

先兆流产是孕期常见的临床病症之一，随着社会经济的快速发展和不良生活方式的影响，近年来，先兆流产的发生率呈上升趋势。从不同地区、不同阶层及不同年龄的统计，自然流产的发生率在15%～40%，约75%发生在妊娠16周以前，且发生于妊娠12周前者占62%。先兆流产在孕妇中的发生率约为25%，孕期发生过先兆流产的孕妇，其流产率为15%，且先兆流产的不良妊娠率达到27.78%。

二、临床评估与诊断

(一) 临床评估

1.病史询问

(1) 末次月经时间是什么时候。

(2) 有无恶心、呕吐、嗜睡等早孕反应。

(3) 既往有无人工流产、自然流产史或癥瘕史。

(4) 是否受过精神或情绪刺激。

(5) 孕后有无不节房事史、过度劳累史、跌仆闪挫史。

2.体格检查

测量体温、脉搏、呼吸、血压;注意有无贫血及感染征象。消毒外阴后行妇科检查,注意宫颈口是否扩张,羊膜囊是否膨出,有无妊娠物堵塞宫颈口;子宫大小与停经周数是否相符,有无压痛;双侧附件有无压痛、增厚或包块。

3.辅助检查

(1) 化验检查:血常规、血型,出、凝血时间,血、尿HCG,过期流产者进行DIC筛查试验(血小板计数、凝血酶原时间、纤维蛋白原定量),测定HPL、E_2等可协助判断妊娠是否尚能继续或需终止。

(2) B超检查提示宫内妊娠,可见完整妊娠囊,或有原始心管搏动,或有胎心音或胎动存在或伴有绒毛膜下出血。

(3) 其他检查:甲状腺功能、血型抗体、致畸八项;对于有复发性流产病史者检测双方染色体、自身/同种抗体检测(心磷脂抗体、子宫内膜抗体、抗精子抗体等)、封闭抗体等。

(二) 诊断标准

1.中医诊断标准

(1) 病史:常有孕后不节房事史,人工流产、自然流产史或素有癥瘕史。

(2) 临床表现:妊娠期间出现腰酸、腹痛、下坠,或伴有阴道少量出血,脉滑。

(3) 检查:①妇科检查:子宫颈口未开,子宫增大与孕月相符。②辅助检查:尿妊娠试验阳性。B超提示宫内妊娠、活胎。中医常辨证分型为:肾虚型、气血亏虚型、血热型、血瘀型。

2.西医诊断标准

(1) 病史:有停经史和早孕反应。

(2) 症状:阴道少量出血,伴有小腹疼痛或腰酸胀痛。

(3) 妊娠试验:尿妊娠试验阳性。

(4) 妇科检查:子宫颈口未开,子宫体软,大小与孕周相符。

(5) 超声波检查:B型超声波检查子宫大小、孕囊或胚胎(胎儿)发育与孕周相符。

（6）基础体温测定：保持黄体期水平（维持高温曲线）。

（7）血清绒毛膜促性腺激素（血β-HCG）、孕酮（P）水平与孕周和B超结果（孕囊或胚胎发育）基本相符。激素测定（血β-HCG、孕酮、E_2），了解黄体功能，可以协助判断先兆流产的预后。TORCH检测，如IgM抗体阳性，提示近期内有该病原体接触史，有子宫内胎儿感染的可能性。有助于估计预后。甲状腺功能测定，了解有无甲亢或甲减，若存在甲状腺功能异常及时药物治疗可以减少流产率。

（8）自身/同种抗体检测主要有磷脂抗体、抗内膜抗体、抗精子抗体、血型抗体、DNA抗体等。

（9）封闭抗体测定采用流式细胞仪检测单克隆抗体，混合淋巴细胞培养（MLC）检查封闭效应。

三、治疗目标

及早保胎治疗，尽可能使妊娠继续，维护胎儿及母体健康，降低流产率。

四、治疗方案

（一）中医药治疗

1.分型论治

（1）肾虚证

主要证候：妊娠期腰膝酸软，腹痛下坠，或伴有阴道少量流血，色淡暗，或曾屡孕屡堕；或伴头晕耳鸣，小便频数，夜尿多；舌淡，苔白，脉沉滑、尺弱。

方药：寿胎丸（《医学衷中参西录》）加党参白术。寿胎丸：菟丝子、桑寄生、续断、阿胶。寿胎丸主治滑胎及防治流产。方中菟丝子补肾益精，固摄冲任，肾旺自能荫胎，故重用菟丝子为君；桑寄生、续断补益肝肾，养血安胎为臣；阿胶补血为佐使。四药合用，共奏补肾养血、固摄安胎之效。加党参、白术健脾益气，是以后天养先天，生化气血以化精，先后天同补，加强安胎之功。

推荐中成药：孕康颗粒，一次1袋，每日3次。

（2）气血虚弱证

主要证候：妊娠期，阴道少量下血，腰酸，小腹空坠而痛，或伴有阴道少量流血，色淡红，质稀薄；或神疲肢倦，面色㿠白，心悸气短；舌质淡，苔薄白，脉滑无力。

治法：益气养血，固冲安胎。

方药：胎元饮（《景岳全书》）。人参、白术、当归、白芍、熟地黄、杜仲、陈皮、炙甘草。胎元饮主治妇人冲任失守，胎元不安不固者。方中人参、白术、炙甘草甘温益气，健脾调中，以助生化之源，使气旺以载胎；当归、熟地黄、白芍补血养血安胎；杜仲补肾安胎；陈皮行气健胃。全方共奏益气养血、固冲安胎之功。

推荐中成药：孕康颗粒，一次1袋，每日3次。

（3）血热证

①实热证

主要证候：妊娠期腰酸、小腹灼痛，或伴有阴道少量流血，色鲜红或深红，质稠；渴喜冷饮，小便短黄，大便秘结；舌红，苔黄而干，脉滑数或弦数。

治法：清热凉血，固冲止血。

方药：阿胶汤（《医宗金鉴》）去当归。阿胶汤：黑栀子、白芍、侧柏叶、黄芩、熟地黄、阿胶、当归、川芎。阿胶汤主治胎漏下血属血热者。方中黑栀子、侧柏叶、黄芩清热止血安胎；白芍养血凉血安胎；熟地黄、阿胶养血止血安胎。全方有清热凉血、止血安胎之效。

②虚热证

主要证候：妊娠期腰酸、小腹灼痛，或伴有阴道少量流血，色鲜红，质稀；或伴心烦不安，五心烦热，咽干少津，便结溺黄；舌红少苔，脉细数。

治法：滋阴清热，养血安胎。

方药：保阴煎。生地、熟地、黄芩、黄柏、白芍、续断、山药、甘草。保阴煎主治胎漏属阴虚者。方中生地黄清热凉血；熟地黄、白芍养血敛阴；黄芩、黄柏清热泻火，直折热邪；山药、续断补肝肾，固冲任；甘草调和诸药。全方有滋阴清热、养血安胎之效。

推荐中成药：滋肾育胎丸，每次5g，每日3次，淡盐水或蜂蜜水送服。适用于阴虚内热证。

（4）血瘀证

主要证候：宿有癥积，孕后常有腰酸，下腹刺痛，阴道不时流血，色暗红，或妊娠期不慎跌仆闪挫，或劳力过度，或妊娠期手术创伤，继之腰酸腹痛，胎动下坠或阴道少量流血；大小便正常；舌暗红，或有瘀斑，苔薄，脉弦滑或沉弦。

治法：活血化瘀，补肾安胎。

方药：桂枝茯苓丸（《金匮要略》）合寿胎丸减桃仁。桂枝茯苓丸：桂枝、芍药、桃仁、牡丹皮、茯苓。桂枝茯苓丸主治宿有癥病，孕后癥病害胎，漏下不止。方中桂枝温经通阳，以促血脉运行而散瘀为君；白芍养肝和营，缓急止痛，或用赤芍活血化瘀消癥为臣；牡丹皮活血化瘀为佐；茯苓健脾益气，宁心安神，与桂枝同用，通阳开结，伐邪安胎为使。诸药合用，共奏活血化瘀、消癥散结之效。合寿胎丸补肾安胎，攻补兼施，邪去胎安。

（5）湿热证

主要证候：妊娠期腰酸腹痛，阴道少量流血，或淋沥不尽，色暗红；或伴有低热起伏，小便黄赤，大便黏；舌质红，苔黄腻，脉滑数或弦数。

治法：清热利湿，补肾安胎。

方药：当归散（《金匮要略》）合寿胎丸去川芎、阿胶加茵陈。当归散：当归、白芍、黄芩、白术、川芎。当归散主治妇人妊娠，宜常服当归散主之。方中当归、白芍补血养肝为君；黄芩、白术坚阴清热，健脾除湿为臣；川芎能舒气血之滞为佐使。全方养血健脾、清化湿热以安胎。

（二）西医治疗

适当休息，禁性生活。黄体功能不全者可肌内注射黄体酮20mg，每日1次，或口服孕激素制剂；甲状腺功能减退者可口服小剂量甲状腺片。经治疗，若阴道流血停止，超声检查提示胚胎存活，可继续妊娠。若临床症状加重，超声检查发现胚胎发育不良，血β-HCG持续不升或下降，表明流产不可避免，应终止妊娠。

（三）中医联合外治治疗

1.中药联合五子安胎散敷脐。五子安胎散组成：女贞子、菟丝子各15g，党参15g，黄芪30g，五味子10g。上药研成细末，混匀过筛，与麻油调成糊状，先将脐部用生理盐水清洗干净，将药袋敷于神阙穴，外用胶布固定。

2.中药联合穴位贴敷治疗。选患者双侧内关、巨阙、神阙3个穴位，使用专门的膏药基材贴片固定，贴敷1次/d，膏药在穴位上停留时间为2～4h（穴位贴敷药物组成：菟丝子、桑寄生、续断、党参、黄芪、白术等健脾固肾之药物）。

五、预后

胎漏经积极治疗后，大多可继续正常妊娠，分娩健康胎儿。若安胎失败，均应尽快祛胎益母，随后积极查找原因。若为父母遗传基因缺陷或胚胎基因缺陷等，非药物或手术所能奏效。若为其他病因，应经过药物或手术纠正后，方可再次怀孕，以免滑胎的发生。

六、代表性临床试验

见表3-5。

表3-5　胎漏、胎动不安代表性临床试验

试验观察方案	试验设计	治疗组/对照组	结　果
保阴煎联合地屈孕酮治疗早期先兆流产的临床疗效	60例RCT	对照组：给予地屈孕酮规格：10mg/片，口服，1片/次，2次/d；爱乐维片叶酸1次/片，1次/d 观察组：在对照组用药基础上，给予保阴煎治疗，药用：生地黄、熟地黄、芍药、续断、山药、黄芩各10g，黄柏6g，甘草3g，每日1剂水煎，分早晚各1次温服。1周为1个疗程，两组从确诊开始连续治疗2个疗程	观察组与对照组治疗总有效率（93.33% vs. 73.33%）比较，观察组更高（$\chi^2=4.320$，$P<0.05$）。结论：对于早期先兆流产患者，在给予地屈孕酮常规治疗基础上，加以保阴煎治疗可显著提高临床疗效，改善患者血清性激素水平和妊娠结局

试验观察方案	试验设计	治疗组/对照组	结　果
中药穴位敷贴辅治早期先兆流产临床观察	78例RCT	两组均给予保胎灵1.5g，口服，每日2次；黄体酮100mg，口服，每日2次。均服用至各项检查指标正常2周停药 观察组：加用中药穴位敷贴治疗。取足三里、肾俞。将黄芪、补骨脂、党参、艾叶、寄生、杜仲、阿胶研磨成粉，加入蜂蜜均匀调和成膏状，然后制成药饼（1cm×1cm×0.5cm），用方形医用胶布（2cm×2cm）把药饼固定在穴位处，贴敷6~8h后取下，每天1次，连续治疗14d	研究结果显示，观察组治疗后P、E_2、血β-HCG水平均比对照组高，说明中药穴位敷贴能促进孕激素水平提升，控制先兆流产进一步进展。研究结果显示，总有效率观察组高于对照组，说明中药穴位敷贴治疗能提升临床治疗效果

第六节　滑胎（复发性流产）

一、临床流行病学资料

目前对于复发性流产（recurrent spontaneous abortion，RSA）没有确切的定义，美国生殖医学学会将复发性流产定义为2次或2次以上的妊娠失败；英国皇家妇产科医师协会对于复发性流产的标准是与同一性伴侣连续发生3次或3次以上并于妊娠24周前的胎儿丢失。而我国学者通常将3次或3次以上在妊娠28周之前的胎儿丢失称为复发性流产，但大多数专家认为，连续发生2次流产即应重视并予评估，因其再次出现流产的风险与3次者相近。

流行病学显示RSA的发病率为0.5%~2%，近年来随着环境污染、社会压力不断增加，本病的发病率逐年升高，严重影响社会和家庭的和谐发展。

二、临床评估与诊断

（一）临床评估

1.病史询问：采集病史的内容主要包括夫妇双方的年龄、是否为同一配偶、患者的月经史、婚育史、家族史、手术史、有无内科合并症、有无传染病史以及其他既往史、生活习惯（吸烟、饮酒等）、不良环境暴露、BMI等。月经史主要包括月经是否规律，经量、经色是否正常，有无血块，有无痛经。婚育史主要包括妊娠次数及每次妊娠结局，包括生化妊娠、异位妊娠、葡萄胎、人工流产、自然流产、胎儿生长受限、羊水过少、胎儿畸形、引产、早产、足月产等，如为复发性流产，则应记录每次流产孕周、有无诱因及特殊伴随症状、胎儿有无畸形及是否进行过流产物染色体核型分析、每次流产的治疗经过和用药情况。患者有无宫腔局部甚至全身感染；有无内分泌相关检测的异常结果，或已经诊断的可影响妊娠结局的内分泌相关疾病；其他系统疾病，如免疫系统相关疾病；妊娠相关抗体检测及异常结果；不良生活作息方式；孕期尤其孕早期用药情况。家族史主要包括家族成员有无不良妊娠史、自身免疫病、血栓史及近亲婚配史等。

2.体格检查：除内诊检查外，肥胖、多毛、乳腺发育情况及有无溢乳也是需要检查的。

3.辅助检查：常规的外周血检查、凝血四项、肝功能、肾功能、葡萄糖、电解质全套、DIC常规、抗磷脂抗体、抗核抗体、抗双链DNA抗体、抗干燥综合征（SS）A抗体、抗SSB抗体、血同型半胱氨酸、染色体核型分析、甲功三项、性激素、AMH等检验。盆腔超声检查、宫腔镜或腹腔镜检查。

（二）诊断标准

1.中医诊断标准

参照全国高等中医药院校规划教材《中医妇科学》（中国中医药出版社2016年第4版）。滑胎指堕胎或小产连续发生3次或3次以上。

2.西医诊断标准

参照全国高等学校教材《妇产科学》（人民卫生出版社2018年版）。习惯性流产指自然流产连续发生3次或3次以上者。

三、治疗目标

国内外专家在RSA治疗方面存在不同意见，目前对于该病主要采用针对病因的对症治疗，无特异性治疗药物，孕期以补充黄体酮等常规保胎手段为主，但其临床效果并不理想，患者再次流产或早产率仍较高。中医学称"滑胎"或者"堕胎"，指连续发生3次及以上者为滑胎，中医治疗上根据患者个体差异，制定阶段性治疗方案；顺应生理规律，防治结合，因病而防，临证时紧抓RSA的主要病机，同时根据患者临床症状进行辨证施治，针药结合治疗，内服、外治以及综合疗法，同时注重身心同治。

四、治疗方案

（一）中医药治疗

孕前需预培其损。

（1）肾虚证

主要证候：屡孕屡堕，甚或应期而堕；精神萎靡，头晕耳鸣，腰酸膝软，小便频数，目眶暗黑，或面色晦暗；舌质淡，苔白，脉沉弱。

治法：补肾益气固冲。

方药：补肾固冲丸（《中医学新编》）。菟丝子、续断、巴戟天、杜仲、当归、熟地黄、枸杞子、鹿角霜、阿胶、党参、白术、大枣、砂仁。主治肾气不足，气血两虚，冲任失固，胎元不实之滑胎。方中菟丝子补肾益精，固摄冲任；续断、巴戟天、杜仲补肾益精固冲；当归、熟地黄、枸杞子、阿胶滋肾填精养血，加鹿角霜血肉之品以增强补肾养血填精之功；党参、白术、大枣健脾益气以资化源；砂仁理气调中，使补而不滞。全方合用，使肾气健旺，冲任巩固，胎有所系，则自无殒堕之虑。

若偏于阳虚，兼见畏寒肢凉，小便清长，大便溏薄，舌质淡，苔薄，脉沉迟或弱，治宜温补肾阳，固冲安胎，方可用肾气丸加菟丝子、杜仲、白术；若偏于阴虚，兼见心烦少寐，便结溲黄，形体消瘦，舌质红，苔薄黄，脉细滑而数者，治宜养血清热固冲，方用保阴煎加菟丝子、桑寄生、杜仲。

（2）气血虚弱证

主要证候：屡孕屡堕；头晕眼花，神倦乏力，心悸气短，面色苍白；舌质淡，苔薄，脉细弱。

治法：益气养血固冲。

方药：泰山磐石散（《景岳全书》）。人参、黄芪、白术、炙甘草、当归、续断、川芎、白芍、熟地黄、黄芩、砂仁、糯米。主治妇人妊娠，气血两虚的胎动不安或屡有堕胎者。方中人参、黄芪、白术、炙甘草补中益气；当归、白芍、熟地黄、川芎补血养血；续断补肾强腰；砂仁、糯米调养脾胃以助气血生化；黄芩清热凉血，防上药升阳化热。全方合用，共奏补气养血固冲之效。

（3）血瘀证

主要证候：素有癥瘕之疾，孕后屡孕屡堕；时有少腹隐痛或胀痛，肌肤无华；舌质紫暗或有瘀斑，苔薄，脉细弦或涩。

治法：祛瘀消癥固冲。

方药：桂枝茯苓丸（方见胎漏、胎动不安）。

孕后立即参照"胎动不安"辨证安胎治疗。对于宫颈功能不全者，可在孕前或孕后行宫颈内口环扎术，配合补肾健脾、益气固冲治疗。

（二）西医治疗

①染色体异常夫妇，应于妊娠前进行遗传咨询，确定是否可以妊娠。夫妇一方或双方有染色体结构异常，仍有可能分娩健康婴儿，其胎儿有可能遗传异常的染色体，必须在妊娠中期行产前诊断。②黏膜下肌瘤应在宫腔镜下行摘除术，影响妊娠的肌壁间肌瘤可考虑行剔除术。③纵隔子宫、宫腔粘连应在宫腔镜下行纵隔切除、粘连松解术。④宫颈机能不全应在妊娠12~14周行预防性宫颈环扎术，术后定期随诊，妊娠达到37周或以后拆除环扎的缝线。若环扎术后有阴道流血、宫缩，经积极治疗无效，应及时拆除缝

线，以免造成宫颈撕裂。⑤抗磷脂抗体阳性患者可在确定妊娠以后使用低分子肝素皮下注射，或加小剂量阿司匹林口服。继发于自身免疫性疾病（如SLE等）的抗磷脂抗体阳性患者，除了抗凝治疗之外，还需要使用免疫抑制剂。⑥黄体功能不全者，应肌内注射黄体酮20~40mg/d，也可考虑口服黄体酮，或使用黄体酮阴道制剂，用药至妊娠12周时可停药。⑦甲状腺功能低下者应在孕前及整个孕期补充甲状腺素。⑧原因不明的复发性流产妇女，尤其是怀疑同种免疫性流产者，可行淋巴细胞主动免疫或静脉免疫球蛋白治疗，但仍有争议。

（三）中医联合外治治疗

1.针灸疗法。现代研究发现针灸在调节内分泌、免疫、降低血栓形成风险等方面具有积极功能。选穴多集中在四肢，如足三里、外关、行间、三阴交、血海等。若肾气不足者可酌情针灸腹部穴位，如气海、关元等，但大多未进行安全性分析，故治疗过程中应谨慎。

2.中药穴位贴敷。通常情况下，会采用神阙穴温阳健脾的方式进行贴敷，在对肾虚型的复发性流产患者，会采用菟丝子进行贴敷，主要是贴在涌泉穴的位置，可以有效达到保胎的效果。对于封闭抗体阴性型复发性流产的患者，可以采用补肾活血方联合穴位贴敷进行治疗，促使患者免疫呈现平衡的状态，有效减少炎性反应，进而有效改善患者的妊娠结果。

3.耳穴治疗。耳穴与经络、脏腑有着密切关系，通过刺激相应穴位可调节脏腑功能，运行气血，从而防治疾病。

五、预后

《妇科玉尺》提到"产后真元大损，气血空虚"；《景岳全书·妇人规》也言"产后气血俱去，诚多虚证"。生产本身便劳伤肾气，再加之气血亏虚无力推动血行则加重瘀血，血虚与瘀血夹杂则加重病情。《傅青主女科》指出："产后气弱，经络间血多阻滞，累日不散。"故产后日常护理除调情志、慎起居、调饮食、勤卫生外，更应注意在此阶段予以固本培元及养血活血，以防止血栓类疾患的发生。

六、代表性临床试验

见表3-6。

表3-6　滑胎代表性临床试验

试验观察方案	试验设计	治疗组/对照组	结　果
寿胎丸加味联合黄体酮及低分子肝素治疗复发性流产的临床观察	100例RCT	对照组：采用黄体酮、低分子肝素治疗，其中，给予黄体酮注射液，肌肉注射，20mg/次，1次/d；给予低分子肝素钙注射液，皮下注射给药，4100IU/次，1次/d。持续治疗2周 观察组：在对照组基础上应用寿胎丸加味治疗，方药组成：菟丝子20g，桑寄生25g，续断15g，当归10g，阿胶6g，麸炒白术15g，黄芩12g，盐杜仲15g。便秘者加麦冬10g、生地黄10g；早孕反应严重者加姜竹茹、紫苏梗各9g；脾虚者加党参、茯苓各15g；气虚者加黄芪30g、党参20g；肝郁者加醋北柴胡12g；睡眠质量欠佳者加茯神15g、制远志15g。中药均由河南省中医院门诊中药房提供，将以上药材加水500ml煎煮至200ml为1剂，1剂/d，分别于早、晚2次温服，治疗2周	本研究中对照组采用低分子肝素、黄体酮治疗，观察组采用低分子肝素、黄体酮、寿胎丸治疗，比较两组患者研究结果后发现：（1）治疗后，观察组的子宫动脉血流阻力指数、全血高切黏度、全血低切黏度、血浆黏度均低于对照组（$P<0.05$），观察组的TT、PT、APTT均长于对照组（$P<0.05$），观察组的雌二醇、孕酮均高于对照组（$P<0.05$），观察组的各项症状（腰膝酸软、畏寒肢冷、头晕耳鸣）评分均低于对照组（$P<0.05$），观察组的保胎成功率高于对照组（$P<0.05$），观察组的流产率、早产率均低于对照组（$P<0.05$），观察组的焦虑评分、抑郁评分均低于对照组（$P<0.05$），说明在低分子肝素、黄体酮基础上应用寿胎丸可更加有效地刺激雌孕激素分泌，控制病情，减轻病情对患者心理状况的影响 综上所述，寿胎丸与黄体酮、低分子肝素联合用于复发性流产治疗中，可有效改善子宫血液流变学，调整凝血功能及性激素水平，达到缓解临床症状、减少流产发生的治疗效果，有利于改善患者心理状态，安全性良好，值得临床推广
益气补肾活血方联合地屈孕酮片治疗黄体功能不全复发性流产临床观察	136例RCT	对照组给予地屈孕酮片（达芙通，荷兰Abbott Biologicals B.V.生产，批准文号国药准字H20130110），每次10mg，每天2次，连续服用3个月经周期 观察组：加用益气补肾活血方。黄芪15g，阿胶15g，桑寄生15g，菟丝子15g，丹参20g，当归12g，党参15g，覆盆子15g，熟地黄15g。水煎煮取药汁200ml，每天1剂，分早晚2次口服，连续服用3个月经周期两组均给予保胎灵1.5g，口服，每日2次；黄体酮100mg，口服，每日2次。均服用至各项检查指标正常2周停药	研究结果显示，益气补肾活血方辅治黄体功能不全复发性流产效果较好

第七节　胎死不下（稽留流产）

一、临床流行病学资料

稽留流产（missedabortion，MA）是指胚胎或胎儿发育停滞，在子宫腔内停留数天或数周，子宫颈保持闭合而未能及时自然排出。

该病是一种特殊类型的自然流产，国外研究文献报道妊娠 10 ~ 14 周初产妇中 2% 的孕妇会发生稽留流产。文献研究表明在育龄期妇女中发生稽留流产的概率达 13.4%，呈逐年上升趋势，已成为临床一个常见疾病，若不及时治疗，可引起死胎综合征，严重时可引起大出血，影响妇女的身心健康。

二、临床评估与诊断

（一）临床评估

1.病史询问

询问患者月经史，月经周期及经期，月经量多或少，有无痛经，末次月经；婚育史；性生活史；孕产史；个人流产史；现病史，包括有无阴道流血、排液，有无腹痛，有无阴道组织物排出，有无发热等；既往史；个人史；家族史；避孕情况等。

2.体格检查

对患者的体温、血压、脉搏、心肺听诊等生命体征进行检查；同时根据妇科检查，检查子宫大小、双侧附件有无压痛、胎心是否正常等。

3.辅助检查

（1）术前常规检查：包括血 β-HCG、阴道分泌物、血常规、肝炎病毒、艾滋病、梅毒、妇科超声、心电图等检查，麻醉患者应行胸部正侧位平片检查。对于早期妊娠稽留流产患者，考虑术中出血风险，术前应增加凝血功能检查，包括活化部分凝血活酶时间（APTT）、凝血酶原时间（PT）、纤维蛋白原（FIB）和纤维蛋白（原）降解产物（FDP）及 D-二聚体。

（2）生殖道感染的检查：白带常规。

（3）子宫解剖学异常相关检查：行经阴道三维超声检查。

（4）血栓前状态相关检查：获得性血栓前状态主要包括抗磷脂综合征（APS）、获得性高半胱氨酸血症、获得性抗凝血蛋白缺乏以及其他原因引起血液高凝状态的疾病。存在如下情况时，建议行完整的 APS 相关自身抗体检测，至少包括抗心磷脂抗体、抗 β_2-糖蛋白 1 抗体和狼疮抗凝物：①病理妊娠合并自身免疫性疾病的患者［包括系统性红斑狼疮（SLE）、类风湿性关节炎、自身免疫性血小板减少症和自身免疫性溶血性贫血等］。②复发性早期稽留流产。如条件允许，还可结合患者临床情况（血栓病史和家族史）酌情进行蛋白C活性、蛋白S活性（或游离蛋白S抗原含量）、抗凝血酶、血管性血友病因子抗原含量及同型半胱氨酸、叶酸的检测；对于应用肝素类药物过程中出现的血小板减少，在临床评估基础上检测肝素诱导的血小板减少症抗体以排除或辅助诊断。

（5）染色体检查。

（6）终止妊娠后组织病理检查，必要时可对组织进行免疫组化检查p57蛋白进行鉴别诊断。

（二）诊断标准

1.中医诊断标准

（1）病史有早期妊娠史，或有胎漏、胎动不安病史。

（2）症状妊娠早期可无症状，或早孕反应、乳胀等感觉消失；中晚期自觉胎动消失，子宫不再增大。若胎儿死亡时间较长，可出现口中恶臭，腰酸腹坠，阴道流血，脉涩等症。

（3）检查：①腹部检查妊娠中晚期腹围减小，宫底下降，胎动、胎心消失。②妇科检查子宫颈口闭合，子宫小于妊娠月份；若妊娠中晚期胎死不久，子宫大小可与妊娠月份相符。③辅助检查B超检查可见妊娠囊不规则，无胎心、胎动。妊娠中晚期胎死日久，可见胎头塌陷，胎盘肿胀。必要时进行凝血功能检查。

2.西医诊断标准

（1）早期妊娠稽留流产的诊断标准。胚胎或胎儿的妊娠周数可以通过末次月经时间、妇科检查子宫大小、超声诊断等方法进行推算。随着超声技术的发展和普及，超声检查已经成为精确测量妊娠周数的常用方法。早期妊娠可以通过腹部或阴道超声检查以确定是否宫内妊娠及妊娠周数，妊娠5周时，超声检查宫腔内可见妊娠囊；妊娠6周以上，超声检查可见胎芽和原始心管搏动。

早期妊娠稽留流产的超声诊断标准：①超声检查头臀长≥7mm，未见胎心搏动。②宫腔内妊娠囊平均直径≥25mm，未见胚胎。③宫腔内妊娠未见卵黄囊，2周后仍然未见胚胎和胎心搏动。④宫腔内妊娠可见卵黄囊，11d后仍然未见胎心搏动。

（2）中期妊娠稽留流产的诊断标准。①指在妊娠12～27周末胎儿死亡，且滞留在子宫内未能自然排出。②患者可无临床症状，或有阴道流血、腹痛等症状。妇科检查宫颈口未开。③临床上根据孕妇的末次月经、早期妊娠期间胎儿发育情况等诊断妊娠周数。④超声检查能精确测量出死亡胎儿实际大小和对应的妊娠周数，从而推算出胎儿死亡的大概时间。

三、治疗目标

对于稽留流产患者来说结束此次不良妊娠，最大程度减轻痛苦，尽快促进术后恢复以及为再妊娠做好准备至关重要。稽留流产无论采取何种治疗方式，都需要重视随访。稽留流产治疗后大约2周恢复排卵，需要提供避孕咨询服务，帮助选择最合适的避孕方法。如果存在缺铁性贫血，需要提供铁剂。如果已经发生2次以上稽留流产，建议再孕前进一步评估。中医临床上以"下胎以益母"为总的治疗原则，多以活血化瘀类药物为主，根据不同的证型特点，采取相应治疗方法，促进胚胎组织进一步坏死排出。

四、治疗方案

（一）中医药治疗

1.气血虚弱证

主要证候：胎死不下，小腹隐痛，或有冷感，或阴道流淡红色血水；头晕眼花，心悸气短，精神倦怠，面色苍白；舌淡，苔白，脉细弱。

治法：益气养血，活血下胎。

方药：救母丹（《傅青主女科》）。人参、当归、川芎、益母草、赤石脂、荆芥穗。主治子死产门难产，治但救其母，而不必顾其子。方中人参大补元气为君；当归、川芎补血，使气充血旺为臣；益母草活血又善下死胎；赤石脂化恶血，使恶血去而胎自下；荆芥穗引血归经，使胎下而不致流血过多。全方有补气血、下死胎之效。

2.瘀血阻滞证

主要证候：胎死不下，小腹或刺痛或胀痛，或阴道流血，紫暗有块；面色青暗，口气恶臭；舌紫暗，舌苔厚腻，脉沉涩。

治法：活血祛瘀，燥湿行气。

方药：脱花煎（方见堕胎、小产）合平胃散（《太平惠民和剂局方》）加芒硝。平胃散：苍术、厚朴、陈皮、甘草、生姜、大枣。平胃散主治脾胃不和，不思饮食，心腹胁肋胀满刺痛等。方中脱花煎活血祛瘀，通利下行，结合平胃散中苍术燥湿健脾，健运中州；甘草健脾和中，厚朴、陈皮燥湿行气，芒硝润下，使中州健运，湿浊、瘀邪得以运行，则死胎自下。

推荐中成药：新生化合剂（宁夏回族自治区中医医院暨中医研究院院内制剂）50ml，口服，每日2次。

（二）西医治疗

晚期流产稽留时间过长可能发生凝血功能障碍，导致弥散性血管内凝血（disseminated intravascular coagulation，DIC），造成严重出血。处理前应检查血常规、血小板计数及凝血功能，并做好输血准备。若凝血功能正常，可先口服3~5d雌激素类药物，提高子宫肌对缩宫素的敏感性；子宫<12孕周者，可行刮宫术，术中肌内注射缩宫素，手术应特别小心，避免子宫穿孔，一次不能刮净，于5~7d后再次刮宫；子宫>12孕周者，可使用米非司酮（RU486）加米索前列醇，或静脉滴注缩宫素，促使胎儿、胎盘排出。若出现凝血功能障碍，应尽早输注新鲜血、血浆、纤维蛋白原等，待凝血功能好转后，再行刮宫。

（三）中医联合外治治疗

1.针灸治疗

在古文献中就有针灸能够促进流产及分娩记载。如皇甫谧所著《针灸甲乙经·妇人杂病第十》中记载"女子字难，若胞不出，昆仑主上"。唐代孙思邈《备急千金要方》中记载："妇人欲断产，灸右踝上一寸三壮"；"针两肩井入一寸泻之，须臾及分娩"。邱茂良《针灸学》："妇女怀妊三月者，不宜针刺小腹部的腧穴；怀妊三月以上者，腹部、腰骶部腧穴也不宜针刺；三阴交、合谷、昆仑、至阴等通经活血的腧穴应禁刺。"针灸下胎的文献记录最早见于西晋时期王叔和的《脉经》："怀妊者，不可灸其经，必堕胎。"结合古文献针灸下胎选穴主要有合谷、三阴交、至阴等，再结合患者舌苔脉象，配穴各不相同，如气血虚弱证配伍足三里、气海、关元等穴；脾虚湿滞证配伍足三里、中脘、中极等穴；瘀血阻络证配伍膻中、血海等穴

2.心理治疗

稽留流产患者身心均有不同程度的损伤。很多因素均可导致稽留流产患者发生情绪障碍，如人际关系、妊娠心理、孕情认识、性格特点、既往病史等。所以对稽留流产妇女的要有精神关怀，这具有积极意义。

五、预后

稽留流产无论采取何种治疗方式，都需要重视随访。稽留流产治疗后大约2周恢复排卵，需要提供避孕咨询服务，帮助选择最合适的避孕方法。如果存在缺铁性贫血，需要提供铁剂。如果已经发生2次以上稽留流产，建议再孕前进一步评估。

六、代表性临床试验

见表3-7。

表3-7　胎死不下代表性临床试验

试验观察方案	试验设计	治疗组/对照组	结　果
逐瘀下胎汤辅助西药治疗稽留流产的临床观察	92例RCT	对照组：患者根据《早期妊娠稽留流产治疗专家共识》《中期妊娠稽留流产规范化诊治的中国专家共识》给予口服米非司酮片，首次服用50mg，每隔12h服用25mg，第3d服米非司酮后1h，空腹口服米索前列醇片0.6mg，或在阴道后穹隆放置卡前列甲酯栓1枚。6h内无孕囊排出，再加用米索前列醇片0.2mg，若24h内阴道出血量多于患者一周期的月经量或24h内无孕囊排出，则行清宫术　观察组：在对照组的基础上给予自拟逐瘀下胎汤辅助治疗，汤方组成：当归15g、川芎12g、蒲黄9g、五灵脂12g、莪术12g、枳实12g、乌药12g、黄芪15g、牛膝15g、益母草20g、车前子12g、香附9g、甘草9g；疼痛甚者加延胡索、赤芍，气虚乏力、自汗加党参，浮肿加泽兰、防己。水煎服，每日1剂，水煎取汁300ml，分早晚饭后温服	本研究结果显示，治疗后观察组孕囊排出时间、阴道出血量、阴道出血时间低于对照组（$P<0.05$），观察组清宫率低于对照组（$P<0.05$），观察组宫腔粘连、继发性感染、恶心呕吐、腹痛发生率低于对照组（$P<0.05$）；治疗后两组患者血β-HCG、P、E_2水平均降低（$P<0.05$），但观察组降低更明显（$P<0.05$）；经中西医结合治疗后观察组完全流产率高于对照组（$P<0.05$）

试验观察方案	试验设计	治疗组/对照组	结　果
中西药合用治疗稽留流产临床观察	40例RCT	两组均用米非司酮25mg，每日2次，连续服3d。第4d晨起空腹服用米索前列醇片0.4mg，阴道塞生理盐水湿化的米索前列醇片0.2mg，6h后根据腹痛和出血情况每2h加服米索前列醇片0.2mg，直至妊娠组织排出，24h内米索前列醇片最大用量为1.8mg，若阴道出血量过多或流产不完全需立即行清宫术 观察组加用益母草颗粒，于米非司酮用药当日开始，每次开水冲服15g，每日2次，共用药3d	益母草颗粒、米非司酮与米索前列醇联合治疗稽留流产能够提高疗效

第八节　异位妊娠（输卵管未破损期）

一、临床流行病学资料

异位妊娠（Ectopicpregnancy，EP）是指受精卵种植于宫腔外部，根据发病部位分类，超过95%的EP发生在输卵管，其中壶腹管是最常见的部位，70%的病例涉及壶腹管，输卵管妊娠的其余部分均匀分布在伞（11%）和峡部（12%）之间，在输卵管的间质部分和子宫角肌层内发生率较低（3.0%），其他报告的发生罕见的包括宫颈、腹腔等。其临床流行病学特点：在中国的发病率逐年上升，且在流动人口中发病率较高。异位妊娠的发病率在世界范围内不断上升，究其原因，与以下几个方面有密切关系：女性吸烟的人数上涨，辅助生殖技术与检查技术的不断发展以及女性生殖道炎性疾病的高发。发病人群如平均发病年龄呈高龄化趋势、既往妊娠次数有增加趋势，还伴有如盆腹腔手术史、剖宫产史的既往病史占比增高。虽然随着目前诊断与治疗技术的不断发展，也有研究显示，孕产妇死亡人数中，异位妊娠包块破裂仍约占据6%。

二、临床评估与诊断

（一）临床评估

1.病史询问

多数有停经史，或有异位妊娠史、盆腔手术史、不孕、盆腔炎性疾病、放置宫内节育器、辅助生殖技术、输卵管发育不良、流产史等。

2.体格检查

子宫略大稍软，或可触及一侧附件有软性包块，有轻度压痛。

3.辅助检查

（1）生殖内分泌激素测定尿妊娠试验阳性或弱阳性；血 β-HCG、P 值低于停经天数，且上升缓慢。

（2）B 型超声检查宫内未见孕囊，附件区可见混合性包块；或子宫直肠陷凹见液性暗区。

（3）阴道后穹隆穿刺或腹腔穿刺可抽出暗红色不凝血。若内出血量多，可行腹腔穿刺。

（4）诊断性刮宫必要时行诊刮术，协助诊断。

（二）诊断标准

1.病史

既往有停经史、盆腔炎性疾病、不孕症、异位妊娠等病史。

2.症状

一侧下腹隐痛常伴有恶心呕吐、肛门坠胀和排便感；阴道流血；晕厥与休克；腹部包块。

3.检查

（1）全身检查：心率上升、血压下降，下腹部有明显压痛及反跳痛；叩诊移动性浊音阳性。

（2）妇科检查：输卵管妊娠可有宫颈举摆痛；子宫略增大；一侧附件区可有轻度压痛；或可扪及质软有压痛的包块。陈旧性输卵管妊娠时，可在子宫直肠窝处触到半实质性压痛包块，边界不清楚。

（3）辅助检查：①血 β-HCG 测定；②B 超检查；③诊断性刮宫；④阴道后穹隆穿刺或腹腔穿刺；⑤腹腔镜检查或剖腹探查。

三、治疗目标

1.终止妊娠：异位妊娠是一种危险的情况，会导致输卵管破裂和大量出血等严重并发症，对患者没有生育意义。

2.减轻患者的疼痛，提高生活质量。

3.防止并发症如致输卵管破裂、内出血、感染等，减少对患者的危害。

4.保留生育功能。

四、治疗方案

（一）中医药治疗

输卵管妊娠的主要证候是"少腹血瘀"之实证或虚实夹杂，治疗始终以化瘀为主。本病的治疗应随着病程发展动态观察，根据病情变化，及时采取恰当的中医或中西医结合或手术治疗等措施。中医治疗只适用于输卵管妊娠的某些阶段，有其明确的适应证。并要在有输液、输血及手术准备的条件下进行。下面主要以未破损期为例。

1.胎元阻络证

主要证候：停经，或有不规则阴道流血，或伴下腹隐痛；B超检查一侧附件区或有包块，血β-HCG阳性，但未发生破裂或流产；舌质暗，苔薄，脉弦滑。

治法：化瘀消癥杀胚。

方药：宫外孕Ⅰ号方（山西中医学院第一附属医院经验方）。丹参、赤芍、桃仁。方中丹参、赤芍化瘀；桃仁消癥。可酌加蜈蚣（去头足）、紫草、天花粉、三七加强化瘀消癥杀胚之功。

2.胎瘀阻滞证

主要证候：停经，可有小腹坠胀不适；B超检查或有一侧附件区局限性包块，血β-HCG曾经阳性现转为阴性；舌质暗，苔薄，脉弦细涩。

治法：化瘀消癥。

方药：宫外孕Ⅱ号方（山西中医学院第一附属医院经验方）。丹参、赤芍、桃仁、三棱、莪术。方中丹参、赤芍、桃仁化瘀消癥；三棱、莪术消癥散结。可酌加三七、水蛭加强化瘀消癥。若兼神疲乏力、心悸气短者，加黄芪、党参以益气；兼见腹胀者，加枳壳、川楝子以理气行滞。

（二）西医治疗

1.期待治疗。适用于病情稳定、血β-HCG水平较低（<1500U/L）且呈下降趋势。期待治疗必须向患者说明病情及征得同意。

2.化学药物治疗。主要适用于病情稳定的输卵管妊娠患者及保守性手术后发生持续性异位妊娠者。全身用药常用甲氨蝶呤，治疗机制是抑制滋养细胞增生，破坏绒毛，使胚胎组织坏死、脱落、吸收。治疗方案很多，常用剂量为0.4mg/（kg·d），肌内注射，5d为1疗程；若单次剂量肌内注射常用50mg/m²，在治疗第4d和第7d测血，若治疗后4～7d血下降<15%，应重复治疗，然后每周测血β-HCG，直至降至5U/L，一般需3~4周。应用化学药物治疗，未必每例均获成功，故应在MTX治疗期间，应用超声检查和血hCG进行严密监护，并注意患者的病情变化及药物毒副反应。若用药后14d血下降并连续3次阴性，腹痛缓解或消失，阴道流血减少或停止者为显效。若病情无改善，甚至发生急性腹痛或输卵管破裂症状，则应立即进行手术治疗。

3.近年异位妊娠早期诊断率明显提高，输卵管妊娠在流产或破裂前确诊者增多，采用保守手术明显增多。根据受精卵着床部位及输卵管病变情况选择术式，若为伞部妊娠可行挤压将妊娠产物挤出；壶腹部妊娠行输卵管切开术，取出胚胎再缝合；峡部妊娠行病变节段切除及断端吻合。输卵管妊娠行保守手术后，残余滋养细胞有可能继续生长，再次发生出血，引起腹痛等，称为持续性异位妊娠，发生率3.9%～11.0%。术后应密切监测血β-HCG水平，每周复查1次，直至正常水平。若术后血β-HCG不降或升高、术后1d血β-HCG未下降至术前的50%以下、或术后12d未下降至术前的10%以下，均可诊断为持续性异位妊娠，可给予甲氨蝶呤治疗，必要时需再手术。发生持续性异位妊娠的有关因素包括：术前血β-HCG水平过高、上升速度过快或输卵管肿块过大等。

（三）中医联合外治治疗

1.中药汤剂联合中药外敷。方法：异位妊娠未破损期辨证口服中药的基础上可配合使用中药外敷治疗。外敷方：败酱草30g、红藤30g、忍冬藤30g、丹参30g、赤芍10g、枳壳10g、木香10g、透骨草15g、三棱10g、莪术10g、延胡索15g、丝瓜络12g、皂角刺10g。纱布包裹，蒸15min，趁热外敷少腹部，每日1～2次，连续用药1周为疗程。

2.中药汤剂联合中药灌肠。方法：在月经周期规律，停经35～60d，无明显内出血，输卵管妊娠包块直径≤4cm，血β-HCG<2000U/L，无药物治疗禁忌证的未破裂输卵管妊娠患者中，辨证口服中医汤剂的基础上，配合中药保留灌肠，10d为1个疗程，连续治疗2～6个疗程。灌肠方：枳壳10g、虎杖12g、丹参12g、蒲公英12g、夏枯草12g、金银花10g、野菊花12g。

3.电针治疗。取穴：关元、气海、中极、归来、水道、三阴交、合谷，其中水道、归来取患侧穴，余穴取双侧穴位；配穴如下：腹胀加足三里；肝郁者加太冲。操作：用1.5寸毫针常规消毒，进针得气后，留针30min，连接电针仪，电流强度以患者能耐受为宜，每次通电20～30min，每日1次，每周5次。

4.低频脉冲电治疗。一日1次，置于腹部。

五、预后

1.定期产科检查：恢复后，患者需要定期进行产科检查，以确保子宫和输卵管的恢复正常。这些检查可能包括盆腔超声检查和宫颈涂片等。

2.密切关注月经周期：月经周期的变化可能是异位妊娠复发的一个征兆。患者需要密切关注自己的月经周期，并及时就医咨询。

3.使用避孕措施：在治疗后的一段时间内，患者应采取适当的避孕措施，以确保身体充分恢复。

4.健康生活方式：保持健康的生活方式对于身体的恢复和预防复发非常重要。患者应保持均衡饮食、适度运动、充足休息，避免过度劳累和压力过大。

5.定期的育儿咨询：如果患者计划再次怀孕，可以在治疗后咨询医生并接受育儿指导。

六、代表性临床试验

见表3-8。

表3-8　异位妊娠代表性临床试验

试验观察方案	试验设计	治疗组/对照组	结　果
复方紫草汤联合米非司酮治疗异位妊娠的效果	104例RCT	两组均采用传统的对症治疗 对照组：仅给予米非司酮片，50mg/次，2次/d。而且在服用前必须禁食2h 观察组：在对照组的基础上予以复方紫草汤治疗。组方内容：紫草30g，丹参、淫羊藿各15g，牛膝12g，桃仁、天花粉、益母草、川芎、延胡索各10g，1剂/d，水煎，早晚2次饭后0.5h温服。两组均持续治疗6d	观察组总有效率为98.08%，高于对照组的82.69%，差异有统计学意义（$P<0.05$）复方紫草汤联合米非司酮能有效地减少异位妊娠患者的血β-HCG、CK、P水平，疗效确切，是一种有效的方法
少腹逐瘀颗粒联合甲氨蝶呤治疗异位妊娠临床研究	150例RCT	治疗组：$n=50$，少腹逐瘀颗粒联合甲氨蝶呤 对照1组：$n=50$，给予少腹逐瘀颗粒联合活血化瘀汤治疗。少腹逐瘀颗粒用法同治疗组。活血化瘀汤组成：莪术、三棱、丹参、桃仁、赤芍、陈皮、枳壳各5g，红花2.5g。以上各药取颗粒剂，以150ml温水冲服，每天2次。5d为1个疗程，共治疗2个疗程 对照2组：$n=50$，单纯给予注射用甲氨蝶呤进行治疗，用法用量同治疗组	总有效率治疗组为94.0%，对照1组为82.0%，对照2组为82.0%，治疗组与对照1组、对照2组比较，差异有统计学意义（$P<0.05$）；对照1组与对照2组疗效相当（$P>0.05$） 治疗后，治疗组患者血β-HCG降低≥15%比率为88%、包块面积缩小≥30%比率为86%，明显高于对照1组（74%、72%），对照2组（70%、68%）（$P<0.05$）；治疗组β-HCG转阴时间（11.2±6.6）d、平均住院时间（11.4±5.3）d明显短于对照1组[（17.4±7.3）d、（16.3±6.5）d]、对照2组[（18.2±6.8）d、（17.4±7.8）d]（$P<0.05$）；对照1组、对照2组上述各项指标比较，差异无统计学意义（$P>0.05$）。不良反应总发生率治疗组为20.0%，对照1组为12.0%，对照2组为36.0%，治疗组、对照1组与对照组2组比较，差异有统计学意义（$P<0.05$）；治疗组与对照1组比较，差异无统计学意义（$P>0.05$） 总结：采用少腹逐瘀颗粒配合甲氨蝶呤对EP的临床治疗效果确切

第九节 盆 腔 炎

一、盆腔炎性疾病

（一）临床流行病学资料

盆腔炎性疾病（pelvicin flammatory disease，PID）指女性上生殖道的一组感染性疾病，包括子宫内膜炎、输卵管炎、输卵管卵巢脓肿、盆腔腹膜炎及肝炎周围炎。属于女性生殖系统常见的炎症性疾病。大多数（85%）的PID病例是由性传播病原体或细菌性阴道病相关病原体所致。有不到15%的急性PID病例不是由性传播病原体所致，而是由定植在下生殖道的肠道病原体如大肠埃希菌、脆弱拟杆菌、B组链球菌或呼吸道病原体（如流感嗜血杆菌、肺炎链球菌、A组链球菌及金黄色葡萄球菌）所致。PID主要在年轻的性成熟女性中流行，最常见的发病年龄为20～35岁妇女，发病率受性传播疾病（sexually transmitted disease，STD）的影响较大，占女性性成熟人口的1%～2%。

（二）临床评估与诊断

1.临床评估

（1）病史询问。询问患者有无分娩、流产、宫腔操作史；经期卫生不良、经期性交；有无阴道冲洗习惯；是否有多个性伴侣及性病接触史；避孕方式的选择（如避孕药、阴道隔膜、避孕套等）；注意发病经过，警惕高危人群，同时要注意询问患者是否有吸烟、滥用药物习惯，工作性质、文化水平以及经济状况，甚至配偶或性伴侣的相关情况。

（2）体格检查。阴道充血，脓性白带，如后穹隆饱满、有波动感则提示可能形成盆腔脓肿；宫颈充血、水肿，有举痛；子宫大小正常或略大，活动受限，有压痛；双附件区明显压痛，若为单纯输卵管炎，可及输卵管增粗，明显压痛；当形成输卵管脓肿或输卵管卵巢脓肿时，可触及压痛明显的肿物，有波动感；宫旁结缔组织发炎时，可及宫旁片状增厚，或宫旁韧带增粗，水肿，压痛。急性炎症局限于盆腔腹膜时，称盆腔腹膜炎。炎症蔓延于全腹腔时，形成弥漫性腹膜炎，有寒战、高热、恶心、呕吐，脉搏及呼吸加快，腹肌紧张，压痛及反跳痛明显，可发展为中毒性休克或麻痹性肠梗阻。

（3）辅助检查。血常规：白细胞和中性粒细胞增高，甚至出现中毒症状。阴道分泌物涂片镜检白细胞增加。取尿道口、尿道旁腺开口、前庭大腺、宫颈管分泌物涂片查找淋病奈瑟菌及衣原体。同时应做细菌培养及药敏试验。若不存在黏液脓性宫颈炎，或涂片镜检炎性细胞阴性，则对盆腔炎有很好的阴性预测价值。疑有盆腔脓肿形成的患者进行阴道后穹隆穿刺抽取脓液涂片镜检，并行细菌培养及药敏试验。子宫内膜活检对诊断子宫内膜感染具有较高的敏感性和特异性，但其在发病2～3d内不能检出结果，故限制其临床应用。B超检查对急性盆腔炎有一定的诊断价值，尤其对输卵管脓肿、输卵管卵巢脓肿以及盆腔脓肿的诊断准确性较高。经阴道超声比经腹超声更有利于急性盆腔炎的诊断。

2.诊断标准

（1）PID诊断的最低标准。在性活跃期女性及其他存在STI风险者，如排除其他病因且满足以下条件之一者，应诊断PID并给予PID经验性治疗：①子宫压痛。②附件压痛。③宫颈举痛：下腹痛同时伴有下生殖道感染征象时，诊断PID的可能性增加。

（2）PID诊断的附加标准。①口腔温度≥38.3℃。②子宫颈或阴道脓性分泌物。③阴道分泌物显微镜检查有白细胞增多。④红细胞沉降率升高。⑤C-反应蛋白水平升高。⑥实验室检查证实有宫颈淋病奈瑟菌或沙眼衣原体感染。大多数PID患者都有子宫颈脓性分泌物或阴道分泌物镜检白细胞增多。如果宫颈分泌物外观正常，并且阴道分泌物镜检无白细胞，则诊断PID的可能性不大，需要考虑其他可能引起下腹痛的病因。如有条件应积极寻找致病微生物，尤其是与STI相关的病原微生物。

（3）PID的特异性诊断标准。①子宫内膜活检显示有子宫内膜炎的组织病理学证据。②经阴道超声检查或MRI检查显示输卵管管壁增厚、管腔积液，可伴有盆腔游离液体或输卵管卵巢包块。③腹腔镜检查见输卵管表面明显充血、输卵管水肿、输卵管伞端或浆膜层有脓性渗出物等。

（三）治疗目标

1.减轻盆腔内的炎症反应，如下腹疼痛、发热、白带异常增多，从而缓解患者的疼痛和不适感。使患者恢复正常生活。

2.预防并发症：盆腔炎性疾病若不及时治疗，可能引发一系列并发症，如输卵管堵塞、不孕症、盆腔脓肿等。适当的治疗可以减少这些并发症的发生风险。

3.维持生殖健康：盆腔炎性疾病的治疗也可以帮助维持女性的生殖健康。通过消除感染，减轻炎症，保护生殖器官的功能，有助于避免疾病对生育能力的影响。

（四）治疗方案

1.中医药治疗

（1）热毒炽盛证

主要证候：下腹胀痛或灼痛剧烈，高热，或壮热不退，恶寒或寒战，带下量多，色黄或赤白杂下，味臭秽；口苦烦渴，精神不振，或月经量多或崩中下血，大便秘结，小便短赤；舌红，苔黄厚或黄燥，脉滑数或洪数。

治法：清热解毒，凉血消痈。

方药：五味消毒饮（方见带下过多）合大黄牡丹汤（方见癥瘕）。五味消毒饮：蒲公英、金银花、野菊花、紫花地丁、天葵子。大黄牡丹汤：大黄、牡丹皮、桃仁、冬瓜仁、芒硝。带下臭秽者，加椿根皮、黄柏、茵陈清热利湿止带；腹胀满者，加厚朴、枳实以理气消胀；盆腔形成脓肿者，加红藤、皂角刺、白芷消肿排脓。

中成药推荐：妇乐颗粒，每次12g，每日2次，开水冲服。

（2）湿热蕴结证

主要证候：下腹胀痛，或伴腰骶部胀痛，发热，热势起伏或寒热往来，带下量多，色黄味臭；或经期延长或淋沥不止，口腻纳呆，小便黄，大便溏或燥结；舌红，苔黄厚，脉滑数。

治法：清热利湿，活血止痛。

方药：仙方活命饮（方见阴疮）去穿山甲、当归、皂角刺，加蒲公英、败酱草、薏苡仁、土茯苓。若低热起伏者，加茵陈、柴胡以除湿清热；月经量多或淋沥不止者，加马齿苋、贯众、炒地榆利湿凉血止血；形成癥瘕者，加夏枯草、三棱、莪术等消肿散结，化瘀消癥。

中成药推荐：康妇炎胶囊，每次3粒，每日2次，口服。

2.西医治疗

（1）门诊治疗。若患者一般状况好，症状轻，能耐受口服抗生素，并有随访条件，可在门诊给予非静脉应用（口服或肌内注射）抗生素。常用给药方案：

方案A：头孢曲松钠250mg，单次肌内注射；或头孢西丁钠2g，单次肌内注射；（也可选用其他三代头孢类抗生素如头孢噻肟、头孢唑肟钠）。为覆盖厌氧菌，加用硝基咪唑类药物：甲硝唑0.4g，每12h 1次，口服14d。为覆盖沙眼衣原体或支原体，可加用多西环素0.1g，每12h 1次，口服，10~14d；或米诺环素0.1g，每12h 1次，口服，10~14d；或阿奇霉素0.5g，每日1次，连服1~2d后改为0.25g，每日1次，连服5~7d。

方案B：氧氟沙星400mg口服，每日2次，连用14d；或左氧氟沙星500mg口服，每日1次，连用14d，同时加用甲硝唑0.4g，每日2~3次，口服，连用14d。

（2）住院治疗。若患者一般情况差，病情严重，伴有发热、恶心、呕吐，或有盆腔腹膜炎，或输卵管卵巢脓肿，或门诊治疗无效，或不能耐受口服抗生素，或诊断不清，均应住院给予抗生素药物治疗为主的综合治疗。

①支持疗法：卧床休息，半卧位有利于脓液积聚于直肠子宫陷凹而使炎症局限。给予高热量、高蛋白、高维生素流食或半流食，补充液体，注意纠正电解质紊乱及酸碱失衡。高热时采用物理降温。尽量避免不必要的妇科检查以免引起炎症扩散，有腹胀者应行胃肠减压。

②抗生素治疗：给药途径以静脉滴注收效快。常用的配伍方案如下：

方案A：头霉素或头孢菌素类药物。头孢替坦2g，每12h 1次，静脉滴注或头孢西丁钠2g，每6h 1次，静脉滴注；加多西环素100mg，每12h 1次，静脉滴注或口服，临床症状、体征改善至少24~48h后改为口服药物治疗，多西环素100mg，每12h 1次，口服14d；或米诺环素0.1g，每12h 1次，口服14d；或阿奇霉素0.25g，每日1次，口服7d（首次剂量加倍）。对输卵管卵巢脓肿者，需加用克林霉素或甲硝唑从而更有效的抗厌氧菌其他头孢类药物如头孢噻肟钠、头孢唑肟、头孢曲松钠也可以选择，但这些药物的抗厌氧菌作用稍差，必要时加用抗厌氧菌药物。

方案 B：克林霉素与氨基糖苷类联合方案。克林霉素 900mg，每 8h 1 次，静脉滴注或林可霉素剂量 0.9g，每 8h 1 次，静脉滴注；加用硫酸庆大霉素，首次负荷剂量为 2mg/kg，每 8h 1 次，静脉滴注或肌内注射，维持剂量 1.5mg/kg，每 8h 1 次。临床症状、体征改善后继续静脉应用 24～48h，克林霉素改为口服 450mg，每日 4 次，连用 14d；或多西环素 100mg，口服，每 12h 1 次，口服 14d。

方案 C：青霉素类与四环素类联合方案。氨苄西林钠舒巴坦钠 3g，每 6h 1 次，静脉滴注或阿莫西林克拉维酸钾 1.2g，每 6～8h 1 次，静脉滴注；加用多西环素 0.1g，每 12h 1 次，口服 14d；或米诺环素 0.1g，每 12h 1 次，口服 14d；或阿奇霉素 0.25g，每日 1 次，口服 7d（首次剂量加倍）。

方案 D：氟喹诺酮类药物与甲硝唑联合方案。氧氟沙星 0.4g，每 12h 1 次，静脉滴注或左氧氟沙星 0.5g，每日 1 次，静脉滴注；加用硝基咪唑类药物甲硝唑 0.5g，每 12h 1 次，静脉滴注。

3.中医联合外治治疗

中医辨证治疗基础上加用：

（1）中药保留灌肠。中药 100ml，保留灌肠，一日 1 次。院内盆腔消癥灌肠液：枳壳 10g、虎杖 12g、丹参 12g、蒲公英 12g、夏枯草 12g、金银花 10g、野菊花 12g。

（2）中药封包治疗。中药封包蒸热外敷下腹部，30min，一日 1 次。盆炎方：败酱草 30g、红藤 30g、忍冬藤 30g、丹参 30g、赤芍 10g、枳壳 10g、木香 10g、透骨草 15g、三棱 10g、莪术 10g、延胡索 15g、丝瓜络 12g、皂角刺 10g。

（3）中药穴位贴敷。药物（三棱、赤芍、大黄、生蒲黄、小茴香）。研末或制成药丸，贴敷于神阙、子宫、关元、血海、三阴交。每日或隔日 1 次。

（4）脐疗。可选用大黄、黄芩、黄柏、泽兰叶各 4g，黄连 2g，冰片 1g 共研细末，以水、蜂蜜调匀，每日 1 次。

（5）磁热疗法。一日 1 次，取穴关元、气海。

（6）低频脉冲电治疗。一日 1 次，置于腹部。

（五）预后

由于急性盆腔炎多在产后、流产后、宫腔内手术处置后，或经期卫生保健不当之际，邪毒乘虚侵袭，稽留于冲任及胞宫脉络，与气血相搏结，所以预防与治疗同等重要。加强避孕措施，减少人工流产概率；加强预防意识，避免不洁性生活；坚持经期、产后及流产后的卫生保健；严格掌握妇产科手术指征，术前认真消毒，无菌操作，术后做好护理，预防感染；对急性盆腔炎要彻底治愈，防止转为慢性而反复发作；孕期产褥期注意饮食与劳逸结合，提高免疫力。对于被诊为急性盆腔炎的患者，一定要遵医嘱积极配合治疗，要卧床休息，半卧位，以利炎症局限化和分泌物的排出，饮食要加强营养，选择易于消化的食品，同时要注意观察白带的量、质、色、味和保持大便通畅。

（六）代表性临床试验

见表3-9。

表3-9 盆腔炎性疾病代表性临床试验

试验观察方案	试验设计	治疗组/对照组	结 果
仙方活命饮联合抗生素治疗湿热瘀结型急性盆腔炎疗效观察	70例RCT	对照组：①一般治疗：卧床休息，高蛋白富含维生素饮食，高热者物理降温或者退热治疗。②抗感染治疗：头孢噻肟钠联合左奥硝唑二联静脉抗感染治疗，用法用量：注射用头孢噻肟钠2.0g，加入0.9%氯化钠100ml中静脉滴注，每日2次；左奥硝唑氯化钠注射液0.5g，静脉滴注，每日2次。在腹痛明显缓解48h后停止静脉用药，改口服头孢地尼胶囊，每次0.1g，每日3次。共用药14d 治疗组：在对照组的基础上，加用仙方活命饮加减治疗。在入院后的前3~5d内，腹痛明显时先使用口服治疗；待腹痛缓解，改用中药保留灌肠治疗，若遇月经期则暂停灌肠，继续口服中药治疗。中药治疗共持续14d，具体处方：金银花15g，防风10g，当归10g，陈皮12g，白芷10g，甘草3g，赤芍10g，浙贝母10g，天花粉10g，穿山甲*15g（先煎），乳香6g，没药6g，皂角刺10g，车前草10g，薏苡仁20g，黄柏10g。偏湿者，可加泽泻、败酱草等；偏热者，可加野菊花、蒲公英等；偏瘀者，可加三棱、莪术等。内服用法：每日1剂，水煎200ml，分2次，饭后温服	对照组总有效率为88.57%，治疗组为94.28%，两组比较，差异有统计学意义（P<0.05）。总结：仙方活命饮联合头孢噻肟钠、左奥硝唑治疗湿热瘀结型急性盆腔炎的疗效显著
祛湿清热方联合盐酸左氧氟沙星治疗湿热蕴结型盆腔炎的临床疗效观察	64例RCT	对照组：接受盐酸左氧氟沙星静脉滴注治疗，取盐酸左氧氟沙星注射液（扬子江药业集团有限公司，国药准字H20060026，规格0.2g/2ml）0.2g，溶于0.9%浓度氯化钠溶液100ml中，对患者进行静脉滴注，每日2次 治疗组：在对照组基础上予祛湿清热方于本院煎药室每剂水煎300ml，早晚空腹分别服用150ml，具体用药如下：牡丹皮15g，车前草15g，黄柏12g，益母草12g，黄芪12g，黄芩12g，赤芍12g，鱼腥草12g，牛膝10g，甘草6g，2组均于月经结束3d后开始治疗，并连续治疗14d	治疗后，2组患者均得到了有效治疗，且治疗组有效率（93.8%）较对照组（81.2%）具有明显优势（P<0.05）

二、盆腔炎性疾病后遗症

（一）临床流行病学资料

盆腔炎性疾病后遗症（sequelae of pelvicin flammatory disease，SPID）是盆腔炎性疾

---

*：现已禁用。

病的慢性炎症状态，有病程较长、缠绵难愈、易反复发作的特点，是女性常见病多发病。在临床上多见于慢性盆腔痛（Chronic Pelvic Pain，CPP）、输卵管炎、输卵管卵巢囊肿、不孕等，严重影响广大女性朋友的身心健康，降低其生活质量，并给患者家庭带来一系列的困扰。研究数据显示，SPID患者不孕的发病风险约为正常育龄期女性的2倍，而慢性盆腔疼痛的发病风险则为正常育龄期女性的4倍以上。PID反复发作导致输卵管炎性不孕达40%～60%，异位妊娠的危险增加8～10倍，首次发病妇女不孕症发生率为1%，2次复发后升至25%，3次复发即升至50%～70%，且妊娠者中有4%发生异位妊娠，65%以上PID反复发作患者可出现持续的慢性盆腔疼痛。

（二）临床评估与诊断

1.临床评估

（1）病史询问：①疾病史：询问患者是否曾经患有盆腔炎性疾病，包括炎症的类型（如宫颈炎、附件炎等）、感染来源、发病时间以及治疗情况。②手术史：询问患者是否进行过与盆腔炎性疾病相关的手术，如子宫切除术、附件切除术等。③症状史：了解患者目前的主要症状和不适感，例如下腹部疼痛、异常阴道分泌物、尿频尿急等。询问这些症状的出现时间、部位、强度和持续时间。④生活方式和性行为史：询问患者的生活方式（如卫生习惯、饮食情况）、性伴侣数量、使用避孕措施和是否有高危行为等。⑤月经史：了解患者的月经周期、月经量、月经痛等情况，以及月经是否受到盆腔炎性疾病的影响。⑥生育史：询问患者是否有生育史，包括自然流产、人工流产、剖宫产等情况，并了解盆腔炎性疾病是否对生育能力造成影响。⑦其他相关疾病史：询问患者是否有其他与盆腔炎性疾病有关的疾病，如尿路感染、性传播疾病等。

（2）体格检查：①子宫常呈后位，活动受限或固定。②若为输卵管炎，可在子宫一侧或两侧触及增粗的条索状输卵管，可有轻压痛。③若为输卵管卵巢炎或输卵管卵巢囊肿，则可于子宫两侧触及囊性肿物，活动多受限。④若为慢性盆腔结缔组织炎，则可于子宫两侧触及片状增厚、压痛，宫骶韧带增粗、变硬，有压痛，若病变范围广泛甚至形成冰冻骨盆。

（3）辅助检查：慢性盆腔炎的辅助检查可参考急性盆腔炎，但由于病情的迁延，多数分泌物细菌培养甚至子宫内膜活检很少能培养出病原菌。因此慢性盆腔炎更多依靠形态学检查以及妇科检查帮助诊断，比如B超、CT、腹腔镜检查。

2.诊断标准

（1）症状：小腹坠胀痛，腰骶酸痛，白带黄稠，量多有异味，月经不调，可出现尿频、尿急症状，或有腹泻，可有低热，易感疲劳，周身不适，失眠，劳累、性交后及经期前后症状加重。并可有不孕表现。

（2）妇科检查：子宫常呈后位，活动受限甚至粘连固定，在子宫一侧或两侧可以触及条索状物或有片状增厚、压痛，或可触及囊性肿物，盆腔结缔组织炎时，可有骶韧带组织增厚、压痛。

（3）辅助检查：①B型超声检查盆腔附件区可见不规则囊性、实性、囊实性包块及炎性渗出。②病原体培养宫颈分泌物培养可找到致病的病原体。③白带常规检查了解阴道有无菌群失调及病原体。④腹腔镜检查可见盆腔内生殖器周围粘连、包块形成。⑤血常规检查了解有无全身感染、盆腔感染及感染程度。

（三）治疗目的

1.减轻或消除疼痛：盆腔炎性疾病后遗症常常伴随着盆腔疼痛的症状，通过适当治疗可以缓解疼痛症状，提高患者的舒适度。

2.恢复生育能力：对于女性患者来说，盆腔炎性疾病后遗症可能导致输卵管阻塞、卵巢功能障碍等问题，影响生育能力。通过治疗可以恢复输卵管的通畅性，提高生育机会。

3.改善性生活质量：盆腔炎性疾病后遗症可以影响患者的性生活质量，包括性欲下降、性交痛等问题。通过合适的治疗措施可以改善性生活质量，提高患者的性满意度。

4.预防并发症：盆腔炎性疾病后遗症如果得不到及时、有效的治疗，可能引发一系列并发症，如盆腔脓肿、输卵管积水、不孕等。

（四）治疗方案

1.中医药治疗

（1）湿热瘀结证

主要证候：少腹胀痛，或痛连腰骶，经行或劳累时加重，或有下腹癥块，带下量多，色黄；脘闷纳呆，口腻不欲饮，大便溏或秘结，小便黄赤；舌暗红，苔黄腻，脉滑或弦滑。

治法：清热利湿，化瘀止痛。

方药：银甲丸（《王渭川妇科经验选》）。金银花、连翘、升麻、红藤、蒲公英、生鳖甲、紫花地丁、生蒲黄、椿根皮、大青叶、茵陈、琥珀末、桔梗。主治湿热蕴结下焦诸证。方以金银花、连翘、蒲公英、紫花地丁、红藤、大青叶、升麻等药重在清热解毒；以茵陈、椿根皮清热除湿；生鳖甲、生蒲黄、琥珀末活血化瘀，软坚散结；桔梗辛散行气。全方合用，共奏清热除湿、化瘀行滞之效。若湿邪甚，腹胀痛者，加茯苓、厚朴、大腹皮行气祛湿；带下多，黄稠如脓者，加黄柏、车前子、椿根皮清热利湿止带；便溏者，加白术、薏苡仁健脾燥湿。

中成药推荐：①花红胶囊，每次3粒，每日3次。②妇科千金胶囊，每次2粒，每日3次。

（2）气滞血瘀证

主要证候：下腹胀痛或刺痛，情志不畅则腹痛加重，经行量多有瘀块，瘀块排出则痛缓，胸胁、乳房胀痛，或伴带下量多，色黄质稠，或婚久不孕；舌紫暗或有瘀点，苔白或黄，脉弦涩。

治法：疏肝行气，化瘀止痛。

方药：膈下逐瘀汤。当归、川芎、赤芍、桃仁、红花、枳壳、延胡索、五灵脂、乌药、香附、牡丹皮、甘草。方中以桃红四物汤去熟地黄之滋腻，养血活血；枳壳、乌药、香附行气通络；延胡索、五灵脂疏通血脉，化瘀定痛；牡丹皮凉血消瘀；甘草调和诸药。若下腹有包块者，加三棱、莪术活血消癥；若烦躁易怒，口苦者，加栀子、夏枯草疏肝清热；带下量多，黄稠者，加黄柏、薏苡仁、土茯苓利湿止带。

中成药推荐：坤复康胶囊，每次3～4粒，每日3次。

（3）寒湿瘀滞证

主要证候：下腹冷痛或刺痛，腰骶冷痛，得温则减，带下量多，色白质稀；月经量少或月经错后，经色暗或夹血块，形寒肢冷，大便溏泄，或婚久不孕；舌质淡暗或有瘀点，苔白腻，脉沉迟或沉涩。

治法：祛寒除湿，化瘀止痛。

方药：少腹逐瘀汤合桂枝茯苓丸。少腹逐瘀汤：肉桂、小茴香、干姜、当归、川芎、赤芍、蒲黄、五灵脂、没药、延胡索。方中肉桂、干姜、小茴香温经散寒；当归、川芎、赤芍养营活血；蒲黄、五灵脂、没药、延胡索化瘀止痛。寒散血行，冲任、子宫血气调和流畅，自无疼痛之虞。桂枝茯苓丸方中桂枝温经通阳，以促血脉运行而散瘀为君；白芍养肝和营，缓急止痛，或用赤芍活血化瘀消癥为臣；牡丹皮活血化瘀为佐；茯苓健脾益气，与桂枝同用，通阳开结为使。

若下腹冷痛较甚，加乌药、艾叶温经止痛；大便溏薄者，去当归，加炒白术、山药健脾利湿；带下量多、质稀者，加芡实、金樱子以化湿止带。

中成药推荐：桂枝茯苓胶囊，每次3粒，每日3次。

（4）气虚血瘀证

主要证候：小腹隐痛或坠痛，缠绵日久，或痛连腰骶，或有下腹癥块，带下量多，色白质稀；经期延长或量多，经血淡暗，伴精神萎靡，体倦乏力，食少纳呆；舌淡暗，或有瘀点，苔白，脉弦细或沉涩。

治法：益气健脾，化瘀止痛。

方药：理冲汤（《医学衷中参西录》）去天花粉、知母合失笑散。理冲汤：生黄芪、党参、白术、生山药、天花粉、知母、三棱、莪术、生鸡内金。主治瘀血成癥瘕，气郁满闷，脾弱不能饮食等。方以生黄芪、党参、白术、生山药健脾益气；三棱、莪术破瘀散结止痛；生鸡内金健脾胃，消瘀结；加失笑散活血化瘀止痛。全方有益气健脾、化瘀止痛之功。若下腹痛较甚，加延胡索、香附以行气止痛；湿盛者，加薏苡仁、草薢以利湿；腹泻者，重用白术。

中成药推荐：丹黄祛瘀片，每次2～4片，每日2~3次。

（5）肾虚血瘀证

主要证候：下腹绵绵作痛或刺痛，痛连腰骶，遇劳累则加重，喜温喜按，头晕耳鸣，畏寒肢冷，或伴月经后期或量少，经血暗夹块，夜尿频多，或婚久不孕；舌暗淡，苔白，脉沉涩。

治法：温肾益气，化瘀止痛。

方药：温胞饮合失笑散。温胞饮：巴戟天、补骨脂、菟丝子、肉桂、附子、杜仲、白术、山药、芡实、人参。方中巴戟天、补骨脂、菟丝子、杜仲温肾助阳；肉桂、附子补益命门；人参、白术益气健脾；山药、芡实补肾涩精。失笑散：蒲黄，五灵脂，以化瘀止痛。若肾阳虚明显者，可选内补丸加减；腹痛较甚者，加延胡索、苏木活血化瘀止痛；夹湿者，加薏苡仁、苍术健脾燥湿。

中成药推荐：妇宝颗粒，每次10g，每日2次，开水冲服。

2.西医治疗

盆腔炎性疾病后遗症急性发作，治疗方案同急性盆腔炎性疾病。

3.中医联合外治治疗

辨证口服中医的基础上加用外治：

（1）中药保留灌肠。中药100ml，保留灌肠，一日1次。盆腔消癥灌肠液（宁夏回族自治区中医医院暨中医研究院院内制剂）。（偏于热证）：枳壳10g、虎杖12g、丹参12g、蒲公英12g、夏枯草12g、金银花10g、野菊花12g。温经化瘀灌肠液（偏于寒证）：艾叶10g、三棱10g、莪术10g、川芎12g、肉桂6g、吴茱萸10g、小茴香10、丹参30g。

（2）中药封包治疗。中药封包蒸热外敷下腹部，30min，一日1次。（宁夏回族自治区中医医院暨中医研究院院内制剂）盆炎方（偏于热证）：败酱草30g、红藤30g、忍冬藤30g，丹参30g、赤芍10g、枳壳10g、木香10g、透骨草15g、三棱10g、莪术10g、延胡索15g、丝瓜络12g、皂角刺10g。温胞方（偏于寒证）：小茴香30g、枳壳10g、木香10g、丹参30g、赤芍10g、乳香6g、没药6g、透骨草15g、三棱10g、莪术10g、细辛6g、延胡索15g、皂角刺10g。

（3）中药穴位贴敷。药物（三棱、赤芍、大黄、生蒲黄、小茴香）研末或制成药丸，贴敷于神阙、子宫、关元、血海、三阴交。每日或隔日1次。

（4）针灸治疗。主穴：带脉、中极、水道、天枢、关元、气海、血海、足三里、阴陵泉、三阴交、阿是穴，睡眠差加百会、四神聪、安眠；小腹坠胀加百合、印堂；肾痛加肾俞。

（5）脐疗。对于寒湿瘀滞选穴：神阙穴位于脐中央。药物组成：细辛6g、元胡9g、小茴香6g、炮姜9g、五灵脂6g、艾叶12g、乳香6g、没药6g、官桂3g。制作贴脐药方法：将药物粉碎后搅拌均匀，等分成21份，装入小袋中，每份3g左右（于干燥处保留）。使用方法：取1小袋干燥粉末，少量多次添加姜汁，成糊状即可；清水洗净脐部，擦干后用蘸75%酒精的无菌棉签进一步消毒；糊状药纳入脐中，以无纺布穴位贴固定。每日换药1次，持续使用14d，连续3个疗程。

（6）磁热疗法。一日1次，取穴关元、气海。

（7）拔罐治疗。一日1次。

（8）艾灸治疗。对于寒湿瘀滞给予艾灸治疗，具体可选神阙、八髎、气海、关元穴。

（9）低频脉冲电治疗。一日1次，置于腹部。

（五）预后

1.定期复诊：定期复诊非常重要，以确保疾病情况得到有效控制。

2.生活方式调整：避免不卫生的性行为和使用避孕套可以帮助预防盆腔炎性疾病的复发。保持良好的卫生习惯，如勤换内裤、保持外阴清洁等也是重要的。

3.饮食调理：均衡饮食对身体健康至关重要。建议选择富含维生素和矿物质的食物，如蔬菜、水果、全谷物和瘦肉，以增强免疫系统功能。

4.心理支持：盆腔炎性疾病可能对患者的心理和情绪产生影响。建议寻求必要的心理支持，如与家人、朋友或专业心理咨询师交流，以帮助应对压力和焦虑。

5.生育问题：某些盆腔炎性疾病可能会影响患者的生育能力。如果患者有计划怀孕的愿望，建议及早咨询专业医生并采取适当的治疗措施。

（六）代表性临床试验

见表3-10。

表3-10　盆腔炎性疾病后遗症代表性临床试验

试验观察方案	试验设计	治疗组/对照组	结　果
健脾益肾祛湿丸治疗盆腔炎性疾病后遗症脾虚湿盛证临床研究	60例RCT	对照组：给予康妇炎胶囊治疗，处方：败酱草、蒲公英、赤芍、薏苡仁、当归、苍术、川芎、延胡索、香附、泽泻、白花蛇舌草，规格：0.4g×24粒×2板/盒，3次/d，3粒/次，饭后服用，1个疗程14d。观察组：给予健脾益肾祛湿丸治疗，处方：黄芪13g，桑寄生13g，薏苡仁13g，党参片13g，续断片13g，麸炒苍术13g，山药13g，蒲公英13g，白花蛇舌草13g，茯苓12g，败酱草12g，甘草片12g，赤芍12g。宁夏回族自治区中医医院暨中医研究院制剂室完成水丸加工，60g/瓶。3次/d，6g/次，服用方法同上	通过本次研究可知，观察组经治疗临床有效率比对照组更明显，局部体征及中医证候积分都比对照组低，腰骶胀痛、下腹疼痛、身倦乏力、带下异常症状改善效果比对照组更加明显，总有效率100%，有统计学意义（P<0.05）
蒲丁藤酱消炎汤治疗慢性盆腔炎气滞血瘀证临床研究	72例RCT	对照组用抗菌药物治疗。①轻度：甲硝唑片0.2g，每日3次，口服；左氧氟沙星片0.5g，每日1次。②中、重度：静脉给药，予甲硝唑注射液0.5g，每日2次；注射用头孢曲松钠2g，每日1次。疗程均为14d研究组用蒲丁藤酱消炎汤治疗。药用蒲公英12g，地丁草12g，大血藤12g，败酱草12g，柴胡9g，延胡索9g，川楝子9g，刘寄奴12g，生蒲黄12g（包），广地龙12g，三棱12g，莪术12g，制乳香6g，制没药6g。若经行量多，减刘寄奴、三棱、莪术、制乳香、制没药，加地榆、侧柏叶、椿根皮；若伴输卵管阻塞，配路路通、穿山甲、王不留行、丝瓜络；若夹瘀，加焦楂炭、茜草炭；若包块明显，加黄药子、皂角刺；若腰膝酸楚，加续断、桑寄生、狗脊。由医院药房制成水煎剂，每日1剂，分早晚服用。1个月经周期为1疗程，依病情轻重程度服用1~3个疗程	研究结果显示，研究组总有效率比对照组高，下腹疼痛、腰骶酸痛、带下量多、经血量多有块、抑郁或烦躁、胸胁或乳房胀痛、便溏不爽、苔白脉弦等中医证候主症、次症及量化总积分较对照组均低于对照组。治疗期内研究组发生不良反应的概率较对照组低，随访期内研究组的疾病复发率比对照组低，提示蒲丁藤酱消炎汤安全有效。蒲丁藤酱消炎汤治疗慢性盆腔炎气滞血瘀证可改善临床症状，降低疾病复发率，且安全

第十节　不孕病（多囊卵巢综合征）

一、临床流行病学资料

女性不孕症（Female Infertility）是指女子未避孕且性生活正常，与配偶同居一年而未孕者。在我国，不孕症的发病率为7%～10%，且呈现年轻化趋势，产生女性不孕症的原因主要分为盆腔因素和排卵障碍两大主要原因，而多囊卵巢综合征（polycystic ovarian syndrome，PCOS）导致的不孕占排卵障碍性疾病的30%～60%。PCOS是育龄期妇女常见的一种复杂的内分泌及代谢异常所致的疾病，临床主要表现为高雄激素血症、月经不调、不孕和多毛。流行病学数据显示，PCOS在育龄期妇女总体发病率为6%～20%，且呈现逐渐上升趋势，该病病因尚不明确。

二、临床评估与诊断

（一）临床评估

1.病史询问

采集病史的内容主要包括患者的一般情况、月经史、婚育史、家族史、既往诊治情况、有无高雄激素血症、有无黑棘皮症、超声情况及有无排卵、激素水平等。一般情况包括近期体重改变、饮食和生活习惯。月经史主要包括平素月经是否规律，周期、经期、经量以及经色是否正常，有无血块，有无痛经史，初潮时间、末次月经时间及伴随症状。婚育史主要包括婚龄时间、有无不孕病史、目前是否有生育要求、妊娠次数及妊娠结局。家族史主要包括家族中代谢性疾病及女性亲属有无多囊卵巢综合征病史等。既往诊治情况包括服用激素类药物种类及时间。高雄激素血症包括痤疮、多毛、脱发、油脂性皮肤、雄激素增高等。胰岛素抵抗包括肥胖、黑棘皮症。超声情况包括超声有无提示一侧或双侧卵巢直径2～9mm的卵泡直径≥12个，和/或卵巢体积≥10cm³。激素水平包括血清雄激素、卵泡刺激素（FSH）、黄体生成素（LH）、雌二醇（E_2）、血清催乳素（PRL）、空腹葡萄糖及空腹胰岛素。

2.体格检查

测定血压，确定BMI，测腰围、臀围，了解近期体重变化，有无痤疮、多毛、黑棘皮症等，有助于评估是否存在向心性肥胖和胰岛素抵抗。有无挤压溢乳，有助于评估高催乳素血症。

3.辅助检查

（1）基础体温测定：不排卵病人表现为单相型基础体温曲线，该检查对明确患者的排卵情况有辅助作用。

（2）盆腔检查及超声检查：可了解卵巢形态、包膜情况、卵泡发育及排卵情况。盆腔检查有时可触及一侧或双侧增大的卵巢。超声检查可见包膜回声增强，轮廓较光滑，间质回声增强，一侧或双侧卵巢直径 2~9mm 的卵泡≥12 个，和/或卵巢体积≥10ml。卵泡围绕卵巢边缘，呈车轮状排列，称为"项链征"。连续监测不见优势卵泡发育及排卵。阴道超声检查较为准确，无性生活史的病人应经直肠超声检查。

（3）内分泌测定：①血清雄激素：睾酮水平通常不超过正常范围上限 2 倍，雄烯二酮常升高，脱氢表雄酮、硫酸脱氢表雄酮正常或轻度升高。②血清促卵泡素、促黄体生成素：血清促卵泡素正常或偏低，促黄体生成素升高，但无排卵前促黄体生成素峰值出现。③血清雌激素：雌酮升高，雌二醇正常或轻度升高，并恒定于早卵泡期水平。④尿 17-酮类固醇：正常或轻度升高，正常时提示雄激素来源于卵巢，升高时提示肾上腺功能亢进。⑤血清催乳素：20%~35% 的患者可伴有血清催乳素轻度增高。⑥抗米勒管激素：多为正常人 2~4 倍。

（4）排除性检查：筛查 PCOS 为排他性诊断，需要与可能出现相似症状的疾病进行鉴别，主要检查包括：甲状腺功能、皮质醇、肾上腺皮质激素释放试验、过夜地塞米松抑制试验后 24h 尿皮质醇水平等，怀疑雄激素分泌性肿瘤则进行相应影像学检查。

（5）其他：腹部肥胖型患者，应检测空腹血糖及口服葡萄糖耐量试验，还应检测空腹胰岛素及葡萄糖负荷后血清胰岛素。肥胖型患者可有甘油三酯增高。

（二）诊断标准

随着基础及临床研究进展，对于 PCOS 认识不断深入。截至目前，就 PCOS 诊断标准，国际专家共提出 3 个共识，分别是 1990 年美国国立卫生研究院（National Institutes of Health，NIH）制定的 NIH 标准、2003 年 ESHRE 与 ASRM 联合提出的鹿特丹标准，以及 2006 年美国雄激素过多-PCOS 学会（Androgen Excessand PCOS Society，AE-PCOS）提出的 AES 标准。不同的种族人群、地域环境及饮食习惯，在疾病谱及代谢情况上存在显著的差异，2011 年我国卫生部颁布了中国《多囊卵巢综合征诊断标准》，2018 年诊疗指南沿用了中国 2011 年诊断标准。各类诊断标准均围绕着排卵障碍、月经不规律、高雄激素血症和/或临床表现以及卵巢多囊样改变（polycystic ovarian morphology，PCOM）三大临床表象展开。现我国参照 2018 年中华医学会妇产科学分会及相关领域专家发表的育龄期 PCOS 的最新诊断标准：

疑似 PCOS：必需条件：月经稀发或闭经或不规则子宫出血。选择性条件：①高雄激素临床表现或高雄激素血症。②超声下表现为 PCOM（单侧或者双侧）卵巢内直径 2~9mm 的卵泡个数≥12 个，和/或卵巢体积≥10ml（卵巢体积按 0.5×长径×横径×前后径计算）。

确诊 PCOS：具备上述疑似 PCOS 诊断条件后，还必须逐一排除其他可能引起高雄激素的疾病和引起排卵异常的疾病，才能确定诊断。

女性不孕症诊断标准：参考"十三五"规划教材《妇产科学》第 9 版制定。育龄期女性无避孕性生活至少 1 年而未孕者称为不孕症。既往从未有过妊娠史，未避孕而从未妊娠者为原发不孕；既往有过妊娠史，而后未避孕连续 1 年未孕者为继发不孕。

三、治疗目标

生活方式指导及干预；重视基础治疗（调节月经周期、缓解高雄激素症状、调整代谢状态）；中西医结合个体化治疗；定期随访调理。青春期或育龄期无生育要求的PCOS患者，以调畅月经为先，恢复周期为本；有生育要求的PCOS患者，以助孕为要，调经意在种子；围绝经期的PCOS患者，重在控制相关并发症。

四、治疗方案

（一）中医药治疗

1.肾虚证

（1）肾阴虚

主要证候：月经初潮迟至，月经后期，量少，色淡质稀，渐至闭经，或月经延长，崩漏不止；婚久不孕，形体瘦小，面额痤疮，唇周细须显现，头晕耳鸣，腰膝酸软，手足心热，便秘溲黄；舌质红，少苔或无苔，脉细数。

治法：滋肾填精，调经助孕。

方药：左归丸去川牛膝。左归丸：熟地黄、山药、枸杞子、山茱萸、川牛膝、菟丝子、鹿角胶、龟甲胶。方中重用熟地黄滋肾填精，大补真阴，为君药。山药补脾益阴，滋肾固精；枸杞子补肾益精，养肝明目；女贞子益肝补肾；旱莲草入肾补精；山茱萸养肝滋肾，涩精敛汗；龟、鹿二胶，为血肉有情之品，峻补精髓，龟甲胶偏于补阴，鹿角胶偏于补阳，在补阴之中配伍补阳药，取"阳中求阴"之义；菟丝子益肝肾、强腰膝、健筋骨，俱为佐药。两方合而用之，共奏滋肾益阴、止血调经之功。若胁胀痛者加柴胡、香附、白芍疏肝解郁柔肝；若咽干、眩晕者，加玄参、牡蛎、夏枯草养阴平肝清热；若心烦、失眠者，加五味子、柏子仁、夜交藤养心安神。

（2）肾阳虚

主要证候：月经初潮迟至，月经后期，量少，色淡，质稀，渐至闭经，或月经周期紊乱，经量多或淋沥不尽；婚久不孕，形体较胖，腰痛时作，头晕耳鸣，面额痤疮，性毛浓密，小便清长，大便时溏；舌淡，苔白，脉沉弱。

治法：温肾助阳，调经助孕。

方药：右归丸去肉桂，加补骨脂、淫羊藿。右归丸：附子、肉桂、熟地黄、山药、山茱萸、枸杞子、菟丝子、鹿角胶、当归、杜仲。方中以附子、淫羊藿、鹿角胶为君药，温补肾阳，填精补髓。臣以熟地黄、枸杞子、山茱萸、山药、补骨脂滋阴益肾，养肝补脾。佐以菟丝子补阳益阴，固精缩尿；杜仲补益肝肾，强筋壮骨；当归养血和血，助鹿角胶以补养精血。诸药配合，共奏温补肾阳、填精止遗之功。若患者肾阴亏虚，致肾阴阳两虚，恐其辛热伤肾，去肉桂、附子，加阿胶；兼有月经不至或愆期，为痰湿阻滞脉络所致，可加半夏、陈皮、贝母、香附以理气化痰通络；兼见少腹刺痛不适，月经有血块而块出痛减者，为血滞，可酌加桃仁、红花以活血行滞。

2.脾虚痰湿证

主要证候：月经后期，量少色淡，或月经稀发，甚则闭经，形体肥胖，多毛；头晕胸闷，喉间多痰，肢倦神疲，脘腹胀闷；带下量多，婚久不孕；舌体胖大，色淡，苔厚腻，脉沉滑。

治法：化痰除湿，通络调经。

方药：苍附导痰丸。苍附导痰丸：茯苓、半夏、陈皮、甘草、苍术、香附、南星、枳壳、生姜、神曲。苍附导痰丸主治肥人经闭，方中二陈汤化痰燥湿，和胃健脾；苍术燥湿健脾；香附、枳壳理气行滞；南星燥湿化痰；神曲、生姜健脾和胃，温中化痰。全方有燥湿健脾、化痰调经之功。若月经不行，为顽痰闭塞者，可加浙贝母、海藻、石菖蒲软坚散结，化痰开窍；痰湿已化，血滞不行者，加川芎、当归活血通络；脾虚痰湿不化者，加白术、党参以健脾祛湿；胸膈满闷者，加郁金、薤白以行气解郁。

3.气滞血瘀证

主要证候：月经后期量少或数月不行，经行有块，甚则经闭不孕；精神抑郁，烦躁易怒，胸胁胀满，乳房胀痛；舌质暗红或有瘀点、瘀斑，脉沉弦涩。

治法：理气活血，祛瘀通经。

方药：膈下逐瘀汤。当归、川芎、赤芍、桃仁、红花、枳壳、延胡索、五灵脂、乌药、香附、牡丹皮、甘草。方中以桃红四物汤去熟地黄之滋腻，养血活血；枳壳、乌药、香附行气通络；延胡索、五灵脂疏通血脉，化瘀定痛；牡丹皮凉血消瘀；甘草调和诸药。若经血不行者，可加牛膝、卷柏、泽兰等行血通经之品；若寒凝血瘀，见小腹凉，四肢不温者，酌加肉桂、巴戟天、石楠叶以温阳通脉。

4.肝郁化火证

主要证候：月经稀发，量少，甚则经闭不行，或月经紊乱，崩漏淋漓；毛发浓密，面部痤疮，经前胸胁、乳房胀痛，肢体肿胀，大便秘结，小便黄，带下量多，外阴时痒；舌红，苔黄厚，脉沉弦或弦数。

治法：疏肝理气，泻火调经。

方药：丹栀逍遥散。牡丹皮、栀子、当归、白芍、柴胡、白术、茯苓、煨姜、薄荷、炙甘草。方中牡丹皮、栀子、柴胡疏肝解郁，清热凉血；当归、白芍养血柔肝；白术、茯苓、炙甘草健脾补中；薄荷助柴胡疏达肝气。唯煨姜辛热，非血热所宜，可去而不用。诸药合用，使肝气畅达，肝热得清，热清血宁，则经水如期。若湿热之邪阻滞下焦，大便秘结者，加大黄清理通便；若肝气不舒，溢乳者，加夏枯草、炒麦芽以清肝回乳；胸胁满痛者，加郁金、王不留行以活血理气；月经不行者，加生山楂、牡丹皮、丹参以活血通经；若肝经湿热而见月经不行，带下多，阴痒者，可选用龙胆泻肝汤。

（二）西医治疗

对于有生育要求的PCOS患者，经生活方式指导及综合干预后仍未能恢复排卵和受孕者，在排除配偶不育因素后，可予以促排卵治疗。

推荐一线促排卵药物来曲唑或克罗米芬，由于来曲唑在改善妊娠结局方面更具优势，可优先考虑使用；二甲双胍可单独或联合克罗米芬诱导排卵（尤其在伴有肥胖或克罗米芬抵抗时），以提高排卵率和妊娠率。国内外多部指南一致推荐来曲唑或克罗米芬为PCOS诱导排卵的一线用药。与克罗米芬比较，来曲唑能显著增加排卵率、妊娠率及活产率，改善子宫内膜厚度，降低多胎妊娠和卵巢过度刺激综合征风险。

若一线促排卵药物治疗无效，可考虑采用二线促排卵药物促性腺激素（gonadotropin，Gn）。由于Gn易导致多卵泡发育、多胎妊娠和OHSS，治疗时应进行盆腔超声及实验室监测，也可联合来曲唑或克罗米芬使用以减少Gn用量，或采用低剂量逐渐递增、常规剂量逐渐递减方案，以减少不良反应。

对于接受促排卵治疗的PCOS患者，结合患者年龄及孕育状态，可适当减少促排卵治疗的次数，并积极考虑进行人类辅助生殖技术，如宫腔内人工授精（intra-uterineinsemination，IUI）、IVF-ET治疗。

（三）中医联合外治治疗

与单纯西药治疗比较，联合穴位埋线能够显著改善PCOS（尤其是肥胖型）患者的T水平、恢复排卵和月经周期。因此，临床上可结合患者情况及个人意愿，在上述治疗基础上配合针刺或穴位埋线治疗。

1.一般疗法。加强锻炼，控制体重，体重下降10kg可减少胰岛素水平40%，减少睾酮水平3.5%，并有可能恢复排卵；调整饮食，避免服用高雄激素制剂或食品，饮食清淡，戒除烟酒；起居有节；调畅情志。

2.针刺。许多的研究已证明中医针灸在治疗PCOS方面有着显著优势，可以调整PCOS患者的月经周期，提高胰岛素敏感性，调节脂代谢紊乱，改善临床症状和安全性等，成为PCOS治疗的一种新的补充替代治疗方式，受到越来越多学者的关注。

3.穴位埋线。穴位埋线是根据针灸学理论，通过针具和药线在穴位内产生刺激经络、平衡阴阳、调和气血、调整脏腑，达到治疗疾病的目的，它是对针灸治疗的一种延伸。穴位埋线不仅具有类似针刺的作用，而且还能持续自发刺激。目前已有众多研究证实了穴位埋线对肥胖型PCOS的疗效。

4.艾灸。取关元、子宫、三阴交、足三里、脾俞、丰隆等穴；能改善患者体质，提升受孕率。

5.耳穴压豆。选取肾、脾、子宫、卵巢、内分泌等耳穴，其中肾、脾耳穴可以补肾益气，补脾生血；子宫穴可调经止痛，保证经脉的正常运行；卵巢穴与内分泌穴可调节垂体前叶，改善卵巢功能，有效缓解PCOS患者的临床症状。

五、预后

多囊卵巢综合征病因不明，无法治愈，可严重影响患者的生命质量、生育及远期健康。

（一）不排卵或稀发排卵

1.排卵障碍性异常子宫出血（AUB-O）：PCOS的月经常表现为周期不规律、月经稀发、量少或闭经，也可有经量过多及不可预测的经间期出血，可影响正常性生活。

2.不孕：PCOS是不孕症中无排卵的最常见原因。

3.子宫内膜增生、不典型增生及子宫内膜癌：PCOS患者由于长期无排卵或稀发排卵，子宫内膜受单一雌激素刺激而无孕激素拮抗，子宫内膜长期处于增生状态，甚至诱发癌变风险，PCOS患者子宫内膜癌风险增加2~6倍。

（二）自然流产风险增加

PCOS患者存在性激素紊乱、代谢失调、肥胖等病理变化，其中高黄体生成素、高雄激素、高胰岛素/IR、肥胖、泌乳素轻度升高，导致黄体功能不全和绒毛间隙血栓形成倾向等，被认为是PCOS自然流产率增高的高危因素。这些因素或独立或共同作用致使患者自然流产的发生。

（三）对子代的影响

PCOS肥胖患者对子代的影响是多方面的。肥胖孕妇的妊娠合并症易造成胎儿宫内缺氧，引发新生儿窒息、死胎、死产等，可直接影响新生儿生命健康。此外，肥胖孕妇的剖宫产率较体重正常孕妇相对升高。孕期肥胖也是发生巨大儿的重要因素，且随着巨大儿的发生率增加，新生儿的低血糖发生率也相应上升。孕前PCOS的超重和肥胖可引发新生儿先天出生缺陷风险明显增加，包括胎儿神经管畸形、脊柱裂、脑积水、心血管畸形、唇腭裂、肛门闭锁、脑积水、少肢畸形风险等。

（四）对心理的影响

PCOS患者大多存在精神心理方面的问题，其中以抑郁、焦虑为主。痤疮、多毛症、不孕症和BMI增加与PCOS患者的不良情绪和痛苦增加可能有关。

六、代表性临床试验

见表3-11。

表3-11 不孕症代表性临床试验

试验观察方案	试验设计	治疗组/对照组	结果
生活方式干预联合穴位埋线对多囊卵巢综合征不孕患者的效果	80例RCT	两组患者均给予克罗米芬片治疗，于经期第5d开始用口服用药，50mg/次，1次/d，连续使用5d，下次经期第5d再次继续用药，连续治疗3个月经周期。对照组在此基础上给予生活方式干预；观察组在对照组基础上给予穴位埋线：经期结束后，患者卧位，取丰隆、天枢、梁门、关元、气海、带脉、三阴交、子宫、水道、中脘等穴，于月经结束开始干预，10d/次，连续干预3个月经周期	干预前，两组面部痤疮、崩漏、月经稀发、胸肋胀痛、婚久不孕等中医证候积分比较，差异无统计学意义（P>0.05）；干预后，观察组各项中医证候积分均低于对照组，差异有统计学意义（P<0.05）。总结：生活方式干预联合穴位埋线可以改善多囊卵巢综合征不孕患者症

试验观察方案	试验设计	治疗组/对照组	结　果
中药、耳穴压豆联合来曲唑治疗肾虚型多囊卵巢综合征不孕的临床研究	80例RCT	对照组：闭经患者内膜≤5mm且无优势卵泡（卵泡直径≤8mm）时即开始服用来曲唑，其他患者于月经周期或药物撤退性出血第2~5d时口服来曲唑，起始剂量2.5mg/d，连用5d；若无排卵或卵巢无反应，每周期加量2.5mg/d，最大剂量7.5mg/d，连用3个月经周期 观察组：在对照组治疗基础上，闭经患者于开始服来曲唑当天、其他患者于月经周期或药物撤血后第5d加用自拟补肾活血方内服及耳穴压豆，连用3个月经周期：（1）自拟补肾活血方。组方：熟地15g，山茱萸15g，黄精15g，杜仲15g，怀牛膝15g，淫羊藿15g，鸡血藤15g，当归10g，茯苓15g，黄芪15g，白术10g，陈皮10g，苍术10g。1剂/d，分早晚2次温服，连服10d。临证加减：若经量少，加制首乌15g、紫河车15g、丹参10g；若形体消瘦、五心烦热，加丹皮15g、知母10g、地骨皮10g；若心烦失眠，加酸枣仁15g、合欢皮15g；若带下清稀量多，加金樱子15g、芡实15g。 （2）耳穴压豆：取穴：内生殖器（子宫）、肾、肝、内分泌、皮质下、卵巢穴，于加用中药当日实施第1次，双耳交替，并于开始B超监测卵泡当天更换1次，7d后丢弃，每个月经周期共贴敷2次。共治疗3个月经周期	综上所述，补肾活血中药、耳穴压豆联合来曲唑对治疗多囊卵巢综合征不孕患者有确切疗效，且其疗效明显优于单纯使用来曲唑治疗，能促进卵泡生长、改善卵泡大小及子宫内膜情况，缓解中医证候，调节雄激素水平，有助于促排卵及促进妊娠。但由于观察样本量较少，研究时间不够长，故无法观察其远期有效率。该联合治疗方法同时具有有效率高、操作简便、不良反应率低等优点，值得在临床上推广应用

第四章　中医妇科优势病种循证研究案例

第一节　输卵管妊娠

一、文献研究总结报告

《中医治疗优势病种遴选和评价·输卵管妊娠》文献研究总结报告

我们依据《中医治疗优势病种遴选和评价技术指导原则》《中医治疗优势病种遴选和评价工作流程及实施细则》，按照其中文献研究的要求进行文献检索与评价，现将研究结果总结如下。

（一）异位妊娠与输卵管妊娠

异位妊娠（Ectopic Pregnancy，EP）是指受精卵在子宫体腔以外的部位着床发育，俗称"宫外孕"。其中，受精卵在输卵管内着床称为输卵管妊娠（Tubal Pregnancy，TP），占异位妊娠的95%以上。中医古籍中没有"异位妊娠"的病名记载，但在"妊娠腹痛""停经腹痛""少腹瘀血""经漏""妊娠下血""胎漏""癥瘕"及"胞阻"等病症中，有类似症状的描述。

汉代张仲景《金匮要略·妇人妊娠病脉证并治》中谈到："妇人有漏下者，有半产后因续下血都不绝者，有妊娠下血者，假令妊娠腹中痛为胞阻。"宋代《圣济总录·妇人血积气痛》中记载："妇人血气血积，坚癖血瘕，发竭攻刺疼痛，呕逆噎塞，迷闷及血盅胀满，经水不行。"明代《普济方》记述在"月水不行，腹为癥块"时，用桂枝桃仁汤治"气郁乘血，经候顿然不行，脐腹绞痛，上攻心肋欲死"。

（二）输卵管妊娠的现代文献研究

1.资料和方法

（1）文献来源

中文文献数据库主要包括：①中国知网（CNKI）《中国学术期刊网络出版总库》《中国博士学位论文全文数据库》《中国优秀硕士学位论文全文数据库》《中国重要会议论文全文数据库》；②万方数据知识服务平台·万方医学网《中国医药期刊全文数据库》《中国医药学位论文全文数据库》；③维普资讯《中文科技期刊数据库》。

外文文献数据库主要包括：PubMed、The Cochrane Library等。

（2）检索的方法及过程

各数据库检索时间为自建库至2023年6月。

检索词为：

中文检索词：异位妊娠；宫外孕；输卵管妊娠；

英文检索词：Pregnancy，Ectopic（妊娠，异位）、Pregnancy，Tubal（妊娠，输卵管）、"ectopic pregnancy"、"Tubal Pregnancy"、"Chinese medicine"、TCM等。

检索式为：

#1（主题=异位妊娠）OR（主题=宫外孕）OR（主题=输卵管妊娠）（CNKI）

#2主题：（异位妊娠）OR主题：（宫外孕）OR主题：（输卵管妊娠）（Wan Fang）

#3（摘要=异位妊娠OR摘要=宫外孕OR摘要=输卵管妊娠）（VIP）

#4（"ectopic pregnancy"OR"Tubal Pregnancy"）AND（"Chinese medicine"ORTCM）

#5"ectopic pregnancy"AND（"Chinese medicine"OR TCM）：ti，ab，kw

文献选择原则：主要选取有关异位妊娠/输卵管妊娠中医及中西医结合临床疗效研究文献。对于来自同一单位同一时间段的研究和报道以及署名为同一作者的实质内容重复的研究和报道，则选择其中一篇作为目标文献。

（3）文献筛选及资料提取

依据《中医治疗优势病种遴选和评价工作流程及实施细则》中文献筛选和提取的具体方法，根据研究目的确定纳入标准和排除标准，选择合格的文献，并以此为依据，对收集的临床试验进行筛选。

选用Note Express管理文献，数据库间查重，别重后通过浏览阅读题目、摘要进行初步筛选文献。初筛后获得文献再由2位系统评价员进行"全文筛"，详细阅读全文，对初筛后的文献资料，逐一阅读和筛选。其中，全文筛阶段排除的文献注明排除原因。

建立Excel表格进行资料提取，提取的主要内容包括：①一般内容［文献题目、作者、来源（期刊名称、发表年份等）］；②研究方案设计（随机序列产生的方法、有无做到盲法、分配隐藏、失访情况的记录、统计方法选择是否正确）；③受试对象的情况（诊断、疗效判定标准）；④具体干预措施（实验组和对照组具体干预方法）；⑤干预时长；⑥结局指标（计数还是计量资料，计量资料收集各组基线和干预不同时间的均数和标准差，计数资料分别提取各组的发生数、未发生数、发生率等）；⑦不良反应的记录（有无描述症状、进行统计学处理）。

①纳入标准

A.异位妊娠/输卵管妊娠中医药（中西医结合）疗法的临床疗效RCT文献。

B.文献为期刊、学位论文或会议论文。

C.干预措施为中医药疗法或中西医疗法，中药包括单体成分、单味药和复方；剂型包括汤剂、中成药制剂和注射液等；针灸推拿包括毫针、电针、耳针、头针、灸法、拔罐，及穴位贴敷、中药保留灌肠、中药外敷等。

D.对照措施可以为中医药疗法或西医治疗。

E.主要结局指标包括血β-HCG、妇科腔内彩超。

②排除标准

A.异位妊娠/输卵管妊娠非中医药（中西医结合）疗法的临床疗效观察文献。

B.非输卵管妊娠（其他异位妊娠）的临床疗效观察文献。

C.综述、述评、动物实验、经验介绍、Meta分析、病案交流。

D.研究设计为非RCT。

E.研究设计无法反映中医药疗效。

F.难以确定具体研究类型和干预手段。

G.重复发表的文献。

H.研究总样本量<50例（二筛时样本量30~50例需做标记）。

I.主要结局指标不包括血β-HCG、妇科腔内彩超。

J.因停刊、保密、数据库停止收录、非科技类期刊收录等原因，无法获取原文。

③文献质量评价

目前评价随机对照试验质量的评价工具较多，我们采用改良Jadad评分量表对每项研究的研究质量进行评分，修改后的Jadad量表（1~3分视为低质量，4~7分视为高质量）主要根据以下内容进行评分，最高7分，最低0分。

A.随机序列的产生

恰当：计算机产生的随机数字或类似方法（2分）。

不清楚：随机试验但未描述随机分配的方法（1分）。

不恰当：采用交替分配的方法如单双号（0分）。

B.随机化隐藏

恰当：中心或药房控制分配方案、或用序列编号一致的容器、现场计算机控制、密封不透光的信封或其他使临床医生和受试者无法预知分配序列的方法（2分）。

不清楚：只表明使用随机数字表或其他随机分配方案（1分）。

不恰当：交替分配、病例号、呈开放式随机号码表、系列编码信封以及任何不能防止分组的可预测性的措施（0分）。

未使用（0分）。

C.盲法

恰当：采用了完全一致的安慰剂片或类似方法（2分）。

不清楚：试验陈述为盲法，但未描述方法（1分）。

不恰当：未采用双盲或盲的方法不恰当，如片剂和注射剂比较（0分）。

D.撤出与退出

描述了撤出或退出的数目和理由（1分）。

未描述撤出或退出的数目或理由（0分）。

2.文献研究结果

经过系统检索，共搜集到中文文献8257篇，其中中国知网（CNKI）2632篇、万方知识服务平台3739篇、维普中文科技期刊数据库2628篇。经过Note Express文献管理软件去重后为5551篇。英文文献80篇。通过阅读题目和摘要，初步筛选出文献2933篇。依据纳入标准和排除标准，再由2位系统评价员进行"全文筛"，对初筛后的文献资料，逐一阅读和筛选出496篇文献。中文文献检索策略如图4-1：

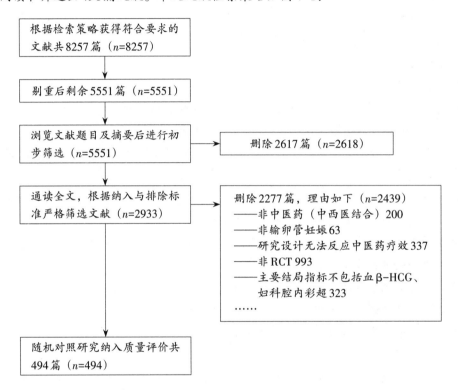

图4-1 文献检索策略

3.文献清单

见后附件。

（三）文献计量学分析

文献计量学是利用数学和统计学方法对文献进行定量分析的学科，现已广泛应用于多种疾病的研究。对输卵管妊娠30余年中医药（中西医结合）疗法的临床疗效RCT文献的进行可视化分析，探讨该领域研究的发展历程、研究热点和研究趋势，为后续研究提供参考。本工作组就初筛后的文献2933篇，运用Cite Space 6.1.R6进行文献计量学及可视化分析，结果如下。

1.年代分布

初筛后所获得文献，自1991年起。经统计，1991—2023年我国发表的有关异位妊娠/输卵管妊娠中医药（中西医结合）疗法的临床疗效RCT文献2933篇。发文量整体呈先波动上升后缓慢下降趋势。1995年之前，发表文献8篇，属于萌芽阶段。在此期间研究者探索将中医药疗法运用于输卵管妊娠的救治中，改变了唯手术治疗的现状。自1996—2010年，属于发展阶段，5年发文量逐渐上升并达到高点（n=857），其中发文最高为2008年（n=213）。自2011—2020年，属于成熟期，5年发文量逐渐降低，其中发文最低为2016年（n=23），说明临床疗效RCT研究成果已形成业内共识，研究者对于临床RCT研究已不热衷。2021年至今，年平均发文量低于50篇（见表4-1，图4-2、3）。

表4-1 输卵管妊娠文献量统计表

年代段分布	发文量	发文比例
1991—1995	8	0.27%
1996—2000	255	7.67%
2001—2005	631	21.51%
2006—2010	857	29.22%
2011—2015	703	23.97%
2016—2020	370	12.62%
2021—2023	109	3.72%
合计	2933	100.00%

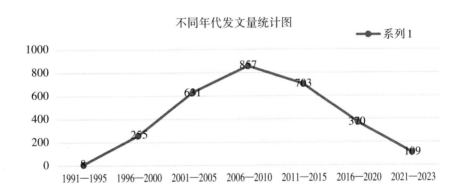

图4-2 不同年代段输卵管妊娠中医药临床研究文献

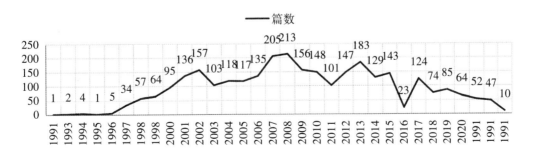

图4-3 不同年份输卵管妊娠中医药临床研究文献

2.关键词共现

关键词是文献研究内容的高度概括，关键词共现分析可以帮助研究者找到文章中高频使用的关键词以及关键词之间的相关性，进而推衍出该学科内容的研究热点及相关性。

2933篇文献，共出现关键词1660个。基于一致性考虑，将甲氨喋呤合并于甲氨蝶呤、氨甲喋呤合并于氨甲蝶呤。通过对初筛后2933篇文献关键词进行统计分析，得到关键词共现图谱。年轮图节点的颜色反映不同时间切片的发文量。节点的大小反映发文量的多少，年轮节点越大，反映关键词节点出现频数越大。关键词共现图谱共得出254个节点，309条关键词之间的连线，Density=0.009 6。中心性表示节点在网络中的重要性，其中中心性≥0.1的节点可称为关键节点。本研究中关键词的关键节点共有31个。中心性和共现频数排前60的关键词见表4-2。由彩图2可知异位妊娠、宫外孕的年轮节点颜色覆盖共现关系图全色卡，说明此二词为临床上研究者撰写文章高频使用词，同时也从侧面印证"输卵管妊娠占异位妊娠90%～95%"。从高频词米司非酮、甲氨蝶呤、氨甲蝶呤、保守治疗、中西医结合、中西医结合疗法、中西医结合治疗等体现了输卵管妊娠作为中医急腹症之一，在临床诊疗以中西医结合疗法为主要方式。用到较多的方剂为宫外孕Ⅱ号方、化瘀消癥汤和桂枝茯苓汤。发表文献主要为临床疗效观察分析。

表4-2 关键词频次表（前1～60）

序号	关键词	频次	中心性	出现起始年	序号	关键词	频次	中心性	出现起始年
1	异位妊娠	1863	0.4	1994	2	米非司酮	834	0.44	1995
3	甲氨蝶呤	741	0.28	1999	4	保守治疗	571	0.18	1997
5	中药	444	0.39	1994	6	宫外孕	401	0.17	1991
7	输卵管妊娠	304	0.22	1997	8	中西医结合	296	0.09	1999
9	氨甲蝶呤	239	0.58	1994	10	中西医结合疗法	170	0.12	1997
11	中西医结合治疗	158	0.21	1996	12	中药治疗	116	0.33	1991
13	临床分析	110	0.15	1997	14	临床观察	101	0.17	1996
15	临床疗效	96	0.08	2005	16	治疗	96	0.1	1998
17	宫外孕Ⅱ号方	95	0.33	1999	18	妊娠	79	0.19	2000
19	药物治疗	77	0.05	1998	20	疗效	64	0.06	1997
21	天花粉	44	0.33	1994	22	临床效果	43	0.09	2013
23	疗效观察	35	0.09	2001	24	中药保守治疗	31	0.2	1991
25	活血化瘀	27	0.21	1995	26	附件包块	24	0.08	1999
27	天花粉蛋白	23	0.06	1999	28	中医药疗法	23	0.19	1997
29	早期异位妊娠	22	0.08	1995	30	异位	21	0.22	2001
31	急腹症	21	0.02	2001	32	不良反应	20	0.25	2006
33	中药汤剂	19	0.1	2011	34	效果	19	0.11	2003
35	血β-HCG	18	0.03	2005	36	药物保守治疗	18	0	1998

序号	关键词	频次	中心性	出现起始年	序号	关键词	频次	中心性	出现起始年
37	妇产科	17	0.06	2001	38	孕酮	16	0.11	2012
39	中西医	16	0.16	2002	40	化瘀消癥汤	16	0.33	2014
41	发病率	16	0.12	2001	42	滋养细胞	14	0.12	1999
43	治疗效果	14	0.02	2014	44	盆腔包块	13	0.08	1998
45	安全性	13	0.03	2015	46	保守疗法	12	0.05	2000
47	桂枝茯苓胶囊	12	0	2008	48	后穹窿穿刺	11	0.11	2001
49	输卵管	10	0.03	2006	50	中医	9	0.07	2011
51	宫外孕2号方	9	0	2009	52	早期诊断	9	0	2000
53	桂枝茯苓汤	9	0.02	2012	54	疗效分析	8	0.1	1999
55	中医药	8	0	2009	56	未破裂型异位妊娠	7	0	2006
57	诊断	7	0	2001	58	中西结合	7	0	2010
59	异位妊娠患者	7	0	2002	60	联合用药	7	0	1998

3.关键词聚类

聚类分析，用于将研究对象按照相似程度进行划分。同一类中元素的同质化最大，不同类中元素的异质性最大。关键词聚类是在关键词共现的基础之上，相似、相关高频共现关键词基于一定算法划归为同一标签之内。对输卵管妊娠进行关键词聚类研究，以"输卵管妊娠"为界，得到前13个聚类。关键词聚类 Q=0.8154，S=0.925，满足聚类结构显著且结果有效要求（Q>0.3且S>0.7）。如表4-3、彩图3所示。

表4-3 关键词聚类表

标签	节点数	轮廓值	平均年份	关键词（规模）
0	32	0.974	2005	宫外孕；中药治疗；氨甲喋呤；临床疗效；异位妊娠
1	22	0.969	2008	保守治疗；疗效；宫外孕Ⅱ号方；中药治疗；蜈蚣
2	20	1	2006	异位妊娠；临床观察；宫外孕；输卵管妊娠；早期诊断
3	19	0.921	2004	治疗；天花粉；诊断；米非司酮；药物疗法
4	17	0.954	2010	甲氨蝶呤；米非司酮；氨甲喋呤；甲氨喋呤；临床分析
5	17	0.911	2010	化瘀消癥汤；孕酮；效果；不良反应；天花粉蛋白
6	16	0.822	2007	中西医结合治疗；滋养细胞；中药；盆腔包块；甲氨蝶呤
7	16	0.985	2006	临床分析；后穹隆穿刺；卵巢妊娠；血β-HCG；中药汤剂
8	16	1	2006	妊娠；异位；异位妊娠；投药；异位/治疗
9	15	0.915	2005	妇产科；急腹症；发生率；发病率；临床分析
10	14	0.911	2001	中西医结合；疗效观察；药物治疗；甲氨蝶呤；米非司酮
11	11	0.974	2012	中西医结合疗法；妇产科异位妊娠；注射用甲氨蝶呤；治疗效果；中药

标签	节点数	轮廓值	平均年份	关键词（规模）
12	11	0.976	2003	中药；中医药疗法；活血化瘀；甲氨喋呤；早期异位妊娠
13	11	0.946	2008	输卵管妊娠；异位妊娠；宫外孕；宫外孕2号方；保守治疗

根据聚类标签，可以将输卵管妊娠中医药临床疗效RCT研究分为4个研究方向。①#0宫外孕、#2异位妊娠、#8妊娠、#13输卵管妊娠。②#1保守治疗、#3治疗、#6中西医结合治疗、#10中西医结合、#11中西医结合疗法。③#4甲氨喋呤、#5化瘀消癥汤、#12中药。④#7临床分析、#9妇产科。

4.关键词时间线

关键词时间线以时间为横轴，节点为该关键词首次出现的时间，节点大小表明其出现频次。时间线图首先反应关键词的相关性，进而体现某一研究方向的研究趋势。同时通过时间显示，表明该研究方向趋势的热度情况（见彩图4）。

1991年出现中医药保守治疗宫外孕，1995年左右同期出现甲氨喋呤、米司非酮、子宫丸定痛膏、天花粉表明中西医结合治疗在临床应用成为热点。2000年前后出现宫外孕Ⅱ号方、天花粉蛋白、甲氨喋呤、附件包块、口服给药、疗效观察。2005年临床疗效、未破裂型、不良反应、血β-HCG等关键词表明研究逐渐深入，趋于成熟。2010之后显著出现的是化瘀消癥汤、桂枝茯苓汤、血府逐瘀汤等。之后未出现显著研究热点。

5.关键词突现

关键词突现指某一关键词在某一时间段的强力出现。关键词突现图（见彩图5）反应不同年份输卵管妊娠中西医结合治疗临床疗效RCT研究在短期内产生巨大变化的关键词，以及该关键词出现变化的起止年份及突变强度。通过关键词突变图可以直观了解某领域的前沿和热点。

6.作者合作网络

作者合作网络图反映输卵管妊娠中西医结合治疗临床疗效RCT研究领域研究者之间的合作与交流关系。作者共现图谱包含197个网络节点，45条合作连线，网络密度（Density）=0.002 3。由作者合作网络可以看出，该领域尚未形成明显的核心作者群以及核心研究团队。其中发文量最多的作者为于皓，共4篇，发文量排前10的作者见表4-4、彩图6。

表4-4　发文量排前10的作者

序号	姓　名	发文量	发文起始时间	中心性
1	于　皓	4	2019	0
2	于载徽	3	1997	0
3	陈　静	2	2008	0
4	邵翠云	2	2002	0

续表

序号	姓　名	发文量	发文起始时间	中心性
5	刘　伟	2	2000	0
6	孙星火	2	2002	0
7	董春莲	2	2011	0
8	姜秀清	2	1998	0
9	张　蕾	2	2001	0
10	叶绿菊	2	2019	0

7.机构合作网络

应用CiteSpace对研究输卵管妊娠的机构合作关系进行绘图，其中节点代表机构，节点名称大小代表发文量多少，节点间连线代表机构的合作关系。机构合作网络图谱包含269个网络节点，7条合作连线，网络密度（Density）=0.000 2。发文前12的机构（$n \geqslant 3$）共发文42篇。其中河南中医学院第一附属医院发文最多（$n=5$），其次为合肥市妇幼保健院、临沂市中医医院。中心性为0。由图谱可知，发文机构之间关联性低，机构分布不紧密。见表4-5、彩图7。

表4-5　发文量排前12的机构（$n \geqslant 3$）

序号	频次	中心性	年份	机构	序号	频次	中心性	年份	机构
1	5	0	2002	河南中医学院第一附属医院	7	3	0	1998	上海中医药大学附属龙华医院
2	4	0	1997	合肥市妇幼保健院	8	3	0	2007	丹东市妇女儿童医院
3	4	0	1999	临沂市中医医院	9	3	0	2009	云南省第一人民医院
4	3	0	2019	浙江省丽水市妇幼保健院	10	3	0	2004	广东省化州市人民医院
5	3	0	2002	江苏省江都市人民医院	11	3	0	2022	贵州省惠水县中医医院
6	3	0	2013	北京市通州区妇幼保健院	12	3	0	2004	吉林大学

8.刊载期刊分布

2933篇文献共来源于597种期刊。发文量>20的期刊见表4-6。发文最多的期刊为《现代中西医结合杂志》，为77篇；其次为《中国妇幼保健》（$n=45$）、《内蒙古中医药》（$n=42$）、《中华实用中西医杂志》（$n=42$）和《中国实用医药》（$n=40$）。发文量排前26的期刊发文量总和占比为25.93%（730/2815）。

表4-6　来源期刊发文量统计

序号	期刊名称	发表量	序号	期刊名称	发表量
1	现代中西医结合杂志	77	2	中国妇幼保健	45
3	内蒙古中医药	42	4	中华实用中西医杂志	42

序号	期刊名称	发表量	序号	期刊名称	发表量
5	实用中医药杂志	40	6	中国实用医药	32
7	陕西中医	31	8	中国医药指南	30
9	临床合理用药杂志	27	10	医学信息	27
11	中外医疗	27	12	中国民间疗法	22
13	中国中西医结合杂志	22	14	实用中西医结合临床	21
15	母婴世界	21	16	辽宁中医杂志	21
17	现代医药卫生	21	18	河北中医	21
19	新中医	21	20	河南中医	20
21	光明中医	20	22	基层医学论坛	20
23	中国现代药物应用	20	24	山东医药	20
25	当代医学	20	26	中国中医急症	20

附件：文献研究及评价清单

1.书籍类文献

[1] 黄山,魏大林,张容超.中医妇科学[M].北京:中国中医药出版社,2019.
[2] 冯晓玲,张婷婷.中医妇科学[M].北京:中国中医药出版社,2021.
[3] 罗喜平.异位妊娠诊断与治疗[M].广州:广东科技出版社,2016.
[4] 张宇,杨越波,李小毛.异位妊娠与妇科急症[M].北京:人民军医出版社,2011.
[5] 邓高丕.输卵管妊娠的中西医结合研究与应用[M].北京:中国医药科技出版社,2017.

2.诊疗指南文献

[1] 田文艳,毛萌,白晶,等.复合妊娠诊治中国专家共识(2022年版)[J].中国实用妇科与产科杂志,2022,38(12):1207-1214.DOI:10.19538/j.fk2022120113.
[2] 陈志华,吴杰,田文艳,等.输卵管间质部妊娠诊治的中国专家共识(2022年版)[J].中国实用妇科与产科杂志,2022,38(03):290-295.DOI:10.19538/j.fk2022030110.
[3] 邓高丕,邝洁,张莹轩,等.输卵管妊娠中西医结合诊疗指南[J].中国实用妇科与产科杂志,2021,37(02):172-180.DOI:10.19538/j.fk2021020112.
[4] 输卵管妊娠诊治的中国专家共识[J].临床医学研究与实践,2019,4(22):201.
[5] 王玉东,陆琦.输卵管妊娠诊治的中国专家共识[J].中国实用妇科与产科杂志,2019,35(07):780-787.DOI:10.19538/j.fk2019070116.
[6] 陆琦,王玉东.2018年美国妇产科医师学会《输卵管妊娠》指南解读[J].中国实用妇科与产科杂志,2018,34(03):270-274.DOI:10.19538/j.fk2018030110.
[7] 王玉东.2016年英国皇家妇产科医师学会及早期妊娠学会《异位妊娠的诊断和管理》指南解读[J].中国实用妇科与产科杂志,2017,33(09):916-919.DOI:10.19538/j.fk2017090111.

3.中医药报道性文献

[1] 曲正花.天花粉加氨甲蝶呤治疗异位妊娠[J].前卫医药杂志,1994(06):337.

[2] 王建华,杨琪,于载畿,等.中西医结合治疗输卵管妊娠的临床观察[J].中国中西医结合杂志,1998(09):531-533.

[3] 蔡翠荣,蒲冶青,郑秀丽.甲氨蝶呤单用与结合中药治疗异位妊娠疗效比较[J].现代妇产科进展,1998,7(3):280-281.

[4] 魏煊,王晓屏,李乃桂.止孕散结合剂治疗早期宫外孕的临床研究[J].山东中医杂志,1999,18(2):63-65.

[5] 易尼亚,邓蔚,张三元.异位停胶囊治疗稳定型宫外孕30例分析[J].中国急救医学,1999(07):40.

[6] 孟祥红,随秀娟,张金梅.中西医结合保守治疗异位妊娠的临床观察[J].中国煤炭工业医学杂志,2000(10):1071.

[7] 张晓金.异位妊娠药物治疗的疗效观察[J].中国优生与遗传杂志,2000(S1):51-52.

[8] 汪锡耀.药物保守治疗异位妊娠[J].河北医学,2000,6(7):592-593.

[9] 戴和平.氨甲蝶呤加中药治疗异位妊娠的疗效观察[J].中国临床医学,2000,7(2):172-173.

[10] 黄勇,谷纯伟.氨甲蝶呤单次肌肉注射结合中药治疗未破裂型输卵管妊娠[J].四川省卫生管理干部学院学报,2000(3):175-176.

[11] 王建华.中西医结合治疗异位妊娠的临床研究[D].太原:山西医科大学,2001.

[12] 李淑萍.中西医结合治疗异位妊娠40例[J].实用中医药杂志,2001,17(3):22.

[13] 吴雅冬,刘波,唐晓霞.异位妊娠药物治疗三种方法比较[J].黑龙江医药科学,2001,24(4):82-83.

[14] 单书繁,韩小妹,蔡贞玉,等.异位妊娠保守治疗三种方法比较[J].航空航天医药,2001,12(4):201-202.

[15] 杨惠萍,张蕾,张明.天花粉与氨甲蝶呤注射液治疗异位妊娠54例效果分析[J].中国中西医结合杂志,2001,21(8):627.

[16] 张蕾,陈源珍.天花粉与氨甲蝶呤治疗异位妊娠的效果比较[J].右江医学,2001,29(4):313.

[17] 黎萍.米非司酮配伍中药治疗异位妊娠40例报告[J].广西医学,2001,23(5):1296-1297.

[18] 孙秀华.保守治疗异位妊娠二种方法的比较[C]//第七届全国中西医结合普通外科临床及基础研究学术会议,天津,2001:433-434.

[19] 秦彩云,王瑜,丁惠云.MTX配伍中药治疗异位妊娠的临床观察[J].中国优生与遗传杂志,2001(S1):37.

[20] 暨清霞.异位妊娠药物治疗三种方法比较[J].中国医师杂志,2002,4(11):1274-1275.

[21] 王粉香.异位妊娠药物治疗两种方法比较[J].中国热带医学,2002,2(3):350.

[22] 田晓红,宋朝功.米非司酮加少腹逐瘀合剂治疗早期宫外孕45例临床观察[J].中国民政医学杂志,2002,14(4):211-212.

[23] 王粉香.两种药物治疗异位妊娠效果比较[J].邯郸医学高等专科学校学报,2002,15(6):590-591.

[24] 卫凤英,陈惠芳.中药复方配合甲氨蝶呤治疗82例异位妊娠患者的临床疗效分析[J].中西医结合学报,2003(04):267-292.

[25] 茅红艳.中西医结合治疗异位妊娠的疗效分析[J].工企医刊,2003(01):72.

[26] 朱学梅.中西医结合治疗异位妊娠的疗效分析[J].河北医药,2003,25(8):610.

[27] 安丰娟,刘美,徐惠.中西医结合治疗异位妊娠50例疗效观察[J].交通医学,2003(03):300-301.

[28] 袁爱英.中西医结合治疗异位妊娠46例[J].实用全科医学,2003(04):278-280.

[29] 罗丹峰,张建平,陈耀光.中西医结合治疗异位妊娠33例疗效观察[J].新中医,2003(12):39-40.

[30] 徐冬英.中西医结合治疗输卵管妊娠的临床观察[J].中华临床医学研究杂志,2003(14):11996-11997.

[31] 李艳,向兴华.中西药结合治疗早期输卵管妊娠42例临床疗效观察[J].云南中医中药杂志,2003,24(3):20-21.

[32] 王燕兰.米非司酮结合中药治疗异位妊娠疗效观察[J].吉林中医药,2003(11):27-28.

[33] 杨学兰.甲氨喋呤联合中药保守治疗异位妊娠70例[J].山西中医,2003(05):31-32.

[34] 张菊新.活血消癥汤配合MTX治疗异位妊娠32例[J].国医论坛,2003(04):31.

[35] 曾桂秀.宫外孕Ⅱ号汤治疗异位妊娠效果观察[J].郴州医学高等专科学校学报,2003(02):26-27.

[36] 杨学兰.氨甲蝶呤联合中药保守治疗异位妊娠的临床研究[D].太原:山西医科大学,2003.

[37] 陈华,张朝阳.中西医结合治疗异位妊娠疗效观察[J].实用中医药杂志,2004(10):567.

[38] 张淑增.中西医结合治疗异位妊娠34例[J].中国中西医结合杂志,2004(07):654-655.

[39] 王慧霞.中西医结合治疗异位妊娠30例分析[J].实用诊断与治疗杂志,2004(05):422-423.

[40] 石立立.中西医结合保守治疗异位妊娠68例临床观察[J].江苏中医药,2004(11):35-36.

[41] 郭晓军.早期异位妊娠保守治疗的临床观察[J].现代中西医结合杂志,2004(12):1580-1581.

[42] 吴玉治,叶秀春,林秀娥.异位妊娠保守治疗的疗效观察[J].海峡药学,2004,16(5):121-123.

[43] 黎萍.异位妊娠3种保守治疗方案疗效比较[J].广西医科大学学报,2004(01):59-60.

[44] 张建海.甲氨蝶呤配伍中药治疗异位妊娠108例分析[J].山东医药,2004(06):33.

[45] 王以锋,李明霞,龚宜.甲氨蝶呤联合中药保守治疗异位妊娠50例分析[J].中国全科医学,2004(04):269.

[46] 邬静,宋逸民.MTX加中药联合治疗异位妊娠的临床效果观察[J].中国计划生育学杂志,2004(06):361-363.

[47] 镁日斯.中西医结合治疗异位妊娠临床观察[J].中医药学刊,2005,23(7):1345-1346.

[48] 盖永舫.中西医结合治疗异位妊娠疗效观察[J].中华实用中西医杂志,2005,18(6):900-901.

[49] 王淑新,孙淑岩.中西医结合治疗异位妊娠100例疗效观察[J].中医药学刊,2005,23(1):174.

[50] 苏薇.中西药联合治疗异位妊娠临床应用[J].辽宁中医杂志,2005,32(6):574-575.

[51] 何丽平,黎清婵.氨甲蝶呤加中药保守治疗异位妊娠63例临床观察[J].江西中医药,2005,36(3):32-33.

[52] 赵锐.中药联合氨甲蝶呤保守治疗输卵管妊娠的临床观察[D].哈尔滨:黑龙江中医药大学,2006.

[53] 邱翠华,朱薛艳.中药对甲氨蝶呤治疗未破裂型异位妊娠疗效的影响[J].中医药临床杂志,2006,18(2):163-164.

[54] 许海鸥,徐翀.中西医结合治疗异位妊娠56例[J].新中医,2006,38(7):71-72.

[55] 单小兰.中西医结合治疗异位妊娠54例[J].浙江中西医结合杂志,2006,16(3):182-183.

[56] 高明景,刘清源.中西医结合治疗异位妊娠100例观察[J].实用中医内科杂志,2006,20(1):49.

[57] 夏棣萍,朱立峰.中西医结合治疗输卵管妊娠[J].现代中西医结合杂志,2006,15(11):1450-1451.

[58] 吴瑾,李先锋,黄绮梨.中西医结合治疗宫外孕的指征和效果分析[J].现代中西医结合杂志,2006,15(16):2204-2206.

[59] 余晖.中西药三联疗法治疗未破裂型异位妊娠疗效观察[J].实用临床医学,2006,7(7):91-92.

[60] 代嘉莉,钟雪梅,黄桂英.消瘀汤联合米非司酮治疗宫外孕35例[J].陕西中医,2006(06):645-646.

[61] 骆忠美.米非司酮联合宫外孕Ⅱ号方治疗异位妊娠的疗效观察[J].海南医学,2006,17(1):93.

[62] 郭春燕,王翠联.两种保守治疗宫外孕方法疗效观察[J].海南医学,2006,17(8):111-112.

[63] 农红映,王国芬,韦湛影.甲氨蝶呤与米非司酮联合中药治疗异位妊娠的临床研究[J].广西医学,2006,28(10):1577-1578.

[64] 梁宁安.氨甲蝶呤加米非司酮联合中药治疗异位妊娠34例临床分析[J].右江民族医学院学报,2006(05):806-807.

[65] 张慧玲.自拟异位汤配合西药保守治疗异位妊娠83例临床研究[J].中医杂志,2007(07):602-603.

[66] 孙燕,金帆.中西医结合治疗异位妊娠57例临床观察[J].浙江中医杂志,2007(09):527-528.

[67] 孙洪军.中西医结合治疗异位妊娠48例临床分析[J].时珍国医国药,2007(04):998.

[68] 凡比娜.中西医结合治疗异位妊娠40例疗效观察[J].现代中西医结合杂志,2007(21):3000-3001.

[69] 戴金娣.中西医结合治疗异位妊娠35例临床分析[J].现代中西医结合杂志,2007(17):2369-2370.

[70] 吴彩娟.中西医结合治疗异位妊娠218例分析[J].浙江预防医学,2007(09):52-56.

[71] 肖翠梅.中西医结合保守治疗异位妊娠的疗效观察[J].甘肃中医学院学报,2007(01):32-33.

[72] 萧凤仪,涂胜豪.中西药结合治疗异位妊娠50例[J].中国药业,2007(13):54-55.

[73] 李昌祝.中西药保守治疗异位妊娠33例疗效观察[J].人人健康(医学导刊),2007(08):79-80.

[74] 魏明久.中西药保守治疗异位妊娠33例疗效观察[J].四川中医,2007(04):69-71.

[75] 王瑞黎.异位妊娠临床治疗观察[J].医药论坛杂志,2007(09):48-49.

[76] 林莉.两种保守治疗宫外孕方法疗效观察[J].中国实用医药,2007(07):99-100.

[77] 王中秋.甲氨蝶呤配伍中药治疗异位妊娠的临床观察[J].中国实用医药,2007(25):40-41.

[78] 王永周,杨敏,王泽琛,等.单次肌注甲喋呤配合中药治疗异位妊娠的疗效观察[J].四川中医,2007(05):82-83.

[79] 沈妍姝.氨甲喋呤、米非司酮配合"扶正祛瘀法"治疗异位妊娠的临床研究[D].哈尔滨:黑龙江中医药大学,2007.

[80] 潘玉平.60例宫外孕保守治疗的临床分析[J].中国实用医药,2007(32):114-115.

[81] 邓小红,刘俊香.127例异位妊娠保守治疗的临床分析[J].中外医疗,2007(24):10.

[82] 郑莹.自拟异位方内外合治异位妊娠35例[J].浙江中医药大学学报,2008(02):228-229.

[83] 彭华,许韶荣,梁馨玉,等.中西医药物治疗异位妊娠临床探讨[J].中国医药导报,2008,5(36):74-75.

[84] 辛美红,邵玉清.中西医结合治疗异位妊娠85例的临床疗效分析[J].中医药导报,2008(04):41-44.

[85] 王丽.中西医结合治疗异位妊娠48例临床观察[J].山东中医杂志,2008(07):479-480.

[86] 金荷照.中西医结合治疗异位妊娠40例临床分析[J].中国中西医结合急救杂志,2008(03):145.

[87] 陈蓉.中西医结合保守治疗异位妊娠临床观察[J].中外医疗,2008(14):67.

[88] 钱黎.中西医结合保守治疗异位妊娠的疗效观察[J].现代中西医结合杂志,2008(17):2641-2642.

[89] 吴雪琴.中西医结合保守治疗异位妊娠45例疗效观察[J].云南中医中药杂志,2008,29(11):23.

[90] 李芳英.中西医结合保守治疗宫外孕疗效观察[J].中外医疗,2008(29):49-50.

[91] 张秀红,鄂志梅,郭丽君.中西药联合应用治疗异位妊娠的观察分析[J].中国现代药物应用,2008(06):68-69.

[92] 曹青霞.益气活血汤配合西药在治疗宫外孕中的临床应用[J].中国医药指南,2008,6(23):122.

[93] 王秋玉,董淑君.消癥杀胚汤联合甲氨蝶呤、米非司酮治疗宫外孕临床观察[J].中国中医急症,2008(05):618-619.

[94] 甄洪亮,周瑞玲,厉建兰.消胚化瘀汤联合西药治疗未破裂型异位妊娠35例[J].中医杂志,2008,49 (7):633.

[95] 张文燕.天花粉与氨甲蝶呤联用治疗异位妊娠的疗效观察[J].中外医疗,2008(31):84.

[96] 曹宠华,杨英.天花粉蛋白治疗未破裂型异位妊娠的疗效观察[J].浙江实用医学,2008,13(06): 456-457.

[97] 池映雪.三联药物治疗异位妊娠临床观察[J].中国农村医学杂志,2008(1):16-17.

[98] 谢激扬.内外合用综合治疗输卵管妊娠38例临床观察[J].浙江中医杂志,2008,43(5):273.

[99] 刘红秀.米非司酮联合中药治疗异位妊娠的疗效观察[J].江西医药,2008,43(11):1208-1209.

[100] 沈利萍,游泽山,侯健军,等.米非司酮联合氨甲蝶呤配伍中药治疗异位妊娠的临床分析[J].海南 医学,2008(08):98-99.

[101] 杨佩珍.甲氨蝶呤配合中药治疗异位妊娠临床观察[J].实用医技杂志,2008(27):3703-3704.

[102] 姚焕振,张静宇,田旭青,等.甲氨蝶呤联合中药治疗输卵管妊娠临床观察[J].中国保健,2008,16 (24):1183.

[103] 滕美君,王宝娣.甲氨蝶呤结合中药保守治疗早期异位妊娠32例[J].实用医学杂志,2008(06): 1054-1055.

[104] 李瑞珠.甲氨蝶呤+中药治疗异位妊娠临床研究[J].中国现代药物应用,2008(01):75-76.

[105] 柳淑香.甲氨蝶呤配伍中药治疗异位妊娠108例临床观察[J].海南医学,2008,19(3):110.

[106] 袁玲,张蓉.活络效灵丹加减配合西药治疗宫外孕43例[J].陕西中医学院学报,2008(04):45-46.

[107] 张欣欣,沈琼,宋海征,等.氨甲蝶呤联合中药治疗未破裂型输卵管妊娠效果观察[J].临床误诊误 治,2008(06):30-31.

[108] 付栋,郭荣.MTX联合中药治疗异位妊娠35例临床观察[J].实用中西医结合临床,2008(02): 15-16.

[109] 赵丽萍.中药配合氨甲蝶呤治疗异位妊娠31例[J].中国中医药科技,2009,16(05):404.

[110] 马秀丽.中药联合米非司酮治疗异位妊娠临床疗效观察[J].上海中医药杂志,2009,43(01):52-54.

[111] 段小青.中药联合甲氨蝶呤治疗异位妊娠的临床研究[D].长沙:湖南中医药大学,2009.

[112] 邹莉,余跃平.中西医结合治疗异位妊娠临床观察[J].中国中医药信息杂志,2009,16(10):70-71.

[113] 应震红.中西医结合治疗异位妊娠54例[J].浙江中医杂志,2009,44(05):335.

[114] 滑秀云,李云香,户亚光,等.中西医结合治疗异位妊娠36例[J].甘肃中医学院学报,2009,26(02): 33-34.

[115] 张爱琴,郭德生,孙小鹤.中西医结合治疗内出血型异位妊娠疗效观察[J].中国误诊学杂志,2009, 9(04):812-813.

[116] 常秀梅.中西医结合治疗40例异位妊娠的临床观察[J].中国现代药物应用,2009,3(07):95-96.

[117] 张敬微,杨柏林,李凤娥.中西医结合在保守治疗异位妊娠中的临床应用[J].中国民族民间医药, 2009,18(07):124-160.

[118] 余跃平,邹莉.中西医结合保守治疗异位妊娠37例[J].中医杂志,2009,50(S1):204.

[119] 马爱华.中西医结合保守治疗输卵管妊娠38例疗效观察[J].生殖医学杂志,2009,18(05): 480-482.

[120] 李家娥.中西药联合应用治疗异位妊娠50例临床观察[J].中国民族民间医药,2009,18(24):132.

[121] 张润玉.中西结合治疗异位妊娠的临床体会[J].右江医学,2009,37(03):296-297.

[122] 徐杰,刘佩珊.止孕消癥汤联合甲氨蝶呤、米非司酮治疗未破损异位妊娠的临床观察[J].中国实用

医药,2009,4(10):68-69.

[123] 周剑利,刘聪慧,陈素兰.异位妊娠内服方配合西药保守治疗异位妊娠96例[J].陕西中医,2009,30 (03):273-274.

[124] 曹怀宁.四联疗法保守治疗异位妊娠临床观察[J].中国中医急症,2009,18(10):1604-1605.

[125] 侯建英.米非司酮与活血化瘀中药联合治疗异位妊娠疗效观察[J].中国社区医师,2009,25 (14):40.

[126] 赵保恒.米非司酮与氨甲蝶呤配合自拟中药汤剂治疗未破型输卵管妊娠的临床观察[D].长春:长春中医药大学,2009.

[127] 于小凤,王世艳,雁丽.米非司酮配合中药治疗异位妊娠的疗效观察[J].西部医学,2009,21(09):1507-1508.

[128] 任贵香,刘学逊.甲氨蝶呤配合中药治疗异位妊娠85例分析[J].中国民康医学,2009,21(10):1133,1153.

[129] 任红伟,刘春丽,孙彦平.甲氨蝶呤联合宫外孕Ⅱ号方治疗输卵管妊娠的疗效观察[J].中日友好医院学报,2009,23(04):226-227.

[130] 张钢花,施云秋.宫外孕Ⅱ号方加味配合甲氨蝶呤治疗异位妊娠的临床观察[J].辽宁中医杂志,2009,36(03):389-390.

[131] 姚祺.蜂花Ⅲ号联合西药治疗早期输卵管妊娠的临床疗效观察[D].福州:福建中医学院,2009.

[132] 杨婉芳,黄臻.鳖蛭天蜈紫草汤治疗早期未破裂输卵管妊娠临床研究[J].新中医,2009,41(08):52-53.

[133] 隋明,周小斐.氨甲蝶呤联合中药治疗未破损型异位妊娠[J].长春中医药大学学报,2009,25 (04):574.

[134] 郭慧梅,田莹,梁崇芬.MTX联合少腹逐瘀汤治疗异位妊娠的临床研究[J].河北医学,2009,15(2):143-146.

[135] 金美花.自拟中药宫外孕方剂加米非司酮治疗早期异位妊娠68例临床效果观察[J].中国民族民间医药,2010,19(21):137-138.

[136] 周伟伟.中药活血消癥法综合治疗包块型异位妊娠的临床研究[D].福州:福建中医药大学,2010.

[137] 朱立新.中西医结合治疗异位妊娠的疗效观察[J].中国实用医药,2010,5(08):133-135.

[138] 边秀珍,顾月君.中西医结合治疗异位妊娠78例[J].中国中医急症,2010,19(05):873-875.

[139] 张燕华.中西医结合治疗异位妊娠63例临床观察[J].河南职工医学院学报,2010,22(06):679-681.

[140] 刘桂香,俞瑞琥,李传云.中西医结合治疗输卵管妊娠45例临床疗效分析[J].航空航天医药,2010,21(06):1069-1070.

[141] 杜冬青,张红英,袁宁霞.中西医结合治疗输卵管妊娠30例[J].现代中医药,2010,30(02):37-38.

[142] 何慧君,林少梅,梁铭仁.中西医结合在临床治疗宫外孕中的作用[J].医学信息(中旬刊),2010,5 (08):2275-2276.

[143] 王芬芬.中西医结合保守治疗输卵管妊娠临床观察[J].中国中医急症,2010,19(04):590-591.

[144] 段孝勤.中西医结合保守治疗输卵管妊娠34例[J].内蒙古中医药,2010,29(04):35.

[145] 黄逊.中西药治疗异位妊娠60例分析[J].中外健康文摘,2010,7(27):44-45.

[146] 任国平,张彤,毕春燕.中西药联合治疗异位妊娠患者56例临床观察[J].中国医药指南,2010,8 (03):64-66.

［147］陈宗芳.中西结合治疗异位妊娠68例临床观察［J］.中国现代医学杂志,2010,20(10):1573-1574.

［148］刘琼.云南白药联合甲氨蝶呤治疗输卵管妊娠的临床研究［J］.中国全科医学,2010,13(29):3262-3264.

［149］何燕南.异位妊娠内服方配合西药保守治疗异位妊娠64例［J］.海南医学,2010,21(8):46,49.

［150］王永平,田丽,厉建兰.消癥化瘀方联合西药治疗未破裂型异位妊娠临床观察［J］.中国中医急症,2010,19(06):941-942.

［151］韩爱.清热散结杀胚方治疗未破损期早期异位妊娠的临床观察［D］.济南:山东中医药大学,2010.

［152］倪筱蓉,陈顺达.米非司酮伍中药治疗异位妊娠的临床观察［J］.中国实用医药,2010,5(08):132-133.

［153］李明凤,侯俊华.甲氨蝶呤配合中药治疗输卵管妊娠疗效观察［J］.中国医药指南,2010,8(36):105-106.

［154］杨清萍.甲氨蝶呤联合宫瘤消胶囊治疗异位妊娠49例［J］.陕西医学杂志,2010,39(04):502-503.

［155］郭其亮,李高珍.甲氨蝶呤及其联合中药治疗异位妊娠的对比分析［J］.现代中西医结合杂志,2010,19(29):3732-3733.

［156］刘凤娟.甲氨喋呤联合中药治疗异位妊娠疗效观察［J］.实用中医药杂志,2010,26(04):249.

［157］余韬,杨燕.甲氨蝶呤和米非司酮辅以中药治疗异位妊娠的临床观察［J］.中国民族民间医药,2010,19(01):81-82.

［158］韩爱,吕美.加味宫外孕Ⅱ号方治疗早期异位妊娠32例［J］.中医学报,2010,25(02):308-309.

［159］宫艳青,蔡立侠.活血消癥方治疗异位妊娠30例疗效观察［J］.河北中医,2010,32(12):1793-1794.

［160］王莉莉.化瘀消癥汤联合甲氨蝶呤保守治疗异位妊娠的临床观察［D］.济南:山东中医药大学,2010.

［161］秦文平,彭丽英,牛英慧.宫外孕方联合甲氨蝶呤及米非司酮治疗输卵管妊娠68例临床观察［J］.河北中医,2010,32(5):701-702.

［162］赵锐,丛慧芳.中药联合甲氨蝶呤保守治疗输卵管妊娠临床观察［J］.实用中医药杂志,2011,27(06):385-386.

［163］张莉.中西医结合治疗异位妊娠的临床观察［J］.湖北中医杂志,2011,33(05):37.

［164］王莉莉,刘静君.中西医结合治疗异位妊娠58例［J］.山东中医杂志,2011,30(12):866-868.

［165］戴凌虹.中西医结合治疗异位妊娠100例临床观察［J］.中医临床研究,2011,3(21):50-51.

［166］万日明.中西医结合治疗宫外孕68例疗效观察［J］.中国医药指南,2011,9(20):149-150.

［167］蔡少妃.中西医结合保守治疗异位妊娠41例疗效观察［J］.海南医学,2011,22(11):94-95.

［168］宫艳青,刘艳芹,李冬梅.中西医结合保守治疗异位妊娠35例疗效观察［J］.河北中医,2011,33(04):564-565.

［169］曾倩,张红霞,崔潇华,等.中西医结合保守治疗输卵管妊娠的疗效观察［J］.中外妇儿健康,2011,19(08):201.

［170］陈晓燕.中西医保守治疗异位妊娠的临床疗效观察［J］.内蒙古中医药,2011,30(20):24-25.

［171］汪玉丽.中西药治疗异位妊娠60例分析［J］.求医问药(下半月),2011,9(11):615-616.

［172］陈秋潮,张启芬,吴丽.中西药结合非手术治疗异位妊娠的疗效观察［J］.临床合理用药杂志,2011,4(15):47-48.

［173］吴志品,靳利利,李冬梅.祛瘀散结胶囊与米非司酮配合甲氨蝶呤治疗异位妊娠疗效分析［J］.中国误诊学杂志,2011,11(09):2045.

[174] 陶然.米非司酮联合中药治疗输卵管妊娠的临床研究[J].中国社区医师(医学专业),2011,13(02):129.

[175] 刘素萍.米非司酮联合中药治疗非破裂型输卵管妊娠疗效观察[J].山西职工医学院学报,2011,21(04):36-37.

[176] 温旭敏.米非司酮联合中药保守治疗异位妊娠120例[J].中国实验方剂学杂志,2011,17(12):237-239.

[177] 冯莉嫦.甲氨蝶呤联合中药治疗异位妊娠63例疗效分析[J].中外医学研究,2011,9(04):27-28.

[178] 历秀云,盖俊峰,袁立新.甲氨蝶呤联合中药治疗输卵管妊娠48例疗效分析[J].中国中医药信息杂志,2011,18(02):78-79.

[179] 邢恺,吴国英,李欣,等.复方紫草汤在宫外孕保守治疗中的应用研究[J].中华中医药学刊,2011,29(12):2727-2730.

[180] 张红霞,曾倩,崔潇华,等.中药口服、保留灌肠配合微波治疗输卵管妊娠临床观察[J].河北中医,2012,34(05):668-669.

[181] 姜鸿雁,邱爽.中药辅助MTX联合米非司酮保守治疗异位妊娠的疗效观察[J].中国医药导报,2012,9(17):137-138.

[182] 任晓萱,曹保利.中西医结合治疗早期异位妊娠疗效分析[J].中国中西医结合外科杂志,2012,18(1):36-38.

[183] 李红芳.中西医结合治疗异位妊娠46例临床观察[J].基层医学论坛,2012,16(17):2252-2253.

[184] 田永范.中西医结合在临床治疗异位妊娠过程中的作用及效果[J].内蒙古中医药,2012,31(14):23-24.

[185] 戴晓菊,钱建华.中西医结合保守治疗异位妊娠49例诊治分析[J].中国现代医生,2012,50(12):82-83.

[186] 杨辉.中西药结合保守治疗异位妊娠的临床研究[J].当代医学,2012,18(21):159-161.

[187] 王南竹,刘辉,田秀娟.异位妊娠保守治疗的疗效观察[J].吉林医学,2012,33(10):2142-2143.

[188] 刘资平.米非司酮结合中药治疗异位妊娠56例临床分析[J].中外医疗,2012,31(33):130-132.

[189] 李庆芬,佟玉涛.甲氨蝶呤联合中药治疗输卵管妊娠的临床观察[J].现代中西医结合杂志,2012,21(23):2558-2559.

[190] 裴海英,张大微,吴钦兰,等.甲氨蝶呤联合宫外孕Ⅱ号方与米非司酮治疗异位妊娠的随机对照试验[J].中国循证医学杂志,2012,12(2):168-172.

[191] 柳素青,赖玉娇.甲氨蝶呤结合中药治疗异位妊娠48例[J].福建中医药,2012,43(06):35-36.

[192] 张志君.甲氨蝶呤和中药方剂联合治疗异位妊娠的疗效分析[J].中国临床研究,2012,25(11):1118-1119.

[193] 吴建丽.甲氨喋呤联合中药治疗异位妊娠98例分析[J].医药前沿,2012,2(17):171.

[194] 余跃平,许鸿霞,邹莉.甲氨蝶呤联合中药治疗输卵管妊娠58例疗效观察[J].云南中医中药杂志,2012,33(04):25-26.

[195] 靳志颖.加味天葵汤治疗宫外孕临床疗效观察[J].中国药师,2012,15(08):1167-1168.

[196] 陈颖.化瘀消癥方结合甲氨蝶呤治疗未破损型异位妊娠(气滞血瘀证)疗效观察[D].武汉:湖北中医药大学,2012.

[197] 高福霞,赵晓梅.桂枝茯苓汤治疗异位妊娠86例[J].中国中医药现代远程教育,2012,10(05):137-138.

[198] 覃明媚.宫外孕Ⅱ号方联合甲氨蝶呤治疗80例异位妊娠临床观察[J].中国当代医药,2012,19(15):87-88.

[199] 沈玲女,干建慧.当归棱莪丹红汤联合甲氨蝶呤治疗异位妊娠40例[J].浙江中医杂志,2012,47(03):186-187.

[200] 张亚冲.补血活血汤治疗不稳定型宫外孕的临床研究[J].现代中医药,2012,32(03):16-18.

[201] 王倩.氨甲蝶呤放射介入联合中药治疗输卵管妊娠的疗效观察[J].中国医学创新,2012,9(29):57-58.

[202] 王瑛,王艳.MTX联合中药治疗异位妊娠30例疗效观察[J].山西职工医学院学报,2012,22(3):47-49.

[203] 谢爱玲.35例输卵管妊娠的保守治疗分析[J].中国现代药物应用,2012,6(15):53-54.

[204] 张小娜.自拟异位妊娠保守方与西药结合治疗异位妊娠65例[J].中国中医药科技,2013,20(02):213-214.

[205] 肖敏,徐敏,李青,等.自拟蜈蚣汤治疗非破裂型异位妊娠60例临床观察[J].西部医学,2013,25(05):665-667.

[206] 马翠霞.中药联合甲氨蝶呤治疗异位妊娠临床分析[J].中国实用医药,2013,8(14):176-177.

[207] 刘宇,晁利娜.中药联合甲氨蝶呤治疗未破裂型异位妊娠临床研究[J].中国妇幼保健,2013,28(22):3695-3696.

[208] 王利芬.中药联合甲氨蝶呤治疗输卵管妊娠142例[J].环球中医药,2013,6(04):284-285.

[209] 廖丽娜,王淼,张卫丹.中药化癥消胚汤辅助治疗异位妊娠疗效观察[J].辽宁中医杂志,2013,40(11):2276-2278.

[210] 姚丹枫.中西医结合治疗异位妊娠临床观察[J].中医药学报,2013,41(3):117-119.

[211] 宣小凤.中西医结合治疗异位妊娠49例临床观察[J].浙江中医杂志,2013,48(02):105.

[212] 黄蓉,张红霞.中西医结合治疗异位妊娠33例临床观察[J].医药前沿,2013(14):74-75,76.

[213] 向怀,覃薛文.中西医结合治疗异位妊娠28例疗效观察[J].湖南中医杂志,2013,29(05):62-63.

[214] 袁新燕.中西医结合治疗输卵管妊娠的疗效观察[J].中国医学创新,2013,10(03):57-58.

[215] 赵新玲,李燕.中西医结合治疗少腹血瘀证异位妊娠的临床观察[J].湖南中医药大学学报,2013,33(03):69-72.

[216] 黄云.中西医结合治疗宫外孕30例分析[J].中外健康文摘,2013(28):243-244.

[217] 孙立平.中西医结合非手术治疗异位妊娠临床观察[J].河北医科大学学报,2013,34(01):73-75.

[218] 吴小丽.中西医结合方法治疗宫外孕的疗效观察[J].中国现代医生,2013,51(05):155-156.

[219] 芦延峰.中西医结合保守治疗异位妊娠48例[J].中国实验方剂学杂志,2013,19(13):330-332.

[220] 邹燕珠.中西医结合保守治疗异位妊娠46例临床分析[J].当代医学,2013,19(06):147-148.

[221] 罗秀珍.中西医结合保守治疗异位妊娠34例临床分析[J].右江医学,2013,41(06):883-884.

[222] 翁同芳,卢红,程芳,等.中西医结合保守治疗输卵管妊娠的疗效观察[J].内蒙古中医药,2013,32(32):19-20.

[223] 高丽娜.中西药联合治疗异位妊娠的临床应用[J].中国医学创新,2013,10(06):57-58.

[224] 黎梅.药物治疗异位妊娠100例临床分析[J].中外健康文摘,2013(24):234-235.

[225] 陈菊珍.天花粉联合米非司酮治疗异位妊娠临床疗效分析[J].医学信息,2013(22):246.

[226] 古萍,朱雯惠.杀胚中药治疗宫外孕临床研究[J].辽宁中医杂志,2013,40(07):1294-1295.

[227] 王柱林,于菲菲.杀胚异位饮联合甲氨蝶呤、米非司酮治疗异位妊娠的临床研究[J].中医临床研

究,2013,5(02):7-9.

[228] 郭爱哲.米非司酮与甲氨蝶呤联合中药治疗异位妊娠80例[J].中国中医药现代远程教育,2013,11(17):52.

[229] 沈桂英.米非司酮联合中药治疗输卵管妊娠疗效分析[J].中医临床研究,2013,5(03):75-76.

[230] 林红.米非司酮联合中药汤剂治疗输卵管妊娠疗效观察[J].海南医学院学报,2013,19(09):1302-1304.

[231] 李芹,冉隆珍,刘新生.米非司酮联合宫外孕Ⅱ号方治疗输卵管妊娠的疗效观察[J].中国医药指南,2013,11(21):402-403.

[232] 何兴梅,米建锋.甲氨蝶呤联合中药治疗异位妊娠58例疗效观察[J].中国医学创新,2013,10(03):124-125.

[233] 张立新,古月娟.桂枝茯苓汤加味联合米非司酮保守治疗异位妊娠临床观察[J].西部中医药,2013,26(02):93-95.

[234] 尹凤玲,严春寅,沈宗姬,等.桂枝茯苓胶囊辅助西药保守治疗异位妊娠40例[J].中国实验方剂学杂志,2013,19(06):317-319.

[235] 郭玉娥,赵福英.大黄、芒硝外敷辅助甲氨蝶呤及米非司酮治疗异位妊娠的临床观察[J].宁夏医学杂志,2013,35(11):1100-1101.

[236] 王雪.氨甲蝶呤加米非司酮联合中药治疗80例异位妊娠的临床观察[J].中国医药指南,2013,11(06):82-83.

[237] 曹庆华.80例异位妊娠患者的保守治疗临床分析[J].大家健康(学术版),2013,7(11):2-3.

[238] 罗群英.综合疗法保守治疗宫外孕的36例疗效观察[J].世界最新医学信息文摘,2014(28):108.

[239] 江亚君,徐敏.中医药辅助治疗对宫外孕患者预后的影响[J].辽宁中医杂志,2014,41(3):464-465.

[240] 张爱华,邵岚.中医分期结合西药治疗异位妊娠86例[J].中国中医药科技,2014,21(02):213-215.

[241] 沈家芬,叶银利.中药联合米非司酮保守治疗异位妊娠临床疗效分析及安全性评价[J].中华中医药学刊,2014,32(11):2791-2793.

[242] 杨留芝,唐正芬.中西医结合治疗异位妊娠临床观察[J].中国卫生产业,2014,11(16):187-188.

[243] 刘丽芹,杨华英.中西医结合治疗异位妊娠的临床对比研究[J].药物与人,2014(8):128.

[244] 蒲元芳.中西医结合治疗异位妊娠的疗效观察[J].四川中医,2014,32(10):88-90.

[245] 徐林林,郭荣.中西医结合治疗异位妊娠40例疗效观察[J].湖南中医杂志,2014,30(02):50-51.

[246] 陈永娅.中西医结合治疗未破裂型输卵管妊娠杀胚效果的临床研究[D].昆明:云南中医学院,2014.

[247] 嵇校琴,黄筱竑.中西医结合治疗宫外孕患者临床疗效分析[J].辽宁中医杂志,2014,41(09):1930-1932.

[248] 陈慧娟,刘晓萍,边文会,等.中西医结合治疗宫外孕96例疗效观察[J].中国中医基础医学杂志,2014,20(4):550-551.

[249] 蒋海燕.中西医结合保守治疗异位妊娠46例[J].中国中医药现代远程教育,2014,12(11):55-56.

[250] 周巧玲.中西药治疗异位妊娠60例临床诊断与治疗[J].药物与人,2014,27(9):244.

[251] 孔芸芬.中西药结合保守治疗异位妊娠的临床研究[J].中国卫生产业,2014,11(10):140-142.

[252] 张琳.异位妊娠治疗汤加减方联合西药治疗异位妊娠疗效观察[J].新中医,2014,46(06):139-140.

[253] 王彩霞,刘恒炼.新宫外孕Ⅰ号方加味联合甲氨蝶呤治疗异位妊娠60例临床观察[J].中国药房,2014,25(19):1787-1788.

[254] 姚子懿,秦立国.探讨米非司酮联合中药方剂在异位妊娠保守治疗中的作用[J].中国卫生产业,
2014,11(33):15-16.

[255] 王锋,于江华,张瑞玲.生化汤配伍西药保守治疗异位妊娠90例[C]//河南省医学会妇产科学会
2014年学术年会,郑州,2014:288-291.

[256] 马倩雯.清热活血杀胚方联合复方米非司酮治疗未破裂型异位妊娠的临床观察[D].武汉:湖北中
医药大学,2014.

[257] 李家林.米非司酮联合中药保守治疗60例早期异位妊娠的临床疗效分析[J].现代诊断与治疗,
2014,25(19):4389-4390.

[258] 林秀梅.甲氨蝶呤联合中药治疗输卵管妊娠疗效分析[J].中外健康文摘,2014(26):28-29.

[259] 徐丹红.甲氨蝶呤联合中药口服治疗异位妊娠的疗效观察[J].中国伤残医学,2014,22(01):95-96.

[260] 许结乔.甲氨蝶呤及米非司酮联合中药保守治疗异位妊娠的疗效观察[J].临床合理用药杂志,
2014,7(30):123-124.

[261] 陈双.甲氨蝶呤和米非司酮联合桂枝茯苓胶囊治疗异位妊娠的临床观察[J].中国当代医药,2014,
21(32):69-70.

[262] 粟月娥,苏梅红,李静茸.甲氨蝶呤联合米非司酮结合杀胚中药保守治疗异位妊娠的效果观察[J].
右江医学,2014,42(06):728-729.

[263] 靳志颖.加味天葵汤联合米非司酮保守治疗异位妊娠40例[J].中国药业,2014,23(16):118-119.

[264] 杨瑰艳.活血化瘀方联合米非司酮治疗宫外孕45例[J].陕西中医,2014,35(10):1360-1361.

[265] 左洁.化浊祛瘀消癥通络方联合米司非酮和甲氨蝶呤保守治疗异位妊娠的疗效观察[J].医学综
述,2014,20(11):2105-2106.

[266] 雒焕文.化瘀消癥汤联合甲氨蝶呤注射液治疗未破损型输卵管妊娠临床观察[J].中国中医药信息
杂志,2014,21(05):31-33.

[267] 陈怡萌.化瘀消癥方与甲氨蝶呤联合治疗未破损型异位妊娠临床疗效探究[J].大家健康(中旬
版),2014(9):244-245.

[268] 曾凡华.宫外孕患者中西医结合保守治疗的效果分析[J].中外医疗,2014,33(27):166-167.

[269] 叶从梅.宫外孕Ⅱ号方合桂枝茯苓汤治疗异位妊娠30例临床观察[C]//中国中医药研究促进会首
届全国专科专病建设学术研讨会,开封,2014:481-483.

[270] 廖春燕,林燕.宫颈注射MTX联合中药口服治疗异位妊娠的疗效观察[J].医药前沿,2014
(13):135.

[271] 易群,王静.当归川芎汤加减联合西药治疗输卵管妊娠临床研究[J].光明中医,2014,29(07):
1485-1487.

[272] 向文慧.不同保守治疗措施干预76例异位妊娠的临床研究[J].现代养生B,2014(10):67-68.

[273] 彭强丽.氨甲蝶呤联合中药治疗异位妊娠40例疗效观察[J].云南中医中药杂志,2014,35(11):
23-24.

[274] 李容.氨甲蝶呤、米非司酮、抗生素与中药联合治疗异位妊娠的临床分析[J].医学信息:医学与计
算机应用,2014,0(18):494.

[275] 于灵,蒋娅婉.MTX联合中药治疗异位妊娠105例临床观察[J].中国伤残医学,2014(14):30-32.

[276] 彭云,林燕.MTX宫颈注射联合中药治疗异位妊娠60例[J].河南中医,2014,34(03):485-486.

[277] 杨艳.中药联合甲氨蝶呤及米非司酮保守治疗输卵管妊娠临床观察[J].辽宁医学院学报,2015,36
(06):78-79.

[278] 杨华平.中药分期论治联合米非司酮及氨甲蝶呤治疗异位妊娠的临床观察[J].中医临床研究,
2015,7(06):19-22.

[279] 张保萍.中西医结合治疗异位妊娠患者的疗效[J].实用妇科内分泌电子杂志,2015,2(05):
139-142.

[280] 刘雪涛,屈慧启,张巧敏.中西医结合治疗异位妊娠45例[J].河南中医,2015,35(11):2819-2820.

[281] 吴德娣,杨祯.中西医结合疗法对异位妊娠患者生殖能力的治疗价值研究[J].中医临床研究,
2015,7(10):33-34.

[282] 白贺霞,边文贵.中西医结合保守治疗异位妊娠的临床疗效分析[J].中国处方药,2015,13(02):
80-81.

[283] 韩茹,王桂.中西医结合保守治疗异位妊娠58例临床分析[J].四川中医,2015,33(04):140-141.

[284] 刘艳秋.中西医结合保守治疗异位妊娠42例疗效分析[J].实用中西医结合临床,2015,15(01):
24-26.

[285] 陈初珍,黄瑞莲,王清宇,等.中西医结合保守治疗输卵管妊娠的效果观察[J].中国当代医药,
2015,22(13):161-163.

[286] 符晶莹,陈心.中西药结合保守治疗异位妊娠的疗效观察[J].临床合理用药杂志,2015,8(11):
68-69.

[287] 李雪萍,罗菊玉.孕宫Ⅰ号联合甲氨蝶呤、米非司酮保守治疗异位妊娠的有效性与安全性研究[J].
中国妇幼保健,2015,30(18):3012-3014.

[288] 张丽娟.异位妊娠中医保守治疗临床效果探讨[J].大家健康(学术版),2015,9(04):40-41.

[289] 崔蓉,李新.异位妊娠中西医结合保守治疗临床疗效分析[J].淮海医药,2015,33(02):139-140.

[290] 刘三连,陈淑贞,周坚霞.药物保守治疗异位妊娠的临床效果观察[J].海峡药学,2015,27(07):
176-178.

[291] 方霞,林燕.杀胚方联合西药综合干预治疗异位妊娠疗效观察[J].新中医,2015,47(12):144-146.

[292] 陈春芹.米非司酮配伍甲氨蝶呤联合桂枝茯苓胶囊治疗异位妊娠的临床疗效观察[J].现代诊断与
治疗,2015,26(17):3883-3884.

[293] 宗玫.米非司酮联合中药治疗异位妊娠效果观察[J].中国实用医药,2015,10(16):145-146.

[294] 张华.米非司酮联合益气化瘀止血汤治疗未破裂异位妊娠的疗效及临床评分[J].中国保健营养,
2015,25(6):82-83.

[295] 彭春华.米非司酮及甲氨蝶呤联合宫外孕Ⅱ号方加减治疗输卵管妊娠的临床分析[J].中国医学创
新,2015,12(32):108-110.

[296] 张晓红.灵寿县医院147例自拟杀胚止血方辅治不稳定型异位妊娠临床疗效观察[J].医学信息,
2015(9):233.

[297] 戚光辉.甲氨蝶呤联合自拟活血化瘀消癥方治疗异位妊娠48例[J].中国药业,2015,24(06):
86-87.

[298] 李淑平.甲氨蝶呤、米非司酮联合桂枝茯苓胶囊保守治疗异位妊娠的疗效观察[J].医学信息,2015
(15):212.

[299] 龚丽英,朱树清,徐海花.甲氨蝶呤配合中药治疗异位妊娠疗效观察[J].现代诊断与治疗,2015,26
(04):776-777.

[300] 许翠娇.加用自拟宫外孕方保守治疗宫外孕的临床观察[J].广西中医药,2015,38(06):22-23.

[301] 周丽霞.活血消癥汤联合桂枝茯苓丸治疗异位妊娠55例[J].河南中医,2015,35(03):496-498.

[302] 徐明兴,张丹红,李颖.活血杀胚方联合甲氨蝶呤治疗未破损型异位妊娠临床研究[J].实用中医药杂志,2015(9):832,833.

[303] 郝晓存.化瘀消癥汤结合甲氨蝶呤保守治疗异位妊娠患者临床研究[J].亚太传统医药,2015,11(06):115-116.

[304] 申铁英.化瘕消胚汤联合甲氨蝶呤治疗异位妊娠25例临床观察[J].中医药导报,2015,21(16):81-84.

[305] 张燕.观察活血祛瘀方联合米非司酮治疗异位妊娠的疗效[J].临床医药文献电子杂志,2015,2(10):1817.

[306] 左晓琴.宫外孕Ⅱ号方联合米非司酮治疗宫外孕临床研究[J].河南中医,2015,35(08):1948-1950.

[307] 周瑾,程玲.自拟消癥饮Ⅰ号方治疗异位妊娠的临床效果及对血清CA125、P、β-HCG水平的影响[J].环球中医药,2017,10(09):1140-1142.

[308] 周明锐.逐瘀止孕为主治疗非破裂型异位妊娠疗效观察[J].陕西中医,2017,38(08):1074-1075.

[309] 杜爱平.重用紫草治疗高水平血β-HCG异位妊娠疗效观察[J].药品评价,2017,14(05):37-39.

[310] 陈家美.中医分期治疗异位妊娠临床观察[J].广西中医药大学学报,2017,20(03):20-22.

[311] 赵文杰,徐敏.中医辨证选方联合西药治疗异位妊娠30例临床观察[J].云南中医中药杂志,2017,38(10):46-48.

[312] 方国平,方彩云.中药杀胚方联合米非司酮、氨甲蝶呤治疗异位妊娠的临床研究[J].中医临床研究,2017,9(35):61-63.

[313] 张丰梅.中西医结合治疗异位妊娠疗效观察[J].实用中西医结合临床,2017,17(01):120-121.

[314] 皮晓岚,张洪文.中西医结合治疗异位妊娠对血清LH、FSH和E_2水平的影响[J].国际检验医学杂志,2017,38(24):3456-3458.

[315] 徐雅洁.中西医结合治疗异位妊娠36例分析[J].现代养生(下半月版),2017(8):130.

[316] 李春甫.中西药结合对输卵管妊娠保守治疗的临床疗效分析[D].长春:吉林大学,2017.

[317] 宋淼.异位停加减联合甲氨蝶呤治疗未破损型输卵管妊娠的临床研究[D].南京:南京中医药大学,2017.

[318] 杨春霞,宋莉,谭淑婷.血府逐瘀汤联合甲氨蝶呤治疗异位妊娠的效果观察[J].河南医学研究,2017,26(03):533-534.

[319] 秦侯林.消癥杀胚煎剂治疗未破损期输卵管妊娠的临床观察[D].郑州:河南中医药大学,2017.

[320] 程力,张霞.天丁消癥散封包、宫外孕Ⅱ号方加减口服联合甲氨蝶呤治疗非破裂型异位妊娠的疗效观察[C]//贵州省中西医结合学会妇产科分会第二次学术交流会暨中医在妇科炎症、痛症、不孕症中的研究新进展培训班,贵阳,2017:180-185.

[321] 张崇媛,戴方军,王文容,等.祛瘀活血止痛方辅助治疗异位妊娠疗效观察[J].陕西中医,2017,38(06):744-745.

[322] 张堃.米非司酮配伍活血化瘀中药用于异位妊娠治疗的疗效评价[J].心理医生,2017,23(1):75-76.

[323] 梁云.米非司酮联合甲氨蝶呤和宫外孕Ⅱ号方加减治疗异位妊娠效果分析[J].实用妇科内分泌杂志(电子版),2017,4(16):59-60.

[324] 胡静,张晓姗.康妇炎胶囊联合米非司酮治疗异位妊娠的疗效观察[J].现代药物与临床,2017,32(12):2456-2460.

[325] 吴荣莉.简化蜂花合剂结合甲氨蝶呤治疗异位妊娠的临床观察[J].广西中医药,2017,40(06):

20-22.

[326] 张春霞,张新莲,王雪萍.甲氨蝶呤联合宫外孕Ⅱ号方加味治疗异位妊娠临床研究[J].实用中医药杂志,2017,33(05):539-540.

[327] 沈冰冰,吴德明.甲氨蝶呤联合中药保守治疗异位妊娠的临床效果分析[J].中外医疗,2017,36(23):182-184.

[328] 边虹萍,刘广东,边兰萍,等.甲氨蝶呤米非司酮联合中药经验方保守治疗异位妊娠的疗效分析[J].基层医学论坛,2017,21(26):3580-3581.

[329] 牛发惠.加味桂枝茯苓汤联合米非司酮治疗未破损型输卵管妊娠66例疗效观察[J].中国科技纵横,2017(20):199-201.

[330] 高珊珊,郑颖,刘玮,等.活血消癥汤联合西药治疗宫外孕临床观察[J].新中医,2017,49(06):72-74.

[331] 邱嘉菡,袁烁.化瘀消癥复方联合甲氨蝶呤治疗异位妊娠疗效观察[J].陕西中医,2017,38(09):1203-1204.

[332] 周妍.桂枝茯苓汤加味联合米非司酮保守治疗异位妊娠的效果观察[J].中国保健营养,2017,27(5):336-337.

[333] 李冰,王晓东,孙晓琼.桂枝茯苓胶囊辅助治疗异位妊娠的疗效[J].热带医学杂志,2017,17(07):952-955.

[334] 潘淑芬,吕杰强.宫外孕治疗方剂、米非司酮与氨甲蝶呤对难治性输卵管妊娠包块大小及血清β-HCG值影响的分析[J].数理医药学杂志,2017,30(5):644-646.

[335] 左淑霞,李雪琴.宫外孕患者经宫外孕Ⅱ号方联合米非司酮治疗的临床观察[J].中国保健营养,2017,27(1):94-95.

[336] 西海容.宫外孕Ⅱ号方合桂枝茯苓汤治疗异位妊娠42例临床研究[J].亚太传统医药,2017,13(12):139-140.

[337] 孙付霞.宫外孕Ⅱ号方联合米非司酮治疗异位妊娠临床研究[J].亚太传统医药,2017,13(14):144-145.

[338] 胡梦川.自制中药汤在治疗异位妊娠中的运用[J].中外医学研究,2018,16(01):154-156.

[339] 禚立梅,李娜,唐黎黎.自拟中药汤剂联合甲氨蝶呤在异位妊娠治疗中的临床效果分析[J].智慧健康,2018,4(33):117-118.

[340] 彭述兰,李芳.中医汤剂加减治疗宫外孕的效果分析[J].健康之路,2018,17(05):256.

[341] 彭丽,吕倩,龚小春.中药与甲氨蝶呤、米非司酮联合治疗异位妊娠的疗效观察[J].中国医院用药评价与分析,2018,18(11):1480-1481.

[342] 田红艳,王娟.中药汤剂在宫外孕治疗中的应用效果[J].临床医学研究与实践,2018,3(32):142-143.

[343] 杨玉芳.中药汤剂辅助甲氨蝶呤治疗未破损型输卵管妊娠的有效性及安全性[J].国际医药卫生导报,2018,24(22):3452-3456.

[344] 潘华,叶文冲,蒋瑜,等.中药口服加保留灌肠治疗异位妊娠临床观察[J].光明中医,2018,33(23):3527-3529.

[345] 姜静.中药活血化瘀剂在异位妊娠保守治疗中的应用[J].家庭医药,2018(6):40.

[346] 秦丽花.中西医结合治疗宫外孕临床观察[J].光明中医,2018,33(17):2566-2568.

[347] 张淳,云绍丽.中西医结合在104例异位妊娠患者治疗的临床效果观察[J].航空航天医学杂志,

2018,29(07):875-876.

[348] 李敬群,吴学红.中西医结合保守治疗在异位妊娠患者中的应用价值[J].母婴世界,2018(9):96.

[349] 陶义欣.中西医结合保守治疗异位妊娠临床效果[J].家庭医药,2018(5):201-202.

[350] 张利明.中西医结合保守治疗宫外孕48例临床分析[J].中西医结合心血管病电子杂志,2018,6(01):159.

[351] 李万青.中西医结合保守治疗高原牧区宫外孕的临床观察[J].青海医药杂志,2018,48(04):60-61.

[352] 李岩,傅金英,宋晓婕,等.消癥杀胚煎剂口服辅助甲氨蝶呤、米非司酮治疗异位妊娠效果观察[J].山东医药,2018,58(19):51-54.

[353] 顾灵.蜈蚣花粉汤配合甲氨蝶呤治疗异位妊娠的临床效果观察[J].健康必读,2018(5):121.

[354] 符敬花.探究宫外孕中药联合米非司酮治疗异位妊娠的临床效果[J].临床医药文献电子杂志,2018,5(41):164.

[355] 曹变娜,罗明燕,李芳.生化汤联合甲氨蝶呤在早期异位妊娠治疗中的临床研究[J].中国中医药现代远程教育,2018,16(03):108-110.

[356] 姚晓慧.米非司酮配合中药治疗门诊异位妊娠的临床效果[J].系统医学,2018,3(24):27-29.

[357] 谭第芬.米非司酮联合甲氨蝶呤和宫外孕Ⅱ号方加减治疗异位妊娠临床研究[J].家庭医药,2018(3):186-187.

[358] 于静.米非司酮、甲氨蝶呤联合中药应用于异位妊娠保守治疗中疗效分析[J].中国现代药物应用,2018,12(24):194-195.

[359] 张金伟,张阳,周肖英.甲氨蝶呤注射剂联合米非司酮片和中草药治疗宫外孕的临床研究[J].中国临床药理学杂志,2018,34(11):1327-1329.

[360] 徐红文.甲氨蝶呤联合中药治疗异位妊娠临床分析[J].系统医学,2018,3(8):3-5.

[361] 张亚华,刘俊秀.甲氨蝶呤联合宫外孕Ⅱ号方与米非司酮治疗异位妊娠的随机对照试验[J].实用妇科内分泌杂志(电子版),2018,5(21):113-115.

[362] 王芳,张璐,王青,等.甲氨蝶呤、米非司酮联合化癥消胚汤序贯治疗未破裂型输卵管妊娠的疗效及对患者生殖功能的影响[J].广西医科大学学报,2018,35(07):931-935.

[363] 康燕.活血清热方灌肠联合米非司酮片治疗异位妊娠的疗效观察[J].河北中医,2018,40(12):1850-1854.

[364] 陈雯.化瘀消癥方与甲氨蝶呤联合治疗未破损型异位妊娠的临床效果[J].中外医学研究,2018,16(32):150-151.

[365] 陈瑜,楼雪莉,宣仲英.化瘀消癥方联合甲氨蝶呤治疗异位妊娠临床疗效探讨[J].浙江医学教育,2018,17(06):54-56.

[366] 李才芬.宫外孕中医汤剂加减治疗宫外孕的临床可行性[J].健康必读,2018(12):8-9.

[367] 陈益超,薛寅.补血活血汤联合MTX治疗宫外孕临床疗效分析[J].中外医疗,2018,37(35):167-169.

[368] 陈双东.自拟宫外孕汤治疗输卵管异位妊娠的临床疗效研究[J].环球中医药,2019,12(8):1262-1264.

[369] 吴月红.中药治疗宫外孕的临床应用[J].饮食保健,2019,6(11):95-96.

[370] 李俊魁,郏伟,田芸,等.中药联合米非司酮治疗异位妊娠疗效观察[J].海峡药学,2019,31(03):114-115.

[371] 诸葛瑾,于皓.中药灌肠联合甲氨蝶呤在异位妊娠治疗中的应用有效性[J].中国药物与临床,

2019,19(12):2006-2008.

[372] 黄贵孝,任廷美.中西医联合保守治疗异位妊娠60例临床观察[J].临床医药文献电子杂志,2019,6(03):147-148.

[373] 张丹丹,朱林夕,尹云飞.中西医结合治疗异位妊娠的效果及对血清糖类抗原125及孕酮水平的影响[J].包头医学院学报,2019,35(12):64-65.

[374] 李鸿燕,祁婉莹,冯志友.中西医结合疗法对异位妊娠保守治疗临床观察[J].深圳中西医结合杂志,2019,29(18):18-20.

[375] 周芳.中西医结合保守治疗异位妊娠的临床效果[J].世界临床医学,2019,13(2):63,65.

[376] 王赞红.中西医结合保守治疗异位妊娠的临床观察[J].健康必读,2019(16):108-109.

[377] 杨锦.中西药结合治疗宫外孕的临床疗效[J].内蒙古中医药,2019,38(08):13-14.

[378] 杜永艳.益气化瘀止血汤联合米非司酮治疗不稳定型异位妊娠的临床疗效[J].临床合理用药杂志,2019,12(21):101-102.

[379] 宋森,夏亲华.异位停经验方辅助甲氨蝶呤治疗未破裂型输卵管妊娠疗效观察[J].江西中医药,2019,50(2):31-33.

[380] 汪贤.异位妊娠中药联合米非司酮治疗疗效分析[J].母婴世界,2019(5):128.

[381] 叶柳云.异位妊娠的不同药物保守治疗临床分析[J].海峡预防医学杂志,2019,0(6):100-101.

[382] 陈毓,王书红.异位妊娠采用丹元化瘀方联合甲氨蝶呤注射保守治疗临床效果观察[J].养生保健指南,2019(17):56.

[383] 郑舒心,周笑梅.异位方联合单剂量甲氨蝶呤治疗异位妊娠临床研究[J].新中医,2019,51(9):157-160.

[384] 陈巧利,闫燕.少腹逐瘀汤加减佐治异位妊娠204例疗效观察[J].国医论坛,2019,34(05):35-36.

[385] 李潇,李岩,张宇航.杀胚消癥煎剂治疗未破裂型异位妊娠[J].中医学报,2019,34(4):843-846.

[386] 侯爱霞.三棱莪术汤配伍甲氨蝶呤保守治疗异位妊娠临床观察[J].光明中医,2019,34(03):461-462.

[387] 胡茜莹,李桂梅.清热散结杀胚方保守治疗未破损期早期异位妊娠的疗效观察[J].内蒙古中医药,2019,38(06):14-15.

[388] 户立生,许健.米非司酮联合自拟化瘀消汤治疗未破裂型输卵管妊娠临床观察[J].中国药业,2019,28(24):72-74.

[389] 蒋成素,曹丽.米非司酮联合中药制剂保守治疗异位妊娠的疗效研究[J].健康之友,2019(8):287.

[390] 王振迎.米非司酮联合中药汤剂治疗异位妊娠的效果[J].中国实用医药,2019,14(26):12-14.

[391] 孙聪,刘莹,管璇.康妇炎胶囊治疗异位妊娠输卵管畅通度及临床效果[J].中国计划生育学杂志,2019,27(03):386-388.

[392] 朱青.甲氨蝶呤与中药配合治疗异位妊娠的疗效观察[J].湖北中医杂志,2019,41(03):41-43.

[393] 初晓霞.甲氨蝶呤合并中药保守治疗64例异位妊娠临床分析[J].世界最新医学信息文摘,2019,19(57):179-184.

[394] 李荣花.活血消癥汤联合桂枝茯苓丸对宫外孕患者临床症状及血清β-HCG恢复的影响[J].中国合理用药探索,2019,16(08):83-85.

[395] 张海红.化瘀消癥汤辅治宫外孕保守治疗患者的临床疗效及对激素水平表达影响[J].中国临床医生杂志,2019,47(10):1246-1249.

[396] 朱玲,王亚荀,孙旖旎.行气活血消癥方联合甲氨蝶呤及米非司酮治疗异位妊娠的临床观察[J].现

代中医临床,2019,26(04):52-54.

[397] 宋丽娜.观察中西医结合保守治疗宫外孕的疗效[J].现代养生(下半月版),2019(4):164-165.

[398] 王凤月.宫外孕汤联合西药治疗宫外孕患者60例临床观察[J].中国民间疗法,2019,27(04):53-54.

[399] 袁社霞.宫外孕Ⅱ号方联合米非司酮治疗宫外孕疗效及对患者血清激素、β-HCG水平的影响[J].陕西中医,2019,40(04):421-423.

[400] 冯宇雄.宫外孕Ⅱ号方合桂枝茯苓汤治疗异位妊娠的临床效果[J].实用妇科内分泌杂志(电子版),2019,6(07):47.

[401] 祝慧慧.宫外孕Ⅱ号方联合米非司酮治疗异位妊娠临床观察[J].实用中医药杂志,2019,35(01):75-76.

[402] 王姝,王泽华,高淑芳,等.复方紫草汤联合西药甲氨蝶呤在异位妊娠保守治疗中的应用研究[J].浙江临床医学,2019,21(2):193-195.

[403] 于皓,程晓燕,叶绿菊,等.复方紫草汤联合甲氨蝶呤保守治疗异位妊娠[J].中国计划生育学杂志,2019,27(05):577-579.

[404] 王向红,卢书芳.复方丹参注射液辅助甲氨蝶呤治疗宫外孕的临床疗效分析[J].药物评价研究,2019,42(04):701-704.

[405] 负小巧.分析口服自拟杀胚消癥汤加灌肠方联合米非司酮、甲氨蝶呤治疗异位妊娠的效果及对血清β-人绒毛膜促性腺激素(β-HCG)的影响[J].家庭医药,2019(10):154.

[406] 陈毓.丹元化瘀方联合甲氨蝶呤注射保守治疗异位妊娠临床效果探讨[J].养生保健指南,2019(17):70.

[407] 徐银静.自拟中药联合甲氨蝶呤保守治疗输卵管妊娠的临床疗效及安全性分析[J].世界最新医学信息文摘,2020,20(8):191-192.

[408] 余思云,曹云桂,唐江萍,等.中药联合米非司酮治疗异位妊娠的疗效观察[J].名医,2020(02):259-261.

[409] 袁媛.中药联合甲氨蝶呤对于异位妊娠的保守治疗[J].中国社区医师,2020,36(20):89-90.

[410] 罗木英.中药口服联合米非司酮宫外孕保守治疗的效果分析[J].临床医药文献电子杂志,2020,7(02):168-186.

[411] 杨璇.中西医结合治疗异位妊娠疗效观察[J].深圳中西医结合杂志,2020,30(17):42-43.

[412] 李珺晔.中西医结合治疗异位妊娠疗效观察[J].山西中医,2020,36(3):26-27.

[413] 张羽霞.中西医结合治疗宫外孕的临床分析[J].健康之友,2020(21):65.

[414] 何晶莹.中西医结合疗法对异位妊娠保守治疗临床观察[J].中国保健营养,2020,30(33):343.

[415] 孙军华,焦晓云,李瑾,等.中西医结合保守治疗输卵管妊娠临床结局观察[J].世界中西医结合杂志,2020,15(02):374-376.

[416] 李艳莎.中西医结合保守治疗宫外孕临床效果探讨[J].实用妇科内分泌电子杂志,2020,7(01):54.

[417] 谭娟.中西医结合保守治疗妇科宫外孕的临床分析[J].特别健康,2020(20):94.

[418] 黄慧.异位妊娠患者采取甲氨蝶呤、米非司酮联合中药灌肠治疗的临床分析[J].当代医学,2020,26(22):91-93.

[419] 孙伟,黄松.消癥杀胚方治疗输卵管妊娠气滞血瘀证44例[J].中国临床研究,2020,33(02):237-239.

[420] 赵小来.少腹逐瘀颗粒联合甲氨蝶呤治疗异位妊娠临床研究[J].新中医,2020,52(12):104-106.

[421] 宋李丽.三棱莪术汤联合甲氨蝶呤治疗异位妊娠的效果[J].河南医学研究,2020,29(17):3193-3194.

[422] 贠小巧.三棱莪术汤联合甲氨蝶呤治疗异位妊娠的效果[J].家庭医药:就医选药,2020(11):170-171.

[423] 刘娟.米非司酮联合自拟化瘀消胚汤治疗未破裂型输卵管妊娠效果分析[J].健康之友,2020(13):126-127.

[424] 李琳锋.米非司酮联合活血化瘀杀胚消癥方对胎元阻络型异位妊娠保守治疗的临床研究[D].乌鲁木齐:新疆医科大学,2020.

[425] 王梦娜.甲氨蝶呤配合不同中医分期治疗异位妊娠的疗效及对激素水平的影响[J].中医临床研究,2020,12(20):110-111.

[426] 叶凤英.甲氨蝶呤联合中药治疗异位妊娠的疗效及不良反应[J].深圳中西医结合杂志,2020,30(16):23-24.

[427] 田维莉.甲氨蝶呤联合宫外孕Ⅱ号方治疗异位妊娠临床观察[J].健康之友,2020(6):143-144.

[428] 张孝令.甲氨蝶呤联合中药治疗未破裂型异位妊娠临床效果观察[J].中外女性健康研究,2020(12):118,130.

[429] 臧娅.活血消癥汤联合米非司酮及甲氨蝶呤治疗异位妊娠患者的临床疗效[J].医学理论与实践,2020,33(12):1996-1997.

[430] 岳晓敏.活血散瘀汤、甲氨蝶呤联合治疗异位妊娠疗效分析[J].临床医药文献电子杂志,2020,7(83):11,48.

[431] 何春晖.活血化瘀汤治疗异位妊娠的有效性探讨[J].黑龙江中医药,2020,49(05):59-60.

[432] 王芸.活络效灵汤联合甲氨蝶呤治疗宫外孕临床疗效观察[J].湖北中医药大学学报,2020,22(05):69-71.

[433] 高小静.化浊消癥方联合西药治疗输卵管妊娠未破损期的疗效与预测指标的相关分析[D].石家庄:河北中医学院,2020.

[434] 刘玉玲.化瘀消癥汤联合米非司酮对异位妊娠患者血清指标及输卵管完全畅通率的影响[J].基层医学论坛,2020,24(31):4554-4556.

[435] 邓伟.观察自拟中药宫外孕方剂加米非司酮治疗早期异位妊娠50例的疗效[J].中国农村卫生,2020,12(22):80.

[436] 孔维莉.中药联合甲氨蝶呤对异位妊娠患者性激素水平的影响[J].现代医学与健康研究电子杂志,2021,5(18):91-93.

[437] 李慧莲.中药联合甲氨蝶呤保守治疗输卵管妊娠的临床疗效[J].母婴世界,2021(17):87.

[438] 唐固平,李昭会,陈丽融,等.中西医结合治疗未破裂异位妊娠180例临床疗效分析[J].医药前沿,2021,11(7):123-124.

[439] 颜培玉,潘颖,张爱臣,等.中西医结合保守治疗异位妊娠临床研究[J].长春:长春中医药大学学报,2021,37(02):369-372.

[440] 徐群.中西医结合保守治疗异位妊娠临床研究[J].世界最新医学信息文摘,2021,21(57):224-225.

[441] 张房磊.血府逐瘀汤联合米非司酮治疗异位妊娠患者临床疗效分析[J].养生保健指南,2021(37):38-39.

[442] 陈少辰.血府逐瘀胶囊联合甲氨蝶呤治疗异位妊娠患者的效果[J].中国民康医学,2021,33(04):98-100.

[443] 弓丽丽,汪新华.探讨大剂量米非司酮联合中药治疗宫外孕的远期疗效[J].中国药物滥用防治杂志,2021,27(5):771-774,791.

[444] 肖悦,郭瑾,贺飞燕,等.米非司酮配伍散结镇痛胶囊口服用于异位妊娠保守治疗的临床效果观察[J].基层医学论坛,2021,25(26):3715-3717.

[445] 王建君.米非司酮联合中药汤剂治疗输卵管妊娠的效果及安全性[J].当代医药论丛,2021,19(16):162-164.

[446] 许吉凤,方群,陈静,等.解瘀消胚汤联合甲氨蝶呤在输卵管妊娠中的应用研究[J].浙江中医杂志,2021,56(12):888-889.

[447] 刘姣.甲氨蝶呤与米非司酮结合中药保守治疗宫外孕的临床效果体会[J].首都食品与医药,2021,28(21):77-78.

[448] 杜倩,王浜,吴晶晶.活血消癥方加减联合西药治疗异位妊娠疗效及对患者血清激素水平的影响[J].陕西中医,2021,42(04):430-433.

[449] 郭华林,黄新琴,贺燕.化瘀消癥汤联合米非司酮在异位妊娠保守治疗中的作用[J].河南医学研究,2021,30(15):2829-2831.

[450] 纪一平,张晓燕.化瘀消癥汤联合甲氨蝶呤在异位妊娠保守治疗中的应用研究[J].实用妇科内分泌电子杂志,2021,8(21):60-63.

[451] 于纪红.宫外孕Ⅱ号方内服外敷联合常规药物保守治疗异位妊娠临床研究[J].新中医,2021,53(6):71-74.

[452] 鲁赛.宫外孕Ⅱ号方联合米非司酮治疗宫外孕的临床研究[J].健康必读,2021(19):98-99.

[453] 梁丽芳.宫外孕Ⅱ号方联合甲氨蝶呤治疗宫外孕临床观察[J].世界最新医学信息文摘,2021(66):191-192.

[454] 何文娟.宫外孕Ⅱ号方加味联合甲氨蝶呤治疗气滞血瘀型未破裂型异位妊娠的临床有效性研究[J].中文科技期刊数据库(文摘版):医药卫生,2021(9):101-102.

[455] 朱祖华,蒙良金,黎月坤.宫外孕Ⅱ号方联合米非司酮治疗异位妊娠的临床疗效观察[J].健康忠告,2021(12):169.

[456] 薛志琴.自拟宫外孕汤治疗输卵管异位妊娠的临床效果分析[J].实用妇科内分泌电子杂志,2022,9(15):69-72.

[457] 叶玉娥,尹巧英,尹婉红.自拟扶正消癥方辅助治疗异位妊娠的临床效果[J].内蒙古中医药,2022,41(02):66-68.

[458] 葛玲玉.紫莲汤联合甲氨蝶呤治疗未破损期异位妊娠的临床疗效观察[D].南京:南京中医药大学,2022.

[459] 石日玲,付玉娇,蓝爱琴.中药联合米非司酮保守治疗异位妊娠的效果分析及其对患者不良反应的影响[J].中文科技期刊数据库(引文版):医药卫生,2022(6):284-286.

[460] 英艳君.中药联合甲氨蝶呤治疗异位妊娠的临床疗效评价[J].中国保健食品,2022(7):67-69.

[461] 黄仙琴.中药口服配合米非司酮片治疗未破损异位妊娠临床疗效观察[J].药店周刊,2022,31(5):174-176,185.

[462] 安雅芳,邹冰姿.中西医结合治疗异位妊娠患者的疗效及对血清抑制素-A、IL-8的影响[J].药店周刊,2022,31(7):13-15.

[463] 薛淑萍,马妍艳.中西医结合治疗未破裂型异位妊娠的疗效分析[J].长寿,2022(3):77-79,89.

[464] 许冰霜,魏满霞.中西医结合保守治疗异位妊娠的临床效果观察[J].临床医学工程,2022,29(11):

1529-1530.

[465] 李玉萍.中西药结合对宫外孕患者进行保守治疗的临床效果研究[J].母婴世界,2022(2):64-65.

[466] 张睿.中西药合用治疗异位妊娠临床观察[J].实用中医药杂志,2022,38(03):430-431.

[467] 白燕.异位妊娠患者中西医结合保守治疗的临床疗效研究[J].中文科技期刊数据库(文摘版):医药卫生,2022(4):204-206.

[468] 夏莲.消瘀杀胚汤联合米非司酮治疗异位妊娠的临床观察[J].中国中医药科技,2022,29(04):703-705.

[469] 唐容迪,肖景.通经散瘀泄浊方联合西药治疗异位妊娠临床观察[J].中西医结合研究,2022,14(02):109-111.

[470] 孙亚萍,王华,斯琳琳.散结消癥汤联合经阴道超声引导介入治疗宫外孕的疗效观察[J].中国中医药科技,2022,29(03):429-431.

[471] 蓝玉萍,刘婕惠,李趣英.米非司酮配伍甲氨蝶呤及异位妊娠中药方在异位妊娠保守治疗中效果评价[J].基层医学论坛,2022,26(28):121-123.

[472] 陈少如,林艳,程丽师,等.米非司酮、甲氨蝶呤联合宫外孕Ⅱ号方治疗异位妊娠的效果研究[J].当代医药论丛,2022,20(6):165-168.

[473] 付恋恋,钱艳霞.甲氨蝶呤联合中药方治疗异位妊娠临床观察[J].中国中医药现代远程教育,2022,20(17):125-126.

[474] 路祥会.甲氨蝶呤联合中药保守治疗异位妊娠的临床疗效探讨[J].中文科技期刊数据库(引文版):医药卫生,2022(5):274-276.

[475] 王小丽,曾福英.加味宫外孕Ⅱ号方联合甲氨蝶呤治疗未破损型异位妊娠临床观察[J].实用中医药杂志,2022,38(9):1544-1546.

[476] 杨德鑫,税成愈,李艳.活血祛瘀消癥方加减联合米非司酮治疗异位妊娠疗效及对患者血清激素水平的影响[J].陕西中医,2022,43(10):1373-1375.

[477] 贾子娟,秦志娟,刘双玉,等.活血化瘀汤联合甲氨蝶呤治疗异位妊娠的疗效观察[J].天津医药,2022,50(09):988-992.

[478] 杜丹阳.化癥消胚汤辅助治疗异位妊娠临床研究[J].中国中医药现代远程教育,2022,20(05):105-107.

[479] 叶玉如.化瘀消癥汤联合米非司酮保守治疗异位妊娠的研究[J].中华养生保健,2022,40(17):158-160.

[480] 陈孔莉,董芹.化瘀消癥汤对异位妊娠患者的影响[J].中外医学研究,2022,20(10):116-119.

[481] 杜鹃,王利平.行气活血消癥方辅助米非司酮治疗异位妊娠临床研究[J].新中医,2022,54(07):132-135.

[482] 周芸丽,冯琳,胡艺潇,等.桂枝茯苓消癥汤联合西药治疗未破损型异位妊娠临床观察[J].中华养生保健,2022,40(13):4-7.

[483] 严金婵.观察穴位贴敷联合中药保守治疗异位妊娠的临床疗效[J].特别健康,2022(5):158-159.

[484] 李丰悦,赵倩倩.宫外孕中药方治疗未破损期异位妊娠临床研究[J].新中医,2022,54(21):126-129.

[485] 叶寅志,钱丽松,宋帅华,等.宫外孕Ⅱ号方加味联合米非司酮及甲氨蝶呤治疗异位妊娠临床观察[J].实用中医药杂志,2022,38(12):2095-2097.

[486] 柳娜.宫外孕Ⅱ号方加减方联合隔日肌注甲氨蝶呤治疗异位妊娠的效果观察[J].内蒙古中医药,

2022,41(04):15-16.

[487] 张亚男,徐静.宫外孕Ⅱ号方合桂枝茯苓汤加减治疗输卵管妊娠的临床效果[J].临床医学研究与实践,2022,7(06):104-108.

[488] 林艳,陈少如,韩文娟,等.电针联合宫外孕Ⅱ号方、甲氨蝶呤治疗异位妊娠的研究[J].甘肃医药,2022,41(07):611-614.

[489] 李琪.中西医结合治疗输卵管妊娠临床观察[J].实用中医药杂志,2023,39(03):503-505.

[490] 廖芝,靳军,刘真珍.抗宫外孕合剂联合西药治疗早期输卵管妊娠临床研究[J].亚太传统医药,2023,19(05):87-89.

[491] 赖伟伟.活血消癥方加减联合西药治疗异位妊娠的疗效及其对血清标志物的影响[J].湖北中医杂志,2023,45(03):12-15.

[492] 吕新凤,宋平.化瘀消癥汤联合米非司酮治疗异位妊娠的疗效及对β-HCG水平的影响[J].江西医药,2023,58(01):62-63.

[493] 邢瑞霞.化瘀消癥汤、米非司酮、氨甲蝶呤三联治疗宫外孕患者的效果[J].中国民康医学,2023,35(03):105-107.

[494] 陈园凤.行气活血消癥方联合米非司酮保守治疗异位妊娠的临床研究[J].实用中西医结合临床,2023,23(01):110-113.

二、纳入文献的基本情况特征

见表4-7。

表4-7 输卵管妊娠纳入文献的基本情况特征

纳入研究	样本量(T/C)	干预措施		结局指标
		实验组	对照组	
彭春华2015	29/29	MTX+米非司酮+宫外孕Ⅱ号方	MTX+米非司酮	①④⑤⑫⑮⑳
张金伟2018	32/32	MTX+米非司酮+宫外孕Ⅱ号方	MTX+米非司酮	①④⑤⑨⑪
陶义欣2018	39/39	MTX+米非司酮+宫外孕Ⅱ号方	MTX+米非司酮	①⑦
张亚华2018	26/26	MTX+米非司酮+宫外孕Ⅱ号方	MTX+米非司酮	④⑤⑮⑯⑱⑲
谭第芬2018	41/41	MTX+米非司酮+宫外孕Ⅱ号方	MTX+米非司酮	①④⑤⑬
梁云2017	30/30	MTX+米非司酮+宫外孕Ⅱ号方	MTX+米非司酮	①②④⑦⑨⑪⑫
符晶莹2015	54/52	MTX+米非司酮+宫外孕Ⅱ号方	MTX+米非司酮	①④⑤⑨⑪⑬
于纪红2021	60/60	MTX+米非司酮+宫外孕Ⅱ号方	MTX+米非司酮	①④⑤⑮⑱
李芳英2008	40/40	MTX+米非司酮+宫外孕Ⅱ号方	MTX+米非司酮	①②⑤⑦⑧
张晓金2000	38/22	MTX+米非司酮+宫外孕Ⅱ号方	MTX+米非司酮	①④⑤
万日明2011	34/34	MTX+米非司酮+宫外孕Ⅱ号方	MTX+米非司酮	①④⑤⑧⑬⑮⑯⑱⑲
朱立新2010	156/156	MTX+米非司酮+宫外孕Ⅱ号方	MTX+米非司酮	①④⑤⑫⑯⑲
曹庆华2013	40/40	MTX+米非司酮+宫外孕Ⅱ号方	MTX+米非司酮	①⑧⑮⑯⑱⑲
李昌祝2007	33/32	MTX+米非司酮+宫外孕Ⅱ号方	MTX+米非司酮	①④⑤

续表

纳入研究	样本量 （T/C）	干预措施		结局指标
		实验组	对照组	
梁丽芳 2021	39/39	MTX+米非司酮+宫外孕Ⅱ号方	MTX+米非司酮	①④⑤⑮⑯⑱⑲
廖绍青 2019	70/70	MTX+米非司酮+宫外孕Ⅱ号方	MTX+米非司酮	①④⑤⑬⑮⑱⑲
裴海英 2012	45/50	MTX+米非司酮+宫外孕Ⅱ号方	MTX+米非司酮	①②⑦
沈利萍 2008	50/50	MTX+米非司酮+宫外孕Ⅱ号方	MTX+米非司酮	①④⑤⑨⑪
许冰霜 2022	45/45	MTX+米非司酮+宫外孕Ⅱ号方	MTX+米非司酮	①④⑤⑦⑪
蓝玉萍 2022	33/33	MTX+米非司酮+宫外孕Ⅱ号方	MTX+米非司酮	①③⑤⑪⑬
叶寅志 2022	54/54	MTX+米非司酮+宫外孕Ⅱ号方	MTX+米非司酮	①④⑤⑨⑪
颜培玉 2021	31/31	MTX+米非司酮+宫外孕Ⅱ号方	MTX+米非司酮	①④⑤⑨⑪
蒋海燕 2014	34/34	MTX+米非司酮+宫外孕Ⅰ号方	MTX+米非司酮	①④⑤⑨⑪
李雪萍 2015	31/30	MTX+米非司酮+宫外孕Ⅰ号方	MTX+米非司酮	①④⑤⑧⑨⑮⑱⑲
杨　辉 2012	60/60	MTX+米非司酮+宫外孕Ⅰ号方	MTX+米非司酮	①③⑥⑨⑪⑮⑯⑱⑲
邹燕珠 2013	46/38	MTX+米非司酮+宫外孕Ⅰ号方	MTX+米非司酮	①④⑤⑨⑪
高珊珊 2017	60/60	MTX+米非司酮+自拟方	MTX+米非司酮	①④⑤⑨⑪
郭华林 2021	42/42	MTX+米非司酮+自拟方	MTX+米非司酮	①④⑦⑨⑪⑮⑱⑲
杜丹阳 2022	34/34	MTX+米非司酮+自拟方	MTX+米非司酮	②⑦
刘　娟 2020	45/45	MTX+米非司酮+自拟方	MTX+米非司酮	①④⑤⑨⑪
谢爱玲 2012	35/35	MTX+米非司酮+自拟方	MTX+米非司酮	①④⑤⑮⑱
张　莉 2011	30/30	MTX+米非司酮+自拟方	MTX+米非司酮	①④⑤
陈宗芳 2010	34/34	MTX+米非司酮+自拟方	MTX+米非司酮	①③⑤
李　潇 2019	44/44	MTX+米非司酮+自拟方	MTX+米非司酮	①④⑤⑧⑬⑮⑯⑱⑲
陈晓燕 2011	43/43	MTX+米非司酮+自拟方	MTX+米非司酮	①②⑦⑮⑯⑱
段孝勤 2010	34/34	MTX+米非司酮+自拟方	MTX+米非司酮	①②⑦⑮⑯⑱⑲
陈秋潮 2011	30/30	MTX+米非司酮+自拟方	MTX+米非司酮	①④⑤
杜　倩 2021	30/30	MTX+米非司酮+自拟方	MTX+米非司酮	①④⑤⑦⑨⑪⑮⑯⑱
杨德鑫 2022	47/46	MTX+米非司酮+自拟方	MTX+米非司酮	①④⑤⑦⑧⑨
初晓霞 2019	64/76	MTX+米非司酮+自拟方	MTX+米非司酮	①⑮⑯⑰⑲
王风月 2019	40/40	MTX+米非司酮+自拟方	MTX+米非司酮	①⑦⑮⑯⑱
胡梦川 2019	30/30	MTX+米非司酮+自拟方	MTX+米非司酮	①⑮⑯⑳
向文慧 2014	38/38	MTX+米非司酮+自拟方	MTX+米非司酮	①⑦
王　雪 2013	80/80	MTX+米非司酮+自拟方	MTX+米非司酮	①④⑤
王南竹 2012	50/50	MTX+米非司酮+自拟方	MTX+米非司酮	①②⑤
王永平 2010	46/45	MTX+米非司酮+自拟方	MTX+米非司酮	①④⑤⑮⑯⑱

纳入研究	样本量 （T/C）	干预措施		结局指标
		实验组	对照组	
赵保恒 2009	30/30	MTX+米非司酮+自拟方	MTX+米非司酮	①②⑦⑧⑮⑯⑱⑲
王秋玉 2008	60/60	MTX+米非司酮+自拟方	MTX+米非司酮	①④⑤⑬⑭⑮⑯⑱⑲
甄洪亮 2008	35/34	MTX+米非司酮+自拟方	MTX+米非司酮	①④⑤⑯⑱⑲
谢激扬 2008	38/38	MTX+米非司酮+自拟方	MTX+米非司酮	①③④⑤⑥
吴彩娟 2007	109/109	MTX+米非司酮+自拟方	MTX+米非司酮	③⑥⑬⑭
农红映 2006	62/62	MTX+米非司酮+自拟方	MTX+米非司酮	①④⑤⑧⑬⑮⑱⑲
镁日斯 2005	30/30	MTX+米非司酮+自拟方	MTX+米非司酮	①
黎 萍 2004	52/52	MTX+米非司酮+自拟方	MTX+米非司酮	①④⑤⑧⑬
安丰娟 2003	50/40	MTX+米非司酮+自拟方	MTX+米非司酮	①⑤⑮⑱⑲
李 艳 2003	42/42	MTX+米非司酮+自拟方	MTX+米非司酮	①
张海红 2019	41/39	MTX+米非司酮+自拟方	MTX+米非司酮	①④⑤⑦⑨⑪⑮⑯⑱⑲
宣小凤 2013	49/49	MTX+米非司酮+自拟方	MTX+米非司酮	①④⑤
刘 姣 2021	25/25	MTX+米非司酮+自拟方	MTX+米非司酮	①④⑤⑨⑪⑮⑯⑳
杨 锦 2019	37/37	MTX+米非司酮+自拟方	MTX+米非司酮	①
姚丹枫 2013	44/44	MTX+米非司酮+自拟方	MTX+米非司酮	①②④⑤⑦⑨⑪⑫
邢瑞霞 2023	30/30	MTX+米非司酮+自拟方	MTX+米非司酮	①⑤⑦⑧⑮
高小静 2020	45/45	MTX+米非司酮+自拟方	MTX+米非司酮	①②⑦⑫⑮
臧 娅 2020	43/43	MTX+米非司酮+自拟方	MTX+米非司酮	①④⑤⑦⑪
李珺晔 2020	30/30	MTX+米非司酮+自拟方	MTX+米非司酮	①④⑤⑨⑮⑳
唐容迪 2022	40/40	MTX+米非司酮+自拟方	MTX+米非司酮	①④⑤⑧⑪⑮⑳
朱 玲 2019	60/60	MTX+米非司酮+自拟方	MTX+米非司酮	①④⑤⑨⑪
薛志琴 2022	35/35	MTX+米非司酮+自拟方	MTX+米非司酮	①④⑤⑦
安雅芳 2022	48/48	MTX+米非司酮+自拟方	MTX+米非司酮	①④⑦
薛淑萍 2022	宫艳青	MTX+米非司酮+自拟方	MTX+米非司酮	①④⑦⑨⑪⑮⑳
李玉萍 2022	45/45	MTX+米非司酮+自拟方	MTX+米非司酮	①④⑤⑧⑫
陈少如 2022	40/40	MTX+米非司酮+自拟方	MTX+米非司酮	①④⑤⑦
贾子娟 2022	54/52	MTX+米非司酮+自拟方	MTX+米非司酮	④⑤⑬⑮⑯⑲
唐固平 2021	90/90	MTX+米非司酮+自拟方	MTX+米非司酮	①④⑤⑧⑨
孙军华 2020	56/55	MTX+米非司酮+自拟方	MTX+米非司酮	①⑬⑭⑮⑲
李艳莎 2020	47/47	MTX+米非司酮+自拟方	MTX+米非司酮	①⑤⑧⑮⑯
陈双东 2019	43/43	MTX+米非司酮+自拟方	MTX+米非司酮	①④⑤⑦⑪⑮⑯⑱⑳
户立生 2019	47/47	MTX+米非司酮+自拟方	MTX+米非司酮	①④⑤⑦⑨⑪⑮⑳

纳入研究	样本量（T/C）	干预措施		结局指标
		实验组	对照组	
彭述兰 2019	34/34	MTX+米非司酮+自拟方	MTX+米非司酮	①④⑤⑧
曾凡华 2014	40/40	MTX+米非司酮+自拟方	MTX+米非司酮	①④⑤⑧⑬
易 群 2014	57/52	MTX+米非司酮+自拟方	MTX+米非司酮	①⑥⑮⑱⑲
廖丽娜 2013	34/40	MTX+米非司酮+自拟方	MTX+米非司酮	①④⑤⑮⑯⑱⑲
黄 蓉 2013	33/32	MTX+米非司酮+自拟方	MTX+米非司酮	①⑤⑪⑫⑯⑱
袁新燕 2013	39/39	MTX+米非司酮+自拟方	MTX+米非司酮	①④⑤⑮⑯⑰⑲
黄 云 2013	30/30	MTX+米非司酮+自拟方	MTX+米非司酮	①④⑤⑨⑪
罗秀珍 2013	34/30	MTX+米非司酮+自拟方	MTX+米非司酮	①④⑤⑪⑫
古 萍 2013	150/150	MTX+米非司酮+自拟方	MTX+米非司酮	①④⑤⑬
王柱林 2013	30/25	MTX+米非司酮+自拟方	MTX+米非司酮	①④⑤⑮⑰⑱⑲
姜鸿雁 2012	42/42	MTX+米非司酮+自拟方	MTX+米非司酮	①③⑤⑧⑨⑪⑮⑯⑲
李红芳 2012	46/46	MTX+米非司酮+自拟方	MTX+米非司酮	①②⑦⑧⑬
田永范 2012	39/39	MTX+米非司酮+自拟方	MTX+米非司酮	①④⑤⑬⑮
戴凌虹 2011	50/50	MTX+米非司酮+自拟方	MTX+米非司酮	①④⑤
蔡少妃 2011	41/41	MTX+米非司酮+自拟方	MTX+米非司酮	①③⑥
宫艳青 2011	35/32	MTX+米非司酮+自拟方	MTX+米非司酮	①②⑦⑮⑲
余 韬 2010	100/100	MTX+米非司酮+自拟方	MTX+米非司酮	①④⑤⑮⑯⑱⑲
秦文平 2010	68/67	MTX+米非司酮+自拟方	MTX+米非司酮	①③⑤⑥⑧⑮⑯⑱
张敬微 2009	50/50	MTX+米非司酮+自拟方	MTX+米非司酮	①④⑤
徐 杰 2009	30/30	MTX+米非司酮+自拟方	MTX+米非司酮	①②⑤⑨⑮
姚 祺 2009	30/30	MTX+米非司酮+自拟方	MTX+米非司酮	①②⑦⑧⑮⑯⑱
池映雪 2008	28/28	MTX+米非司酮+自拟方	MTX+米非司酮	①④⑤⑧
萧凤仪 2007	50/50	MTX+米非司酮+自拟方	MTX+米非司酮	①⑤
林 莉 2007	30/28	MTX+米非司酮+自拟方	MTX+米非司酮	①④⑤
潘玉平 2007	30/30	MTX+米非司酮+自拟方	MTX+米非司酮	①④⑤
夏棣萍 2006	38/38	MTX+米非司酮+自拟方	MTX+米非司酮	①⑤
余 晖 2006	27/26	MTX+米非司酮+自拟方	MTX+米非司酮	①⑮⑲
郭春燕 2006	32/31	MTX+米非司酮+自拟方	MTX+米非司酮	①④⑤⑮
邢 恺 2011	40/32	MTX+米非司酮+自拟方	MTX+米非司酮	①④⑤⑮⑯
张丹丹 2019	52/51	MTX+米非司酮+自拟方	MTX+米非司酮	②④⑦⑫⑮⑯⑱⑲
白 燕 2022	33/33	MTX+米非司酮+自拟方	MTX+米非司酮	①④⑤⑨⑪⑬⑯⑰⑲
李春甫 2017	30/30	MTX+米非司酮+自拟方	MTX+米非司酮	①⑤⑮⑯⑱⑲

续表

纳入研究	样本量（T/C）	干预措施		结局指标
		实验组	对照组	
赵文杰 2017	33/33	MTX+米非司酮+自拟方	MTX+米非司酮	①④⑤⑨⑪
张 堃 2017	62/62	MTX+米非司酮+自拟方	MTX+米非司酮	①④⑤⑬
杨华平 2015	46/40	MTX+米非司酮+自拟方	MTX+米非司酮	①④⑦⑬⑮⑲
刘雪涛 2015	45/42	MTX+米非司酮+自拟方	MTX+米非司酮	①②④⑦⑪
张晓红 2015	147/114	MTX+米非司酮+自拟方	MTX+米非司酮	①⑮⑯⑰
杨留芝 2014	80/78	MTX+米非司酮+自拟方	MTX+米非司酮	①②⑤⑨⑪⑮⑱
陈慧娟 2014	48/48	MTX+米非司酮+自拟方	MTX+米非司酮	①④⑤⑮⑱⑲
周巧玲 2014	30/30	MTX+米非司酮+自拟方	MTX+米非司酮	①
刘艳秋 2015	42/42	MTX+米非司酮+自拟方	MTX+米非司酮	①②⑤⑦⑮⑱
杜爱平 2017	36/36	MTX+米非司酮+自拟方	MTX+米非司酮	④⑤⑧⑨⑮⑯⑱⑲
李才芬 2018	30/30	MTX+米非司酮+自拟方	MTX+米非司酮	①⑤⑧⑫
于 静 2018	48/48	MTX+米非司酮+自拟方	MTX+米非司酮	①⑧⑨
张丰梅 2017	44/44	MTX+米非司酮+自拟方	MTX+米非司酮	①④⑤⑬
孔芸芬 2014	62/62	MTX+米非司酮+自拟方	MTX+米非司酮	①④⑤⑨⑪
许翠娇 2015	45/45	MTX+米非司酮+自拟方	MTX+米非司酮	①②⑦
张利明 2018	48/48	MTX+米非司酮+自拟方	MTX+米非司酮	①⑮
蒲元芳 2014	150/150	MTX+米非司酮+自拟方	MTX+米非司酮	①④⑤
张丽娟 2015	25/25	MTX+米非司酮+自拟方	MTX+米非司酮	①④⑤⑧
方国平 2017	120/120	MTX+米非司酮+自拟方	MTX+米非司酮	①④⑤⑮⑳
徐雅洁 2017	36/36	MTX+米非司酮+自拟方	MTX+米非司酮	①④⑤⑪
彭 丽 2018	42/42	MTX+米非司酮+自拟方	MTX+米非司酮	①④⑤⑨⑪⑮⑯
李 岩 2018	50/50	MTX+米非司酮+自拟方	MTX+米非司酮	①②⑦⑮⑳
粟月娥 2014	40/40	MTX+米非司酮+自拟方	MTX+米非司酮	①②⑤
李敬群 2018	42/42	MTX+米非司酮+自拟方	MTX+米非司酮	④⑤⑪⑮
张 淳 2018	52/52	MTX+米非司酮+自拟方	MTX+米非司酮	①
王 芳 2018	61/61	MTX+米非司酮+自拟方	MTX+米非司酮	①④⑤⑬⑭⑮⑯⑱⑲
杨 艳 2015	52/53	MTX+米非司酮+自拟方	MTX+米非司酮	①②⑦⑧⑮⑱
左 洁 2014	51/51	MTX+米非司酮+自拟方	MTX+米非司酮	①④⑤⑪
许结乔 2014	62/50	MTX+米非司酮+自拟方	MTX+米非司酮	①②⑤⑨
姜 静 2018	29/29	MTX+米非司酮+自拟方	MTX+米非司酮	①
罗群英 2014	36/36	MTX+米非司酮+自拟方	MTX+米非司酮	①④⑤⑲
潘淑芬 2017	50/50	MTX+米非司酮+自拟方	MTX+米非司酮	①④⑤

纳入研究	样本量（T/C）	干预措施		结局指标
		实验组	对照组	
周　瑾 2017	32/32	MTX+米非司酮+自拟方	MTX+米非司酮	①②④⑦⑫⑮⑯⑱⑲
陈永娅 2014	30/30	MTX+米非司酮+自拟方	MTX+米非司酮	①④⑤⑦⑬⑮⑯⑰⑱
陈　双 2014	34/34	MTX+米非司酮+桂枝茯苓方	MTX+米非司酮	①②⑤⑮⑱
李淑平 2015	41/41	MTX+米非司酮+桂枝茯苓方	MTX+米非司酮	①②⑤⑧
陈春芹 2015	50/50	MTX+米非司酮+桂枝茯苓方	MTX+米非司酮	①②⑨⑪⑮⑱
李　冰 2017	39/39	MTX+米非司酮+桂枝茯苓方	MTX+米非司酮	①⑮⑯⑰⑱
边虹萍 2017	40/40	MTX+米非司酮+桂枝茯苓方	MTX+米非司酮	①④⑤⑪
尹凤玲 2013	40/40	MTX+米非司酮+桂枝茯苓方	MTX+米非司酮	①②⑤⑨⑪⑮⑲
周丽霞 2015	55/55	MTX+米非司酮+桂枝茯苓方	MTX+米非司酮	①④⑤⑮⑰⑱
周芸丽 2022	48/48	MTX+米非司酮+桂枝茯苓方	MTX+米非司酮	①③⑤⑦⑬⑮⑯⑱⑲
张春霞 2017	60/60	MTX+宫外孕Ⅱ号方	MTX	①④⑤⑪⑮
龚丽英 2015	56/50	MTX+宫外孕Ⅱ号方	MTX	①②⑤⑮⑯⑱⑲
许海鸥 2006	56/52	MTX+宫外孕Ⅱ号方	MTX	①
任红伟 2009	53/53	MTX+宫外孕Ⅱ号方	MTX	①③⑤⑬⑮⑯⑱⑲
刘　宇 2013	45/45	MTX+宫外孕Ⅱ号方	MTX	①④⑦
翁同芳 2013	30/30	MTX+宫外孕Ⅱ号方	MTX	①③⑤⑦⑬⑮⑯⑱⑲
吴雪琴 2008	45/41	MTX+宫外孕Ⅱ号方	MTX	①⑧
张欣欣 2008	43/43	MTX+宫外孕Ⅱ号方	MTX	①⑤⑧⑮⑱
杨　梅 2013	30/30	MTX+宫外孕Ⅱ号方	MTX	①⑤⑧
覃明媚 2012	40/40	MTX+宫外孕Ⅱ号方	MTX	①③⑤⑧⑮⑱
杜冬青 2010	30/30	MTX+宫外孕Ⅱ号方	MTX	①④⑤
李明凤 2010	35/37	MTX+宫外孕Ⅱ号方	MTX	①④⑤⑨⑮⑯⑱
郭其亮 2010	85/85	MTX+宫外孕Ⅱ号方	MTX	①②⑦⑯⑱⑲
段小青 2009	32/32	MTX+宫外孕Ⅱ号方	MTX	①④⑤⑮⑯⑲
王永周 2007	36/43	MTX+宫外孕Ⅱ号方	MTX	①⑮
苏　薇 2005	44/40	MTX+宫外孕Ⅱ号方	MTX	①⑤⑧
张淑增 2004	34/32	MTX+宫外孕Ⅱ号方	MTX	①④⑤⑨⑪⑫⑮
王慧霞 2004	30/28	MTX+宫外孕Ⅱ号方	MTX	①④⑤⑬⑭
曾桂秀 2003	40/38	MTX+宫外孕Ⅱ号方	MTX	①⑤
杨学兰 2003	70/69	MTX+宫外孕Ⅱ号方	MTX	①④⑤⑧⑫⑮⑱
何文娟 2021	35/35	MTX+宫外孕Ⅱ号方	MTX	④⑦⑨⑪
柳　娜 2022	32/32	MTX+宫外孕Ⅱ号方	MTX	④⑤⑨

纳入研究	样本量 (T/C)	干预措施		结局指标
		实验组	对照组	
彭 云 2014	60/60	MTX+宫外孕Ⅱ号方	MTX	①④⑤
王小丽 2022	32/32	MTX+宫外孕Ⅱ号方	MTX	①④⑤⑨⑮⑳
皮晓岚 2017	59/59	米非司酮+宫外孕Ⅱ号方	米非司酮	①④⑤⑨⑪
孙付霞 2017	60/60	米非司酮+宫外孕Ⅱ号方	米非司酮	①④
朱祖华 2021	28/28	米非司酮+宫外孕Ⅱ号方	米非司酮	①⑮⑱⑲
祝慧慧 2019	63/63	米非司酮+宫外孕Ⅱ号方	米非司酮	①④⑤⑪⑮⑯⑰⑱⑲
林 红 2013	35/35	米非司酮+宫外孕Ⅱ号方	米非司酮	①④⑤⑬⑮
李 芹 2013	30/30	米非司酮+宫外孕Ⅱ号方	米非司酮	①②⑦
刘素萍 2011	40/33	米非司酮+宫外孕Ⅱ号方	米非司酮	①③⑥
马秀丽 2009	33/32	米非司酮+宫外孕Ⅱ号方	米非司酮	①④⑤⑮⑯⑲
于小凤 2009	25/25	米非司酮+宫外孕Ⅱ号方	米非司酮	①③⑦
骆忠美 2006	31/26	米非司酮+宫外孕Ⅱ号方	米非司酮	①⑦
黎 萍 2001	40/30	米非司酮+宫外孕Ⅱ号方	米非司酮	①⑦
黄仙琴 2022	40/40	米非司酮+宫外孕Ⅱ号方	米非司酮	①②⑦⑮⑳
鲁 赛 2021	46/46	米非司酮+宫外孕Ⅱ号方	米非司酮	①⑮
袁社霞 2019	68/68	米非司酮+宫外孕Ⅱ号方	米非司酮	①④⑤⑦⑧⑨⑬⑭⑮⑯⑱⑲
何丽平 2005	33/30	MTX+自拟方	MTX	①
戴和平 2000	50/50	MTX+自拟方	MTX	①②⑤⑪
陈 颖 2012	28/27	MTX+自拟方	MTX	①④⑤⑨⑮⑯⑱
宋李丽 2020	35/35	MTX+自拟方	MTX	①④⑨⑪
戴晓菊 2012	49/49	MTX+自拟方	MTX	①②⑦⑫⑮
王梦娜 2020	34/34	MTX+自拟方	MTX	①④⑤⑦⑬⑭
付 楝 2008	35/28	MTX+自拟方	MTX	①④⑤⑮
茅红艳 2003	31/30	MTX+自拟方	MTX	①⑤⑧⑮⑱⑲
蔡翠荣 1998	51/51	MTX+自拟方	MTX	①④⑤⑪⑬⑯⑲
许吉凤 2021	43/42	MTX+自拟方	MTX	①⑦⑮⑱⑲
贠小巧 2020	52/52	MTX+自拟方	MTX	①④⑨
侯爱霞 2019	62/62	MTX+自拟方	MTX	①④⑤⑨⑪
李慧莲 2021	51/51	MTX+自拟方	MTX	①
徐银静 2020	30/30	MTX+自拟方	MTX	①②④⑤⑦⑮⑯⑱⑲
周 芳 2019	80/80	MTX+自拟方	MTX	①④⑤
彭强丽 2014	40/40	MTX+自拟方	MTX	①②⑦

续表

纳入研究	样本量（T/C）	干预措施		结局指标
		实验组	对照组	
王利芬2013	72/70	MTX+自拟方	MTX	①⑤⑬⑮
吴小丽2013	40/39	MTX+自拟方	MTX	①②⑦
汪玉丽2011	30/30	MTX+自拟方	MTX	①④⑤
黄　逊2010	30/30	MTX+自拟方	MTX	①④⑤
赵丽萍2009	31/31	MTX+自拟方	MTX	①③⑤
常秀梅2009	40/40	MTX+自拟方	MTX	①④⑤
李家娥2009	50/50	MTX+自拟方	MTX	①④⑤
张润玉2009	56/50	MTX+自拟方	MTX	①④⑤⑬
周剑利2009	96/102	MTX+自拟方	MTX	①④⑤⑫
任贵香2009	45/40	MTX+自拟方	MTX	①④⑤⑯⑱
陈　蓉2008	68/63	MTX+自拟方	MTX	①③④⑤⑥
张秀红2008	60/60	MTX+自拟方	MTX	①④⑤
曹青霞2008	52/48	MTX+自拟方	MTX	①③⑥
杨佩珍2008	45/45	MTX+自拟方	MTX	①③⑥⑧⑨
张慧玲2007	83/82	MTX+自拟方	MTX	①③④⑤⑥
王瑞黎2007	55/43	MTX+自拟方	MTX	①
邱翠华2006	30/27	MTX+自拟方	MTX	①④⑤⑮⑯⑰⑱⑲
单小兰2006	54/51	MTX+自拟方	MTX	①④⑤⑨⑪⑬
盖永舫2005	33/30	MTX+自拟方	MTX	①④
石立立2004	68/68	MTX+自拟方	MTX	①
袁爱英2003	46/44	MTX+自拟方	MTX	①
罗丹峰2003	33/20	MTX+自拟方	MTX	①②⑤⑬
汪锡耀2000	40/38	MTX+自拟方	MTX	①④⑧⑮
魏　煊1999	43/38	MTX+自拟方	MTX	①⑧⑪⑭⑮⑲
王　姝2019	40/40	MTX+自拟方	MTX	①④⑨⑪⑫⑮⑯⑱⑲
高丽娜2013	32/32	MTX+自拟方	MTX	①②⑦⑮
易尼亚1999	30/30	MTX+自拟方	MTX	②⑦
于　皓2019	40/40	MTX+自拟方	MTX	①④⑤
陈　毓2019	47/47	MTX+自拟方	MTX	①
陈　毓2019	50/50	MTX+自拟方	MTX	①④⑤
王赞红2019	41/41	MTX+自拟方	MTX	②⑦⑪
纪一平2021	34/34	MTX+自拟方	MTX	①④⑤⑦⑪⑮⑱⑲

续表

纳入研究	样本量（T/C）	干预措施		结局指标
		实验组	对照组	
郑舒心 2019	44/43	MTX+自拟方	MTX	①④⑤⑦⑧⑪⑮⑯⑰⑱⑲
宋 淼 2019	35/35	MTX+自拟方	MTX	①⑥
路祥会 2022	50/50	MTX+自拟方	MTX	①④⑤⑦⑪
李丰悦 2022	36/36	MTX+自拟方	MTX	①④⑤⑪⑮⑳
孔维莉 2021	36/36	MTX+自拟方	MTX	①⑤⑦⑧⑮⑱
徐 群 2021	40/40	MTX+自拟方	MTX	①④⑤⑦⑧
袁 媛 2020	36/36	MTX+自拟方	MTX	①④⑤⑧⑮⑱⑲
叶凤英 2020	25/25	MTX+自拟方	MTX	①②⑦⑮
田维莉 2020	25/25	MTX+自拟方	MTX	④⑤⑦⑪
张孝令 2020	60/60	MTX+自拟方	MTX	④⑤
叶柳云 2019	47/47	MTX+自拟方	MTX	①②⑦⑧
禚立梅 2019	45/45	MTX+自拟方	MTX	①⑮⑱
张小娜 2013	65/65	MTX+自拟方	MTX	①④⑤⑧
马翠霞 2013	40/40	MTX+自拟方	MTX	①③⑥
赵新玲 2013	60/60	MTX+自拟方	MTX	①②⑦⑨⑪⑮⑯⑱⑲
何兴梅 2013	58/58	MTX+自拟方	MTX	①④⑤
李庆芬 2012	45/44	MTX+自拟方	MTX	①④⑤
柳素青 2012	48/44	MTX+自拟方	MTX	①②⑤⑮⑯⑰⑱⑲
张志君 2012	42/36	MTX+自拟方	MTX	①④⑤⑧
吴建丽 2012	50/48	MTX+自拟方	MTX	①③⑤⑧⑬⑮⑯⑲
余跃平 2012	58/57	MTX+自拟方	MTX	①③⑤⑮⑯⑳
高福霞 2012	43/43	MTX+自拟方	MTX	①③⑥
沈玲女 2012	40/40	MTX+自拟方	MTX	①④⑤⑨⑫
王 瑛 2012	30/30	MTX+自拟方	MTX	①④⑤⑧⑮⑯⑱⑲
王莉莉 2011	58/57	MTX+自拟方	MTX	①④⑤⑪⑫⑬⑮⑯⑲
冯莉嫦 2011	63/63	MTX+自拟方	MTX	①④⑤⑮⑯⑱
历秀云 2011	48/47	MTX+自拟方	MTX	①④⑤⑮⑲
张燕华 2010	63/57	MTX+自拟方	MTX	①④⑤
刘凤娟 2010	25/25	MTX+自拟方	MTX	①⑤⑧
王莉莉 2010	58/57	MTX+自拟方	MTX	①④⑤⑨⑪⑫⑬⑮⑯⑰⑲
邹 莉 2009	37/36	MTX+自拟方	MTX	①③⑤⑬
应震红 2009	54/54	MTX+自拟方	MTX	①③⑤

续表

纳入研究	样本量（T/C）	干预措施		结局指标
		实验组	对照组	
滑秀云 2009	36/36	MTX+自拟方	MTX	①④
余跃平 2009	37/36	MTX+自拟方	MTX	①③⑤⑬⑮⑯
张钢花 2009	36/43	MTX+自拟方	MTX	①
隋　明 2009	60/50	MTX+自拟方	MTX	①③④⑥⑦⑧
辛美红 2008	44/41	MTX+自拟方	MTX	①③⑤⑥⑧⑮⑲
王　丽 2008	48/40	MTX+自拟方	MTX	①④⑤⑨⑪⑮
姚焕振 2008	49/49	MTX+自拟方	MTX	①④⑤⑪⑮
李瑞珠 2008	34/33	MTX+自拟方	MTX	①⑤⑧⑮⑱⑲
柳淑香 2008	54/54	MTX+自拟方	MTX	①⑤⑧⑯⑲
孙　燕 2007	57/51	MTX+自拟方	MTX	①④⑤
孙洪军 2007	48/45	MTX+自拟方	MTX	①④⑤⑪⑮
戴金娣 2007	35/35	MTX+自拟方	MTX	①⑤⑧⑮⑯⑱⑲
魏明久 2007	33/32	MTX+自拟方	MTX	①⑧
王中秋 2007	39/39	MTX+自拟方	MTX	①⑤⑧⑮⑯⑲
吴　瑾 2006	40/38	MTX+自拟方	MTX	①
邬　静 2004	72/68	MTX+自拟方	MTX	①④⑤⑮⑱
卫凤英 2003	44/38	MTX+自拟方	MTX	①④⑤⑲
杨学兰 2003	70/69	MTX+自拟方	MTX	①④⑤⑧⑫
吴雅冬 2001	35/27	MTX+自拟方	MTX	①⑤⑧⑮⑱⑲
孙秀华 2001	29/23	MTX+自拟方	MTX	①⑤⑮⑱⑲
孟祥红 2000	45/21	MTX+自拟方	MTX	①
黄　勇 2000	39/36	MTX+自拟方	MTX	①④⑤⑬⑮⑱
廖春燕 2014	60/60	MTX+自拟方	MTX	①④⑤
岳晓敏 2020	35/35	MTX+自拟方	MTX	①④⑤⑨⑪
胡茜莹 2019	35/35	MTX+自拟方	MTX	①④⑤⑮⑯⑱⑲
杨　璇 2020	40/40	MTX+自拟方	MTX	①④⑤⑨⑮⑯⑱⑲
付恋恋 2022	30/30	MTX+自拟方	MTX	①④⑤⑦⑧⑨
叶玉娥 2022	40/40	MTX+自拟方	MTX	①④⑤⑦⑮⑯⑰⑲
朱　青 2019	60/60	MTX+自拟方	MTX	①⑮
孙亚萍 2022	56/56	MTX+自拟方	MTX	①④⑤⑦⑨⑪
何春晖 2020	32/32	MTX+自拟方	MTX	①
高明景 2006	50/50	MTX+自拟方	MTX	①

纳入研究	样本量（T/C）	干预措施		结局指标
		实验组	对照组	
王淑新 2005	50/50	MTX+自拟方	MTX	①
张崇媛 2017	55/55	MTX+自拟方	MTX	①④⑦⑨⑪⑮⑱
崔　蓉 2015	63/63	MTX+自拟方	MTX	①②⑦⑱⑲
宋　淼 2017	30/30	MTX+自拟方	MTX	①④⑤⑮⑯
邱嘉菡 2017	38/38	MTX+自拟方	MTX	①④⑤⑨⑮⑯⑰⑲
吴德娣 2015	75/75	MTX+自拟方	MTX	①②⑤⑦⑧⑬⑭
白贺霞 2015	80/80	MTX+自拟方	MTX	①⑤⑪⑫⑮⑯⑱
申铁英 2016	25/25	MTX+自拟方	MTX	①②⑦⑮⑯⑰⑲
张爱华 2014	42/42	MTX+自拟方	MTX	①④⑤⑮⑯⑲
张　琳 2014	25/25	MTX+自拟方	MTX	①④⑤⑮⑯⑲
周明锐 2017	40/40	MTX+自拟方	MTX	①④⑤⑮⑯⑱
徐明兴 2015	56/56	MTX+自拟方	MTX	①②⑤⑪⑮⑯⑱⑲
沈冰冰 2017	48/48	MTX+自拟方	MTX	①④⑤⑪
陈　瑜 2018	62/62	MTX+自拟方	MTX	①④⑤⑨
徐红文 2018	64/64	MTX+自拟方	MTX	①④⑤⑧⑨⑪⑮
方　霞 2015	40/40	MTX+自拟方	MTX	①②⑤⑪⑬
郝晓存 2015	30/30	MTX+自拟方	MTX	④⑤⑨
戚光辉 2015	48/48	MTX+自拟方	MTX	①②⑤
杨玉芳 2018	35/35	MTX+自拟方	MTX	①④⑤⑦⑮⑯⑲
徐林林 2014	40/40	MTX+自拟方	MTX	①②⑦⑫⑬⑮⑱
田红艳 2018	32/32	MTX+自拟方	MTX	①⑮
李万青 2018	40/40	MTX+自拟方	MTX	①
刘丽芹 2014	136/128	MTX+自拟方	MTX	①②⑦
王彩霞 2014	32/28	MTX+自拟方	MTX	①②⑦⑫
林秀梅 2014	39/38	MTX+自拟方	MTX	①④⑤⑮
徐丹红 2014	60/60	MTX+自拟方	MTX	①④⑤⑮⑯⑱⑲
雒焕文 2014	33/32	MTX+自拟方	MTX	①④⑤⑮⑯⑰⑲
陈益超 2018	49/48	MTX+自拟方	MTX	①②⑦⑮⑯⑲
陈家美 2017	64/64	MTX+自拟方	MTX	①②⑤
陈怡萌 2014	40/40	MTX+自拟方	MTX	①④⑤⑨
陈　雯 2018	31/31	MTX+自拟方	MTX	①④⑤⑨
吕新凤 2023	49/49	米非司酮+自拟方	米非司酮	①④⑤⑨⑪

续表

纳入研究	样本量（T/C）	干预措施		结局指标
		实验组	对照组	
叶玉如 2022	60/60	米非司酮+自拟方	米非司酮	①⑦⑬⑮⑯⑱⑲⑳
陈孔莉 2022	50/50	米非司酮+自拟方	米非司酮	①④⑤⑦⑨⑮⑯⑳
刘玉玲 2020	28/28	米非司酮+自拟方	米非司酮	⑦⑬
赖伟伟 2023	30/30	米非司酮+自拟方	米非司酮	①④⑦⑧⑨
陈园凤 2023	33/34	米非司酮+自拟方	米非司酮	①④⑤⑦⑨⑪⑮⑳
向　怀 2013	28/28	米非司酮+自拟方	米非司酮	①④⑤⑧⑮⑯⑱⑲
陶　然 2011	54/60	米非司酮+自拟方	米非司酮	①④⑤⑨⑪⑮⑯⑱⑲
孙　伟 2020	44/44	米非司酮+自拟方	米非司酮	①④⑤⑦⑪⑮⑯⑱⑲
杜　鹃 2022	30/30	米非司酮+自拟方	米非司酮	①④⑤⑦⑨⑪
谭　娟 2020	30/30	米非司酮+自拟方	米非司酮	①④⑤⑨⑪
杜永艳 2019	32/32	米非司酮+自拟方	米非司酮	①⑤⑨⑪⑮⑱
石日玲 2022	40/40	米非司酮+自拟方	米非司酮	①④⑤⑧⑨⑪⑮⑯⑱⑳
夏　莲 2022	32/31	米非司酮+自拟方	米非司酮	①④⑤⑧⑨⑪⑮⑳
弓丽丽 2021	41/41	米非司酮+自拟方	米非司酮	①④⑤⑦⑨⑮⑯⑲
王建君 2021	50/50	米非司酮+自拟方	米非司酮	①④⑨⑬⑮
余思云 2020	38/38	米非司酮+自拟方	米非司酮	①④⑤⑧⑪⑮⑯⑱⑳
罗木英 2020	65/65	米非司酮+自拟方	米非司酮	①⑮⑳
张羽霞 2020	65/65	米非司酮+自拟方	米非司酮	①⑮
李琳锋 2020	28/28	米非司酮+自拟方	米非司酮	①②⑦⑨⑪⑯⑱
邓　伟 2020	25/25	米非司酮+自拟方	米非司酮	①
李俊魁 2019	35/35	米非司酮+自拟方	米非司酮	①⑦⑮⑯
黄贵孝 2019	60/60	米非司酮+自拟方	米非司酮	①②⑦
汪　贤 2019	40/40	米非司酮+自拟方	米非司酮	①④⑤
蒋成素 2019	31/31	米非司酮+自拟方	米非司酮	④⑤
王振迎 2019	59/59	米非司酮+自拟方	米非司酮	①④⑤⑧⑫⑮⑳
宋丽娜 2019	25/25	米非司酮+自拟方	米非司酮	①④⑤⑧
沈桂英 2013	25/25	米非司酮+自拟方	米非司酮	①④⑤
刘资平 2012	28/28	米非司酮+自拟方	米非司酮	①④⑤⑦⑫
温旭敏 2011	60/60	米非司酮+自拟方	米非司酮	①④⑧⑫
金美花 2010	34/34	米非司酮+自拟方	米非司酮	①②④⑤⑧
何慧君 2010	34/34	米非司酮+自拟方	米非司酮	①④⑤⑬⑮⑯
任国平 2010	28/28	米非司酮+自拟方	米非司酮	①②⑦⑮⑯

续表

纳入研究	样本量（T/C）	干预措施		结局指标
		实验组	对照组	
何燕南 2010	64/64	米非司酮+自拟方	米非司酮	①④⑤
倪筱蓉 2010	36/36	米非司酮+自拟方	米非司酮	①④⑤
马爱华 2009	38/33	米非司酮+自拟方	米非司酮	①②⑦⑭⑯
侯建英 2009	130/120	米非司酮+自拟方	米非司酮	①③④⑤
刘红秀 2008	44/44	米非司酮+自拟方	米非司酮	①④⑤
肖翠梅 2007	25/25	米非司酮+自拟方	米非司酮	①⑧
代嘉莉 2006	35/30	米非司酮+自拟方	米非司酮	①⑤⑧⑭
陈　华 2004	33/20	米非司酮+自拟方	米非司酮	①
郭晓军 2004	28/23	米非司酮+自拟方	米非司酮	①
朱学梅 2003	33/29	米非司酮+自拟方	米非司酮	①⑤
王燕兰 2003	63/63	米非司酮+自拟方	米非司酮	①②⑤
暨清霞 2002	35/24	米非司酮+自拟方	米非司酮	①④⑤⑧
方　侠 2001	50/48	米非司酮+自拟方	米非司酮	⑤⑧
单书繁 2001	39/32	米非司酮+自拟方	米非司酮	①⑤⑧⑮⑱⑲
左淑霞 2017	50/50	米非司酮+自拟方	米非司酮	①④⑤⑮⑱⑲
韩　茹 2015	29/29	米非司酮+自拟方	米非司酮	①②⑤⑦⑨⑪⑮
宗　玫 2015	70/50	米非司酮+自拟方	米非司酮	①②⑦⑨⑪
张　华 2015	60/60	米非司酮+自拟方	米非司酮	①②⑤⑨⑪
张　燕 2015	129/107	米非司酮+自拟方	米非司酮	①⑮⑯⑰⑲
左晓琴 2015	34/34	米非司酮+自拟方	米非司酮	①④⑤⑮⑱⑲
沈家芬 2014	55/42	米非司酮+自拟方	米非司酮	①④⑤⑧⑮⑱⑲
马倩雯 2014	28/28	米非司酮+自拟方	米非司酮	①②⑤⑦⑨⑪⑬
秦丽花 2018	64/64	米非司酮+自拟方	米非司酮	①④⑤⑧
符敬花 2018	50/50	米非司酮+自拟方	米非司酮	①
姚晓慧 2018	25/25	米非司酮+自拟方	米非司酮	①④⑤
秦侯林 2017	30/30	米非司酮+自拟方	米非司酮	①④⑤⑮⑯
嵇校琴 2014	31/31	米非司酮+自拟方	米非司酮	①④⑤⑦⑧
姚子懿 2014	30/30	米非司酮+自拟方	米非司酮	①④⑤⑦
李家林 2014	30/30	米非司酮+自拟方	米非司酮	①④⑤
靳志颖 2014	40/40	米非司酮+自拟方	米非司酮	①④⑤
杨瑰艳 2014	45/45	米非司酮+自拟方	米非司酮	①④⑦
曹怀宁 2009	38/30	MTX/米非司酮+中药+中药灌肠	MTX/米非司酮	①②⑦⑬

续表

纳入研究	样本量（T/C）	干预措施		结局指标
		实验组	对照组	
黄　慧 2020	43/43	MTX/米非司酮+中药+中药灌肠	MTX/米非司酮	①②⑦⑧⑨⑮
诸葛瑾 2019	30/30	MTX/米非司酮+中药+中药灌肠	MTX/米非司酮	①②④⑦⑧⑫⑮⑯⑱
赵　锐 2006	31/31	MTX/米非司酮+中药+中药灌肠	MTX/米非司酮	①④⑤⑫⑬⑮⑱⑲
金荷照 2008	40/33	MTX/米非司酮+中药+中药灌肠	MTX/米非司酮	①③⑥
梁宁安 2006	34/30	MTX/米非司酮+中药+中药灌肠	MTX/米非司酮	①⑤⑧⑮⑯⑲
负小巧 2019	40/40	MTX/米非司酮+中药+中药灌肠	MTX/米非司酮	①⑦
滕美君 2008	32/32	MTX/米非司酮+中药+中药灌肠	MTX/米非司酮	①④⑤⑬
赵　锐 2011	31/31	MTX/米非司酮+中药+中药灌肠	MTX/米非司酮	①④⑤⑫⑬⑮⑯⑱⑲
李淑萍 2001	40/41	MTX/米非司酮+中药+中药灌肠	MTX/米非司酮	①
潘　华 2018	45/45	MTX/米非司酮+中药+中药灌肠	MTX/米非司酮	①②④⑤⑦

三、纳入研究的方法学质量评价

见表4-8。

表4-8　输卵管妊娠纳入研究的方法学质量评价

纳入研究	随机分配	隐藏方法	盲法	研究数据的完整性	选择性报告结果	其他偏倚	评分	等级
彭春华 2015	提及随机	不清楚	不清楚	否	是	不清楚	1	C
张金伟 2018	提及随机	不清楚	单盲	否	否	不清楚	3	C
陶义欣 2018	提及随机	不清楚	不清楚	否	否	不清楚	2	C
张亚华 2018	提及随机	不清楚	不清楚	否	是	是	0	D
谭第芬 2018	提及随机	不清楚	不清楚	否	否	不清楚	2	C
梁　云 2017	提及随机	不清楚	不清楚	否	是	不清楚	1	C
符晶莹 2015	提及随机	不清楚	不清楚	是	否	不清楚	3	C
于纪红 2021	随机数字表法	不清楚	不清楚	否	否	不清楚	2	C
李芳英 2008	提及随机	不清楚	不清楚	是	是	不清楚	2	C
张晓金 2000	提及随机	不清楚	不清楚	否	是	不清楚	1	C
万日明 2011	提及随机	不清楚	不清楚	否	是	不清楚	1	C
朱立新 2010	提及随机	不清楚	不清楚	否	是	不清楚	1	C
曹庆华 2013	提及随机	不清楚	不清楚	否	是	不清楚	1	C
李昌祝 2007	按就诊顺序随机	不清楚	不清楚	否	是	是	1	C
梁丽芳 2021	提及随机	不清楚	不清楚	否	否	不清楚	2	C
廖绍青 2019	随机数字表法	不清楚	不清楚	否	否	不清楚	2	C

续表

纳入研究	随机分配	隐藏方法	盲法	研究数据的完整性	选择性报告结果	其他偏倚	评分	等级
裴海英 2012	按入院先后顺序随机	不清楚	双盲	是	否	否	6	A
沈利萍 2008	提及随机	不清楚	双盲	是	是	不清楚	3	C
许冰霜 2022	提及随机	不清楚	不清楚	否	否	不清楚	1	C
蓝玉萍 2022	随机数字表法	不清楚	不清楚	否	否	不清楚	2	C
叶寅志 2022	随机数字表法	不清楚	不清楚	否	否	不清楚	2	C
颜培玉 2021	提及随机	不清楚	不清楚	否	否	不清楚	2	C
蒋海燕 2014	提及随机	不清楚	不清楚	是	是	不清楚	2	C
李雪萍 2015	提及随机	不清楚	不清楚	否	是	不清楚	1	C
杨 辉 2012	提及随机	不清楚	不清楚	是	否	不清楚	3	C
邹燕珠 2013	数字法随机	不清楚	不清楚	是	是	不清楚	2	C
高珊珊 2017	提及随机	不清楚	不清楚	是	否	不清楚	3	C
郭华林 2021	随机数字表法	不清楚	不清楚	否	否	不清楚	2	C
杜丹阳 2022	随机数字表法	不清楚	不清楚	否	否	不清楚	2	C
刘 娟 2020	提及随机	不清楚	不清楚	否	否	不清楚	2	C
谢爱玲 2012	提及随机	不清楚	不清楚	是	否	不清楚	3	C
张 莉 2011	提及随机	不清楚	不清楚	否	是	不清楚	1	C
陈宗芳 2010	提及随机	不清楚	不清楚	否	否	不清楚	2	C
李 潇 2019	随机数字表法	不清楚	不清楚	否	否	不清楚	2	C
陈晓燕 2011	提及随机	不清楚	不清楚	否	是	不清楚	1	C
段孝勤 2010	入院先后顺序单双号	不清楚	不清楚	否	是	不清楚	1	C
陈秋潮 2011	提及随机	不清楚	不清楚	否	否	不清楚	2	C
杜 倩 2021	无	不清楚	提及双盲	否	否	不清楚	3	C
杨德鑫 2022	提及随机	不清楚	不清楚	否	否	不清楚	2	C
初晓霞 2019	提及随机	不清楚	不清楚	否	否	不清楚	2	C
王风月 2019	提及随机	不清楚	不清楚	否	是	不清楚	1	C
胡梦川 2019	提及随机	不清楚	不清楚	否	是	不清楚	1	C
向文慧 2014	平行对照原则随机	不清楚	不清楚	是	是	不清楚	2	C
王 雪 2013	提及随机	不清楚	不清楚	否	是	不清楚	1	C
王南竹 2012	提及随机	不清楚	不清楚	是	否	不清楚	3	C
王永平 2010	先后顺序随机	不清楚	不清楚	否	是	不清楚	1	C
赵保恒 2009	提及随机	不清楚	不清楚	是	否	不清楚	3	C
王秋玉 2008	提及随机	不清楚	不清楚	否	是	不清楚	1	C

续表

纳入研究	随机分配	隐藏方法	盲法	研究数据的完整性	选择性报告结果	其他偏倚	评分	等级
甄洪亮 2008	按入院先后顺序随机	不清楚	不清楚	否	是	不清楚	1	C
谢激扬 2008	提及随机	不清楚	不清楚	否	是	不清楚	1	C
吴彩娟 2007	按入院随机	不清楚	不清楚	是	是	是	1	C
农红映 2006	提及随机	不清楚	不清楚	是	是	不清楚	1	C
镁日斯 2005	提及随机	不清楚	不清楚	否	是	是	0	D
黎　萍 2004	按数字随机法分组	不清楚	不清楚	是	是	不清楚	2	C
安丰娟 2003	提及随机	不清楚	不清楚	是	是	不清楚	2	C
李　艳 2003	提及随机	不清楚	不清楚	否	是	是	0	D
张海红 2019	随机数字表法	不清楚	不清楚	否	否	不清楚	2	C
宣小凤 2013	提及随机	不清楚	不清楚	是	是	不清楚	2	C
刘　姣 2021	提及随机	不清楚	不清楚	否	否	不清楚	2	C
杨　锦 2019	提及随机	不清楚	不清楚	否	是	不清楚	1	C
姚丹枫 2013	随机数字表法	不清楚	不清楚	是	否	不清楚	3	C
邢瑞霞 2023	随机数字表法	不清楚	不清楚	否	否	不清楚	2	C
高小静 2020	随机数字表法	不清楚	不清楚	是	否	不清楚	3	C
臧　娅 2020	随机数字表法	不清楚	不清楚	否	否	不清楚	2	C
李珺晔 2020	随机数字表法	不清楚	不清楚	否	否	不清楚	2	C
唐容迪 2022	随机数字表法	不清楚	不清楚	否	否	不清楚	2	C
朱　玲 2019	随机数字表法	不清楚	不清楚	否	否	不清楚	2	C
薛志琴 2022	随机数字表法	不清楚	不清楚	否	否	不清楚	2	C
安雅芳 2022	提及随机	不清楚	不清楚	否	否	不清楚	1	C
薛淑萍 2022	随机数字表法	不清楚	不清楚	否	否	不清楚	2	C
李玉萍 2022	随机数字表法	不清楚	不清楚	否	否	不清楚	2	C
陈少如 2022	随机双盲法	不清楚	双盲	否	否	不清楚	3	C
贾子娟 2022	随机数字表法	不清楚	不清楚	否	否	不清楚	2	C
唐固平 2021	提及随机	不清楚	不清楚	否	否	不清楚	2	C
孙军华 2020	提及随机	不清楚	不清楚	否	是	不清楚	1	C
李艳莎 2020	提及随机	不清楚	不清楚	否	是	不清楚	1	C
陈双东 2019	随机数字表法	不清楚	不清楚	否	否	不清楚	2	C
户立生 2019	随机数字表法	不清楚	不清楚	否	否	不清楚	2	C
彭述兰 2019	提及随机	不清楚	不清楚	否	否	不清楚	2	C
曾凡华 2014	随机数字表法	不清楚	不清楚	否	否	不清楚	2	C

续表

纳入研究	随机分配	隐藏方法	盲法	研究数据的完整性	选择性报告结果	其他偏倚	评分	等级
易 群2014	提及随机	不清楚	提及盲法	是	是	不清楚	3	C
廖丽娜2013	随机数字表法	不清楚	不清楚	是	否	不清楚	3	C
黄 蓉2013	提及随机	不清楚	不清楚	否	是	不清楚	1	C
袁新燕2013	入院顺序随机	不清楚	不清楚	是	否	不清楚	3	C
黄 云2013	随机数字表法	不清楚	不清楚	否	否	不清楚	2	C
罗秀珍2013	提及随机	不清楚	不清楚	否	否	不清楚	2	C
古 萍2013	随机数字表法	不清楚	不清楚	否	否	不清楚	2	C
王柱林2013	提及随机	不清楚	不清楚	否	是	不清楚	1	C
姜鸿雁2012	提及随机	不清楚	不清楚	否	否	不清楚	2	C
李红芳2012	提及随机	不清楚	不清楚	是	是	不清楚	2	C
田永范2012	入院顺序随机	不清楚	不清楚	否	是	不清楚	2	C
戴凌虹2011	提及随机	不清楚	不清楚	否	否	不清楚	2	C
蔡少妃2011	提及随机	不清楚	不清楚	否	否	不清楚	2	C
宫艳青2011	提及随机	不清楚	不清楚	否	否	不清楚	2	C
余 韬2010	提及随机	不清楚	不清楚	是	否	不清楚	3	C
秦文平2010	提及随机	不清楚	不清楚	是	是	不清楚	2	C
张敬微2009	提及随机	不清楚	不清楚	否	是	不清楚	1	C
徐 杰2009	提及随机	不清楚	不清楚	否	否	不清楚	1	C
姚 祺2009	按随机数字表法	不清楚	不清楚	否	否	不清楚	2	C
池映雪2008	提及随机	不清楚	不清楚	否	是	不清楚	0	D
萧凤仪2007	提及随机	不清楚	不清楚	否	是	是	1	C
林 莉2007	提及随机	不清楚	不清楚	是	是	不清楚	2	C
潘玉平2007	提及随机	不清楚	不清楚	是	是	不清楚	2	C
夏棣萍2006	提及随机	不清楚	不清楚	否	是	是	1	C
余 晖2006	提及随机	不清楚	不清楚	否	是	是	1	C
郭春燕2006	提及随机	不清楚	不清楚	是	是	不清楚	1	C
邢 恺2011	提及随机	不清楚	不清楚	否	否	不清楚	1	C
张丹丹2019	随机数字表法	不清楚	不清楚	否	否	不清楚	2	C
白 燕2022	随机数字表法	不清楚	不清楚	否	否	不清楚	2	C
李春甫2017	提及随机	不清楚	不清楚	否	否	不清楚	2	C
赵文杰2017	提及随机	不清楚	不清楚	否	否	不清楚	2	C
张 堃2017	提及随机	不清楚	不清楚	否	否	不清楚	2	C

续表

纳入研究	随机分配	隐藏方法	盲法	研究数据的完整性	选择性报告结果	其他偏倚	评分	等级
杨华平2015	提及随机	不清楚	不清楚	是	是	不清楚	2	C
刘雪涛2015	提及随机	不清楚	不清楚	否	否	不清楚	2	C
张晓红2015	提及随机	不清楚	不清楚	否	否	是	2	C
杨留芝2014	提及随机	不清楚	不清楚	是	否	不清楚	3	C
陈慧娟2014	提及随机	不清楚	不清楚	是	是	不清楚	2	C
周巧玲2014	提及随机	不清楚	不清楚	否	是	不清楚	1	C
刘艳秋2015	提及随机	不清楚	不清楚	是	是	不清楚	2	C
杜爱平2017	提及随机	不清楚	不清楚	是	否	不清楚	3	C
李才芬2018	提及随机	不清楚	不清楚	否	是	不清楚	1	C
于　静2018	提及随机	不清楚	不清楚	否	否	是	2	C
张丰梅2017	提及随机	不清楚	不清楚	否	否	不清楚	2	C
孔芸芬2014	提及随机	不清楚	不清楚	是	否	不清楚	3	C
许翠娇2015	提及随机	不清楚	不清楚	否	否	不清楚	2	C
张利明2018	提及随机	不清楚	不清楚	否	是	不清楚	1	C
蒲元芳2014	提及随机	不清楚	不清楚	否	否	不清楚	2	C
张丽娟2015	提及随机	不清楚	不清楚	否	是	不清楚	1	C
方国平2017	提及随机	不清楚	不清楚	否	否	不清楚	2	C
徐雅洁2017	提及随机	不清楚	不清楚	否	否	不清楚	2	C
彭　丽2018	提及随机	不清楚	双盲	否	否	不清楚	3	C
李　岩2018	提及随机	不清楚	不清楚	否	是	不清楚	1	C
粟月娥2014	提及随机	不清楚	不清楚	是	否	是	3	C
李敬群2018	提及随机	不清楚	不清楚	否	否	不清楚	2	C
张　淳2018	提及随机	不清楚	不清楚	否	是	不清楚	1	C
王　芳2018	提及随机	不清楚	不清楚	否	否	不清楚	2	C
杨　艳2015	提及随机	不清楚	不清楚	是	否	不清楚	2	C
左　洁2014	提及随机	不清楚	不清楚	否	否	不清楚	2	C
许结乔2014	提及随机	不清楚	不清楚	否	否	不清楚	2	C
姜　静2018	提及随机	不清楚	不清楚	是	是	不清楚	2	C
罗群英2014	提及随机	不清楚	不清楚	否	是	不清楚	1	C
潘淑芬2017	提及随机	不清楚	不清楚	是	否	不清楚	3	C
周　瑾2017	提及随机	不清楚	不清楚	否	否	不清楚	2	C
陈永娅2014	提及随机	不清楚	不清楚	否	否	不清楚	2	C

续表

纳入研究	随机分配	隐藏方法	盲法	研究数据的完整性	选择性报告结果	其他偏倚	评分	等级
陈 双 2014	提及随机	不清楚	不清楚	否	是	不清楚	1	C
李淑平 2015	提及随机	不清楚	不清楚	否	否	不清楚	2	C
陈春芹 2015	提及随机	不清楚	不清楚	否	是	不清楚	1	C
李 冰 2017	提及随机	不清楚	不清楚	否	否	不清楚	2	C
边虹萍 2017	提及随机	不清楚	不清楚	是	否	不清楚	3	C
尹凤玲 2013	提及随机	不清楚	不清楚	是	是	不清楚	2	C
周丽霞 2015	提及随机	不清楚	不清楚	否	是	不清楚	1	C
周芸丽 2022	随机数字表法	不清楚	不清楚	否	否	不清楚	2	C
张春霞 2017	提及随机	不清楚	不清楚	否	是	不清楚	1	C
龚丽英 2015	提及随机	不清楚	不清楚	否	否	不清楚	2	C
许海鸥 2006	采用随机平行对照方法	不清楚	不清楚	否	是	是	1	C
任红伟 2009	提及随机	不清楚	不清楚	否	是	不清楚	1	C
刘 宇 2013	提及随机	不清楚	不清楚	是	是	不清楚	1	C
翁同芳 2013	由软件制作随机码随机分	不清楚	不清楚	是	是	不清楚	2	C
吴雪琴 2008	提及随机	不清楚	不清楚	是	是	是	1	C
张欣欣 2008	按入院先后随机	不清楚	不清楚	否	是	不清楚	1	C
杨 梅 2013	随机数字表法	不清楚	不清楚	否	否	是	2	C
覃明媚 2012	提及随机	不清楚	不清楚	是	是	不清楚	2	C
杜冬青 2010	提及随机	不清楚	不清楚	是	否	不清楚	3	C
李明凤 2010	提及随机	不清楚	不清楚	否	否	不清楚	2	C
郭其亮 2010	提及随机	不清楚	不清楚	是	是	不清楚	2	C
段小青 2009	随机数字表法	不清楚	不清楚	否	否	不清楚	2	C
王永周 2007	提及随机	不清楚	不清楚	否	是	是	0	D
苏 薇 2005	提及随机	不清楚	不清楚	否	是	是	1	C
张淑增 2004	按抽签法随机	不清楚	不清楚	否	否	不清楚	2	C
王慧霞 2004	提及随机	不清楚	不清楚	否	是	不清楚	1	C
曾桂秀 2003	提及随机	不清楚	不清楚	是	是	是	1	C
杨学兰 2003	提及随机	不清楚	不清楚	是	否	不清楚	3	C
何文娟 2021	随机信封法	是	不清楚	否	否	不清楚	3	C
柳 娜 2022	随机数字表法	不清楚	不清楚	否	否	不清楚	2	C
彭 云 2014	提及随机	不清楚	不清楚	是	是	不清楚	1	C
王小丽 2022	随机数字表法	不清楚	不清楚	否	否	不清楚	2	C

续表

纳入研究	随机分配	隐藏方法	盲法	研究数据的完整性	选择性报告结果	其他偏倚	评分	等级
皮晓岚 2017	提及随机	不清楚	不清楚	否	否	不清楚	2	C
孙付霞 2017	提及随机	不清楚	不清楚	否	是	不清楚	1	C
朱祖华 2021	提及随机	不清楚	不清楚	否	是	不清楚	1	C
祝慧慧 2019	提及随机	不清楚	不清楚	否	否	不清楚	2	C
林 红 2013	提及随机	不清楚	不清楚	是	是	不清楚	2	C
李 芹 2013	提及随机	不清楚	不清楚	否	否	不清楚	1	C
刘素萍 2011	提及随机	不清楚	不清楚	是	是	是	2	C
马秀丽 2009	提及随机	不清楚	不清楚	否	是	不清楚	1	C
于小凤 2009	提及随机	不清楚	不清楚	是	是	不清楚	2	C
骆忠美 2006	提及随机	不清楚	不清楚	否	是	是	1	C
黎 萍 2001	提及随机	不清楚	不清楚	否	是	是	0	D
黄仙琴 2022	随机抽样法	不清楚	不清楚	否	否	不清楚	2	C
鲁 赛 2021	数字随机抽取	不清楚	不清楚	否	否	不清楚	2	C
袁社霞 2019	提及随机	不清楚	不清楚	否	否	不清楚	2	C
何丽平 2005	随机对照表分组	不清楚	不清楚	是	是	是	1	C
戴和平 2000	提及随机	不清楚	不清楚	是	否	不清楚	3	C
陈 颖 2012	提及随机	不清楚	不清楚	是	否	不清楚	3	C
宋李丽 2020	随机数字表法	不清楚	不清楚	否	是	不清楚	1	C
戴晓菊 2012	提及随机	不清楚	不清楚	否	否	不清楚	2	C
王梦娜 2020	随机数字表法	不清楚	不清楚	否	否	不清楚	2	C
付 栋 2008	提及随机	不清楚	不清楚	否	否	不清楚	1	C
茅红艳 2003	提及随机	不清楚	不清楚	否	是	是	1	C
蔡翠荣 1998	提及随机	不清楚	不清楚	是	否	不清楚	2	C
许吉凤 2021	提及随机	不清楚	不清楚	否	是	不清楚	1	C
贠小巧 2020	随机数字表法	不清楚	不清楚	否	否	不清楚	1	C
侯爱霞 2019	随机数字表法	不清楚	不清楚	否	否	不清楚	2	C
李慧莲 2021	提及随机	不清楚	不清楚	否	是	不清楚	1	C
徐银静 2020	提及随机	不清楚	不清楚	否	否	不清楚	2	C
周 芳 2019	提及随机	不清楚	不清楚	否	否	不清楚	2	C
彭强丽 2014	提及随机	不清楚	不清楚	是	否	不清楚	3	C
王利芬 2013	随机数字表法	不清楚	不清楚	是	是	不清楚	2	C
吴小丽 2013	提及随机	不清楚	不清楚	是	否	不清楚	3	C

续表

纳入研究	随机分配	隐藏方法	盲法	研究数据的完整性	选择性报告结果	其他偏倚	评分	等级
汪玉丽2011	提及随机	不清楚	不清楚	否	是	不清楚	1	C
黄 逊2010	提及随机	不清楚	不清楚	是	是	是	2	C
赵丽萍2009	提及随机	不清楚	不清楚	是	是	不清楚	2	C
常秀梅2009	提及随机	不清楚	不清楚	否	是	不清楚	1	C
李家娥2009	提及随机	不清楚	不清楚	否	是	不清楚	1	C
张润玉2009	提及随机	不清楚	不清楚	否	是	不清楚	1	C
周剑利2009	提及随机	不清楚	不清楚	是	否	不清楚	3	C
任贵香2009	提及随机	不清楚	不清楚	是	是	不清楚	1	C
陈 蓉2008	提及随机	不清楚	不清楚	是	是	不清楚	2	C
张秀红2008	提及随机	不清楚	不清楚	否	是	不清楚	1	C
曹青霞2008	提及随机	不清楚	不清楚	否	否	不清楚	2	C
杨佩珍2008	提及随机	不清楚	不清楚	是	否	不清楚	2	C
张慧玲2007	提及随机	不清楚	不清楚	是	是	不清楚	2	C
王瑞黎2007	提及随机	不清楚	不清楚	是	是	是	2	C
邱翠华2006	按入院顺序随机	不清楚	不清楚	否	是	不清楚	1	C
单小兰2006	提及随机	不清楚	不清楚	否	是	不清楚	0	D
盖永舫2005	提及随机	不清楚	不清楚	否	是	是	1	C
石立立2004	提及随机	不清楚	不清楚	否	是	是	1	C
袁爱英2003	提及随机	不清楚	不清楚	否	是	是	0	D
罗丹峰2003	提及随机	不清楚	不清楚	否	是	不清楚	1	C
汪锡耀2000	提及随机	不清楚	不清楚	是	是	是	2	C
魏 煊1999	提及随机	不清楚	不清楚	是	否	是	3	C
王 姝2019	随机数字表法	不清楚	不清楚	否	否	不清楚	2	C
高丽娜2013	提及随机	不清楚	不清楚	是	否	不清楚	3	C
易尼亚1999	提及随机	不清楚	不清楚	否	否	是	2	C
于 皓2019	提及随机	不清楚	不清楚	否	否	不清楚	2	C
陈 毓2019	提及随机	不清楚	不清楚	否	否	不清楚	2	C
陈 毓2019	提及随机	不清楚	不清楚	否	否	不清楚	2	C
王赞红2019	提及随机	不清楚	不清楚	否	否	不清楚	2	C
纪一平2021	随机数字表法	不清楚	不清楚	否	否	不清楚	2	C
郑舒心2019	提及随机	不清楚	不清楚	否	否	不清楚	2	C
宋 淼2019	提及随机	不清楚	不清楚	否	是	不清楚	1	C

续表

纳入研究	随机分配	隐藏方法	盲法	研究数据的完整性	选择性报告结果	其他偏倚	评分	等级
路祥会 2022	提及随机	不清楚	不清楚	否	否	不清楚	1	C
李丰悦 2022	随机数字表法	不清楚	不清楚	否	否	不清楚	2	C
孔维莉 2021	随机数字表法	不清楚	不清楚	否	否	不清楚	2	C
徐　群 2021	提及随机	不清楚	不清楚	否	否	不清楚	2	C
袁　媛 2020	提及随机	不清楚	不清楚	否	否	不清楚	2	C
叶凤英 2020	提及随机	不清楚	不清楚	否	否	不清楚	2	C
田维莉 2020	提及随机	不清楚	不清楚	否	否	不清楚	2	C
张孝令 2020	提及随机	不清楚	不清楚	否	否	不清楚	2	C
叶柳云 2019	随机数字表法	不清楚	不清楚	是	否	不清楚	3	C
禚立梅 2019	随机数字表法	不清楚	不清楚	否	否	不清楚	1	C
张小娜 2013	提及随机	不清楚	不清楚	是	是	不清楚	2	C
马翠霞 2013	提及随机	不清楚	不清楚	是	是	不清楚	2	C
赵新玲 2013	按Doll's临床病例随机表分	不清楚	不清楚	是	否	不清楚	3	C
何兴梅 2013	提及随机	不清楚	不清楚	否	否	不清楚	1	C
李庆芬 2012	提及随机	不清楚	不清楚	是	是	不清楚	2	C
柳素青 2012	电脑产生的随机号码分组	不清楚	不清楚	否	否	不清楚	2	C
张志君 2012	随机数字表法	不清楚	不清楚	否	是	不清楚	1	C
吴建丽 2012	按住院日期单双号随机	不清楚	不清楚	否	是	不清楚	1	C
余跃平 2012	提及随机	不清楚	不清楚	是	否	不清楚	3	C
高福霞 2012	提及随机	不清楚	不清楚	是	否	不清楚	3	C
沈玲女 2012	提及随机	不清楚	不清楚	否	是	不清楚	1	C
王　瑛 2012	提及随机	不清楚	不清楚	是	是	不清楚	2	C
王莉莉 2011	提及随机	不清楚	不清楚	否	否	不清楚	2	C
冯莉嫦 2011	提及随机	不清楚	不清楚	否	否	不清楚	2	C
历秀云 2011	入院先后顺序	不清楚	不清楚	是	否	不清楚	3	C
张燕华 2010	提及随机	不清楚	不清楚	否	是	不清楚	1	C
刘凤娟 2010	提及随机	不清楚	不清楚	否	是	是	1	C
王莉莉 2010	提及随机	不清楚	不清楚	是	否	不清楚	3	C
邹　莉 2009	提及随机	不清楚	不清楚	否	是	不清楚	2	C
应震红 2009	提及随机	不清楚	不清楚	否	是	不清楚	1	C
滑秀云 2009	随机数字表法	不清楚	不清楚	否	是	是	1	C
余跃平 2009	提及随机	不清楚	不清楚	是	否	不清楚	3	C

续表

纳入研究	随机分配	隐藏方法	盲法	研究数据的完整性	选择性报告结果	其他偏倚	评分	等级
张钢花 2009	按就诊顺序随机	不清楚	不清楚	否	是	是	0	D
隋 明 2009	提及随机	不清楚	不清楚	否	是	不清楚	1	C
辛美红 2008	提及随机	不清楚	不清楚	否	否	不清楚	2	C
王 丽 2008	入院先后随机	不清楚	不清楚	否	否	不清楚	2	C
姚焕振 2008	提及随机	不清楚	不清楚	否	是	不清楚	1	C
李瑞珠 2008	提及随机	不清楚	不清楚	否	是	不清楚	1	C
柳淑香 2008	提及随机	不清楚	不清楚	否	是	不清楚	1	C
孙 燕 2007	采用随机平行对照	不清楚	不清楚	否	是	不清楚	1	C
孙洪军 2007	按抽签法随机	不清楚	不清楚	否	否	不清楚	2	C
戴金娣 2007	提及随机	不清楚	不清楚	否	是	是	1	C
魏明久 2007	按就诊顺序随机	不清楚	不清楚	否	是	是	0	D
王中秋 2007	提及随机	不清楚	不清楚	否	是	是	1	C
吴 瑾 2006	提及随机	不清楚	不清楚	是	是	是	2	C
邬 静 2004	提及随机	不清楚	不清楚	否	是	不清楚	1	C
卫凤英 2003	提及随机	不清楚	不清楚	是	是	不清楚	1	C
杨学兰 2003	提及随机	不清楚	不清楚	是	否	不清楚	3	C
吴雅冬 2001	提及随机	不清楚	不清楚	否	是	是	1	C
孙秀华 2001	提及随机	不清楚	不清楚	是	是	是	2	C
孟祥红 2000	提及随机	不清楚	不清楚	是	是	是	1	C
黄 勇 2000	提及随机	不清楚	不清楚	是	是	不清楚	1	C
廖春燕 2014	提及随机	不清楚	不清楚	是	是	不清楚	2	C
岳晓敏 2020	随机数字表法	不清楚	不清楚	否	是	不清楚	1	C
胡茜莹 2019	随机数字表法	不清楚	不清楚	是	否	不清楚	3	C
杨 璇 2020	提及随机	不清楚	不清楚	否	是	不清楚	1	C
付恋恋 2022	等量数字随机	不清楚	不清楚	否	否	不清楚	2	C
叶玉娥 2022	随机数字表法	不清楚	不清楚	否	否	不清楚	2	C
朱 青 2019	随机数字表法	不清楚	不清楚	否	否	不清楚	2	C
孙亚萍 2022	提及随机	不清楚	不清楚	否	否	不清楚	2	C
何春晖 2020	提及随机	不清楚	不清楚	否	是	不清楚	1	C
高明景 2006	提及随机	不清楚	不清楚	否	是	是	1	C
王淑新 2005	提及随机	不清楚	不清楚	否	是	是	1	C
张崇媛 2017	提及随机	不清楚	双盲	否	否	是	3	C

续表

纳入研究	随机分配	隐藏方法	盲法	研究数据的完整性	选择性报告结果	其他偏倚	评分	等级
崔　蓉 2015	提及随机	不清楚	不清楚	是	是	不清楚	1	C
宋　淼 2017	提及随机	不清楚	单盲	否	是	不清楚	2	C
邱嘉菡 2017	提及随机	不清楚	不清楚	否	否	不清楚	2	C
吴德娣 2015	提及随机	不清楚	不清楚	是	是	不清楚	2	C
白贺霞 2015	提及随机	不清楚	不清楚	否	是	不清楚	1	C
申铁英 2016	提及随机	不清楚	不清楚	是	是	不清楚	2	C
张爱华 2014	提及随机	不清楚	不清楚	是	否	不清楚	2	C
张　琳 2014	提及随机	不清楚	不清楚	否	是	不清楚	1	C
周明锐 2017	提及随机	不清楚	不清楚	否	是	不清楚	1	C
徐明兴 2015	提及随机	不清楚	不清楚	否	否	不清楚	2	C
沈冰冰 2017	提及随机	不清楚	不清楚	否	否	不清楚	2	C
陈　瑜 2018	提及随机	不清楚	不清楚	否	是	不清楚	1	C
徐红文 2018	提及随机	不清楚	不清楚	否	是	不清楚	2	C
方　霞 2015	提及随机	不清楚	不清楚	否	否	不清楚	2	C
郝晓存 2015	提及随机	不清楚	不清楚	否	否	是	2	C
戚光辉 2015	提及随机	不清楚	不清楚	否	是	不清楚	1	C
杨玉芳 2018	提及随机	不清楚	不清楚	否	否	不清楚	2	C
徐林林 2014	提及随机	不清楚	不清楚	否	是	不清楚	1	C
田红艳 2018	提及随机	不清楚	不清楚	是	是	不清楚	2	C
李万青 2018	提及随机	不清楚	不清楚	是	是	不清楚	2	C
刘丽芹 2014	提及随机	不清楚	不清楚	否	是	不清楚	1	C
王彩霞 2014	提及随机	不清楚	不清楚	否	是	不清楚	1	C
林秀梅 2014	提及随机	不清楚	不清楚	否	是	不清楚	1	C
徐丹红 2014	提及随机	不清楚	不清楚	否	是	不清楚	1	C
雒焕文 2014	提及随机	不清楚	不清楚	是	否	不清楚	3	C
陈益超 2018	提及随机	不清楚	不清楚	否	否	不清楚	2	C
陈家美 2017	提及随机	不清楚	不清楚	否	否	不清楚	2	C
陈怡萌 2014	提及随机	不清楚	不清楚	否	否	不清楚	2	C
陈　雯 2018	提及随机	不清楚	不清楚	否	否	不清楚	2	C
吕新凤 2023	随机数字表法	不清楚	不清楚	否	否	不清楚	2	C
叶玉如 2022	随机数字表法	不清楚	不清楚	否	否	不清楚	2	C
陈孔莉 2022	随机数字表法	不清楚	不清楚	否	否	不清楚	2	C

续表

纳入研究	随机分配	隐藏方法	盲法	研究数据的完整性	选择性报告结果	其他偏倚	评分	等级
刘玉玲2020	随机数字表法	不清楚	不清楚	否	否	不清楚	2	C
赖伟伟2023	按照随机分组原则分为	不清楚	不清楚	否	否	不清楚	2	C
陈园凤2023	随机数字表法	不清楚	不清楚	否	否	不清楚	2	C
向 怀2013	入院顺序随机	不清楚	不清楚	是	否	不清楚	3	C
陶 然2011	提及随机	不清楚	不清楚	否	否	不清楚	1	C
孙 伟2020	随机数字表法	不清楚	不清楚	否	否	不清楚	2	C
杜 鹃2022	随机数字表法	不清楚	不清楚	否	否	不清楚	2	C
谭 娟2020	随机数字表法	不清楚	不清楚	否	否	不清楚	2	C
杜永艳2019	随机数字排列	不清楚	不清楚	否	否	不清楚	2	C
石日玲2022	随机数字表法	不清楚	不清楚	否	否	不清楚	2	C
夏 莲2022	随机数字表法	不清楚	不清楚	否	否	不清楚	2	C
弓丽丽2021	随机数字表法	不清楚	不清楚	否	否	不清楚	2	C
王建君2021	随机抽签分组	不清楚	不清楚	否	否	不清楚	2	C
余思云2020	提及随机	不清楚	不清楚	否	否	不清楚	2	C
罗木英2020	提及随机	不清楚	不清楚	否	是	不清楚	1	C
张羽霞2020	随机抽签法	不清楚	不清楚	否	是	不清楚	1	C
李琳锋2020	提及随机	不清楚	不清楚	是	否	不清楚	3	C
邓 伟2020	提及随机	不清楚	不清楚	否	是	不清楚	1	C
李俊魁2019	提及随机	不清楚	不清楚	否	否	不清楚	2	C
黄贵孝2019	随机数字表法	不清楚	不清楚	否	否	不清楚	2	C
汪 贤2019	提及随机	不清楚	不清楚	否	否	不清楚	2	C
蒋成素2019	电脑随机法	不清楚	不清楚	否	否	不清楚	2	C
王振迎2019	随机数字表法	不清楚	不清楚	否	否	不清楚	2	C
宋丽娜2019	提及随机	不清楚	不清楚	否	否	不清楚	2	C
沈桂英2013	提及随机	不清楚	不清楚	否	是	不清楚	1	C
刘资平2012	提及随机	不清楚	不清楚	否	否	是	1	C
温旭敏2011	提及随机	不清楚	不清楚	否	是	是	1	C
金美花2010	提及随机	不清楚	不清楚	是	是	不清楚	2	C
何慧君2010	提及随机	不清楚	不清楚	是	否	不清楚	2	C
任国平2010	提及随机	不清楚	不清楚	是	是	不清楚	2	C
何燕南2010	提及随机	不清楚	不清楚	否	是	不清楚	1	C
倪筱蓉2010	按就诊顺序随机	不清楚	不清楚	否	是	是	1	C

续表

纳入研究	随机分配	隐藏方法	盲法	研究数据的完整性	选择性报告结果	其他偏倚	评分	等级
马爱华 2009	提及随机	不清楚	不清楚	是	是	不清楚	2	C
侯建英 2009	提及随机	不清楚	不清楚	是	是	不清楚	2	C
刘红秀 2008	提及随机	不清楚	不清楚	否	是	不清楚	1	C
肖翠梅 2007	提及随机	不清楚	不清楚	否	是	是	1	C
代嘉莉 2006	提及随机	不清楚	不清楚	是	是	是	2	C
陈 华 2004	提及随机	不清楚	不清楚	否	是	是	0	D
郭晓军 2004	提及随机	不清楚	不清楚	否	是	是	1	C
朱学梅 2003	提及随机	不清楚	不清楚	否	是	是	1	C
王燕兰 2003	提及随机	不清楚	不清楚	否	是	不清楚	1	C
暨清霞 2002	提及随机	不清楚	不清楚	否	是	不清楚	0	D
方 侠 2001	提及随机	不清楚	不清楚	否	是	是	1	C
单书繁 2001	提及随机	不清楚	不清楚	否	是	是	1	C
左淑霞 2017	提及随机	不清楚	不清楚	否	否	不清楚	2	C
韩 茹 2015	提及随机	不清楚	不清楚	是	是	不清楚	2	C
宗 玫 2015	提及随机	不清楚	不清楚	是	否	不清楚	3	C
张 华 2015	提及随机	不清楚	不清楚	是	否	不清楚	3	C
张 燕 2015	提及随机	不清楚	不清楚	否	否	不清楚	2	C
左晓琴 2015	提及随机	不清楚	不清楚	否	否	不清楚	2	C
沈家芬 2014	提及随机	不清楚	不清楚	是	是	不清楚	2	C
马倩雯 2014	提及随机	不清楚	不清楚	否	否	不清楚	2	C
秦丽花 2018	提及随机	不清楚	不清楚	否	是	不清楚	1	C
符敬花 2018	提及随机	不清楚	不清楚	否	否	不清楚	1	C
姚晓慧 2018	提及随机	不清楚	不清楚	否	否	不清楚	2	C
秦侯林 2017	提及随机	不清楚	不清楚	否	否	不清楚	1	C
嵇校琴 2014	提及随机	不清楚	不清楚	否	是	不清楚	1	C
姚子懿 2014	提及随机	不清楚	不清楚	否	是	不清楚	1	C
李家林 2014	提及随机	不清楚	不清楚	否	否	不清楚	2	C
靳志颖 2014	提及随机	不清楚	不清楚	否	否	不清楚	2	C
杨瑰艳 2014	提及随机	不清楚	不清楚	否	是	不清楚	1	C
曹怀宁 2009	随机数字表法	不清楚	不清楚	否	否	不清楚	2	C
黄 慧 2020	提及随机	不清楚	不清楚	否	否	不清楚	2	C
诸葛瑾 2019	提及随机	不清楚	不清楚	否	否	不清楚	2	C

续表

纳入研究	随机分配	隐藏方法	盲法	研究数据的完整性	选择性报告结果	其他偏倚	评分	等级
赵　锐2006	提及随机	不清楚	不清楚	否	是	不清楚	1	C
金荷照2008	提及随机	不清楚	不清楚	是	否	不清楚	2	C
梁宁安2006	提及随机	不清楚	不清楚	否	是	不清楚	1	C
贠小巧2019	随机数字表法	不清楚	不清楚	否	否	不清楚	2	C
滕美君2008	提及随机	不清楚	双盲	是	是	是	3	C
赵　锐2011	提及随机	不清楚	不清楚	否	是	不清楚	1	C
李淑萍2001	按入院先后随机	不清楚	不清楚	否	是	是	1	C
潘　华2018	提及随机	不清楚	不清楚	是	是	不清楚	2	C

四、Meta分析结果描述

（一）比较甲氨蝶呤联合宫外孕Ⅱ号方与单用甲氨蝶呤

1.甲氨蝶呤联合宫外孕Ⅱ号方与单用甲氨蝶呤的总有效率比较：23个随机对照研究的异质性检验：χ^2=17.30，df=22，P=0.75，I^2=0%，说明有轻度异质性存在。

23个随机对照研究的结果分析：RR=1.18，95%可信区间CI为［1.14，1.22］，整体效果检验Z=8.91，P<0.000 01，说明两组比较的差异有统计学意义。根据森林图中合并的95% CI横线均出现在无效竖线右侧，故考虑甲氨蝶呤联合宫外孕Ⅱ号方治疗输卵管妊娠明显优于甲氨蝶呤单药组。见图4-4。

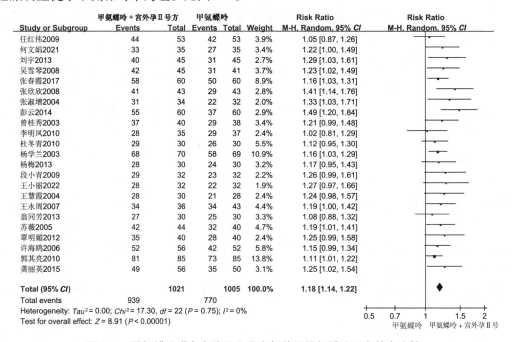

图4-4　甲氨蝶呤联合宫外孕Ⅱ号方与单用甲氨蝶呤总有效率比较

2.甲氨蝶呤联合宫外孕Ⅱ号方与单用甲氨蝶呤血β-HCG下降至正常所需时间比较：18个随机对照研究的异质性检验：χ^2=49.43，df=16，$P<0.000\ 1$，I^2=68%，说明有异质性，这是因为纳入研究中试验组和对照组均有治疗失败的个例，而这些患者的血β-HCG未正常下降，因此导致血β-HCG转阴所需时间的标准差较大而最终引起明显异质性的产生。需选择随机效应模型进行统计学处理。

18个随机对照试验研究的结果分析：MD=-6.24，95%可信区间CI为[-7.25，-5.24]，整体效果检验Z=12.14，$P<0.000\ 01$，说明两组比较的差异有统计学意义。考虑甲氨蝶呤联合宫外孕Ⅱ号方治疗输卵管妊娠其血β-HCG转阴时间明显短于甲氨蝶呤单药组。见图4-5。

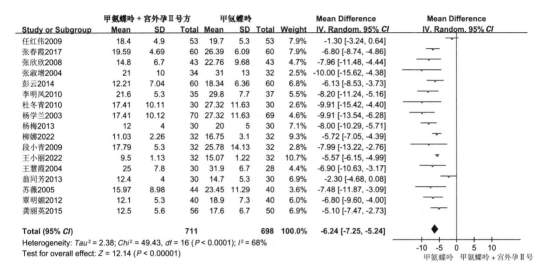

图4-5　甲氨蝶呤联合宫外孕Ⅱ号方与单用甲氨蝶呤血β-HCG下降至正常时间比较

3.甲氨蝶呤联合宫外孕Ⅱ号方与单用甲氨蝶呤的盆腔包块消失时间比较：12个随机对照研究的异质性检验：χ^2=87.39，df=10，$P<0.000\ 01$，I^2=89%，说明有异质性，产生原因考虑与上一组Meta分析的异质性原因相同，即失败案例引起了较大的标准差，而最终导致明显的异质性，需选择随机效应模型合并计算效应量。见图4-6。

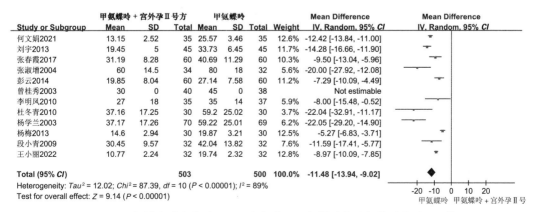

图4-6　甲氨蝶呤联合宫外孕Ⅱ号方与单用甲氨蝶呤盆腔包块消失时间比较

12个随机对照试验研究的结果分析：*MD*=−11.48，95%可信区间*CI*为［−13.94，−9.02］，整体效果检验*Z*=9.14，*P*<0.000 01，说明两组比较的差异有统计学意义。提示甲氨蝶呤联合宫外孕Ⅱ号方治疗输卵管妊娠比单用甲氨蝶呤盆腔包块缩小的更快。

4. 甲氨蝶呤联合宫外孕Ⅱ号方与单用甲氨蝶呤的阴道流血停止时间比较：5个随机对照研究的异质性检验：χ^2=52.79，*df*=4，*P*<0.000 01，I^2=92%，说明有异质性，产生原因考虑与上一组 Meta分析的异质性原因相同，即失败案例引起了较大的标准差，而最终导致明显的异质性，需选择随机效应模型合并计算效应量。

5个随机对照试验研究的结果分析：*MD*=−6.87，95%可信区间*CI*为［−9.72，−4.03］，整体效果检验*Z*=4.73，*P*<0.000 01，说明两组比较的差异有统计学意义。提示甲氨蝶呤联合宫外孕Ⅱ号方治疗输卵管妊娠比单用甲氨蝶呤阴道流血停止的时间更短。见图4-7。

	甲氨蝶呤+宫外孕Ⅱ号方			甲氨蝶呤				Mean Difference
Study or Subgroup	Mean	SD	Total	Mean	SD	Total	Weight	IV, Random, 95% *CI*
何文娟2021	24.14	6.13	35	36.54	8.47	35	19.1%	-12.40 [-15.86, -8.94]
张淑增2004	30	7.5	34	41	7.5	32	18.6%	-11.00 [-14.62, -7.38]
李明凤2010	16	13	35	22	17	37	10.3%	-6.00 [-12.97, 0.97]
柳娜2022	11.03	2.26	32	13.12	2.26	32	25.6%	-2.09 [-3.20, -0.98]
王小丽2022	5.84	1.1	32	10.78	1.14	32	26.4%	-4.94 [-5.49, -4.39]
Total (95% *CI*)			**168**			**168**	**100.0%**	**-6.87 [-9.72, -4.03]**

Heterogeneity: *Tau*² = 7.92; *Chi*² = 52.79, *df* = 4 (*P* < 0.00001); *I*² = 92%
Test for overall effect: *Z* = 4.73 (*P* < 0.00001)

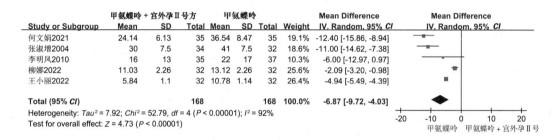

图4-7　甲氨蝶呤联合宫外孕Ⅱ号方与单用甲氨蝶呤阴道流血停止时间比较

5. 甲氨蝶呤联合宫外孕Ⅱ号方与单用甲氨蝶呤治疗输卵管妊娠的胃肠道不良反应比较：12个随机对照试验研究的异质性检验：χ^2=6.38，*df*=11，*P*=0.85，I^2=0%，因为*P*>0.05，说明具有同质性，可选择固定效应模型进行统计学处理。结果分析：*RR*=0.65，95%可信区间*CI*为［0.52，0.82］，整体效果检验*Z*=3.73，*P*=0.000 2，因为*P*<0.05，说明两组比较的差异有统计学意义。提示甲氨蝶呤联合宫外孕Ⅱ号方治疗输卵管妊娠后胃肠道反应发生率较甲氨蝶呤单药组更低。见图4-8。

	甲氨蝶呤+宫外孕Ⅱ号方		甲氨蝶呤			Risk Ratio
Study or Subgroup	Events	Total	Events	Total	Weight	M-H, Random, 95% *CI*
任红伟2009	15	53	29	53	18.9%	0.52 [0.32, 0.85]
张欣欣2008	1	43	3	43	0.9%	0.33 [0.04, 3.08]
张淑增2004	18	34	26	32	36.0%	0.65 [0.46, 0.93]
李明凤2010	3	35	4	37	2.3%	0.79 [0.19, 3.29]
杨学兰2003	10	70	21	69	10.1%	0.47 [0.24, 0.92]
柳娜2022	2	32	1	32	0.8%	2.00 [0.19, 20.97]
段小青2009	2	32	3	32	1.6%	0.67 [0.12, 3.73]
王小丽2022	1	32	2	32	0.8%	0.50 [0.05, 5.24]
王永周2007	1	36	3	43	0.9%	0.40 [0.04, 3.66]
翁同芳2013	9	30	14	30	10.4%	0.64 [0.33, 1.25]
覃明媚2012	8	40	9	40	6.5%	0.89 [0.38, 2.07]
龚丽英2015	15	56	12	50	10.7%	1.12 [0.58, 2.15]
Total (95% *CI*)		**493**		**493**	**100.0%**	**0.65 [0.53, 0.81]**
Total events	85		127			

Heterogeneity: *Tau*² = 0.00; *Chi*² = 6.38, *df* = 11 (*P* = 0.85); *I*² = 0%
Test for overall effect: *Z* = 3.90 (*P* < 0.0001)

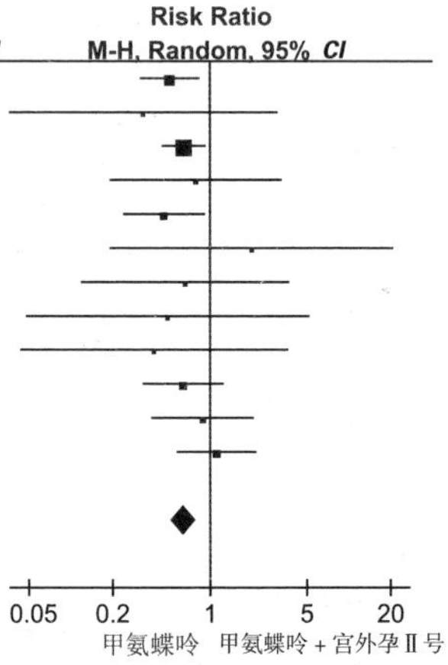

图4-8　甲氨蝶呤联合宫外孕Ⅱ号方与单用甲氨蝶呤胃肠道不良反应发生率比较

6.甲氨蝶呤联合宫外孕Ⅱ号方与单用甲氨蝶呤治疗输卵管妊娠的肝肾功不良反应比较：5个随机对照试验研究的异质性检验：$\chi^2=0.91$，$df=4$，$P=0.92$，$I^2=0\%$，因为$P>0.05$，说明具有同质性，可选择固定效应模型进行统计学处理。结果分析：$RR=0.55$，95%可信区间CI为［0.19，1.61］，整体效果检验$Z=1.09$，$P=0.28$，因为$P>0.05$，说明两组比较的差异无统计学意义。提示甲氨蝶呤联合宫外孕Ⅱ号方治疗输卵管妊娠后肝肾功不良反应发生率与甲氨蝶呤单药组接近。见图4-9。

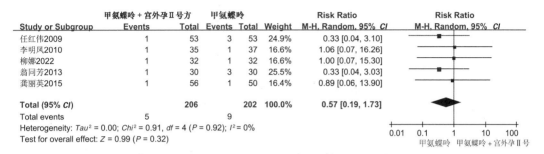

图4-9　宫外孕Ⅱ号方联合甲氨蝶与单用甲氨蝶呤肝肾功损害发生率比较

7.甲氨蝶呤联合宫外孕Ⅱ号方与单用甲氨蝶呤治疗输卵管妊娠的口腔溃疡发生情况比较：5个随机对照试验研究的异质性检验：$\chi^2=3.45$，$df=4$，$P=0.49$，$I^2=0\%$，因为$P>0.05$，说明具有同质性，可选择固定效应模型进行统计学处理。结果分析：$RR=0.70$，95%可信区间CI为［0.32，1.52］，整体效果检验$Z=0.91$，$P=0.36$，因为$P>0.05$，说明两组比较的差异无统计学意义。提示甲氨蝶呤联合宫外孕Ⅱ号方治疗输卵管妊娠后口腔溃疡发生率与甲氨蝶呤单药组接近。见图4-10。

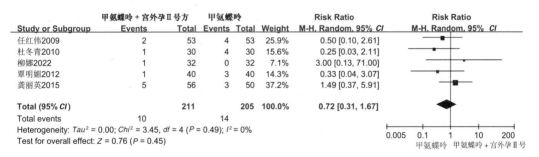

图4-10　宫外孕Ⅱ号方联合甲氨蝶与单用甲氨蝶呤口腔溃疡发生率比较

（二）比较甲氨蝶呤+米非司酮+宫外孕Ⅱ号方与甲氨蝶呤+米非司酮

1.甲氨蝶呤+米非司酮+宫外孕Ⅱ号方与甲氨蝶呤+米非司酮的总有效率比较：21个随机对照研究的异质性检验：$\chi^2=32.10$，$df=20$，$P=0.04$，$I^2=38\%$，说明有轻度异质性存在。

21个随机对照研究的结果分析：$RR=1.15$，95%可信区间CI为［1.11，1.21］，整体效果检验$Z=6.59$，$P<0.000\,01$，说明两组比较的差异有统计学意义。根据森林图中合并的95%CI横线均出现在无效竖线右侧，故考虑甲氨蝶呤+米非司酮+宫外孕Ⅱ号方治疗输卵管妊娠明显优于甲氨蝶呤+米非司酮组。见图4-11。

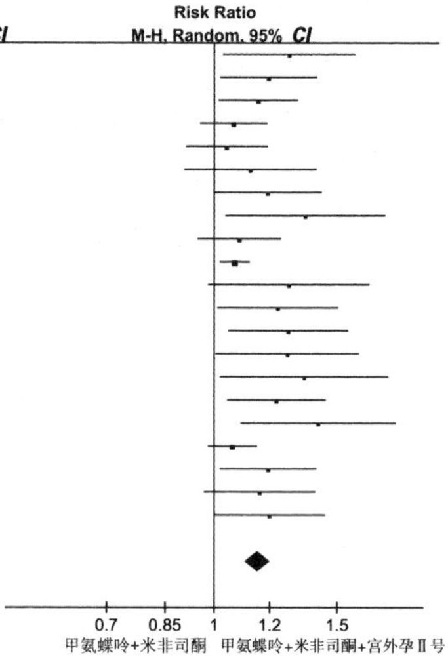

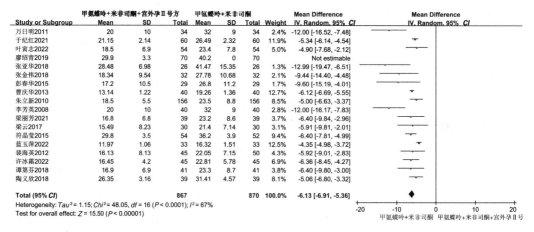

图4-11　甲氨蝶呤+米非司酮+宫外孕Ⅱ号方与甲氨蝶呤+米非司酮总有效率比较

2.甲氨蝶呤+米非司酮+宫外孕Ⅱ号方与甲氨蝶呤+米非司酮血β-HCG下降至正常所需时间比较：18个随机对照研究的异质性检验：$\chi^2=48.05$，$df=16$，$P<0.000\,1$，$I^2=67\%$，说明有异质性，这是因为纳入研究中试验组和对照组均有治疗失败的个例，而这些患者的血β-HCG未正常下降，因此导致血β-HCG转阴所需时间的标准差较大而最终引起明显异质性的产生。需选择随机效应模型进行统计学处理。

18个随机对照试验研究的结果分析：$MD=-6.13$，95%可信区间CI为［-6.91，-5.36］，整体效果检验$Z=15.50$，$P<0.000\,01$，说明两组比较的差异有统计学意义。考虑甲氨蝶呤+米非司酮+宫外孕Ⅱ号方治疗输卵管妊娠其血β-HCG转阴时间明显短于甲氨蝶呤+米非司酮组。见图4-12。

图4-12　甲氨蝶呤+米非司酮+宫外孕Ⅱ号方与甲氨蝶呤+米非司酮血β-HCG下降至正常时间比较

3.甲氨蝶呤+米非司酮+宫外孕Ⅱ号方与甲氨蝶呤+米非司酮盆腔包块消失时间比较：18个随机对照研究的异质性检验：$\chi^2=481.61$，$df=17$，$P<0.000\,01$，$I^2=96\%$，说明有异

性，产生原因考虑与上一组 Meta 分析的异质性原因相同，即失败案例引起了较大的标准差，而最终导致明显的异质性，需选择随机效应模型合并计算效应量。

18个随机对照试验研究的结果分析：$MD=-9.22$，95%可信区间 CI 为 [-11.40，-7.04]，整体效果检验 $Z=8.30$，$P<0.000\ 01$，说明两组比较的差异有统计学意义。提示甲氨蝶呤+米非司酮+宫外孕Ⅱ号方治疗输卵管妊娠比甲氨蝶呤+米非司酮盆腔包块缩小的更快。见图4-13。

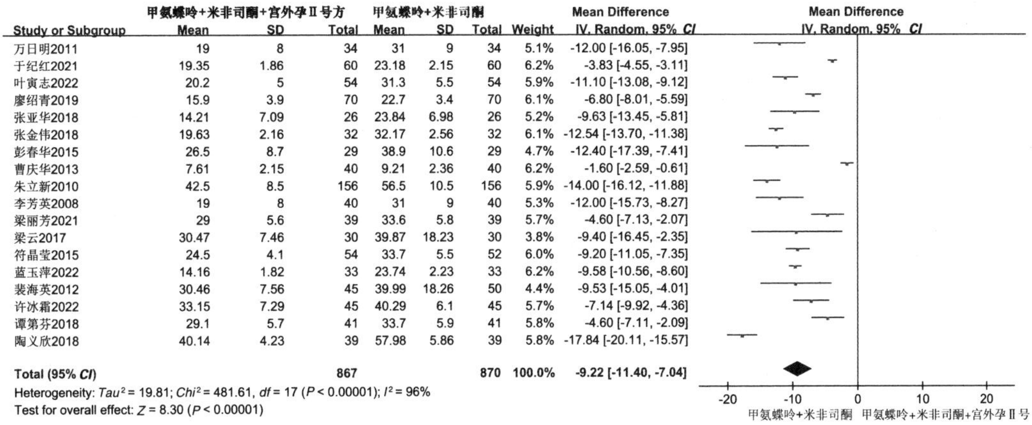

	甲氨蝶呤+米非司酮+宫外孕Ⅱ号方			甲氨蝶呤+米非司酮				Mean Difference	Mean Difference
Study or Subgroup	Mean	SD	Total	Mean	SD	Total	Weight	IV, Random, 95% CI	IV, Random, 95% CI
万日明2011	19	8	34	31	9	34	5.1%	-12.00 [-16.05, -7.95]	
于纪红2021	19.35	1.86	60	23.18	2.15	60	6.2%	-3.83 [-4.55, -3.11]	
叶寅志2022	20.2	5	54	31.3	5.5	54	5.9%	-11.10 [-13.08, -9.12]	
廖绍青2019	15.9	3.9	70	22.7	3.4	70	6.1%	-6.80 [-8.01, -5.59]	
张亚华2018	14.21	7.09	26	23.84	6.98	26	5.2%	-9.63 [-13.45, -5.81]	
张金伟2018	19.63	2.16	32	32.17	2.56	32	6.1%	-12.54 [-13.70, -11.38]	
彭春华2015	26.5	8.7	29	38.9	10.6	29	4.7%	-12.40 [-17.39, -7.41]	
曹庆华2013	7.61	2.15	40	9.21	2.36	40	6.2%	-1.60 [-2.59, -0.61]	
朱立新2010	42.5	8.5	156	56.5	10.5	156	6.1%	-14.00 [-16.12, -11.88]	
李芳华2008	19	8	40	31	9	40	5.3%	-12.00 [-15.73, -8.27]	
梁丽芳2021	29	5.6	39	33.6	5.8	39	5.7%	-4.60 [-7.13, -2.07]	
梁云2017	30.47	7.46	30	39.87	18.23	30	3.9%	-9.40 [-16.45, -2.35]	
符晶莹2015	24.5	4.1	54	33.7	5.5	52	6.0%	-9.20 [-11.05, -7.35]	
蓝玉萍2022	14.16	1.82	33	23.74	2.23	33	6.2%	-9.58 [-10.56, -8.60]	
裴海英2012	30.46	7.56	45	39.99	18.26	50	4.4%	-9.53 [-15.05, -4.01]	
许冰霜2022	33.15	7.29	45	40.29	6.1	45	5.7%	-7.14 [-9.92, -4.36]	
谭萍芳2018	29.1	5.9	41	31.19	3.9	41	6.6%	-2.09 [-4.11, -0.07]*	
陶义欣2018	40.14	4.23	39	57.98	5.86	39	5.8%	-17.84 [-20.11, -15.57]	
Total (95% CI)			**867**			**870**	**100.0%**	**-9.22 [-11.40, -7.04]**	

Heterogeneity: $Tau^2 = 19.81$; $Chi^2 = 481.61$, df = 17 (P < 0.00001); $I^2 = 96\%$
Test for overall effect: Z = 8.30 (P < 0.00001)

甲氨蝶呤+米非司酮　甲氨蝶呤+米非司酮+宫外孕Ⅱ号

图4-13　甲氨蝶呤+米非司酮+宫外孕Ⅱ号方与甲氨蝶呤+米非司酮包块消失时间比较

4.甲氨蝶呤+米非司酮+宫外孕Ⅱ号方与甲氨蝶呤+米非司酮的腹痛消失时间比较：6个随机对照研究的异质性检验：$\chi^2=307.82$，$df=5$，$P<0.000\ 01$，$I^2=98\%$，说明有异质性，产生原因考虑与上一组 Meta 分析的异质性原因相同，即失败案例引起了较大的标准差，而最终导致明显的异质性，需选择随机效应模型合并计算效应量。

6个随机对照试验研究的结果分析：$MD=-4.77$，95%可信区间 CI 为 [-6.67，-2.87]，整体效果检验 $Z=4.93$，$P<0.000\ 01$，说明两组比较的差异有统计学意义。提示甲氨蝶呤+米非司酮+宫外孕Ⅱ号方治疗输卵管妊娠比甲氨蝶呤+米非司酮腹痛消失的时间更短。见图4-14。

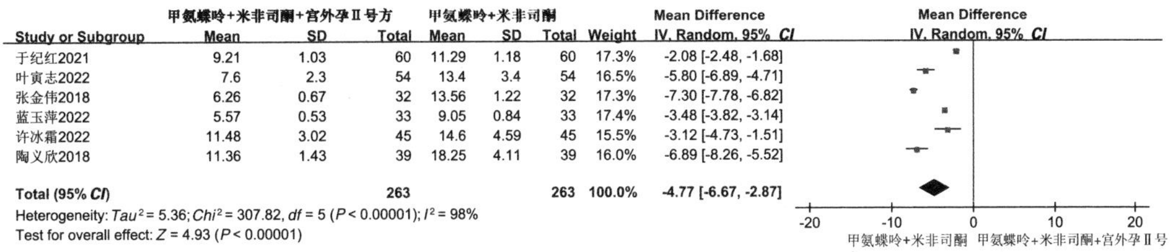

	甲氨蝶呤+米非司酮+宫外孕Ⅱ号方			甲氨蝶呤+米非司酮				Mean Difference	Mean Difference
Study or Subgroup	Mean	SD	Total	Mean	SD	Total	Weight	IV, Random, 95% CI	IV, Random, 95% CI
于纪红2021	9.21	1.03	60	11.29	1.18	60	17.3%	-2.08 [-2.48, -1.68]	
叶寅志2022	7.6	2.3	54	13.4	3.4	54	16.5%	-5.80 [-6.89, -4.71]	
张金伟2018	6.26	0.67	32	13.56	1.22	32	17.3%	-7.30 [-7.78, -6.82]	
蓝玉萍2022	5.57	0.53	33	9.05	0.84	33	17.4%	-3.48 [-3.82, -3.14]	
许冰霜2022	11.48	3.02	45	14.6	4.59	45	15.5%	-3.12 [-4.73, -1.51]	
陶义欣2018	11.36	1.43	39	18.25	4.11	39	16.0%	-6.89 [-8.26, -5.52]	
Total (95% CI)			**263**			**263**	**100.0%**	**-4.77 [-6.67, -2.87]**	

Heterogeneity: $Tau^2 = 5.36$; $Chi^2 = 307.82$, df = 5 (P < 0.00001); $I^2 = 98\%$
Test for overall effect: Z = 4.93 (P < 0.00001)

甲氨蝶呤+米非司酮　甲氨蝶呤+米非司酮+宫外孕Ⅱ号

图4-14　甲氨蝶呤+米非司酮+宫外孕Ⅱ号方与甲氨蝶呤+米非司酮腹痛消失时间比较

5.甲氨蝶呤+米非司酮+宫外孕Ⅱ号方与甲氨蝶呤+米非司酮的阴道流血停止时间比较：5个随机对照研究的异质性检验：$\chi^2=176.40$，$df=4$，$P<0.000\ 01$，$I^2=98\%$，说明有异质性，产生原因考虑与上一组 Meta 分析的异质性原因相同，即失败案例引起了较大

的标准差，而最终导致明显的异质性，需选择随机效应模型合并计算效应量。

5个随机对照试验研究的结果分析：$MD=-6.16$，95%可信区间CI为［-9.00，-3.32］，整体效果检验$Z=4.25$，$P<0.000\ 1$，说明两组比较的差异有统计学意义。提示甲氨蝶呤+米非司酮+宫外孕Ⅱ号方治疗输卵管妊娠比甲氨蝶呤+米非司酮阴道流血停止的时间更短。见图4-15。

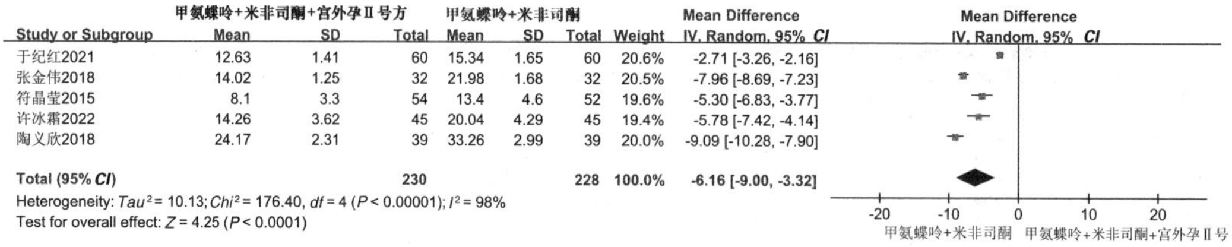

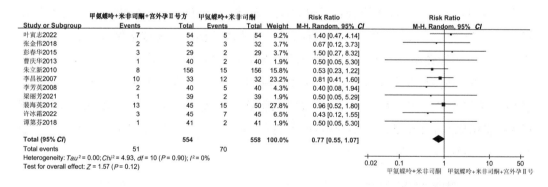

图4-15　甲氨蝶呤+米非司酮+宫外孕Ⅱ号方与甲氨蝶呤+米非司酮阴道流血停止时间比较

6.甲氨蝶呤+米非司酮+宫外孕Ⅱ号方与甲氨蝶呤+米非司酮治疗输卵管妊娠的胃肠道不良反应比较：11个随机对照试验研究的异质性检验：$\chi^2=4.93$，$df=10$，$P=0.90$，$I^2=0\%$，因为$P>0.05$，说明具有同质性，可选择固定效应模型进行统计学处理。结果分析：$RR=0.74$，95%可信区间CI为［0.54，1.03］，整体效果检验$Z=1.78$，$P=0.08$，因为$P>0.05$，说明两组比较的差异无统计学意义。提示甲氨蝶呤+米非司酮+宫外孕Ⅱ号方治疗输卵管妊娠后胃肠道反应发生率与甲氨蝶呤+米非司酮接近。见图4-16。

Study or Subgroup	甲氨蝶呤+米非司酮+宫外孕Ⅱ号方 Events	Total	甲氨蝶呤+米非司酮 Events	Total	Weight	Risk Ratio M-H, Random, 95% CI
叶寅志2022	7	54	5	54	9.2%	1.40 [0.47, 4.14]
张金伟2018	2	32	3	32	3.7%	0.67 [0.12, 3.73]
彭春华2015	3	29	2	29	3.7%	1.50 [0.27, 8.32]
曹庆华2013	1	40	2	40	1.9%	0.50 [0.05, 5.30]
朱立新2010	8	156	15	156	15.8%	0.53 [0.23, 1.22]
李昌祝2007	10	33	12	32	23.2%	0.81 [0.41, 1.60]
李芳英2008	2	40	5	40	4.3%	0.40 [0.08, 1.94]
梁丽芳2021	1	39	2	39	1.9%	0.50 [0.05, 5.29]
裴海英2012	13	45	15	50	27.8%	0.96 [0.52, 1.80]
许冰霜2022	3	45	7	45	6.5%	0.43 [0.12, 1.55]
谭笋芬2018	1	41	2	41	1.9%	0.50 [0.05, 5.30]
Total (95% CI)		554		558	100.0%	0.77 [0.55, 1.07]
Total events	51		70			

Heterogeneity: $Tau^2=0.00$; $Chi^2=4.93$, $df=10$ ($P=0.90$); $I^2=0\%$
Test for overall effect: $Z=1.57$ ($P=0.12$)

图4-16　甲氨蝶呤+米非司酮+宫外孕Ⅱ号方与甲氨蝶呤+米非司酮胃肠道不良反应发生率比较

7.甲氨蝶呤+米非司酮+宫外孕Ⅱ号方与甲氨蝶呤+米非司酮的肝肾功不良反应比较：8个随机对照试验研究的异质性检验：$\chi^2=4.24$，$df=7$，$P=0.75$，$I^2=0\%$，因为$P>0.05$，说明具有同质性，可选择固定效应模型进行统计学处理。结果分析：$RR=0.46$，95%可信区间CI为［0.23，0.91］，整体效果检验$Z=2.23$，$P=0.03$，因为$P<0.05$，说明两组比较的差异有统计学意义。提示甲氨蝶呤+米非司酮+宫外孕Ⅱ号方治疗输卵管妊娠后肝肾功不良反应发生率低于甲氨蝶呤+米非司酮组。见图4-17。

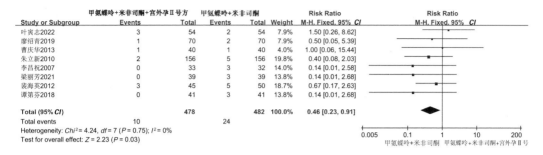

图4-17　甲氨蝶呤+米非司酮+宫外孕Ⅱ号方与甲氨蝶呤+米非司酮肝肾功损害比较

8.甲氨蝶呤+米非司酮+宫外孕Ⅱ号方与甲氨蝶呤+米非司酮治疗输卵管妊娠的口腔溃疡发生情况比较：9个随机对照试验研究的异质性检验：χ^2=6.28，df=8，P=0.62，I^2=0%，因为P>0.05，说明具有同质性，可选择固定效应模型进行统计学处理。结果分析：RR=0.61，95%可信区间CI为［0.34，1.11］，整体效果检验Z=1.62，P=0.10，因为P>0.05，说明两组比较的差异无统计学意义。提示甲氨蝶呤+米非司酮+宫外孕Ⅱ号方治疗输卵管妊娠后口腔溃疡发生率与甲氨蝶呤+米非司酮组接近。见图4-18。

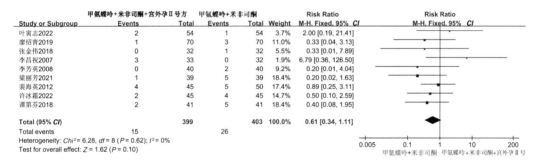

图4-18　甲氨蝶呤+米非司酮+宫外孕Ⅱ号方与甲氨蝶呤+米非司酮口腔溃疡发生率比较

（三）比较甲氨蝶呤+米非司酮+自拟方与甲氨蝶呤+米非司酮

1.甲氨蝶呤+米非司酮+自拟方与甲氨蝶呤+米非司酮的总有效率比较：114个随机对照研究的异质性检验：χ^2=129.08，df=112，P=0.13，I^2=13%，说明有轻度异质性存在。

114个随机对照研究的结果分析：RR=1.19，95%可信区间CI为［1.17，1.21］，整体效果检验Z=19.77，P<0.000 01，说明两组比较的差异有统计学意义。考虑甲氨蝶呤+米非司酮+自拟方治疗输卵管妊娠明显优于甲氨蝶呤+米非司酮组。见图4-19。

2.甲氨蝶呤+米非司酮+自拟方与甲氨蝶呤+米非司酮血β-HCG下降至正常所需时间比较：79个随机对照研究的异质性检验：χ^2=1 170.52，df=75，P<0.000 01，I^2=94%，说明有异质性，这是因为纳入研究中试验组和对照组均有治疗失败的个例，而这些患者的血β-HCG未正常下降，因此导致血β-HCG转阴所需时间的标准差较大而最终引起明显异质性的产生。需选择随机效应模型进行统计学处理。

79个随机对照试验研究的结果分析：MD=-6.52，95%可信区间CI为［-7.29，-5.74］，整体效果检验Z=16.49，P<0.000 01，说明两组比较的差异有统计学意义。考虑甲氨蝶

吟+米非司酮+自拟方治疗输卵管妊娠其血β-HCG转阴时间明显短于甲氨蝶吟+米非司酮组。见图4-20。

Study or Subgroup	甲氨蝶吟+米非司酮+自拟方 Events	Total	甲氨蝶吟+米非司酮 Events	Total	Weight	Risk Ratio M-H, Random, 95% CI
于静2018	46	48	39	48	1.2%	1.18 [1.02, 1.37]
余晖2006	24	27	20	26	0.5%	1.16 [0.90, 1.48]
余铝2010	93	100	82	100	1.9%	1.13 [1.02, 1.26]
农红映2006	51	62	35	62	0.5%	1.46 [1.14, 1.87]
刘姣2021	24	25	19	25	0.5%	1.26 [1.00, 1.60]
刘娟2020	42	45	35	45	0.9%	1.20 [1.01, 1.43]
刘艳秋2015	33	42	40	42	0.9%	0.82 [0.69, 0.98]
刘雪涛2015	42	45	30	42	0.6%	1.31 [1.06, 1.61]
初晓霞2019	54	64	40	76	0.5%	1.60 [1.26, 2.03]
古萍2013	138	150	110	150	1.9%	1.25 [1.13, 1.40]
向文慧2014	35	38	27	38	0.6%	1.30 [1.04, 1.62]
周巧玲2014	28	30	24	30	0.5%	1.17 [0.95, 1.43]
周瑾2017	29	32	22	32	0.4%	1.32 [1.02, 1.71]
唐固平2021	86	90	77	90	2.2%	1.12 [1.01, 1.23]
唐容迪2022	38	40	32	40	0.9%	1.19 [1.00, 1.41]
姚丹枫2013	41	44	32	44	0.7%	1.28 [1.05, 1.56]
姚祺2009	27	30	20	30	0.4%	1.35 [1.02, 1.79]
姜静2018	28	29	19	29	0.4%	1.47 [1.12, 1.94]
姜鸿雁2012	39	42	31	42	0.7%	1.26 [1.03, 1.53]
孔芸芬2014	59	62	52	62	1.6%	1.13 [1.00, 1.28]
孙军华2020	52	56	39	55	0.8%	1.31 [1.09, 1.57]
安丰娟2003	47	50	45	40		Not estimable
安雅芳2022	47	48	40	48	1.4%	1.18 [1.03, 1.34]
宜小凤2013	48	49	46	49	2.7%	1.04 [0.96, 1.13]
宫艳青2011	26	30	24	30	0.5%	1.08 [0.86, 1.36]
左洁2014	49	51	38	51	0.9%	1.29 [1.09, 1.53]
廖丽娜2013	30	34	32	40	0.7%	1.10 [0.91, 1.34]
张丰梅2017	41	44	35	44	0.9%	1.17 [0.99, 1.39]
张丹丹2019	47	52	38	51	0.8%	1.21 [1.01, 1.46]
张丽娟2015	25	25	23	25	1.3%	1.09 [0.95, 1.24]
张利明2018	48	48	42	48	1.8%	1.14 [1.02, 1.28]
张堃2017	58	62	50	62	1.3%	1.16 [1.01, 1.33]
张敬微2009	40	50	33	50	0.5%	1.21 [0.95, 1.54]
张晓红2015	142	147	90	114	2.1%	1.22 [1.11, 1.35]
张海红2019	39	41	24	39	0.4%	1.55 [1.19, 2.00]
张淳2018	48	52	44	52	1.3%	1.09 [0.95, 1.25]
张莉2011	29	30	24	30	0.7%	1.21 [1.00, 1.46]
彭丽2018	39	42	32	42	0.8%	1.22 [1.01, 1.47]
彭述兰2019	32	34	23	34	0.5%	1.39 [1.09, 1.78]
徐杰2009	28	30	25	30	0.8%	1.12 [0.93, 1.35]
徐雅洁2017	34	36	28	36	0.7%	1.21 [1.00, 1.47]
戴凌虹2011	46	50	36	50	0.7%	1.28 [1.06, 1.55]
户立生2019	45	47	36	47	0.9%	1.25 [1.06, 1.48]
方国平2017	110	120	98	120	2.1%	1.12 [1.02, 1.24]
易群2014	53	57	40	52	1.0%	1.21 [1.02, 1.43]
曾凡华2014	37	40	25	40	0.5%	1.48 [1.15, 1.91]
朱玲2019	58	60	50	60	1.6%	1.16 [1.03, 1.31]
李岩2018	48	50	43	50	1.5%	1.12 [0.98, 1.27]
李才芬2018	28	30	21	30	0.4%	1.33 [1.04, 1.72]
李春甫2017	29	30	22	30	0.5%	1.32 [1.05, 1.65]
李满2019	42	44	35	44	1.0%	1.20 [1.02, 1.41]
李玉萍2022	43	45	34	45	0.8%	1.26 [1.06, 1.51]
李珺晔2020	29	30	25	30	0.9%	1.16 [0.98, 1.38]
李红芳2012	43	46	36	46	0.7%	1.19 [1.01, 1.42]
李艳2003	38	42	31	42	0.7%	1.23 [1.00, 1.50]
李艳莎2020	45	47	40	47	1.4%	1.13 [0.98, 1.29]
杜丹阳2022	31	34	28	34	0.8%	1.11 [0.92, 1.34]
杜倩2021	29	30	20	30	0.4%	1.45 [1.12, 1.88]
杜爱平2017	33	36	33	36	1.3%	1.00 [0.87, 1.15]
杨华平2015	42	46	28	40	0.6%	1.30 [1.05, 1.63]
杨德鑫2022	44	47	36	46	0.9%	1.20 [1.01, 1.42]
杨留芝2014	75	80	54	78	1.0%	1.35 [1.16, 1.57]
杨艳2015	46	52	33	53	0.5%	1.42 [1.13, 1.79]
杨锦2019	36	37	29	37	0.8%	1.24 [1.04, 1.48]
林莉2007	29	30	22	28	0.5%	1.23 [1.00, 1.51]
段孝勤2010	32	34	27	34	0.7%	1.19 [0.98, 1.43]
池映雪2008	26	28	23	28	0.7%	1.13 [0.92, 1.38]
潘淑芬2017	46	50	42	50	1.2%	1.10 [0.95, 1.27]
潘玉平2007	29	30	23	30	0.6%	1.26 [1.02, 1.55]
王南竹2012	46	50	38	50	0.9%	1.21 [1.02, 1.44]
王柱林2013	28	30	21	25	0.7%	1.11 [0.91, 1.34]
王永平2010	43	46	34	45	0.8%	1.24 [1.03, 1.49]
王秋玉2008	51	60	49	60	1.0%	1.04 [0.89, 1.22]
王芳2018	58	61	50	61	1.4%	1.16 [1.02, 1.32]
王雪2013	72	80	61	80	1.2%	1.18 [1.02, 1.36]

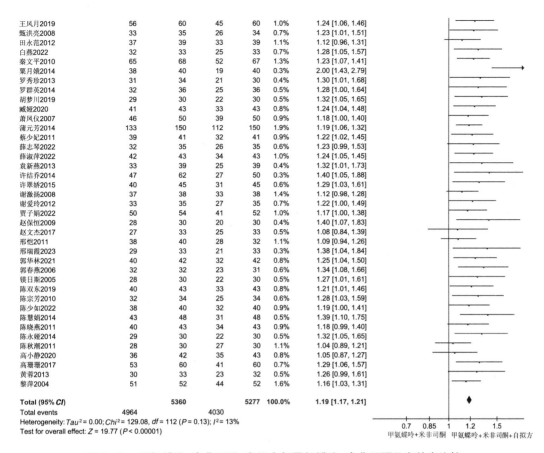

王凤月2019	56	60	45	60	1.0%	1.24 [1.06, 1.46]	
甄洪亮2008	33	35	26	34	0.7%	1.23 [1.01, 1.51]	
田永范2012	37	39	33	39	1.1%	1.12 [0.96, 1.31]	
白燕2022	32	33	25	33	0.7%	1.28 [1.05, 1.57]	
秦文平2010	65	68	52	67	1.3%	1.23 [1.07, 1.41]	
粟月娥2014	38	40	19	40	0.3%	2.00 [1.43, 2.79]	
罗秀珍2013	31	34	21	30	0.4%	1.30 [1.01, 1.68]	
罗群英2014	32	36	25	36	0.5%	1.28 [1.00, 1.64]	
胡梦川2019	29	30	22	30	0.5%	1.32 [1.05, 1.65]	
臧娅2020	41	43	33	43	0.8%	1.24 [1.04, 1.48]	
萧凤仪2007	46	50	39	50	0.9%	1.18 [1.00, 1.40]	
蒲元芳2014	133	150	112	150	1.9%	1.19 [1.06, 1.32]	
蔡少妃2011	39	41	32	41	0.9%	1.22 [1.02, 1.45]	
薛志琴2022	32	35	26	35	0.6%	1.23 [0.99, 1.53]	
薛淑萍2022	42	43	34	43	1.0%	1.24 [1.05, 1.45]	
袁新燕2013	33	39	25	39	0.4%	1.32 [1.01, 1.73]	
许结乔2014	47	62	27	50	0.3%	1.40 [1.05, 1.88]	
许翠娇2015	40	45	31	45	0.6%	1.29 [1.03, 1.61]	
谢激扬2008	37	38	33	38	1.4%	1.12 [0.98, 1.28]	
谢爱玲2012	33	35	27	35	0.7%	1.22 [1.00, 1.49]	
贾子娟2022	50	54	41	52	1.0%	1.17 [1.00, 1.38]	
赵保恒2009	28	30	20	30	0.4%	1.40 [1.07, 1.83]	
赵文杰2017	27	33	25	33	0.5%	1.08 [0.84, 1.39]	
邢恺2011	38	40	28	32	1.1%	1.09 [0.94, 1.26]	
邢瑞霞2023	29	33	21	33	0.3%	1.38 [1.04, 1.84]	
郭华林2021	40	42	32	42	0.8%	1.25 [1.04, 1.50]	
郭春燕2006	32	32	23	31	0.6%	1.34 [1.08, 1.66]	
镁月斯2005	28	30	22	30	0.5%	1.27 [1.01, 1.61]	
陈双东2019	40	43	33	43	0.8%	1.21 [1.01, 1.46]	
陈宗芳2010	32	34	25	34	0.6%	1.28 [1.03, 1.59]	
陈少如2022	38	40	32	40	0.9%	1.19 [1.00, 1.41]	
陈慧娟2014	43	48	31	48	0.5%	1.39 [1.10, 1.75]	
陈晓燕2011	40	43	34	43	0.9%	1.18 [0.99, 1.40]	
陈永娅2014	29	30	22	30	0.5%	1.32 [1.05, 1.65]	
陈秋潮2011	28	30	27	30	1.1%	1.04 [0.89, 1.21]	
高小静2020	36	42	35	43	0.8%	1.05 [0.87, 1.27]	
高珊珊2017	53	60	41	60	0.7%	1.29 [1.06, 1.57]	
黄蓉2013	30	33	23	32	0.5%	1.26 [0.99, 1.61]	
黎萍2004	51	52	44	52	1.6%	1.16 [1.03, 1.31]	
Total (95% CI)		5360		5277	100.0%	1.19 [1.17, 1.21]	
Total events	4964		4030				

Heterogeneity: $Tau^2 = 0.00$; $Chi^2 = 129.08$, $df = 112$ ($P = 0.13$); $I^2 = 13\%$
Test for overall effect: $Z = 19.77$ ($P < 0.00001$)

图4-19 甲氨蝶呤+米非司酮+自拟方与甲氨蝶呤+米非司酮总有效率比较

3.甲氨蝶呤+米非司酮+自拟方与甲氨蝶呤+米非司酮盆腔包块消失时间比较：72个随机对照研究的异质性检验：$\chi^2=5\,941.31$，$df=67$，$P<0.000\,01$，$I^2=99\%$，说明有异质性，产生原因考虑与上一组Meta分析的异质性原因相同，即失败案例引起了较大的标准差，而最终导致明显的异质性，需选择随机效应模型合并计算效应量。

72个随机对照试验研究的结果分析：$MD=-8.00$，95%可信区间CI为$[-9.68，-6.32]$，整体效果检验$Z=9.33$，$P<0.000\,01$，说明两组比较的差异有统计学意义。提示甲氨蝶呤+米非司酮+自拟方治疗输卵管妊娠比甲氨蝶呤+米非司酮盆腔包块缩小的更快。见图4-21。

4.甲氨蝶呤+米非司酮+自拟方与甲氨蝶呤+米非司酮的腹痛消失时间比较：29个随机对照研究的异质性检验：$\chi^2=419.82$，$df=28$，$P<0.000\,01$，$I^2=93\%$，说明有异质性，产生原因考虑与上一组Meta分析的异质性原因相同，即失败案例引起了较大的标准差，而最终导致明显的异质性，需选择随机效应模型合并计算效应量。

29个随机对照试验研究的结果分析：$MD=-3.90$，95%可信区间CI为$[-4.47，-3.33]$，整体效果检验$Z=13.38$，$P<0.000\,01$，说明两组比较的差异有统计学意义。提示甲氨蝶呤+米非司酮+自拟方治疗输卵管妊娠比甲氨蝶呤+米非司酮腹痛消失的时间更短。见图4-22。

Study or Subgroup	甲氨蝶呤+米非司酮+自拟方 Mean	SD	Total	甲氨蝶呤+米非司酮 Mean	SD	Total	Weight	Mean Difference IV, Random, 95% CI
余韬2010	12.4	4.5	100	17.3	5.6	100	1.5%	-4.90 [-6.31, -3.49]
农红映2006	17.82	6.35	62	22.73	8.26	62	1.3%	-4.91 [-7.50, -2.32]
刘姣2021	11.3	2.7	25	15.9	4.2	25	1.4%	-4.60 [-6.56, -2.64]
刘娟2020	12.42	2.57	45	16.57	3.86	45	1.5%	-4.15 [-5.50, -2.80]
刘艳秋2015	10.2	2.7	42	14.8	3.1	42	1.5%	-4.60 [-5.84, -3.36]
刘雪涛2015	15.27	3.49	45	25.83	4.73	42	1.4%	-10.56 [-12.32, -8.80]
初晓霞2019	13.14	5.18	64	17.05	8.13	76	1.4%	-3.91 [-6.14, -1.68]
周巧玲2014	8.11	5.78	30	15.23	10.88	30	1.0%	-7.12 [-11.53, -2.71]
周瑾2017	21.2	4.5	32	33.5	5.8	32	1.3%	-12.30 [-14.84, -9.76]
唐固平2021	11.2	2.9	90	16.4	3.8	90	1.5%	-5.20 [-6.19, -4.21]
唐容迪2022	14.93	4.28	40	25.94	6.35	40	1.3%	-11.01 [-13.38, -8.64]
夏棣萍2006	18.2	2.8	38	23.1	3.2	38	1.5%	-4.90 [-6.25, -3.55]
姚丹枫2013	9.5	1.8	44	14.2	2.2	44	1.5%	-4.70 [-5.54, -3.86]
姜鸿雁2012	15.2	4.2	42	20.6	4.5	42	1.4%	-5.40 [-7.26, -3.54]
孔芸芬2014	25.23	3.16	62	30.25	4.23	62	1.5%	-5.02 [-6.33, -3.71]
宣小凤2013	10.3	0	49	18.01	0	49		Not estimable
左洁2014	26.8	4.3	51	35.4	6.4	51	1.4%	-8.60 [-10.33, -6.87]
廖丽娜2013	18.26	4.56	34	26.63	6.85	40	1.3%	-8.37 [-10.99, -5.75]
张丰梅2017	14.47	9.06	44	23.31	10.92	44	1.1%	-8.84 [-13.03, -4.65]
张丽娟2015	20.13	6.74	25	30.22	7.18	25	1.1%	-10.09 [-13.95, -6.23]
张楚2017	16.8	3.6	62	23.9	6.4	62	1.4%	-7.10 [-8.93, -5.27]
张敬微2009	17	10	50	33	9	50	1.1%	-16.00 [-19.73, -12.27]
张晓红2015	14.5	2.4	147	21.3	4.1	114	1.5%	-6.80 [-7.65, -5.95]
张海红2019	14.69	1.77	41	17.99	2.53	39	1.5%	-3.30 [-4.26, -2.34]
张莉2011	15	7.8	30	20.6	9.1	30	1.0%	-5.60 [-9.89, -1.31]
彭丽2018	11.4	3.7	42	16.5	4.9	42	1.4%	-5.10 [-6.96, -3.24]
彭述兰2019	11.3	2.5	34	18.5	5.6	34	1.4%	-7.20 [-9.26, -5.14]
徐杰2009	16	3.12	30	20.1	3.14	30	1.4%	-4.10 [-5.68, -2.52]
徐雅洁2017	15.8	10.2	36	25.1	7.7	36	1.1%	-9.30 [-13.47, -5.13]
戴凌虹2011	15.92	4.54	50	26.06	7.34	50	1.3%	-10.14 [-12.53, -7.75]
户立生2019	13.17	3.08	47	16.28	4.12	47	1.5%	-3.11 [-4.58, -1.64]
方国平2017	13.6	5.8	120	16.5	4.7	120	1.5%	-2.90 [-4.24, -1.56]
曾凡华2014	7.1	2.3	40	14.6	4.7	40	1.4%	-7.50 [-9.68, -5.32]
朱玲2019	16.42	3.44	60	19.57	4.51	60	1.5%	-3.15 [-4.59, -1.71]
李才芬2018	10.25	2.42	30	18.42	4.62	30	1.4%	-8.17 [-10.04, -6.30]
李敬群2018	15.2	9.4	42	24.5	11.7	42	1.0%	-9.30 [-13.84, -4.76]
李潇2019	84.36	15.94	44	97.24	17.63	44	0.7%	-12.88 [-19.90, -5.86]
李玉萍2022	11.32	3.15	45	17.65	5.25	45	1.4%	-6.33 [-8.12, -4.54]
李珺晔2020	24.31	6.15	30	18.84	4.32	30	1.3%	5.47 [2.78, 8.16]
杜倩2021	14.06	3.41	30	17.91	3.82	30	1.4%	-3.85 [-5.68, -2.02]
杜爱平2017	22.4	9.8	36	44.1	9.4	36	1.0%	-21.70 [-26.14, -17.26]
杨德鑫2022	12.09	3.91	46	15.73	4.27	46	1.4%	-3.64 [-5.30, -1.98]
杨留芝2014	15	3	80	22	4	78	1.5%	-7.00 [-8.10, -5.90]
林莉2007	22	0	30	30	0	28		Not estimable
池映雪2008	8.6	3.21	28	18.6	8.42	28	1.2%	-10.00 [-13.34, -6.66]
潘淑芬2017	22.6	3.9	50	26.4	4.5	50	1.4%	-3.80 [-5.45, -2.15]
潘玉平2007	22	0	30	34	0	30		Not estimable
王南竹2012	8	3	50	15	6	50	1.4%	-7.00 [-8.86, -5.14]
王柱林2013	19.11	4.42	30	28.54	4.77	25	1.3%	-9.43 [-11.88, -6.98]
王永平2010	17.59	10.34	46	30.42	11.62	45	1.0%	-12.83 [-17.35, -8.31]
王秋玉2008	12.5	6.31	60	13.61	6.1	60	1.4%	-1.11 [-3.33, 1.11]
王雪2013	9.5	6.5	80	18.5	12.5	80	1.2%	-9.00 [-12.09, -5.91]
甄洪亮2008	18.3	9.5	35	39.7	10.3	34	1.0%	-21.40 [-26.08, -16.72]
田永范2012	23.25	11.03	39	14.54	9.11	39	1.0%	8.71 [4.22, 13.20]
白燕2022	11.24	3.12	33	15.79	3.09	33	1.4%	-4.55 [-6.05, -3.05]
秦文平2010	12.1	6.1	68	18.1	7.3	67	1.4%	-6.00 [-8.27, -3.73]
粟月娥2014	8.1	1.1	40	12.3	3.2	40	1.5%	-4.20 [-5.25, -3.15]
罗秀珍2014	12.6	3.4	34	17.8	5.9	30	1.3%	-5.20 [-7.60, -2.80]
罗群英2014	3.12	0.83	36	3.59	0.98	36	1.5%	-0.47 [-0.89, -0.05]
臧娅2020	13.15	2.62	43	21.36	4.59	43	1.4%	-8.21 [-9.79, -6.63]
萧凤仪2007	28.6	10.2	50	38.1	9.5	50	1.1%	-9.50 [-13.54, -5.46]
蒲元芳2014	16.6	9.1	150	24.6	8.1	150	1.4%	-8.00 [-9.95, -6.05]
薛志琴2022	15.92	3.23	35	21.06	4.58	35	1.4%	-5.14 [-7.00, -3.28]
袁新燕2019	13.97	5.34	39	21.18	7.87	39	1.2%	-7.21 [-10.19, -4.23]
谢爱玲2012	19.5	10.3	35	26.6	12.4	35	0.9%	-7.10 [-12.44, -1.76]
贾子娟2022	16.94	6.39	54	21.08	7.22	52	1.3%	-4.14 [-6.74, -1.54]
赵文杰2017	12.66	3.17	33	22.16	3.33	33	1.4%	-9.50 [-11.07, -7.93]
邢恺2011	21.5	6.8	40	30.7	7.8	32	1.2%	-9.20 [-12.63, -5.77]
邢瑞霞2023	15.98	3.54	33	23.77	3.91	33	1.4%	-7.79 [-9.59, -5.99]
郭春燕2006	21	11	32	33	10	31	0.9%	-12.00 [-17.19, -6.81]
陈双东2019	16.73	3.15	43	20.98	4.62	43	1.4%	-4.25 [-5.92, -2.58]
陈少如2022	16.1	6	40	22	7.1	40	1.3%	-5.90 [-8.78, -3.02]
陈慧娟2014	26.8	4.3	48	35.4	4.6	48	1.4%	-8.60 [-10.38, -6.82]
陈永姬2014	13.13	4.78	30	17.43	6.32	30	1.3%	-4.30 [-7.14, -1.46]
陈秋潮2011	13.7	3.4	30	22.6	2.1	30	1.5%	-8.90 [-10.33, -7.47]
高珊珊2017	15.24	3.51	60	17.68	3.73	60	1.5%	-2.44 [-3.74, -1.14]
黄云2013	24.17	2.32	30	32.33	2.09	30	1.5%	-8.16 [-9.28, -7.04]
黄蓉2013	14.2	6.2	33	17.6	7.7	32	1.2%	-3.40 [-6.80, 0.00]
黎萍2004	15.49	5.85	52	21.85	7.82	52	1.3%	-6.36 [-9.01, -3.71]
Total (95% CI)			3736			3667	100.0%	-6.52 [-7.29, -5.74]

Heterogeneity: Tau² = 10.20; Chi² = 1170.52, df = 75 (P < 0.00001); I² = 94%
Test for overall effect: Z = 16.49 (P < 0.00001)

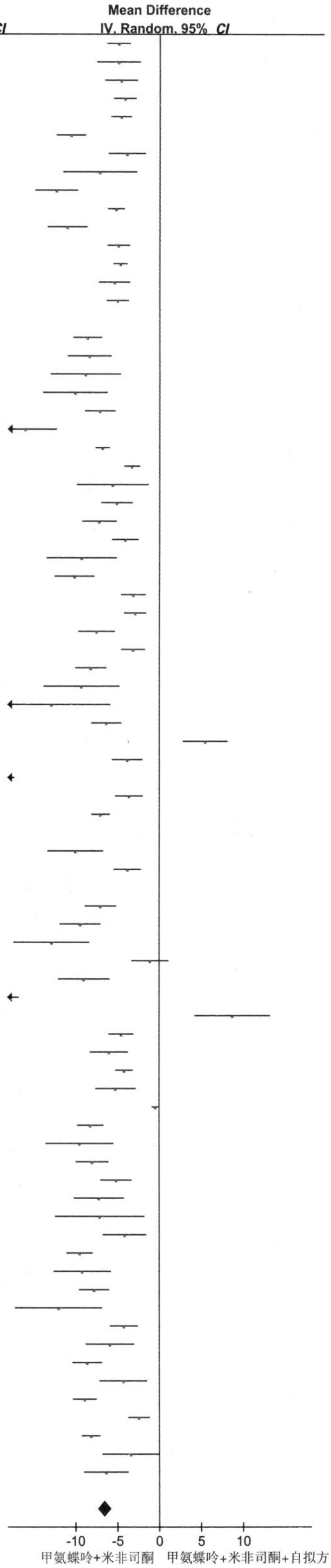

图4-20 甲氨蝶呤+米非司酮+自拟方与甲氨蝶呤+米非司酮血β-HCG下降至正常时间比较

Study or Subgroup	甲氨蝶呤+米非司酮+自拟方 Mean	SD	Total	甲氨蝶呤+米非司酮 Mean	SD	Total	Weight	Mean Difference IV, Random, 95% CI
余韬2010	18.6	4.7	100	28.2	7.8	100	1.5%	-9.60 [-11.38, -7.82]
农红映2006	41.73	9.82	62	56.34	10.25	62	1.5%	-14.61 [-18.14, -11.08]
刘娅2021	14.7	6.2	25	25.2	9.7	25	1.4%	-10.50 [-15.01, -5.99]
刘娟2020	24.26	3.89	45	32.28	5.68	45	1.5%	-8.02 [-10.03, -6.01]
刘雪涛2015	16.47	4.29	45	23.09	5.18	42	1.5%	-6.62 [-8.63, -4.61]
古萍2013	84.42	15.83	150	96.58	16.24	150	1.5%	-12.16 [-15.79, -8.53]
周巧玲2014	16.2	11.1	30	28.58	15.72	30	1.2%	-12.38 [-19.27, -5.49]
周瑾2017	22.4	9.5	32	29.3	11.4	32	1.4%	-6.90 [-11.52, -2.28]
唐固平2021	25.3	9.5	90	33.9	8.7	90	1.5%	-8.60 [-11.26, -5.94]
唐容迪2022	20.63	5.42	40	29.65	7.43	40	1.5%	-9.02 [-11.87, -6.17]
夏楝萍2006	24.2	4.4	38	33.8	5.8	38	1.5%	-9.60 [-11.91, -7.29]
孔芸芬2014	40.15	4.03	62	57.23	5.76	62	1.5%	-17.08 [-18.83, -15.33]
安雅芳2022	3.11	0.22	48	4.78	0.32	48	1.6%	-1.67 [-1.78, -1.56]
宜小凤2013	17.35	0	49	29.06	0	49		Not estimable
左洁2014	21.2	3.8	51	32.5	4.2	51	1.5%	-11.30 [-12.85, -9.75]
廖丽娜2013	39.07	15.83	34	48.92	19.57	40	1.1%	-9.85 [-17.92, -1.78]
张丰福2017	20.54	5.63	44	31.23	10.81	44	1.5%	-10.69 [-14.29, -7.09]
张丹丹2019	21.66	5.35	52	28.93	5.56	51	1.5%	-7.27 [-9.38, -5.16]
张丽娟2015	21.45	6.68	25	32.64	7.53	25	1.4%	-11.19 [-15.14, -7.24]
张堃2017	19.5	3.1	62	29.7	4.9	62	1.5%	-10.20 [-11.64, -8.76]
张敏微2009	20	7	50	35	4	50	1.5%	-15.00 [-17.23, -12.77]
张晓红2015	17.6	4.8	147	28.5	4.3	114	1.5%	-10.90 [-11.81, -9.99]
张海红2019	27.19	3.74	41	34.19	4.52	39	1.5%	-7.00 [-8.82, -5.18]
张莉2011	41.8	6.9	30	49.5	6	30	1.5%	-7.70 [-10.97, -4.43]
彭丽2018	17.5	5.8	42	26.4	7.2	42	1.5%	-8.90 [-11.70, -6.10]
彭述兰2019	23.5	4.6	34	39.5	9.2	34	1.5%	-16.00 [-19.46, -12.54]
徐雅洁2017	29.4	10.6	36	40.7	11.3	36	1.4%	-11.30 [-16.36, -6.24]
戴凌虹2011	17.1	5.22	50	22.3	5.27	50	1.5%	-5.20 [-7.26, -3.14]
户立生2019	24.17	3.51	47	31.5	4.71	47	1.5%	-7.33 [-9.01, -5.65]
方国平2017	83.4	14.6	120	16.5	4.7	120	1.5%	66.90 [64.16, 69.64]
曾凡华2014	6.1	1.6	40	12.3	1.8	40	1.6%	-6.20 [-6.95, -5.45]
朱玲2019	15.26	2.87	60	23.49	4.01	60	1.5%	-8.23 [-9.48, -6.98]
李才芬2018	21.26	4.47	30	39.73	6.52	30	1.5%	-18.47 [-21.30, -15.64]
李敬群2018	20.3	5.5	42	31.2	12.2	42	1.4%	-10.90 [-14.95, -6.85]
李潇2019	13.06	5.28	44	16.93	8.16	44	1.5%	-3.87 [-6.74, -1.00]
李玉萍2022	23.56	4.51	45	39.54	8.75	45	1.5%	-15.98 [-18.86, -13.10]
李珺晔2020	25.67	3.18	30	16.34	1.92	30	1.5%	9.33 [8.00, 10.66]
杜倩2021	25.05	4.13	30	32.08	5.08	30	1.5%	-7.03 [-9.37, -4.69]
杜爱平2017	41.3	8.4	36	76.3	0	0		Not estimable
杨德鑫2022	19.05	6.92	47	23.37	7.84	46	1.5%	-4.32 [-7.33, -1.31]
林莉2007	21	0	30	32	0	28		Not estimable
池映雪2008	11	6.26	28	29	3.8	28	1.5%	-18.00 [-20.71, -15.29]
潘淑芬2017	41.3	6.1	50	45	6.9	50	1.5%	-3.70 [-6.25, -1.15]
潘玉平2007	21	0	30	32	0	30		Not estimable
王柱林2013	33.42	8.85	30	45.71	9.64	25	1.4%	-12.29 [-17.22, -7.36]
王永平2010	21.84	10.76	46	37.83	10.59	45	1.4%	-15.99 [-20.38, -11.60]
王秋玉2008	28.01	6.62	60	35.27	8.21	60	1.5%	-7.26 [-9.93, -4.59]
王雪2013	16.5	10.5	80	38.5	24.5	80	1.3%	-22.00 [-27.84, -16.16]
甄洪亮2008	21.3	9.6	35	35.7	11.4	34	1.4%	-14.40 [-19.38, -9.42]
田永范2012	31.21	11.25	39	20.45	5.21	39	1.4%	10.76 [6.87, 14.65]
白燕2022	12.45	3.2	33	17.57	3.21	33	1.5%	-5.12 [-6.67, -3.57]
罗秀珍2013	20.2	5.3	34	29.5	7.4	30	1.5%	-9.30 [-12.49, -6.11]
罗群英2014	3.56	1.08	36	4.27	1.21	36	1.6%	-0.71 [-1.24, -0.18]
臧娅2020	20.77	4.15	43	28.26	5.47	43	1.5%	-7.49 [-9.54, -5.44]
蒲元芳2014	30.5	9.8	150	41.6	10.2	150	1.5%	-11.10 [-13.36, -8.84]
薛志琴2022	30.56	7.08	35	40.02	8.56	35	1.4%	-9.46 [-13.14, -5.78]
薛淑萍2022	24.26	3.31	43	31.58	8.43	43	1.5%	-7.32 [-9.07, -5.57]
袁新燕2013	26.34	6.68	39	37.1	8.18	39	1.5%	-10.76 [-14.07, -7.45]
谢爱玲2012	25.8	6.7	35	30.9	7.4	35	1.5%	-5.10 [-8.41, -1.79]
贾子明2022	40.26	12.35	54	48.79	15.36	52	1.3%	-8.53 [-13.85, -3.21]
赵文杰2017	8.11	3.18	33	13.02	2.16	33	1.5%	-4.91 [-6.22, -3.60]
邢恺2011	33.4	8.8	40	45.7	9.6	32	1.4%	-12.30 [-16.60, -8.00]
郭华林2021	12.21	4.78	42	17.16	4.54	42	1.5%	-4.95 [-6.94, -2.96]
郭春燕2006	20	8	32	32	10	31	1.4%	-12.00 [-16.48, -7.52]
陈双来2019	30.83	7.19	43	39.06	8.81	43	1.5%	-8.23 [-11.63, -4.83]
陈少如2022	30.3	7	40	39.4	12.1	40	1.4%	-9.10 [-13.43, -4.77]
陈慧娟2014	21.2	3.8	48	32.5	4.2	48	1.5%	-11.30 [-12.90, -9.70]
陈永娅2014	23.87	7.53	30	30.43	12.74	30	1.3%	-6.56 [-11.86, -1.26]
陈秋潮2011	18.2	2.9	30	25.3	3.2	30	1.5%	-7.10 [-8.65, -5.55]
高珊珊2014	28.14	5.94	60	33.78	6.03	60	1.5%	-5.64 [-7.78, -3.50]
黄云2013	41.2	2.11	30	61.03	4.95	30	1.5%	-19.83 [-21.76, -17.90]
黎萍2004	39.26	10.55	52	54.58	14.38	52	1.4%	-15.32 [-20.17, -10.47]
Total (95% CI)			**3495**			**3401**	**100.0%**	**-8.00 [-9.68, -6.32]**

Heterogeneity: Tau² = 47.24; Chi² = 5941.31, df = 67 (P < 0.00001); I² = 99%
Test for overall effect: Z = 9.33 (P < 0.00001)

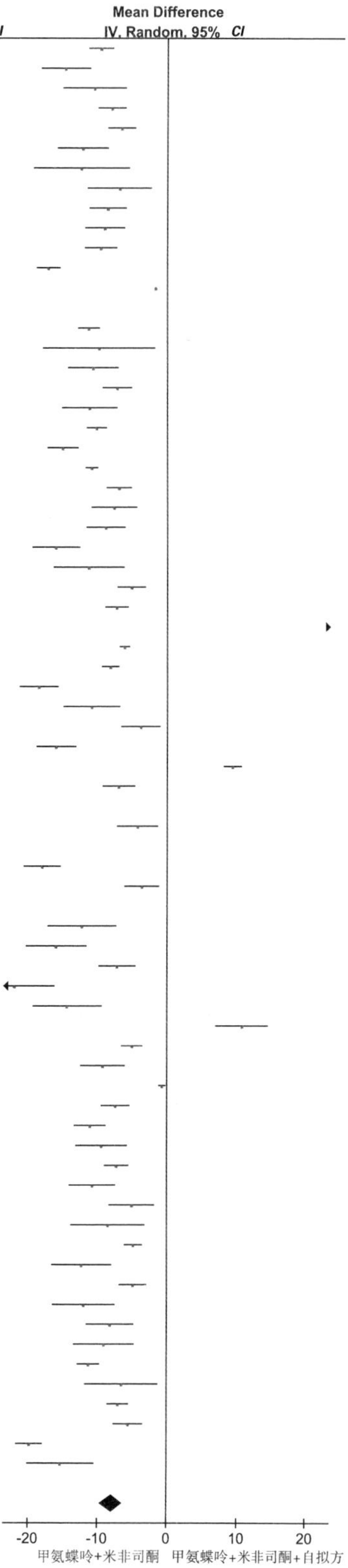

图4-21　甲氨蝶呤+米非司酮+自拟方与甲氨蝶呤+米非司酮包块消失时间比较

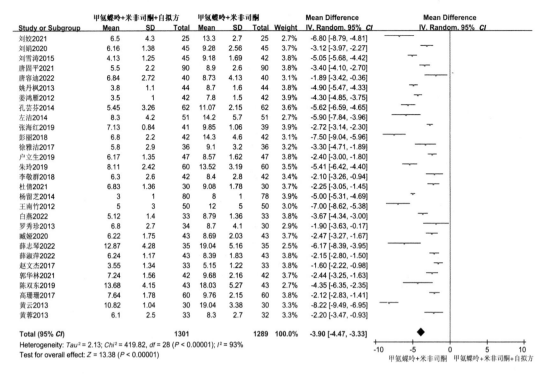

图4-22 甲氨蝶呤+米非司酮+自拟方与甲氨蝶呤+米非司酮腹痛消失时间比较

5.甲氨蝶呤+米非司酮+自拟方与甲氨蝶呤+米非司酮的阴道流血停止时间比较：24个随机对照研究的异质性检验：χ^2=422.95，df=23，P<0.000 01，I^2=95%，说明有异质性，产生原因考虑与上一组 Meta 分析的异质性原因相同，即失败案例引起了较大的标准差，而最终导致明显的异质性，需选择随机效应模型合并计算效应量。

24个随机对照试验研究的结果分析：MD=-4.62，95%可信区间 CI 为［-5.64，-3.60］，整体效果检验 Z=8.90，P<0.000 1，说明两组比较的差异有统计学意义。提示甲氨蝶呤+米非司酮+自拟方治疗输卵管妊娠比甲氨蝶呤+米非司酮阴道流血停止的时间更短。见图4-23。

6.甲氨蝶呤+米非司酮+自拟方与甲氨蝶呤+米非司酮治疗输卵管妊娠的胃肠道不良反应比较：57个随机对照试验研究的异质性检验：χ^2=306.46，df=56，P<0.000 01，I^2=82%，说明具有异质性，可选择随机效应模型进行统计学处理。结果分析：RR=0.58，95%可信区间 CI 为［0.44，0.76］，整体效果检验 Z=3.90，P<0.000 1，说明两组比较的差异有统计学意义。提示甲氨蝶呤+米非司酮+自拟方治疗输卵管妊娠后胃肠道反应发生率比甲氨蝶呤+米非司酮低。见图4-24。

7.甲氨蝶呤+米非司酮+自拟方与甲氨蝶呤+米非司酮的肝肾功不良反应比较：34个随机对照试验研究的异质性检验：χ^2=21.21，df=33，P=0.94，I^2=0%，因为 P>0.05，说明具有同质性，可选择固定效应模型进行统计学处理。结果分析：RR=0.50，95%可信区间 CI 为［0.38，0.65］，整体效果检验 Z=4.95，P<0.000 01，说明两组比较的差异有统计学意义。提示甲氨蝶呤+米非司酮+自拟方治疗输卵管妊娠后肝肾功不良反应发生率低于甲氨蝶呤+米非司酮组。见图4-25。

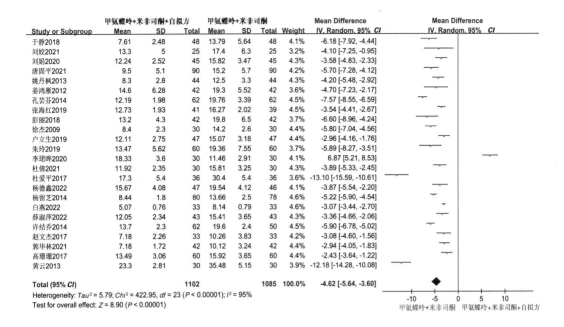

图4-23　甲氨蝶呤+米非司酮+自拟方与甲氨蝶呤+米非司酮阴道流血时间比较

8.甲氨蝶呤+米非司酮+自拟方与甲氨蝶呤+米非司酮治疗输卵管妊娠的口腔溃疡发生情况比较：34个随机对照试验研究的异质性检验：$\chi^2=17.56$，$df=32$，$P=0.98$，$I^2=0\%$，因为$P>0.05$，说明具有同质性，可选择固定效应模型进行统计学处理。结果分析：$RR=0.51$，95%可信区间CI为［0.38，0.68］，整体效果检验$Z=4.63$，$P<0.000\ 01$，说明两组比较的差异有统计学意义。提示甲氨蝶呤+米非司酮+自拟方治疗输卵管妊娠后口腔溃疡发生率比甲氨蝶呤+米非司酮组低。见图4-26。

（四）比较米非司酮联合宫外孕Ⅱ号方与单用米非司酮

1.米非司酮联合宫外孕Ⅱ号方与单用米非司酮的总有效率比较：14个随机对照研究的异质性检验：$\chi^2=4.32$，$df=13$，$P<0.99$，$I^2=0\%$，说明有中度异质性存在，经根据发表年份、统计学方法、文献方法学质量评分等多次亚组分析合并统计量，仍有异质性。

14个随机对照研究的结果分析：$RR=4.26$，95%可信区间CI为［2.93，6.21］，整体效果检验$Z=7.56$，$P<0.000\ 01$，说明两组比较的差异有统计学意义。考虑米非司酮联合宫外孕Ⅱ号方治疗输卵管妊娠明显优于米非司酮单药组。见图4-27。

2.米非司酮联合宫外孕Ⅱ号方与单用米非司酮的盆腔包块消失时间比较：6个随机对照研究的异质性检验：$\chi^2=105.08$，$df=5$，$P<0.000\ 01$，$I^2=95\%$，说明有异质性，产生原因考虑与上一组Meta分析的异质性原因相同，即失败案例引起了较大的标准差，而最终导致明显的异质性，需选择随机效应模型合并计算效应量。

6个随机对照试验研究的结果分析：$MD=-13.75$，95%可信区间CI为［-18.91，-8.59］，整体效果检验$Z=5.22$，$P<0.000\ 01$，说明两组比较的差异有统计学意义。提示米非司酮联合宫外孕Ⅱ号方治疗输卵管妊娠比单用米非司酮盆腔包块缩小的更快。见图4-28。

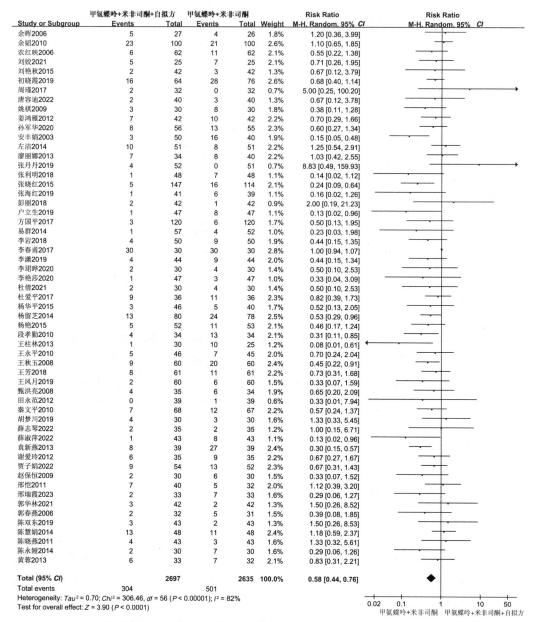

图4-24 甲氨蝶呤+米非司酮+自拟方与甲氨蝶呤+米非司酮胃肠道不良反应发生率比较

3.米非司酮联合宫外孕Ⅱ号方与单用米非司酮血β-HCG下降至正常所需时间比较：6个随机对照研究的异质性检验：χ^2=110.97，df=5，P<0.000 01，I^2=95%，说明有异质性，这是因为纳入研究中试验组和对照组均有治疗失败的个例，而这些患者的血β-HCG未正常下降，因此导致血β-HCG转阴所需时间的标准差较大（SD=1.28～10.3）而最终引起明显异质性的产生。需选择随机效应模型进行统计学处理。

6个随机对照试验研究的结果分析：MD=-5.81，95%可信区间CI为［-8.38，-3.24］，整体效果检验Z=4.44，P<0.000 01，说明两组比较的差异有统计学意义。考虑米非司酮联合宫外孕Ⅱ号方治疗输卵管妊娠其血β-HCG转阴时间明显短于米非司酮单药组。见图4-29。

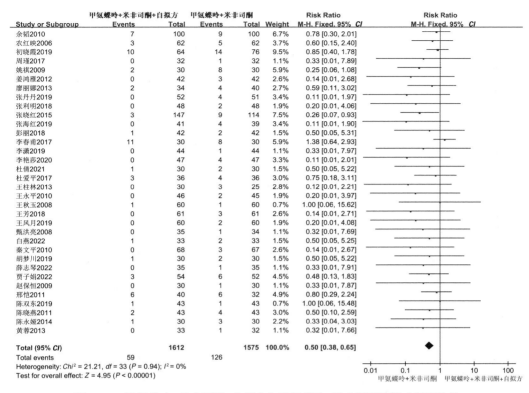

图4-25 甲氨蝶呤+米非司酮+自拟方与甲氨蝶呤+米非司酮肝肾功损害比较

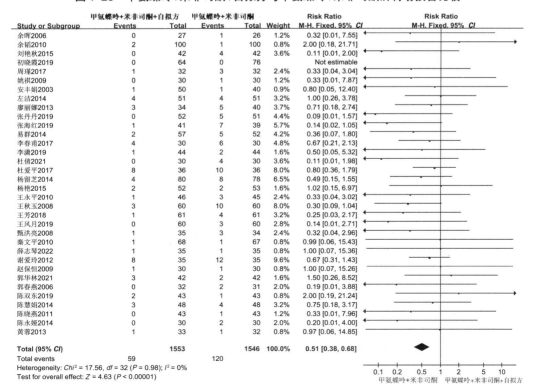

图4-26 甲氨蝶呤+米非司酮+宫外孕Ⅱ号方与甲氨蝶呤+米非司酮口腔溃疡发生率比较

Study or Subgroup	米非司酮+宫外孕Ⅱ号方 Events	Total	米非司酮 Events	Total	Weight	Odds Ratio M-H, Fixed, 95% CI
于小凤2009	22	25	18	25	7.3%	2.85 [0.64, 12.64]
刘素萍2011	34	40	20	33	11.1%	3.68 [1.21, 11.22]
孙付霞2017	57	60	50	60	8.5%	3.80 [0.99, 14.58]
朱祖华2021	27	28	21	28	2.5%	9.00 [1.03, 78.94]
李芹2013	28	30	25	30	5.6%	2.80 [0.50, 15.73]
林红2013	30	35	19	35	9.2%	5.05 [1.59, 16.07]
皮晓岚2017	54	59	49	59	14.1%	2.20 [0.70, 6.90]
祝慧慧2019	60	63	52	63	8.4%	4.23 [1.12, 15.99]
袁社霞2019	65	68	57	68	8.5%	4.18 [1.11, 15.73]
马秀丽2009	28	33	20	32	10.4%	3.36 [1.02, 11.05]
骆忠美2006	30	31	21	26	2.5%	7.14 [0.78, 65.65]
鲁赛2021	45	46	39	46	2.9%	8.08 [0.95, 68.56]
黄仙琴2022	38	40	30	40	5.1%	6.33 [1.29, 31.11]
黎萍2001	38	40	20	30	3.9%	9.50 [1.90, 47.61]
Total (95% *CI*)		**598**		**575**	**100.0%**	**4.26 [2.93, 6.21]**
Total events	556		441			

Heterogeneity: $Chi^2 = 4.32$, $df = 13$ ($P = 0.99$); $I^2 = 0\%$

Test for overall effect: $Z = 7.56$ ($P < 0.00001$)

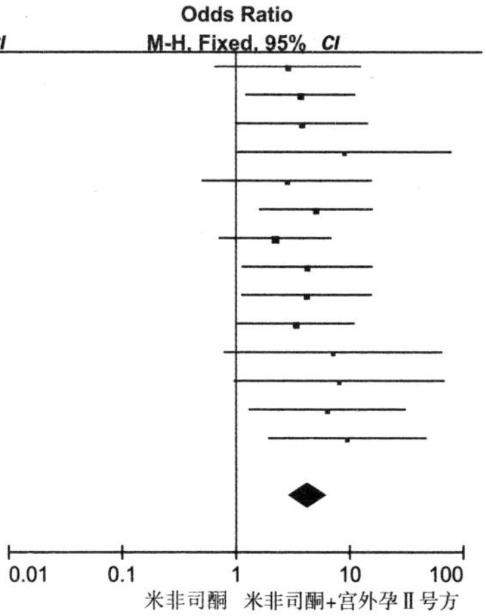

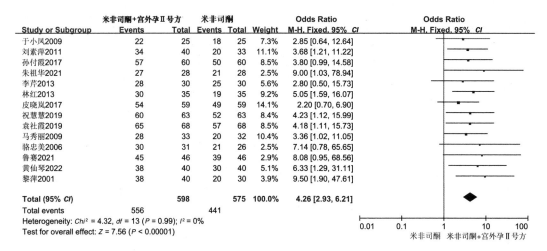

图4-27　米非司酮联合宫外孕Ⅱ号方与单用米非司酮的总有效率比较

Study or Subgroup	米非司酮+宫外孕Ⅱ号方 Mean	SD	Total	米非司酮 Mean	SD	Total	Weight	Mean Difference IV, Random, 95% CI
孙付霞2017	17.34	7.02	60	26.81	8.44	60	17.2%	-9.47 [-12.25, -6.69]
林红2013	29.6	10.3	35	51.3	11.2	35	15.4%	-21.70 [-26.74, -16.66]
皮晓岚2017	11.11	3.21	59	17.22	3.46	59	17.9%	-6.11 [-7.31, -4.91]
祝慧慧2019	24.54	6.79	63	36.82	7.13	63	17.4%	-12.28 [-14.71, -9.85]
袁社霞2019	34.58	9.6	68	42.75	12.07	68	16.6%	-8.17 [-11.84, -4.50]
马秀丽2009	40.5	8.6	33	67.5	11.4	32	15.5%	-27.00 [-31.92, -22.08]
Total (95% *CI*)			**318**			**317**	**100.0%**	**-13.75 [-18.91, -8.59]**

Heterogeneity: $Tau^2 = 38.31$; $Chi^2 = 105.08$, $df = 5$ ($P < 0.00001$); $I^2 = 95\%$

Test for overall effect: $Z = 5.22$ ($P < 0.00001$)

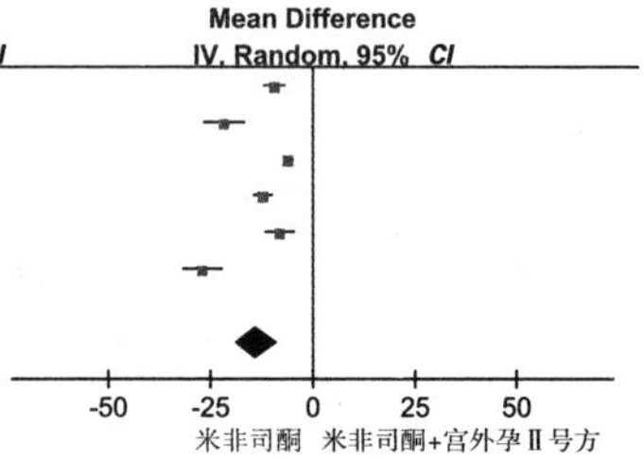

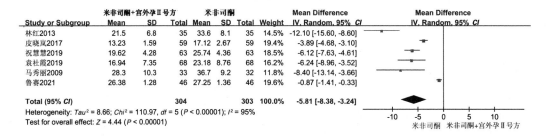

图4-28　米非司酮联合宫外孕Ⅱ号方与单用米非司酮的盆腔包块消失时间比较

Study or Subgroup	米非司酮+宫外孕Ⅱ号方 Mean	SD	Total	米非司酮 Mean	SD	Total	Weight	Mean Difference IV, Random, 95% CI
林红2013	21.5	6.8	35	33.6	8.1	35	14.5%	-12.10 [-15.60, -8.60]
皮晓岚2017	13.23	1.59	59	17.12	2.67	59	19.4%	-3.89 [-4.68, -3.10]
祝慧慧2019	19.62	4.28	63	25.74	4.36	63	18.5%	-6.12 [-7.63, -4.61]
袁社霞2019	16.94	7.35	68	23.18	8.76	68	16.2%	-6.24 [-8.96, -3.52]
马秀丽2009	28.3	10.3	33	36.7	9.2	32	11.8%	-8.40 [-13.14, -3.66]
鲁赛2021	26.38	1.28	46	27.25	1.36	46	19.6%	-0.87 [-1.41, -0.33]
Total (95% *CI*)			**304**			**303**	**100.0%**	**-5.81 [-8.38, -3.24]**

Heterogeneity: $Tau^2 = 8.66$; $Chi^2 = 110.97$, $df = 5$ ($P < 0.00001$); $I^2 = 95\%$

Test for overall effect: $Z = 4.44$ ($P < 0.00001$)

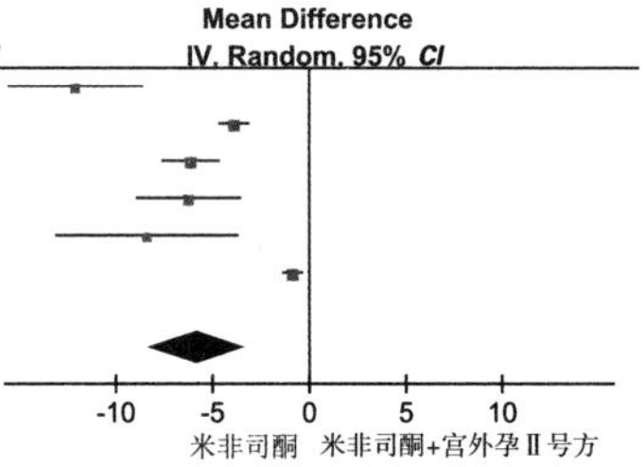

图4-29　米非司酮联合宫外孕Ⅱ号方与单用米非司酮血β-HCG下降至正常所需时间比较

4.米非司酮联合宫外孕Ⅱ号方与单用米非司酮治疗输卵管妊娠的胃肠道不良反应比较：6个随机对照试验研究的异质性检验：χ^2=2.97，*df*=5，*P*=0.70，I^2=0%，因为*P*>0.05，说明具有同质性，可选择固定效应模型进行统计学处理。结果分析：*RR*=0.73，95%可信区间*CI*为［0.45，1.19］，整体效果检验*Z*=1.26，*P*=0.21，因为*P*>0.05，说明两组比较的差异无统计学意义。提示米非司酮联合宫外孕Ⅱ号方治疗输卵管妊娠后胃肠道反应发生率与米非司酮单药组无差异。见图4-30。

5.米非司酮联合宫外孕Ⅱ号方与单用米非司酮治疗输卵管妊娠后的口腔溃疡发生情况比较：异质性检验：χ^2=0.10，*df*=2，*P*=0.95，进行统计学处理，合并计算效应量。

3个随机对照实验研究结果分析：*RR*：0.39，95%可信区间*CI*为［0.13，1.15］，整体效果检验*Z*=1.71，*P*=0.09，因为*P*>0.05，说明两组比较的差异无统计学意义。见图4-31。

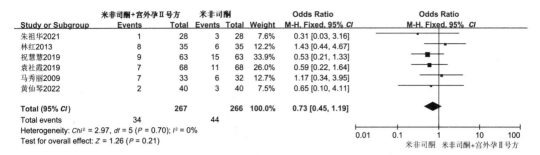

图4-30　米非司酮联合宫外孕Ⅱ号方与单用米非司酮治疗输卵管妊娠的胃肠道不良反应比较

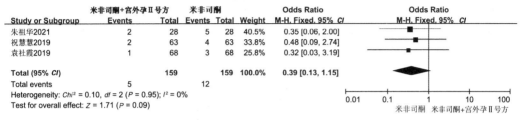

图4-31　米非司酮联合宫外孕Ⅱ号方与单用米非司酮治疗输卵管妊娠后的口腔溃疡发生情况比较

（五）比较米非司酮联合自拟方与单用米非司酮

1. 米非司酮联合自拟方与单用米非司酮的总有效率比较：61个随机对照研究的异质性检验：χ^2=29.24，df=60，P=1.00，I^2=0%，说明有中度异质性存在，经根据发表年份、统计学方法、文献方法学质量评分等多次亚组分析合并统计量，仍有异质性。

61个随机对照研究的结果分析：RR=4.64，95%可信区间CI为［3.91，5.50］，整体效果检验Z=17.63，P<0.000 01，说明两组比较的差异有统计学意义。考虑米非司酮联合自拟方治疗输卵管妊娠明显优于米非司酮单药组。见图4-32。

2. 米非司酮联合自拟方与单用米非司酮的盆腔包块消失时间比较：33个随机对照研究的异质性检验：χ^2=1 203.07，df=32，P<0.000 01，I^2=97%，说明有异质性，产生原因考虑与上一组Meta分析的异质性原因相同，即失败案例引起了较大的标准差，而最终导致明显的异质性，需选择随机效应模型合并计算效应量。

33个随机对照试验研究的结果分析：MD=-11.46，95%可信区间CI为［-13.11，-9.81］，整体效果检验Z=13.61，P<0.000 01，说明两组比较的差异有统计学意义。提示米非司酮联合自拟方治疗输卵管妊娠比单用米非司酮盆腔包块缩小的更快。见图4-33。

3. 米非司酮联合自拟方与单用米非司酮血β-HCG下降至正常所需时间比较：38个随机对照研究的异质性检验：χ^2=2 986.48，df=37，P<0.000 01，I^2=99%，说明有异质性，这是因为纳入研究中试验组和对照组均有治疗失败的个例，而这些患者的血β-HCG未正常下降，因此导致血β-HCG转阴所需时间的标准差较大（SD=0.27～11.15）而最终引起明显异质性的产生。需选择随机效应模型进行统计学处理。

38个随机对照试验研究的结果分析：MD=-7.28，95%可信区间CI为［-8.99，-5.57］，整体效果检验Z=8.35，P<0.000 01，说明两组比较的差异有统计学意义。考虑米非司酮联合自拟方治疗输卵管妊娠其血β-HCG转阴时间明显短于米非司酮单药组。见图4-34。

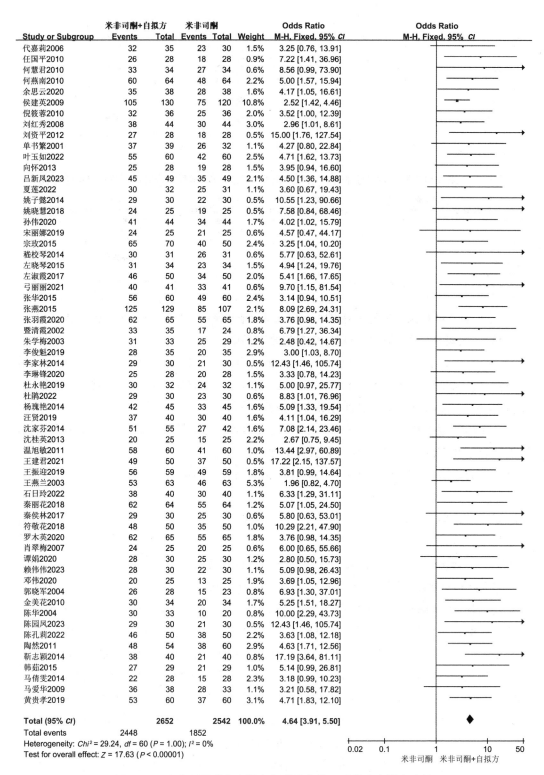

图4-32 米非司酮联合自拟方与单用米非司酮的总有效率比较

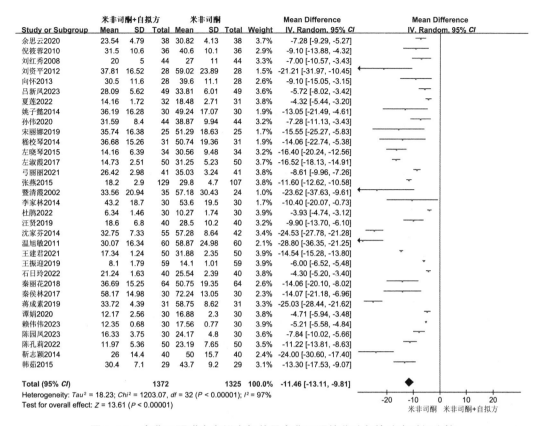

Study or Subgroup	米非司酮+自拟方			米非司酮			Weight	Mean Difference IV. Random, 95% CI
	Mean	SD	Total	Mean	SD	Total		
余思云2020	23.54	4.79	38	30.82	4.13	38	3.7%	-7.28 [-9.29, -5.27]
倪筱蓉2010	31.5	10.6	36	40.6	10.1	36	2.9%	-9.10 [-13.88, -4.32]
刘红秀2008	20	5	44	27	11	44	3.3%	-7.00 [-10.57, -3.43]
刘资平2012	37.81	16.52	28	59.02	23.89	28	1.5%	-21.21 [-31.97, -10.45]
向怀2013	30.5	11.6	28	39.6	11.1	28	2.6%	-9.10 [-15.05, -3.15]
吕新凤2023	28.09	5.62	49	33.81	6.01	49	3.6%	-5.72 [-8.02, -3.42]
夏莲2022	14.16	1.72	32	18.48	2.71	31	3.8%	-4.32 [-5.44, -3.20]
姚子懿2014	36.19	16.28	30	49.24	17.07	30	1.9%	-13.05 [-21.49, -4.61]
孙伟2020	31.59	8.4	44	38.87	9.94	44	3.2%	-7.28 [-11.13, -3.43]
宋丽娜2019	35.74	16.38	25	51.29	18.63	25	1.7%	-15.55 [-25.27, -5.83]
嵇校琴2014	36.68	15.26	31	50.74	19.36	31	1.9%	-14.06 [-22.74, -5.38]
左晓琴2015	14.16	6.39	34	30.56	9.48	34	3.2%	-16.40 [-20.24, -12.56]
左淑霞2017	14.73	2.51	50	31.25	5.23	50	3.7%	-16.52 [-18.13, -14.91]
弓丽丽2021	26.42	2.98	41	35.03	3.24	41	3.8%	-8.61 [-9.96, -7.26]
张燕2015	18.2	2.9	129	29.8	4.7	107	3.8%	-11.60 [-12.62, -10.58]
暨清霞2002	33.56	20.94	35	57.18	30.43	24	1.0%	-23.62 [-37.63, -9.61]
李家林2014	43.2	18.7	30	53.6	19.5	30	1.7%	-10.40 [-20.07, -0.73]
杜鹃2022	6.34	1.46	30	10.27	1.74	30	3.9%	-3.93 [-4.74, -3.12]
汪贤2019	18.6	6.8	40	28.5	10.2	40	3.2%	-9.90 [-13.70, -6.10]
沈家芬2014	32.75	7.33	55	57.28	8.64	42	3.4%	-24.53 [-27.78, -21.28]
温旭敏2011	30.07	16.34	60	58.87	24.98	60	2.1%	-28.80 [-36.35, -21.25]
王建君2021	17.34	1.24	50	31.88	2.35	50	3.9%	-14.54 [-15.28, -13.80]
王振迎2019	8.1	1.79	59	14.1	1.01	59	3.9%	-6.00 [-6.52, -5.48]
石日玲2022	21.24	1.63	40	25.54	2.39	40	3.8%	-4.30 [-5.20, -3.40]
秦丽花2018	36.69	15.25	64	50.75	19.35	64	2.6%	-14.06 [-20.10, -8.02]
秦侯林2017	58.17	14.98	30	72.24	13.05	30	2.3%	-14.07 [-21.18, -6.96]
蒋成素2019	33.72	4.39	31	58.75	8.62	31	3.3%	-25.03 [-28.44, -21.62]
谭娟2020	12.17	2.56	30	16.88	2.3	30	3.8%	-4.71 [-5.94, -3.48]
赖伟伟2023	12.35	0.68	30	17.56	0.77	30	3.9%	-5.21 [-5.58, -4.84]
陈园凤2023	16.33	3.75	30	24.17	4.8	30	3.6%	-7.84 [-10.02, -5.66]
陈孔莉2022	11.97	5.6	50	23.19	7.65	50	3.5%	-11.22 [-13.81, -8.63]
靳志颖2014	26	14.4	40	50	15.7	40	2.4%	-24.00 [-30.60, -17.40]
韩茹2015	30.4	7.1	29	43.7	9.2	29	3.1%	-13.30 [-17.53, -9.07]
Total (95% CI)			**1372**			**1325**	**100.0%**	**-11.46 [-13.11, -9.81]**

Heterogeneity: Tau² = 18.23; Chi² = 1203.07, df = 32 (P < 0.00001); I² = 97%
Test for overall effect: Z = 13.61 (P < 0.00001)

图4-33　米非司酮联合自拟方与单用米非司酮的盆腔包块消失时间比较

4.米非司酮联合自拟方与单用米非司酮的阴道流血停止时间比较：14个随机对照研究的异质性检验：χ^2=1 074.83，df=13，P<0.000 01，I^2=99%，说明有异质性，产生原因考虑与上一组 Meta 分析的异质性原因相同，即失败案例引起了较大的标准差，而最终导致明显的异质性，需选择随机效应模型合并计算效应量。

14个随机对照试验研究的结果分析：MD=-4.22，95%可信区间CI为［-6.01，-2.43］，整体效果检验Z=4.62，P<0.000 01，说明两组比较的差异有统计学意义。提示米非司酮联合自拟方治疗输卵管妊娠比单用米非司酮阴道流血停止的时间更短。见图4-35。

5.米非司酮联合自拟方与单用米非司酮的腹痛消失时间比较：16个随机对照研究的异质性检验：χ^2=888.73，df=15，P<0.000 01，I^2=98%，说明有异质性，产生原因考虑与上一组 Meta 分析的异质性原因相同，即失败案例引起了较大的标准差，而最终导致明显的异质性，需选择随机效应模型合并计算效应量。

16个随机对照试验研究的结果分析：MD=-3.40，95%可信区间CI为［-4.45，-2.35］，整体效果检验Z=6.35，P<0.000 01，说明两组比较的差异有统计学意义。提示米非司酮联合自拟方治疗输卵管妊娠比单用米非司酮腹痛消失的时间更短。见图4-36。

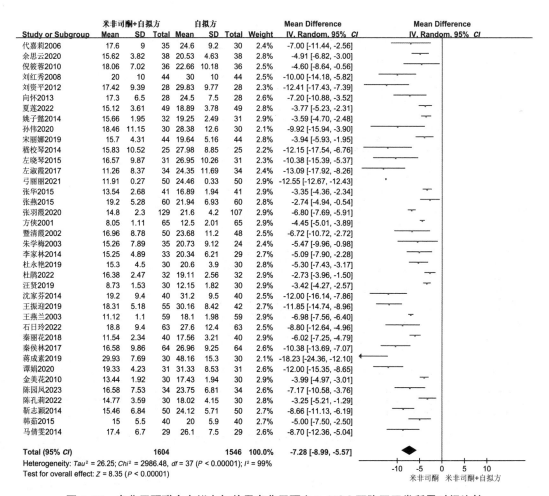

图4-34 米非司酮联合自拟方与单用米非司酮血β-HCG下降至正常所需时间比较

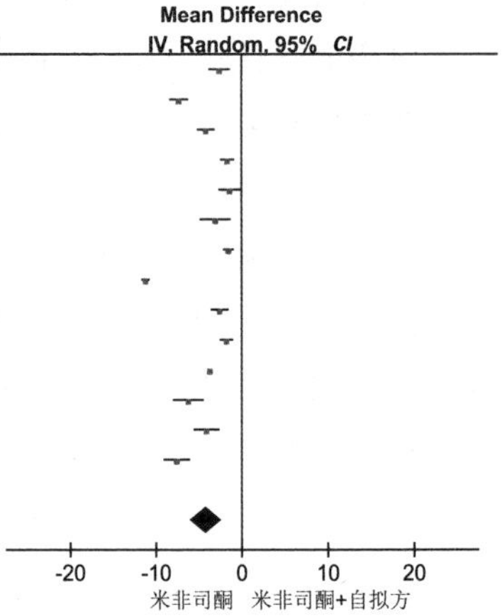

图4-35 米非司酮联合自拟方与单用米非司酮的阴道流血停止时间比较

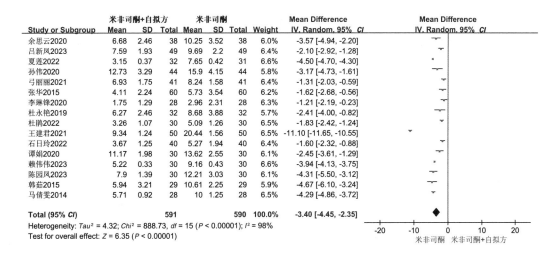

图4-36　米非司酮联合自拟方与单用米非司酮的腹痛消失时间比较

6.米非司酮联合自拟方与单用米非司酮治疗输卵管妊娠的胃肠道不良反应比较：22个随机对照试验研究的异质性检验：$\chi^2=22.46$，$df=21$，$P=0.37$，$I^2=7\%$，因为$P>0.05$，说明具有同质性，可选择固定效应模型进行统计学处理。结果分析：$RR=0.54$，95%可信区间CI为［0.40，0.73］，整体效果检验$Z=4.02$，$P<0.000\ 1$，因为$P<0.05$，说明两组比较的差异有统计学意义。提示米非司酮联合自拟方治疗输卵管妊娠后胃肠道反应发生率较米非司酮单药组更低。见图4-37。

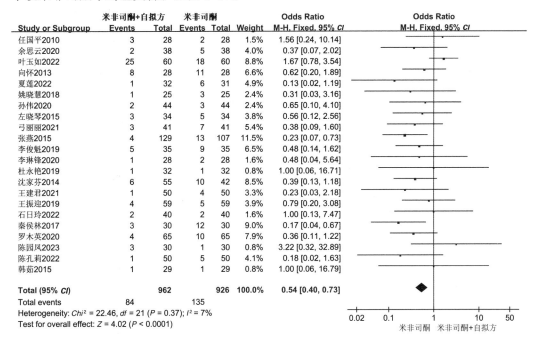

图4-37　米非司酮联合自拟方与单用米非司酮治疗输卵管妊娠的胃肠道不良反应比较

7.米非司酮联合自拟方与单用米非司酮治疗输卵管妊娠的肝肾功不良反应比较：13个随机对照试验研究的异质性检验：$\chi^2=5.19$，$df=12$，$P=0.92$，$I^2=0\%$，因为$P>0.05$，说明具有同质性，可选择固定效应模型进行统计学处理。结果分析：$RR=0.51$，95%可信区间 CI 为 $[0.30, 0.86]$，整体效果检验 $Z=2.55$，$P=0.01$，因为 $P<0.05$，说明两组比较的差异有统计学意义。提示米非司酮联合自拟方治疗输卵管妊娠后胃肠道反应发生率比米非司酮单药组低。见图4-38。

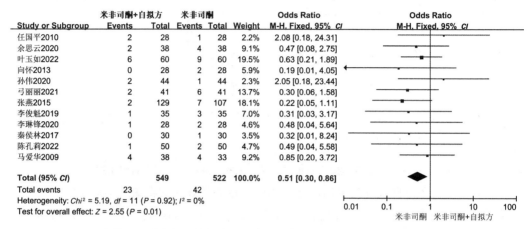

图4-38　米非司酮联合自拟方与单用米非司酮治疗输卵管妊娠的肝肾功不良反应比较

8.米非司酮联合自拟方与单用米非司酮治疗输卵管妊娠后的口腔溃疡发生情况比较：异质性检验：$\chi^2=1.94$，$df=7$，$P=0.96$，进行统计学处理，合并计算效应量。

8个随机对照实验研究结果分析：$RR=0.58$，95%可信区间 CI 为 $[0.27, 1.24]$，整体效果检验 $Z=1.40$，$P=0.16$，因为 $P>0.05$，说明两组比较的差异无统计学意义。见图4-39。

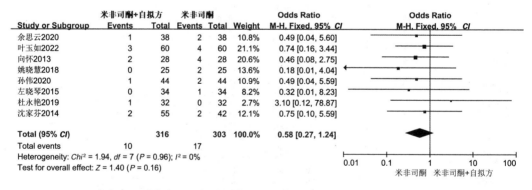

图4-39　米非司酮联合自拟方与单用米非司酮治疗输卵管妊娠后的口腔溃疡发生情况比

（六）比较西药+中药+中药保留灌肠与单用西药

1.西药+中药+中药保留灌肠与单用西药的总有效率比较：11个随机对照研究的异质性检验：$\chi^2=7.78$，$df=10$，$P=0.65$，$I^2=0\%$，因为 $P>0.05$，说明具有同质性，可选择固定效应模型进行统计学处理。

11个随机对照研究的结果分析：$RR=1.24$，95%可信区间 CI 为 $[1.16, 1.32]$，整体效果检验 $Z=6.42$，$P<0.000\,01$，说明两组比较的差异有统计学意义。考虑西药+中药+中药保留灌肠治疗输卵管妊娠明显优于单用西药组。见图4-40。

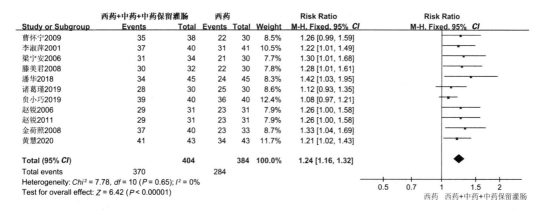

图4-40 西药+中药+中药保留灌肠与单用西药总有效率比较

2.西药+中药+中药保留灌肠与单用西药血β-HCG下降至正常所需时间比较：5个随机对照研究的异质性检验：$\chi^2=7.59$，$df=4$，$P=0.11$，$I^2=47\%$，因为$P>0.05$，说明具有同质性，可选择固定效应模型进行统计学处理。

5个随机对照研究的结果分析：$MD=-4.89$，95%可信区间CI为［-6.01，-3.77］，整体效果检验$Z=8.59$，$P<0.00001$，说明两组比较的差异有统计学意义。考虑西药+中药+中药保留灌肠治疗输卵管妊娠其血β-HCG转阴时间明显短于单用西药组。见图4-41。

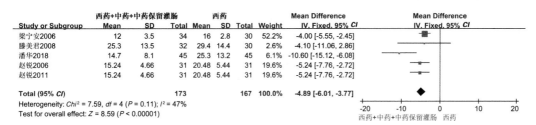

图4-41 西药+中药+中药保留灌肠与单用西药血β-HCG下降至正常时间比较

3.西药+中药+中药保留灌肠与单用西药的盆腔包块消失时间比较：5个随机对照研究的异质性检验：$\chi^2=7.59$，$df=4$，$P=0.11$，$I^2=47\%$，因为$P>0.05$，说明具有同质性，可选择固定效应模型进行统计学处理。

5个随机对照试验研究的结果分析：$MD=-11.46$，95%可信区间CI为［-13.35，-9.57］，整体效果检验$Z=11.88$，$P<0.00001$，说明两组比较的差异有统计学意义。考虑西药+中药+中药保留灌肠治疗输卵管妊娠比单用西药使盆腔包块缩小的更快。见图4-42。

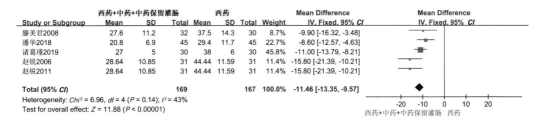

图4-42 西药+中药+中药保留灌肠与单用西药盆腔包块消失时间比较

4.西药+中药+中药保留灌肠与单用西药治疗输卵管妊娠的胃肠道不良反应比较：3个随机对照试验研究的异质性检验：χ^2=7.59，*df*=4，*P*=0.11，I^2=47%，因为*P*>0.05，说明具有同质性，可选择固定效应模型进行统计学处理。结果分析：*RR*=1.14，95%可信区间*CI*为［0.41，3.14］，整体效果检验*Z*=0.25，*P*=0.81，因为*P*>0.05，说明两组比较的差异无统计学意义。提示西药+中药+中药保留灌肠治疗输卵管妊娠与单用西药对胃肠道的影响无差异。见图4-43。

	西药+中药+中药保留灌肠		西药			Risk Ratio
Study or Subgroup	Events	Total	Events	Total	Weight	M-H, Fixed, 95% *CI*
梁宁安2006	5	31	2	30	31.1%	2.42 [0.51, 11.53]
诸葛瑾2019	2	30	2	30	30.6%	1.00 [0.15, 6.64]
黄慧2020	0	43	2	43	38.3%	0.20 [0.01, 4.05]
Total (95% *CI*)		**104**		**103**	**100.0%**	**1.14 [0.41, 3.14]**
Total events	7		6			
Heterogeneity: Chi^2 = 2.20, *df* = 2 (*P* = 0.33); I^2 = 9%						
Test for overall effect: *Z* = 0.25 (*P* = 0.81)						

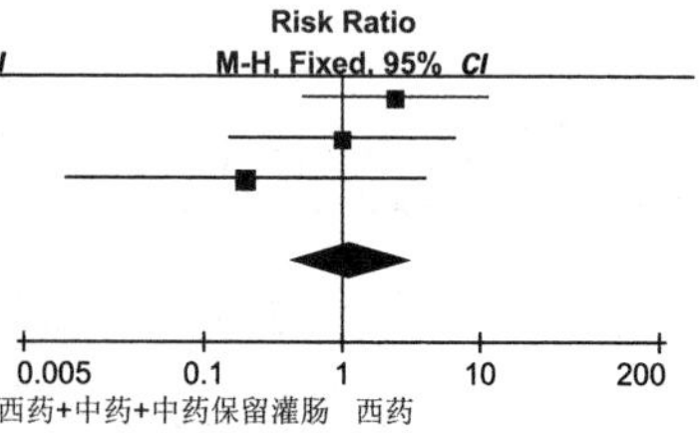

图4-43　西药+中药+中药保留灌肠与单用西药胃肠道反应发生率比较

（七）比较甲氨蝶呤+自拟方与单用甲氨蝶呤

1.甲氨蝶呤+自拟方与单用甲氨蝶呤的总有效率比较：155个随机对照研究的异质性检验：χ^2=156.41，*df*=133，*P*=0.08，I^2=15%，因为*P*>0.05，说明具有同质性，可选择固定效应模型进行统计学处理。

155个随机对照研究的结果分析：*RR*=1.22，95%可信区间*CI*为［1.20，1.24］，整体效果检验*Z*=24.84，*P*<0.000 01，说明两组比较的差异有统计学意义。考虑甲氨蝶呤+自拟方治疗输卵管妊娠明显优于单用甲氨蝶呤组。见图4-44。

	甲氨蝶呤+自拟方		甲氨蝶呤			Risk Ratio
Study or Subgroup	Events	Total	Events	Total	Weight	M-H, Fixed, 95% *CI*
于皓2019	37	40	30	40	0.6%	1.23 [1.01, 1.51]
付恋恋2022	29	30	24	30	0.5%	1.21 [1.00, 1.46]
付楝2008	33	35	20	28	0.5%	1.32 [1.03, 1.69]
任贵香2009	41	45	33	40	0.8%	1.10 [0.93, 1.31]
何丽平2005	29	33	20	30	0.5%	1.32 [0.99, 1.75]
何春晖2020	30	32	26	32	0.6%	1.15 [0.96, 1.39]
余跃平2009	52	58	42	57	0.9%	1.22 [1.02, 1.45]
侯爱霞2019	59	62	48	62	1.0%	1.23 [1.06, 1.42]
冯莉嫦2011	44	63	35	63	0.8%	1.26 [0.96, 1.65]
刘丽芹2014	124	136	90	128	2.0%	1.30 [1.15, 1.47]
刘凤娟2010	23	25	19	25	0.4%	1.21 [0.94, 1.55]
单小兰2006	49	54	39	51	0.9%	1.19 [1.00, 1.41]
卫凤英2003	40	44	28	38	0.6%	1.23 [1.00, 1.52]
历秀云2011	43	48	38	47	0.8%	1.11 [0.94, 1.31]
叶凤英2020	24	25	19	25	0.4%	1.26 [1.00, 1.60]
叶柳云2019	42	47	36	47	0.8%	1.17 [0.97, 1.41]
叶玉娥2022	37	40	30	40	0.6%	1.23 [1.01, 1.51]
吴小丽2013	36	40	28	39	0.6%	1.25 [1.00, 1.57]
吴建丽2012	47	50	36	48	0.8%	1.25 [1.05, 1.50]
吴德娣2015	72	75	60	75	1.3%	1.20 [1.06, 1.36]
吴瑾2006	36	40	29	38	0.6%	1.18 [0.96, 1.45]
吴雅冬2001	33	35	21	27	0.5%	1.21 [0.98, 1.51]
周剑利2009	91	96	88	102	1.8%	1.10 [1.00, 1.20]
周明锐2017	37	40	29	40	0.6%	1.28 [1.03, 1.57]
周芳2019	78	80	60	80	1.3%	1.30 [1.14, 1.48]
姚焕振2008	45	49	36	49	0.8%	1.25 [1.04, 1.51]
孔维莉2021	35	36	27	36	0.6%	1.30 [1.07, 1.58]
孙亚萍2022	53	56	45	56	1.0%	1.18 [1.02, 1.36]
孙洪军2007	43	48	31	45	0.7%	1.30 [1.04, 1.62]
孙燕2007	53	57	40	51	0.9%	1.19 [1.01, 1.39]
孙秀华2001	27	29	18	23	0.4%	1.19 [0.94, 1.51]

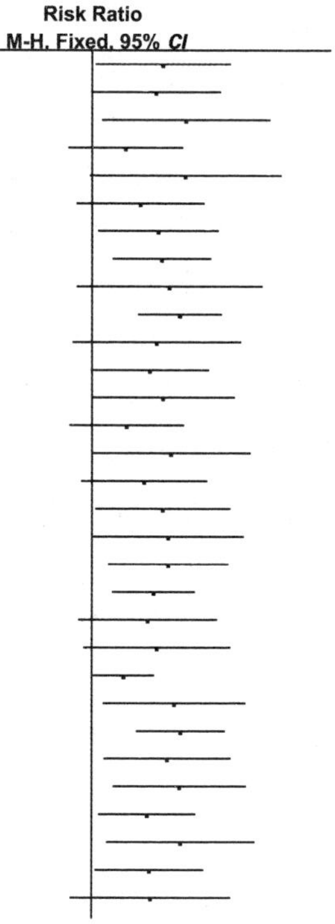

孟祥红2000	44	45	18	21	0.5%	1.14 [0.95, 1.37]
宋李丽2020	33	35	25	35	0.5%	1.32 [1.05, 1.65]
宋淼2017	29	30	24	30	0.5%	1.21 [1.00, 1.46]
宋淼2019	34	35	29	35	0.6%	1.17 [1.00, 1.38]
岳晓敏2020	33	35	27	35	0.6%	1.22 [1.00, 1.49]
崔蓉2015	55	63	45	63	1.0%	1.22 [1.02, 1.47]
常秀梅2009	37	40	31	40	0.7%	1.19 [0.99, 1.44]
应震红2009	49	54	40	54	0.9%	1.23 [1.02, 1.47]
廖春燕2014	55	60	47	60	1.0%	1.17 [1.00, 1.36]
张小娜2013	57	65	46	65	1.0%	1.24 [1.03, 1.48]
张崇媛2017	50	55	43	55	0.9%	1.16 [0.99, 1.37]
张志君2012	39	42	19	36	0.4%	1.76 [1.28, 2.42]
张慧玲2007	79	83	70	82	1.5%	1.11 [1.01, 1.23]
张燕华2010	58	63	42	57	1.0%	1.25 [1.05, 1.48]
张爱华2014	38	42	30	42	0.6%	1.27 [1.02, 1.57]
张琳2014	22	25	17	25	0.4%	1.29 [0.95, 1.76]
张秀红2008	56	60	48	60	1.0%	1.17 [1.01, 1.35]
张钢花2009	34	36	34	43	0.7%	1.19 [1.00, 1.42]
彭强丽2014	37	40	31	40	0.7%	1.19 [0.99, 1.44]
徐丹红2014	57	60	48	60	1.0%	1.19 [1.03, 1.36]
徐明兴2015	45	56	32	56	0.7%	1.41 [1.08, 1.83]
徐林林2014	35	40	31	40	0.7%	1.13 [0.92, 1.38]
徐红文2018	60	64	48	64	1.0%	1.25 [1.07, 1.46]
徐群2021	39	40	33	40	0.7%	1.18 [1.02, 1.37]
徐银静2020	28	30	22	30	0.5%	1.27 [1.01, 1.61]
戚光辉2015	44	48	39	48	0.8%	1.13 [0.96, 1.32]
戴和平2000	48	50	42	50	0.9%	1.14 [1.00, 1.31]
戴金娣2007	33	35	28	35	0.6%	1.18 [0.98, 1.42]
方霞2015	31	40	20	40	0.4%	1.55 [1.09, 2.20]
曹青霞2008	50	52	36	48	0.8%	1.28 [1.08, 1.52]
朱青2019	56	60	48	60	1.0%	1.17 [1.01, 1.35]
李万青2018	37	40	28	40	0.6%	1.32 [1.06, 1.65]
李丰悦2022	34	36	27	36	0.6%	1.26 [1.03, 1.55]
李家娥2009	45	50	36	50	0.8%	1.25 [1.03, 1.52]
李庆芬2012	41	45	29	44	0.6%	1.38 [1.10, 1.74]
李慧莲2021	48	51	41	51	0.9%	1.17 [1.01, 1.36]
李瑞珠2008	31	34	26	33	0.6%	1.16 [0.94, 1.42]
杨佩珍2008	43	45	36	45	0.8%	1.19 [1.02, 1.40]
杨学兰2003	68	70	58	69	1.3%	1.16 [1.03, 1.29]
杨玉芳2018	30	35	22	35	0.5%	1.36 [1.02, 1.82]
杨璇2020	39	40	33	40	0.7%	1.18 [1.02, 1.37]
林秀梅2014	35	39	29	38	0.6%	1.18 [0.96, 1.45]
柳淑香2008	50	54	45	54	1.0%	1.11 [0.96, 1.28]
柳素青2012	46	48	36	44	0.8%	1.17 [1.01, 1.36]
汪玉丽2011	28	30	24	30	0.5%	1.17 [0.95, 1.43]
汪锡耀2000	37	40	33	38	0.7%	1.07 [0.91, 1.24]
沈冰冰2017	46	48	36	48	0.8%	1.28 [1.07, 1.52]
沈玲女2012	38	40	32	40	0.7%	1.19 [1.00, 1.41]
滑秀云2009	28	36	25	36	0.5%	1.12 [0.85, 1.48]
王中秋2007	37	39	32	39	0.7%	1.16 [0.98, 1.36]
王丽2008	46	48	29	40	0.7%	1.32 [1.08, 1.61]
王利芬2013	62	72	49	70	1.1%	1.23 [1.03, 1.47]
王姝2019	38	40	30	40	0.6%	1.27 [1.04, 1.54]
王彩霞2014	29	32	17	28	0.4%	1.49 [1.09, 2.05]
王梦娜2020	32	34	27	34	0.6%	1.19 [0.98, 1.43]
王淑新2005	44	50	31	50	0.7%	1.42 [1.12, 1.80]
王瑛2012	29	30	22	30	0.5%	1.32 [1.05, 1.65]
王瑞黎2007	53	55	38	43	0.9%	1.09 [0.97, 1.23]
王莉莉2010	54	58	45	57	1.0%	1.18 [1.01, 1.37]
王莉莉2011	54	58	45	57	1.0%	1.18 [1.01, 1.37]
田红艳2018	31	32	24	32	0.5%	1.29 [1.05, 1.59]
申铁英2016	23	25	20	25	0.4%	1.15 [0.92, 1.44]
白贺霞2015	75	80	59	80	1.3%	1.27 [1.10, 1.47]
盖永舫2005	31	33	22	30	0.5%	1.28 [1.02, 1.62]
石立立2004	65	68	42	68	0.9%	1.55 [1.27, 1.88]
褚立梅2019	43	45	32	45	0.7%	1.34 [1.10, 1.64]
纪一平2021	32	34	24	34	0.5%	1.33 [1.06, 1.68]
罗丹峰2003	30	33	14	20	0.4%	1.30 [0.96, 1.76]
胡茜莹2019	34	35	29	35	0.6%	1.17 [1.00, 1.38]
茅红艳2003	29	31	26	30	0.6%	1.08 [0.91, 1.28]
袁媛2020	35	36	27	36	0.6%	1.30 [1.07, 1.58]
袁爱英2003	40	46	28	44	0.6%	1.37 [1.06, 1.75]
许吉凤2021	41	43	29	42	0.6%	1.38 [1.12, 1.71]
负小巧2020	50	52	41	52	0.9%	1.22 [1.05, 1.42]

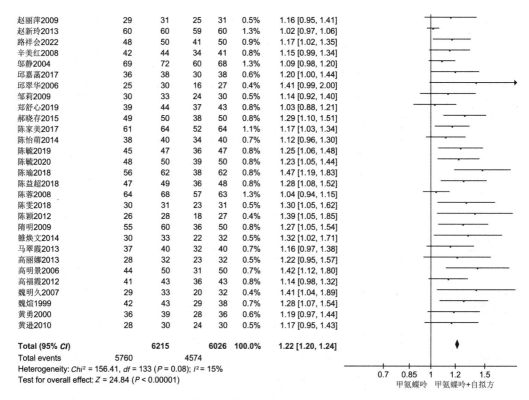

赵丽萍2009	29	31	25	31	0.5%	1.16 [0.95, 1.41]
赵新玲2013	60	60	59	60	1.3%	1.02 [0.97, 1.06]
路祥会2022	48	50	41	50	0.9%	1.17 [1.02, 1.35]
辛美红2008	42	44	34	41	0.8%	1.15 [0.99, 1.34]
邹静2004	69	72	60	68	1.3%	1.09 [0.98, 1.20]
邱嘉薏2017	36	38	30	38	0.6%	1.20 [1.00, 1.44]
邱翠华2006	25	30	16	27	0.4%	1.41 [0.99, 2.00]
邹莉2009	30	33	24	30	0.5%	1.14 [0.92, 1.40]
郑舒心2019	39	44	37	43	0.8%	1.03 [0.88, 1.21]
郝晓存2015	49	50	38	50	0.8%	1.29 [1.10, 1.51]
陈家美2017	61	64	52	64	1.1%	1.17 [1.03, 1.34]
陈怡萌2014	38	40	34	40	0.7%	1.12 [0.96, 1.30]
陈毓2019	45	47	36	47	0.8%	1.25 [1.06, 1.48]
陈毓2020	48	50	39	50	0.8%	1.23 [1.05, 1.44]
陈瑜2018	56	62	38	62	0.8%	1.47 [1.19, 1.83]
陈益超2018	47	49	36	48	0.8%	1.28 [1.08, 1.52]
陈蓉2008	64	68	57	63	1.3%	1.04 [0.94, 1.15]
陈雯2018	30	31	23	31	0.5%	1.30 [1.05, 1.62]
陈颖2012	26	28	18	27	0.4%	1.39 [1.05, 1.85]
隋明2009	55	60	36	50	0.8%	1.27 [1.05, 1.54]
雏焕文2014	30	33	22	32	0.5%	1.32 [1.02, 1.71]
马翠霞2013	37	40	32	40	0.7%	1.16 [0.97, 1.38]
高丽娜2013	28	32	23	32	0.5%	1.22 [0.95, 1.57]
高明景2006	44	50	31	50	0.7%	1.42 [1.12, 1.80]
高福霞2012	41	43	36	43	0.7%	1.14 [0.98, 1.32]
魏明久2007	29	33	20	32	0.4%	1.41 [1.04, 1.89]
魏煊1999	42	43	29	38	0.7%	1.28 [1.07, 1.54]
黄勇2000	36	39	28	36	0.6%	1.19 [0.97, 1.44]
黄逊2010	28	30	24	30	0.5%	1.17 [0.95, 1.43]
Total (95% CI)		**6215**		**6026**	**100.0%**	**1.22 [1.20, 1.24]**
Total events	5760		4574			

Heterogeneity: $Chi^2 = 156.41$, $df = 133$ ($P = 0.08$); $I^2 = 15\%$
Test for overall effect: $Z = 24.84$ ($P < 0.00001$)

图4-44 甲氨蝶呤+自拟方与单用甲氨蝶呤总有效率比较

2.甲氨蝶呤+自拟方与单用甲氨蝶呤血β-HCG下降至正常所需时间比较：84个随机对照研究的异质性检验：$\chi^2=700.59$，$df=83$，$P<0.000\ 01$，$I^2=88\%$，说明有异质性，可选择随机效应模型合并计算效应量。

84个随机对照研究的结果分析：$MD=-6.59$，95%可信区间CI为［-7.15，-6.03］，整体效果检验$Z=22.99$，$P<0.000\ 01$，说明两组比较的差异有统计学意义。考虑甲氨蝶呤+自拟方治疗输卵管妊娠其血β-HCG转阴时间明显短于单用甲氨蝶呤组。见图4-45。

3.甲氨蝶呤+自拟方与单用甲氨蝶呤的盆腔包块消失时间比较：60个随机对照研究的异质性检验：$\chi^2=2\ 186.49$，$df=59$，$P<0.000\ 01$，$I^2=97\%$，说明有异质性，可选择随机效应模型合并计算效应量。

60个随机对照试验研究的结果分析：$MD=-10.75$，95%可信区间CI为［-12.44，-9.05］，整体效果检验$Z=12.45$，$P<0.000\ 01$，说明两组比较的差异有统计学意义。考虑甲氨蝶呤+自拟方治疗输卵管妊娠比单用甲氨蝶呤使盆腔包块缩小的更快。见图4-46。

4.甲氨蝶呤+自拟方与单用甲氨蝶呤腹痛消失时间比较：22个随机对照研究的异质性检验：$\chi^2=806.99$，$df=21$，$P<0.000\ 01$，$I^2=97\%$，说明有异质性，可选择随机效应模型合并计算效应量。

60个随机对照试验研究的结果分析：$MD=-3.80$，95%可信区间CI为［-4.57，-3.04］，整体效果检验$Z=9.75$，$P<0.000\ 01$，说明两组比较的差异有统计学意义。考虑甲氨蝶呤+自拟方治疗输卵管妊娠比单用甲氨蝶呤使腹痛消失的更快。见图4-47。

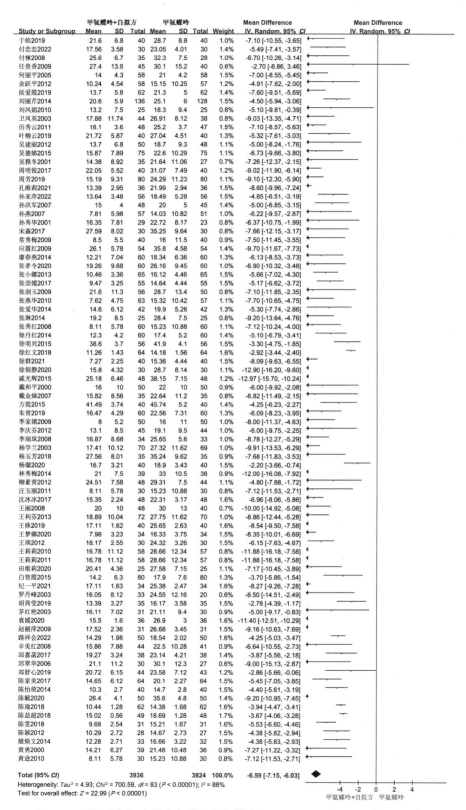

图4-45 甲氨蝶呤+自拟方与单用甲氨蝶呤血 β-HCG 下降至至正常时间比较

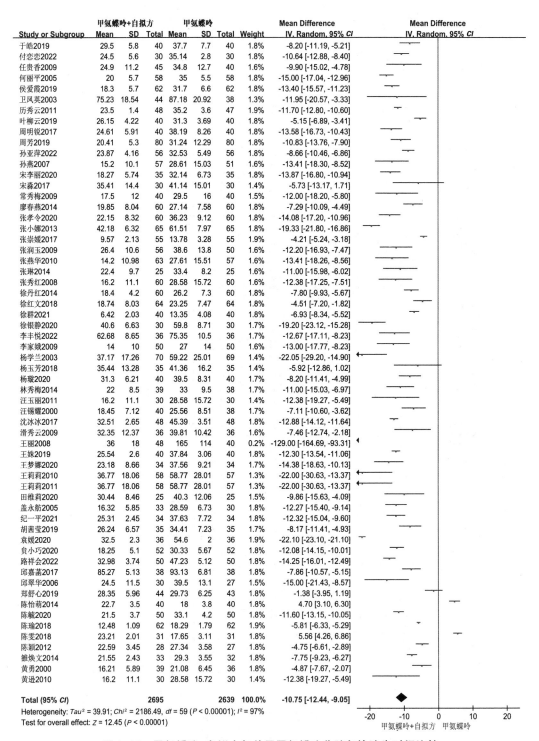

Study or Subgroup	甲氨蝶呤+自拟方 Mean	SD	Total	甲氨蝶呤 Mean	SD	Total	Weight	Mean Difference IV, Random, 95% CI
于皓2019	29.5	5.8	40	37.7	7.7	40	1.8%	-8.20 [-11.19, -5.21]
付恋恋2022	24.5	5.6	30	35.14	2.8	30	1.8%	-10.64 [-12.88, -8.40]
任贵香2009	24.9	11.2	45	34.8	12.7	45	1.8%	-9.90 [-15.02, -4.78]
何丽平2005	20	5.7	58	35	5.5	58	1.8%	-15.00 [-17.04, -12.96]
侯爱霞2019	18.3	5.7	62	31.7	6.6	62	1.8%	-13.40 [-15.57, -11.23]
卫凤英2003	75.23	18.54	44	87.18	20.92	38	1.3%	-11.95 [-20.57, -3.33]
历秀云2011	23.5	1.4	48	35.2	3.6	47	1.9%	-11.70 [-12.80, -10.60]
叶柳云2019	26.15	4.22	40	31.3	3.69	40	1.8%	-5.15 [-6.89, -3.41]
周明锐2017	24.61	5.91	40	38.19	8.26	40	1.8%	-13.58 [-16.73, -10.43]
周芳2019	20.41	5.3	80	31.24	12.29	80	1.8%	-10.83 [-13.76, -7.90]
孙亚萍2022	23.87	4.16	56	32.53	5.49	56	1.8%	-8.66 [-10.46, -6.86]
孙燕2007	15.2	10.1	57	28.61	15.03	51	1.6%	-13.41 [-18.30, -8.52]
宋李丽2020	18.27	5.74	35	32.14	6.73	35	1.8%	-13.87 [-16.80, -10.94]
宋淼2017	35.41	14.4	30	41.14	15.01	30	1.4%	-5.73 [-13.17, 1.71]
常秀梅2009	17.5	12	40	29.5	16	40	1.5%	-12.00 [-18.20, -5.80]
廖春燕2011	19.85	8.04	60	27.14	7.58	60	1.8%	-7.29 [-10.09, -4.49]
张孝令2020	22.15	8.32	60	36.23	9.12	60	1.8%	-14.08 [-17.20, -10.96]
张小娜2013	42.18	6.32	65	61.51	7.97	65	1.8%	-19.33 [-21.80, -16.86]
张崇媛2017	9.57	2.13	55	13.78	3.28	55	1.9%	-4.21 [-5.24, -3.18]
张润玉2009	26.4	10.6	56	38.6	13.8	50	1.6%	-12.20 [-16.93, -7.47]
张燕华2010	14.2	10.98	63	27.61	15.51	57	1.6%	-13.41 [-18.26, -8.56]
张琳2014	22.4	9.7	25	33.4	8.2	25	1.6%	-11.00 [-15.98, -6.02]
张秀红2008	16.2	11.1	60	28.58	15.72	60	1.6%	-12.38 [-17.25, -7.51]
徐丹红2014	18.4	4.2	60	26.2	7.3	60	1.8%	-7.80 [-9.93, -5.67]
徐红文2018	18.74	8.03	64	23.25	7.47	64	1.8%	-4.51 [-7.20, -1.82]
徐群2021	6.42	2.03	40	13.35	4.08	40	1.8%	-6.93 [-8.34, -5.52]
徐银静2020	40.6	6.63	30	59.8	8.71	30	1.7%	-19.20 [-23.12, -15.28]
李丰悦2022	62.68	8.65	36	75.35	10.5	36	1.7%	-12.67 [-17.11, -8.23]
李家娥2009	14	10	50	27	14	50	1.6%	-13.00 [-17.77, -8.23]
杨学兰2003	37.17	17.26	70	59.22	25.01	69	1.4%	-22.05 [-29.20, -14.90]
杨玉芳2018	35.44	13.28	35	41.36	16.2	35	1.4%	-5.92 [-12.86, 1.02]
杨璐2020	31.3	6.21	40	39.5	8.31	40	1.7%	-8.20 [-11.41, -4.99]
林秀梅2014	22	8.5	39	33	9.5	38	1.7%	-11.00 [-15.03, -6.97]
汪玉丽2011	16.2	11.1	30	28.58	15.72	30	1.4%	-12.38 [-19.27, -5.49]
汪锡耀2000	18.45	7.12	40	25.56	8.51	38	1.7%	-7.11 [-10.60, -3.62]
沈冰冰2017	32.51	2.65	48	45.39	3.51	48	1.8%	-12.88 [-14.12, -11.64]
滑秀云2009	32.35	12.37	36	39.81	10.42	36	1.6%	-7.46 [-12.74, -2.18]
王丽2008	36	18	48	165	114	40	0.2%	-129.00 [-164.69, -93.31]
王姝2019	25.54	2.6	40	37.84	3.06	40	1.8%	-12.30 [-13.54, -11.06]
王梦娜2020	23.18	8.66	34	37.56	9.21	34	1.7%	-14.38 [-18.63, -10.13]
王莉莉2010	36.77	18.06	58	58.77	28.01	57	1.3%	-22.00 [-30.63, -13.37]
王莉莉2011	36.77	18.06	58	58.77	28.01	57	1.3%	-22.00 [-30.63, -13.37]
田维莉2020	30.44	8.46	25	40.3	12.06	25	1.5%	-9.86 [-15.63, -4.09]
盖永舫2005	16.32	5.85	33	28.59	6.73	30	1.8%	-12.27 [-15.40, -9.14]
纪一平2021	25.31	2.45	34	37.63	7.72	34	1.8%	-12.32 [-15.04, -9.60]
胡茜莹2019	26.24	6.57	35	34.41	7.23	35	1.7%	-8.17 [-11.41, -4.93]
袁媛2020	32.5	2.3	36	54.6	2	36	1.9%	-22.10 [-23.10, -21.10]
负小巧2020	18.25	5.1	52	30.33	5.67	52	1.8%	-12.08 [-14.15, -10.01]
路祥会2022	32.98	3.74	50	47.23	5.12	50	1.8%	-14.25 [-16.01, -12.49]
邱嘉满2017	85.27	5.13	38	93.13	6.18	38	1.8%	-7.86 [-10.57, -5.15]
邱翠华2006	24.5	11.5	30	39.5	13.1	27	1.5%	-15.00 [-21.43, -8.57]
郑舒心2019	28.35	5.96	44	29.73	6.25	43	1.8%	-1.38 [-3.95, 1.19]
陈怡萌2014	22.7	3.5	40	18	3.8	40	1.8%	4.70 [3.10, 6.30]
陈毓2020	21.5	3.7	50	33.11	4.2	50	1.8%	-11.60 [-13.15, -10.05]
陈瑜2018	12.48	1.09	62	18.29	1.79	62	1.9%	-5.81 [-6.33, -5.29]
陈雯2018	23.21	2.01	31	17.65	3.11	31	1.8%	5.56 [4.26, 6.86]
陈颖2012	22.59	3.45	28	27.34	3.58	27	1.8%	-4.75 [-6.61, -2.89]
雒焕文2014	21.55	2.43	33	29.3	3.55	32	1.8%	-7.75 [-9.23, -6.27]
黄勇2000	16.21	5.89	39	21.08	6.45	36	1.8%	-4.87 [-7.67, -2.07]
黄逊2010	16.2	11.1	30	28.58	15.72	30	1.4%	-12.38 [-19.27, -5.49]
Total (95% CI)			**2695**			**2639**	**100.0%**	**-10.75 [-12.44, -9.05]**

Heterogeneity: Tau² = 39.91; Chi² = 2186.49, df = 59 (P < 0.00001); I² = 97%
Test for overall effect: Z = 12.45 (P < 0.00001)

甲氨蝶呤+自拟方　甲氨蝶呤

图4-46　甲氨蝶呤+自拟方与单用甲氨蝶呤盆腔包块消失时间比较

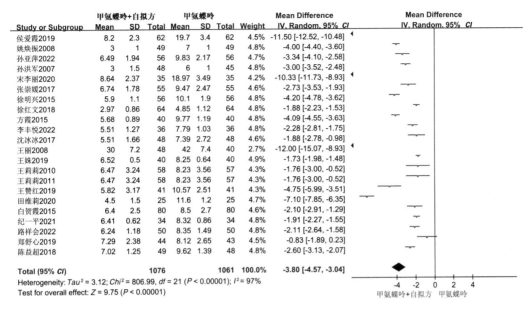

图4-47 甲氨蝶呤+自拟方与单用甲氨蝶呤腹痛消失时间比较

5.甲氨蝶呤+自拟方与单用甲氨蝶呤阴道流血停止时间比较:15个随机对照研究的异质性检验:χ^2=839.61,df=14,P<0.000 01,I^2=98%,说明有异质性,可选择随机效应模型合并计算效应量。

15个随机对照试验研究的结果分析:MD=-4.69,95%可信区间CI为[-5.92,-3.46],整体效果检验Z=7.49,P<0.000 01,说明两组比较的差异有统计学意义。考虑甲氨蝶呤+自拟方治疗输卵管妊娠其阴道流血停止所需时间明显短于单用甲氨蝶呤治疗组。见图4-48。

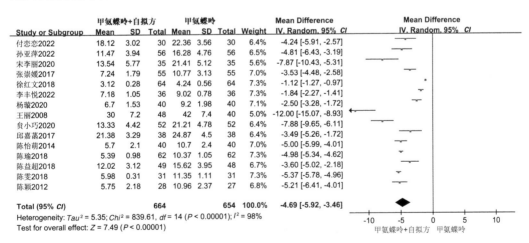

图4-48 甲氨蝶呤+自拟方与单用甲氨蝶呤阴道流血停止时间比较

6.甲氨蝶呤+自拟方与单用甲氨蝶呤治疗输卵管妊娠的胃肠道不良反应比较:53个随机对照试验研究的异质性检验:χ^2=71.33,df=53,P=0.05,I^2=26%,因为P=0.05,说明具有同质性,可选择固定效应模型进行统计学处理。

53个随机对照试验研究的结果分析:RR=0.59,95%可信区间CI为[0.52,0.67],

整体效果检验 Z=8.34，P<0.000 01，说明两组比较的差异有统计学意义。考虑甲氨蝶呤+自拟方治疗输卵管妊娠其胃肠道反应发生率明显少于单用甲氨蝶呤治疗组。见图4-49。

Study or Subgroup	甲氨蝶呤+自拟方 Events	Total	甲氨蝶呤 Events	Total	Weight	Risk Ratio M-H, Fixed, 95% CI
于皓2019	3	40	7	40	1.4%	0.43 [0.12, 1.54]
冯莉嫦2011	14	63	13	63	2.6%	1.08 [0.55, 2.10]
历秀云2011	3	48	4	47	0.8%	0.73 [0.17, 3.11]
叶凤英2020	2	25	6	25	1.2%	0.33 [0.07, 1.50]
叶玉娥2022	2	40	5	40	1.0%	0.40 [0.08, 1.94]
吴建丽2012	12	50	11	48	2.3%	1.05 [0.51, 2.14]
吴雅冬2001	1	35	3	27	0.7%	0.26 [0.03, 2.34]
周明锐2017	3	40	7	40	1.4%	0.43 [0.12, 1.54]
姚焕振2008	15	49	26	49	5.3%	0.58 [0.35, 0.95]
孔维莉2021	2	36	3	36	0.6%	0.67 [0.12, 3.75]
孙秀华2001	2	29	2	23	0.5%	0.79 [0.12, 5.21]
宋淼2017	2	30	6	30	1.2%	0.33 [0.07, 1.52]
宋淼2019	2	35	6	35	1.2%	0.33 [0.07, 1.54]
崔蓉2015	23	63	22	63	4.5%	1.05 [0.65, 1.67]
张孝令2020	2	60	7	60	1.4%	0.29 [0.06, 1.32]
张崇媛2017	11	55	31	55	6.3%	0.35 [0.20, 0.63]
张琳2014	2	25	4	25	0.8%	0.50 [0.10, 2.49]
徐丹红2014	38	60	36	60	7.3%	1.06 [0.80, 1.40]
徐明兴2015	1	56	6	56	1.2%	0.17 [0.02, 1.34]
徐林林2014	3	40	9	40	1.8%	0.33 [0.10, 1.14]
徐红文2018	4	64	36	64	7.3%	0.11 [0.04, 0.29]
徐银静2020	1	30	3	30	0.6%	0.33 [0.04, 3.03]
戴晓菊2012	2	49	2	49	0.4%	1.00 [0.15, 6.82]
戴金娣2007	2	35	3	35	0.6%	0.67 [0.12, 3.75]
李丰悦2022	3	36	6	36	1.2%	0.50 [0.14, 1.85]
李瑞珠2008	1	34	4	33	0.8%	0.24 [0.03, 2.06]
杨玉芳2018	2	35	2	35	0.4%	1.00 [0.15, 6.71]
杨璇2020	2	40	3	40	0.6%	0.67 [0.12, 3.78]
柳淑香2008	2	54	4	54	0.8%	0.50 [0.10, 2.62]
柳素青2012	9	48	15	44	3.2%	0.55 [0.27, 1.13]
汪锡耀2000	2	40	5	38	1.0%	0.38 [0.08, 1.84]
王中秋2007	2	39	4	39	0.8%	0.50 [0.10, 2.57]
王丽2008	8	48	15	40	3.3%	0.44 [0.21, 0.94]
王利芬2013	6	72	7	70	1.4%	0.83 [0.29, 2.36]
王姝2019	3	40	8	40	1.6%	0.38 [0.11, 1.31]
王瑛2012	18	30	19	30	3.9%	0.95 [0.64, 1.41]
王莉2010	5	58	9	57	1.8%	0.55 [0.19, 1.53]
王莉莉2011	5	58	9	57	1.8%	0.55 [0.19, 1.53]
王赟红2012	2	32	1	32	0.2%	2.00 [0.19, 20.97]
田红艳2018	1	25	2	25	0.4%	0.50 [0.05, 5.17]
白贺霞2015	12	80	15	80	3.0%	0.80 [0.40, 1.60]
禚立梅2019	2	45	13	45	2.6%	0.15 [0.04, 0.64]
纪一平2021	2	34	3	34	0.6%	0.67 [0.12, 3.74]
胡茜莹2019	1	35	3	35	0.6%	0.33 [0.04, 3.05]
茅红艳2003	2	31	3	30	0.6%	0.65 [0.12, 3.59]
袁媛2020	2	36	3	36	0.6%	0.67 [0.12, 3.75]
辛美红2008	2	44	1	41	0.2%	1.86 [0.18, 19.79]
邬静2004	8	72	8	68	1.7%	0.94 [0.38, 2.38]
邱嘉茜2017	5	38	12	38	2.4%	0.42 [0.16, 1.07]
邱翠华2006	15	30	14	27	3.0%	0.96 [0.58, 1.61]
郑舒心2019	1	44	2	43	0.4%	0.49 [0.05, 5.19]
陈家美2017	1	64	4	64	0.8%	0.25 [0.03, 2.18]
魏煊1999	12	43	26	38	5.6%	0.41 [0.24, 0.69]
黄勇2000	6	39	8	36	1.7%	0.69 [0.27, 1.80]
Total (95% CI)		**2381**		**2325**	**100.0%**	**0.59 [0.52, 0.67]**
Total events	294		486			

Heterogeneity: Chi² = 71.33, df = 53 (P = 0.05); I² = 26%
Test for overall effect: Z = 8.34 (P < 0.00001)

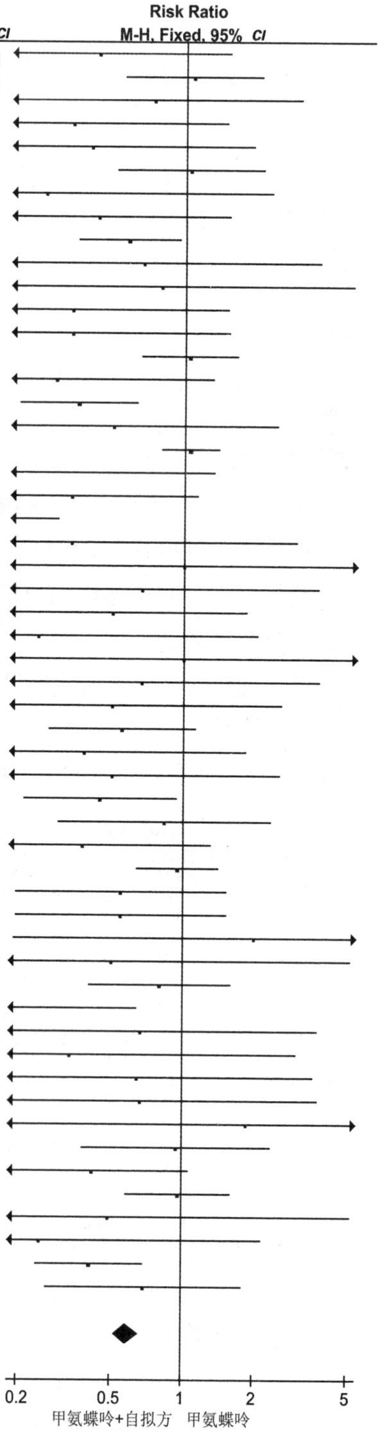

图4-49 甲氨蝶呤+自拟方与单用甲氨蝶呤胃肠道反应发生率比较

7.甲氨蝶呤+自拟方与单用甲氨蝶呤治疗输卵管妊娠的肝肾功损害发生率比较：28个随机对照试验研究的异质性检验：$\chi^2=11.37$，$df=27$，$P=1.00$，$I^2=0\%$，因为 $P>0.05$，说明具有同质性，可选择固定效应模型进行统计学处理。

28个随机对照试验研究的结果分析：$RR=0.53$，95%可信区间 CI 为 [0.38，0.75]，整体效果检验 $Z=3.63$，$P<0.05$，说明两组比较的差异有统计学意义。考虑甲氨蝶呤+自拟方治疗输卵管妊娠其肝肾功损害发生率明显少于单用甲氨蝶呤治疗组。见图4-50。

Study or Subgroup	甲氨蝶呤+自拟方 Events	Total	甲氨蝶呤 Events	Total	Weight	Risk Ratio M-H, Fixed, 95% CI
于皓2019	2	40	3	40	3.4%	0.67 [0.12, 3.78]
任贵香2009	0	45	3	40	4.2%	0.13 [0.01, 2.39]
冯莉嫦2011	1	63	1	63	1.1%	1.00 [0.06, 15.64]
吴建丽2012	0	50	1	48	1.7%	0.32 [0.01, 7.67]
周明锐2017	2	40	5	40	5.7%	0.40 [0.08, 1.94]
张孝令2020	0	60	1	60	1.7%	0.33 [0.01, 8.02]
张琳2014	1	25	2	25	2.3%	0.50 [0.05, 5.17]
徐丹红2014	8	60	10	60	11.4%	0.80 [0.34, 1.89]
徐明兴2015	1	56	1	56	1.1%	1.00 [0.06, 15.59]
徐银静2020	0	30	2	30	2.8%	0.20 [0.01, 4.00]
戴金娣2007	3	33	2	35	2.2%	1.59 [0.28, 8.93]
杨玉芳2018	0	35	1	35	1.7%	0.33 [0.01, 7.91]
杨璇2020	1	40	1	40	1.1%	1.00 [0.06, 15.44]
柳淑香2008	6	54	8	54	9.1%	0.75 [0.28, 2.02]
柳素青2012	2	48	4	44	4.8%	0.46 [0.09, 2.38]
汪锡耀2000	0	40	1	38	1.8%	0.32 [0.01, 7.55]
王中秋2007	3	39	3	39	3.4%	1.00 [0.21, 4.65]
王姝2019	0	40	2	40	2.8%	0.20 [0.01, 4.04]
王瑛2012	5	30	4	30	4.6%	1.25 [0.37, 4.21]
王莉莉2010	0	58	2	57	2.9%	0.20 [0.01, 4.01]
王莉莉2011	0	58	2	57	2.9%	0.20 [0.01, 4.01]
王赞红2012	0	32	1	32	1.7%	0.33 [0.01, 7.89]
申铁英2016	0	25	2	25	2.8%	0.20 [0.01, 3.97]
白贺霞2015	0	80	3	80	4.0%	0.14 [0.01, 2.72]
胡茜莹2019	0	35	2	35	2.8%	0.20 [0.01, 4.02]
邱嘉蒽2017	2	38	6	38	6.8%	0.33 [0.07, 1.55]
邱翠华2006	3	30	6	27	7.2%	0.45 [0.12, 1.63]
郑舒心2019	0	44	1	43	1.7%	0.33 [0.01, 7.79]
Total (95% CI)		1228		1211	100.0%	0.53 [0.38, 0.75]
Total events	40		80			

Heterogeneity: Chi² = 11.37, df = 27 (P = 1.00); I² = 0%
Test for overall effect: Z = 3.63 (P = 0.0003)

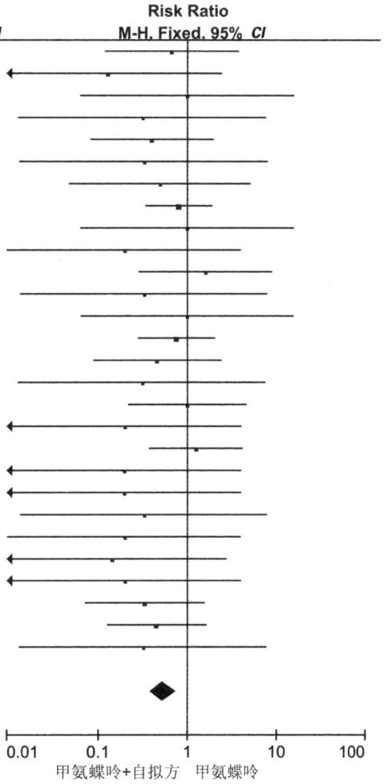

图4-50 甲氨蝶呤+自拟方与单用甲氨蝶呤肝肾功损害反应发生率比较

8.甲氨蝶呤+自拟方与单用甲氨蝶呤治疗输卵管妊娠的口腔溃疡发生率比较：29个随机对照试验研究的异质性检验：$\chi^2=12.09$，$df=28$，$P=1.00$，$I^2=0\%$，因为 $P>0.05$，说明具有同质性，可选择固定效应模型进行统计学处理。

29个随机对照试验研究的结果分析：$RR=0.55$，95%可信区间 CI 为 [0.40，0.77]，整体效果检验 $Z=3.58$，$P<0.05$，说明两组比较的差异有统计学意义。考虑甲氨蝶呤+自拟方治疗输卵管妊娠其口腔溃疡发生率明显低于单用甲氨蝶呤治疗组。见图4-51。

（八）比较甲氨蝶呤配合米非司酮联合桂枝茯苓方与甲氨蝶呤配合米非司酮

1.甲氨蝶呤配合米非司酮联合桂枝茯苓方与甲氨蝶呤配合米非司酮的总有效率比较：8个随机对照研究的异质性检验：$\chi^2=0.71$，$df=7$，$P=1.0$，$I^2=0\%$，因为 $P>0.05$，说明具有同质性，可选择固定效应模型进行统计学处理。

8个随机对照研究的结果分析：$RR=1.22$，95%可信区间 CI 为 [1.14，1.30]，整体效果检验 $Z=5.78$，$P<0.00001$，说明两组比较的差异有统计学意义。根据图4-52，合并的95% CI 横线均出现在无效竖线右侧，故考虑甲氨蝶呤配合米非司酮联合桂枝茯苓方治疗输卵管妊娠明显优于甲氨蝶呤配合米非司酮。见图4-52。

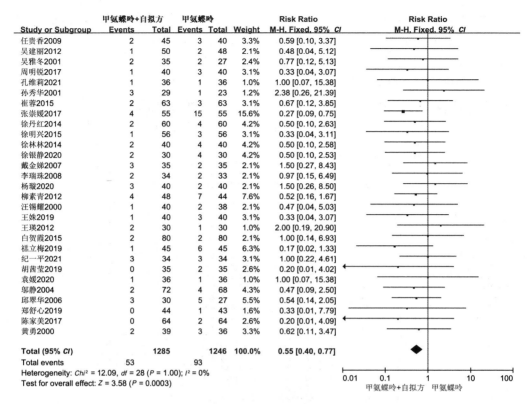

图4-51　甲氨蝶呤+自拟方与单用甲氨蝶呤口腔溃疡发生率比较

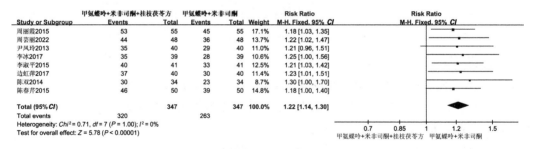

图4-52　甲氨蝶呤配合米非司酮联合桂枝茯苓方与甲氨蝶呤配合米非司酮的总有效率比较

2.甲氨蝶呤配合米非司酮联合桂枝茯苓方与甲氨蝶呤配合米非司酮的血β-HCG下降至正常所需时间比较：7个随机对照研究的异质性检验：$\chi^2=17.29$，$df=6$，$P=0.008$，$I^2=65\%$，说明有异质性，产生原因考虑存在失败案例引起了较大的标准差，而最终导致明显的异质性，需选择随机效应模型合并计算效应量。

7个随机对照研究的结果分析：$MD=-0.89$，95%可信区间CI为$[-1.17，-0.6]$，整体效果检验$Z=6.01$，$P<0.00001$，说明两组比较的差异有统计学意义。考虑甲氨蝶呤配合米非司酮联合桂枝茯苓方治疗输卵管妊娠其血β-HCG转阴时间明显短于甲氨蝶呤配合米非司酮组。见图4-53。

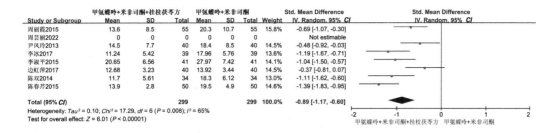

图4-53 甲氨蝶呤配合米非司酮联合桂枝茯苓方
与甲氨蝶呤配合米非司酮的血β-HCG下降至正常所需时间比较

3.甲氨蝶呤配合米非司酮联合桂枝茯苓方与甲氨蝶呤配合米非司酮的胃肠道不良反应比较：6个随机对照试验研究的异质性检验：$\chi^2=0.78$，$df=5$，$P=0.98$，$I^2=0\%$，因为$P>0.05$，说明具有同质性，可选择固定效应模型进行统计学处理。结果分析：$RR=-0.03$，95%可信区间CI为［-0.08，0.02］，整体效果检验$Z=1.12$，$P=0.26$，因为$P>0.05$，说明两组比较的差异无统计学意义。提示甲氨蝶呤配合米非司酮联合桂枝茯苓方治疗输卵管妊娠后胃肠道反应发生率与甲氨蝶呤配合米非司酮组无差异。见图4-54。

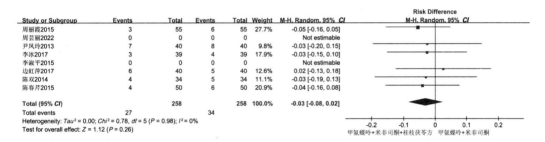

图4-54 甲氨蝶呤配合米非司酮联合桂枝茯苓方与甲氨蝶呤配合米非司酮的胃肠道不良反应比较

4.甲氨蝶呤配合米非司酮联合桂枝茯苓方与甲氨蝶呤配合米非司酮的口腔溃疡发生情况比较：5个随机对照试验研究的异质性检验：$\chi^2=1.69$，$df=4$，$P=0.79$，因为$P>0.05$，说明具有同质性，可选择固定效应模型进行统计学处理。结果分析：RR：-0.01，95%可信区间CI为［-0.05，0.03］，整体效果检验$Z=0.66$，$P=0.51$，因为$P>0.05$，说明两组比较的差异无统计学意义。提示甲氨蝶呤配合米非司酮联合桂枝茯苓方治疗输卵管妊娠后口腔溃疡发生情况与甲氨蝶呤配合米非司酮组无差异。见图4-55。

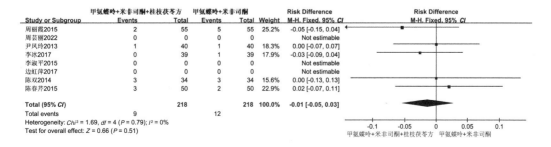

图4-55 甲氨蝶呤配合米非司酮联合桂枝茯苓方与甲氨蝶呤配合米非司酮的口腔溃疡发生情况比较

五、输卵管妊娠的Meta分析结果描述

1.中西医结合治疗输卵管妊娠的疗效：输卵管妊娠的治疗主要有西医治疗和中西医结合治疗，目前西医治疗输卵管妊娠的首选药物主要是应用杀胚药物，虽然其见效迅速，但远期易造成盆腔粘连等不良后果。本研究分析结果可证明，针对输卵管妊娠的治疗，中西医联合治疗在以下方面均明显优于单纯应用西药治疗：总有效率、血β-HCG下降至正常所需时间、盆腔包块消失时间、阴道流血停止时间、腹痛消失时间、不良反应发生情况，具体如下述：

（1）西药的药理作用：本研究选择甲氨蝶呤和米非司酮作为对照组的干预措施。甲氨蝶呤具有较好的抗肿瘤作用，可通过靶向抑制二氢叶酸还原酶，降低四氢叶酸的生理活性，进而干扰受精卵DNA合成，阻止滋养细胞分裂，促进受精卵坏死、脱落。米非司酮是一种新型孕酮拮抗剂，可通过竞争性结合内源性孕酮受体，促进绒毛组织蜕变、坏死，终止胚胎发育，同时其还具有软化扩张宫颈、抑制黄体生成、诱导月经、促进宫颈成熟、引产等多种作用，对EP具有较好的治疗效果。米非司酮联合甲氨蝶呤较单用药物起效更迅速且疗效更佳，主要是由于甲氨蝶呤在抑制受精卵DNA合成的同时，米非司酮对滋养细胞发挥直接抑制作用，二者联合促进绒毛组织更快蜕变。

（2）方药分析：中医在治疗输卵管妊娠时，是通过辨证论治，认为输卵管妊娠的病因病机是瘀血阻滞为主，瘀血内阻，气机不畅，气血搏结而成包块。"气为血之帅，血为气之母"，气行则血行，故而在治疗过程中往往会根据患者的实际情况配伍行气之品。根据辨证与辨病相结合的原则，临床用方用药常以活血化瘀散结为法，代表方剂有宫外孕Ⅰ号方、宫外孕Ⅱ号方、血府逐瘀汤、桂枝茯苓汤等，主要由活血化瘀类方药配伍具有行气作用的药物组成，包括丹参、赤芍、桃仁、三棱、莪术、川芎等。有研究表明，基于数据挖掘探析近15年中药治疗异位妊娠的用药规律发现，使用频次较高的药物依次为：赤芍、丹参、莪术等。研究表明，活血化瘀药能改善血液循环，降低毛细血管通透性，减轻炎症反应，改善组织纤维化等，治疗异位妊娠疗效显著。

其中丹参根入药，含丹参酮，为强壮性通经剂，有祛瘀、生新、活血、调经等效用，为妇科要药。赤芍苦，微寒。归肝经。有清热凉血，活血祛瘀的功效，李东垣在《用药法象》中讲道："赤芍药破瘀血而疗腹痛，烦热亦解。"桃仁性味苦甘，平，《用药心法》云："桃仁，苦以泄滞血，甘以生新血，故凝血须用。又去血中之热。"三棱苦，平。归肝、脾经。《本草纲目》曰其可"通肝经积血，女人月水，产后恶血"。莪术气血凝滞，心腹胀痛，癥瘕，积聚，宿食不消，妇女血瘀经闭，跌打损伤作痛，有行气解郁，破瘀，止痛的功用。川芎味辛，性温，归肝、胆、心包经，辛温香燥，走而不守，既能行散，上行可达巅顶；又入血分，下行可达血海，活血祛瘀作用广泛，适宜瘀血阻滞各种病症，祛风止痛效用甚佳，可治头风头痛、风湿痹痛等症。

现代药理学研究已经证实了上述药物的有效药理成分，例如赤芍中的芍药苷能改善免疫球蛋白E复合体诱导的过敏反应，并有抗炎、解热镇痛、镇静、抗血小板聚集、改善微循环等作用。丹参可使凝血时间明显延长，能加速纤维蛋白原溶解。桃仁可改善微循环，减轻炎症反应，抑制包块形成。所以对比单纯使用西药治疗，中西医联合治疗在降低输卵管妊娠患者血β-HCG及缩小盆腔包块等方面具有较大优势。

2.中医药治疗输卵管妊娠的安全性：在本研究所纳入的随机对照试验研究显示，治疗组均未出现严重肝肾损害、死亡等严重不良事件的报告。总结分析可证明中医药治疗方法能够降低不良反应的发生率，部分结果无统计学差异，考虑与样本量较少有关。西药由于会在胸腔、肝肾中滞留、代谢缓慢，可产生诸多可逆性的不良反应，其中甲氨蝶呤在使用过程中较容易出现消化道反应、皮肤黏膜损害、肝肾功能损害、骨髓抑制等严重药品不良反应。米非司酮应用于输卵管妊娠的治疗常引起过敏反应和胃肠反应。中药益气养血、健脾补肾，可大大减少副作用，利于患者恢复。通过对输卵管妊娠疾病的不断研究，中医及西医各自的优势与不足逐渐显现：单纯应用西药杀胚迅速，炎症控制良好，但盆腔包块吸收较慢，亦可引起周围组织机化，无法消除输卵管阻塞或通而不畅的原因，从而可增加持续性异位妊娠或再次异位妊娠的可能性，并且易出现肝功能损害等副作用；单纯应用中药，杀胚速度较慢，易出现输卵管破裂、大出血甚至危及患者生命等不良结局。因此中西医联合用药可相辅相成，通过互补，既能快速杀胚，又能有效消癥，减少炎症和粘连，缓解不良事件的发生。

近年来，输卵管妊娠发病率依旧逐年上升，还伴随患者年轻化的趋势，使用中西药联合治疗方式既能减少手术带来的经济负担及心理压力，又较传统西药治疗具有更高的疗效，逐渐成为当代医生治疗输卵管妊娠时的首选治疗方法。

3.临床研究方法学的局限性及对研究结果的影响：根据Cochrane偏倚评价方法评价纳入文献，较多的文献质量属高偏移风险，有很多文献未完整报告所使用的随机化方法。由于随机化的质量既可引起选择偏倚，又可导致混杂偏倚，纳入研究可能存在以下偏倚：①发表偏倚：本研究检索的文献中未对灰色文献进行手工检索，且使用的检索数据库限于中文及英文文献，未对其他国家和地区展开中医药文献检索。②选择偏倚：随机化质量较差，一部分文献未提及分配隐藏方法。③相关结局指标的报告不足及缺乏远期疗效和不良反应的记录，因此无法对远期疗效进行追踪，无法确定其真实疗效。

六、研究结论

中西医结合治疗输卵管妊娠在药物治疗中具有明显优势，为输卵管妊娠患者的提供了一种可靠、有效的治疗选择，在临床应用中具有良好的前景。

七、精选高质量文献汇编

柴胡疏肝散加减方联合西药治疗气滞血瘀型输卵管妊娠

（一）研究背景

异位妊娠是指孕卵在子宫体腔以外的地方着床并发育的妊娠，是妇科常见的急腹症之一，若未及时治疗，有可能危及女性生命。本病主要临床表现是停经、阴道不规则出血、下腹疼痛，严重者可发生晕厥及休克。目前临床对本病的治疗包括期待治疗、药物治疗和手术治疗，不同治疗方式的治疗结果也不尽相同。对于有再生育要求的输卵管妊娠患者，临床上多以药物治疗为主，但是单纯使用西药治疗易发生胃肠不适、肝功能异常等不良反应，使患者产生不适感，因此寻找安全又有效的治疗方案是目前临床工作的重点。

（二）研究设计

1. 研究类型

随机对照试验。

2. 纳入标准

①同意药物治疗并对药物无过敏者；②血β-HCG<2000U/L；③妊娠包块直径大小<4cm；④输卵管妊娠未发生破裂，无明显内出血；⑤血β-HCG水平较低（<1500U/L）但复查呈逐渐上升趋势；⑥患者知情同意并签署知情同意书。

3. 干预措施

对照组：口服米非司酮片（华润紫竹药业有限公司，产品批号：43220804），每次25mg，12h 1次，连服5d；注射用甲氨蝶呤（广东岭南制药有限公司，产品批号：271009），治疗第1d，肌注1次，剂量按体表面积50mg/m²，若肌注后第4～7d血β-HCG下降<15%，重复剂量再肌注1次。

治疗组：在对照组治疗基础上配合柴胡疏肝散加减方口服。柴胡疏肝散加减方药物组成：柴胡12g，炒白芍15g，川芎15g，枳壳12g，茯苓15g，炒白术10g，绵茵陈6g，泽泻15g，麦芽12g，皂角刺12g，浙贝母6g，竹茹9g，玄参12g，蒲公英15g，连翘6g，山慈菇15g。加减：腹痛者加延胡索15g、川楝子12g；腰酸者加杜仲15g、狗脊12g；失眠者加夜交藤15g、远志10g、酸枣仁12g。上述中药由宁夏回族自治区中医医院暨中医研究院中药房煎药室代煎，1剂分2袋，1袋100ml，每次1袋，饭后半小时服用，连服7d。

4. 结局指标

（1）疗效判定标准：显效：用药后14d血β-HCG下降并连续3次阴性，腹痛缓解或消失，阴道出血减少或停止；无效：血β-HCG下降不明显，临床症状无缓解甚至加重，彩超提示包块增大，或腹腔内出血增多。

（2）血β-HCG水平：治疗前后采集患者晨起空腹静脉血，使用全自动生化分析仪（美国Beckman Coul-ter公司，型号：DXi800型）采用化学发光免疫法检测血β-HCG水平。

（3）妊娠包块大小：治疗前后采用阴道彩色超声诊断仪［企晟（上海）医疗器械有限公司，型号：S2000型］对患者的妊娠包块大小进行测量。

（4）腹痛消失、阴道出血停止时间：记录治疗期间2组患者腹痛消失时间和阴道出血停止时间。

（5）不良反应：观察2组治疗期间胃肠道反应、肝功能异常、头痛、口腔溃疡等不良反应的发生情况，并计算不良反应发生率

5.研究结果

共纳入82例病人进行随机分组，治疗组41例，对照组41例。治疗组总有效率为92.68%，高于对照组总有效率75.61%（$P<0.05$）；治疗组腹痛消失时间、阴道出血时间较对照组均更短（均$P<0.05$）；治疗组不良反应率低于对照组（$P<0.05$）；治疗后2组血β-HCG均较治疗前下降（均$P<0.05$），且治疗后治疗组下降更明显（$P<0.05$）；治疗后2组妊娠包块大小较治疗前明显缩小（均$P<0.05$）。

（三）研究结论

柴胡疏肝散联合西药治疗气滞血瘀型输卵管妊娠疗效显著，可促进血β-HCG值更快地恢复正常，妊娠包块缩小，腹痛、阴道出血等症状更快消失，并降低药物不良反应的发生。

第二节　多囊卵巢综合征

一、文献研究总结报告

《中医治疗优势病种遴选和评价·多囊卵巢综合征》文献研究总结报告

我们依据《中医治疗优势病种遴选和评价技术指导原则》《中医治疗优势病种遴选和评价工作流程及实施细则》，按照其中文献研究的要求进行文献检索与评价，现将研究结果总结如下。

（一）多囊卵巢综合征

多囊卵巢综合征（Poly cystic ovarian syndrome，PCOS）是育龄期妇女常见的以内分泌紊乱及代谢异常为主要临床特征的疾病，以慢性无排卵（排卵功能紊乱或丧失）和高雄激素血症（妇女体内男性激素产生过剩）为特征，临床表现为月经周期不规律、不孕、肥胖、多毛和/或痤疮。该病临床诊疗较为复杂，西医学对其病因尚不十分清楚，

其治疗主要为调整月经周期、治疗高雄激素与胰岛素抵抗及有生育要求的促排卵治疗。该病不仅影响患者的生育功能，远期还会发生子宫内膜癌、2型糖尿病、心血管疾病等。西医治疗多囊卵巢综合征的治疗过程是一个较为漫长，且副作用较为明显。

中医古代文献中无多囊卵巢综合征病名，临证主要根据其临床表现予以治疗。在中医中，归于月经过少、月经后期、闭经、不孕等范畴。近年来中医药在多囊卵巢的调治方面显示出独特的疗效优势，以中医药辨证施治、周期疗法、单方治疗、中成药治疗、针灸治疗多囊卵巢综合征的临床研究已累积一些经验。中医药治疗多囊卵巢综合征逐渐被人们所认同，临床疗效较为满意。

（二）多囊卵巢综合征的现代文献研究

1.资料和方法

（1）文献来源

中文文献数据库主要包括：

①中国知网（CNKI）《中国学术期刊网络出版总库》《中国博士学位论文全文数据库》《中国优秀硕士学位论文全文数据库》《中国重要会议论文全文数据库》等；②万方数据知识服务平台·万方医学网《中国医药期刊全文数据库》《中国医药学位论文全文数据库》等；③维普资讯《中文科技期刊数据库》。

外文文献数据库主要包括：英文文献数据库主要来源于 PubMed、The Cochrane Library 等。

（2）检索的方法及过程

各数据库检索时间为自建库至2023年6月。

检索词为：

中文检索词：多囊卵巢综合征；PCOS；多囊卵巢综合征；多囊卵巢；stein-leventhal 综合征；

英文检索词：Poly cystic Ovary Syndrome、PCOS、Stein-Leventhal Syndrome、Traditional Chinese medicine、Chinese medicine compound、Chinese herbal、"Chinese medicine"、TCM 等。

以布尔逻辑符"AND（与）""OR（或）"将上述关键词构成检索式，采用主题词与自由词相结合的方式，根据不同数据库检索方式进行适当调整。

检索式为：

#1（主题=多囊卵巢综合征）OR（主题=PCOS）OR（主题=多囊卵巢）OR（主题=stein-leventhal 综合征）

#2主题：（多囊卵巢综合征）OR主题：（PCOS）OR主题：（多囊卵巢）OR主题：（stein-leventhal 综合征）（Wan Fang）；

#3（摘要=多囊卵巢综合征 OR 摘要=PCOSOR 摘要=多囊卵巢 OR 摘要=stein-leventhal 综合征）（VIP）

PubMed：检索式

#1 PolycysticOvarySyndrome ［Mesh］

#2 PCOS ［Title/Abstract］ OR Stein-Leventhal Syndrome ［Title/Abstract］

#3 #1 OR #2

#4 traditionalchinesemedicine ［MeSH Terms］

#5 chinesemedicinecompound ［Title/Abstract］ OR chinese herbal compound ［Title/Abstract］

#6 #4 OR #5

#7 randomized ［Title/Abstract］ OR random* ［Title/Abstract］

#8 #3 AND #6 AND #7

文献选择原则：主要选取有关多囊卵巢综合征中医药临床疗效研究文献。对于来自同一单位同一时间段的研究和报道以及署名为同一作者的实质内容重复的研究和报道，则选择其中一篇作为目标文献。

（3）文献筛选及资料提取

依据《中医治疗优势病种遴选和评价工作流程及实施细则》中文献筛选和提取的具体方法，根据研究目的确定纳入标准和排除标准，选择合格的文献，并以此为依据，对收集的临床试验进行筛选。

选用 Note Express 管理文献，数据库间查重，别重后通过浏览阅读题目、摘要进行初步筛选文献。初筛后获得文献再由2位系统评价员进行"全文筛"，详细阅读全文，对初筛后的文献资料，逐一阅读和筛选。其中，全文筛阶段排除的文献注明排除原因。

建立Excel表格进行资料提取，提取的主要内容包括：①一般内容［文献题目、作者、来源（期刊名称、发表年份等）］；②研究方案设计（随机序列产生的方法、有无做到盲法、分配隐藏、失访情况的记录、统计方法选择是否正确）；③受试对象的情况（诊断、疗效判定标准）；④具体干预措施（实验组和对照组具体干预方法）；⑤干预时长；⑥结局指标（计数还是计量资料，计量资料收集各组基线和干预不同时间的均数和标准差，计数资料分别提取各组的发生数、未发生数、发生率等）；⑦不良反应的记录（有无描述症状、进行统计学处理）。

①纳入标准

A.多囊卵巢综合征中医药疗法的临床疗效RCT文献。

B.文献为期刊、学位论文或会议论文。

C.干预措施为中医药疗法，中药包括单体成分、单味药和复方；剂型包括汤剂、中成药制剂和注射液等；针灸推拿包括毫针、电针、耳针、灸法、拔罐及穴位埋线等。

D.对照措施可以为中医药疗法、中西医结合疗法或西医治疗。

E.主要结局指标包括性激素水平（LH、FSH、LH/FSH或T）。

②排除标准

A.多囊卵巢综合征非中医药疗法的临床疗效观察文献。

B.综述、述评、动物实验、经验介绍、Meta分析、病案交流。

C.研究设计为非RCT。

D.研究设计无法反映中医药疗效。

E.难以确定具体研究类型和干预手段。

F.治疗时间<3月。

G.重复发表的文献。

H.研究总样本量<30例，30～50例需进行备注。

I.因停刊、保密、数据库停止收录、非科技类期刊收录等原因，无法获取原文。

③文献质量评价

目前评价随机对照试验质量的评价工具较多，我们采用改良Jadad评分量表对每项研究的研究质量进行评分，修改后的Jadad量表（1～3分视为低质量，4～7分视为高质量）主要根据以下内容进行评分，最高7分，最低0分。

A.随机序列的产生

恰当：计算机产生的随机数字或类似方法（2分）。

不清楚：随机试验但未描述随机分配的方法（1分）。

不恰当：采用交替分配的方法如单双号（0分）。

B.随机化隐藏

恰当：中心或药房控制分配方案、或用序列编号一致的容器、现场计算机控制、密封不透光的信封或其他使临床医生和受试者无法预知分配序列的方法（2分）。

不清楚：只表明使用随机数字表或其他随机分配方案（1分）。

不恰当：交替分配、病例号、星期日数、开放式随机号码表、系列编码信封以及任何不能防止分组的可预测性的措施（0分）。

未使用（0分）。

C.盲法

恰当：采用了完全一致的安慰剂片或类似方法（2分）。

不清楚：试验陈述为盲法，但未描述方法（1分）。

不恰当：未采用双盲或盲的方法不恰当，如片剂和注射剂比较（0分）。

D.撤出与退出

描述了撤出或退出的数目和理由（1分）。

未描述撤出或退出的数目或理由（0分）。

2.文献研究结果

经过系统检索，共搜集到中文文献11 286篇，其中中国知网（CNKI）4450篇、万方知识服务平台4249篇、维普中文科技期刊数据库2587篇。经过Note Expess文献管理软件去重后为6003篇。通过阅读题目和摘要，初步筛选出文献4278篇。依据纳入标准和排除标准，再由2位系统评价员进行"全文筛"，对初筛后的文献资料，逐一阅读和筛选出607篇文献。检索策略如图4-56。

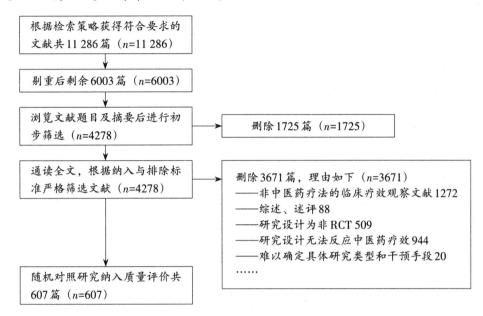

图4-56　文献检索策略

3.文献清单

见后附件。

（三）文献计量学分析

文献计量学是利用数学和统计学方法对文献进行定量分析的学科，现已广泛应用于多种疾病的研究。对多囊卵巢综合征中医药临床疗效研究领域发表的文献进行可视化分析，探讨该领域研究的发展历程、研究热点和研究趋势，为后续研究提供参考。本工作组就初筛后的文献4278篇，运用Cite Space6.1.R6进行文献计量学及可视化分析，结果如下。

1.年代分布

初筛后所获得文献，自1982年起。经统计，1982—2023年我国发表的有关多囊卵巢综合征中医药临床疗效研究领域文献4278篇。发文量整体呈先波动上升后缓慢下降趋势。2003年之前20年，发表文献36篇，属于萌芽阶段。自2004—2010年，属于起步阶段，发文量由2004年的14篇逐渐上升至2010年的73篇，该阶段以中医药疗法的思路和方法、中西医结合治疗方法探索研究为主。自2011年至今，属于发展期，发文量呈逐渐上升态势，其中发文最高为2019年（n=498），之后略有下降，但总体呈现稳定增长趋势。说明研究热点不断升高，且热度不断。2003至今，年发文量见表4-9，1982至今发文折线图见图4-57。

表4-9　近20年多囊卵巢综合征中医药临床疗效研究文献发文量

年份	发文量	年份	发文量
2003	6	2013	198
2004	14	2014	238
2005	15	2015	281
2006	34	2016	370
2007	46	2017	408
2008	47	2018	384
2009	69	2019	498
2010	73	2020	464
2011	127	2021	411
2012	121	2022	351
2013	198	2023	83

1982—2023年多囊卵巢综合征中医药临床疗效研究发文量

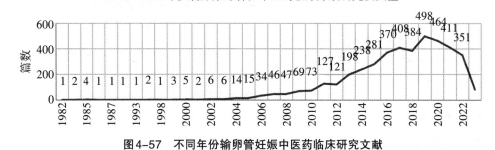

图4-57　不同年份输卵管妊娠中医药临床研究文献

2.关键词共现

关键词是文献研究内容的高度概括，关键词共现分析可以帮助研究者找到文章中高频使用的关键词以及关键词之间的相关性，进而推衍出该学科内容的研究热点及相关性。

4278篇文献，共出现关键词3362个。通过对初筛后4278篇文献关键词进行统计分析，得到关键词共现图谱（见彩图8）。年轮图节点的颜色反映不同时间切片的发文量。节点的大小反映发文量的多少，年轮节点越大，反映关键词节点出现频数越大。关键词共现图谱共得出242个节点，323条关键词之间的连线，Density=0.011 1。中心性表示节点在网络中的重要性，其中中心性≥0.1的节点可称为关键节点。本研究中关键词的关键节点共有27个。多囊卵巢综合征、不孕症、不孕为研究的热点疾病；克罗米芬、二甲双胍、来曲唑为研究的西医常用药物；中西医结合疗法、中医药疗法、中西医结合治疗、针刺、穴位埋线、促排卵为研究的主要干预措施；妊娠率、排卵为研究的主要观测指标；苍附导痰汤、坤泰胶囊、补肾活血方为高频研究中药方剂（成药）。中心性和共现频数排前40的关键词见表4-10。

表4-10　关键词频次表（1~40）

序号	关键词	频率	中心性	平均年份	序号	关键词	频率	中心性	平均年份
1	多囊卵巢综合征	3392	1.01	1982	21	穴位埋线	101	0.03	2008
2	不孕症	532	0.33	2001	22	针灸	99	0	2013
3	临床疗效	426	0.03	2006	23	子宫内膜容受性	87	0.03	2007
4	不孕	332	0.42	2003	24	临床观察	86	0.25	1986
5	胰岛素抵抗	315	0.1	2006	25	促排卵	84	0.36	1991
6	克罗米芬	288	0.33	1985	26	坤泰胶囊	81	0.07	2014
7	二甲双胍	256	0.32	2006	27	氯米芬	77	0	2008
8	性激素	231	0.1	2011	28	排卵障碍	74	0	2010
9	中西医结合	218	0.05	1996	29	临床研究	69	0.16	1984
10	达英-35	192	0	2008	30	肥胖型多囊卵巢综合征	68	0	2016
11	来曲唑	182	0.24	2009	31	临床效果	67	0	2015
12	多囊卵巢综合征	161	0.02	2007	32	中医药疗法	67	0.59	2001
13	中西医结合疗法	151	0.16	2006	33	中西医结合治疗	62	0.12	1987
14	针刺	134	0.31	1991	34	高雄激素血症	61	0.05	2006
15	疗效	133	0	2011	35	排卵	54	0.08	2007
16	苍附导痰汤	125	0.02	2011	36	排卵障碍性不孕	53	0.02	2016
17	中药	119	0.06	2004	37	补肾活血方	52	0.02	2007
18	肥胖	118	0.08	2008	38	肾虚血瘀型	51	0	2015
19	炔雌醇环丙孕酮片	111	0.06	2011	39	炔雌醇环丙孕酮	50	0	2015
20	妊娠率	109	0.44	1999	40	性激素水平	49	0	2013

3.关键词聚类

聚类分析，用于将研究对象按照相似程度进行划分。同一类中元素的同质化最大，不同类中元素的异质性最大。关键词聚类是在关键词共现的基础之上，相似、相关高频共现关键词基于一定算法划归为同一标签之内。对多囊卵巢综合征中医药临床疗效研究领域进行关键词聚类研究，得到前14个聚类。关键词聚类 $Q=0.798\,5$，$S=0.964\,6$，满足聚类结构显著且结果有效要求（$Q>0.3$且$S>0.7$）。

根据聚类标签，可以将输卵管妊娠中医药临床疗效RCT研究分为4个研究方向。①#0多囊卵巢综合征、#1不孕。②#2来曲唑、#3胰岛素抵抗、#5二甲双胍、#7克罗米芬。③#4痰湿型、#9针灸、#10中药、#11中西医结合、#13中医药治疗。④#6妊娠率、#8肥胖、#12疗效评价、#14临床疗效。从聚类网络上看，聚类团块之间交错且叠加关系显著，表明各聚类内容联系紧密、并互相影响。如表4-11、彩图9所示。

表4-11 关键词聚类表

标签	节点数	轮廓值	平均年份	关键词（规模）
0	33	0.977	1994	多囊卵巢综合征；临床观察；中西医结合治疗；多囊卵巢综合征；肥胖型多囊卵巢综合征
1	26	0.963	2011	不孕；多囊卵巢综合症；临床效果；妊娠结局；中医药疗法
2	24	0.946	2012	来曲唑；不孕症；排卵障碍；子宫内膜容受性；胰岛素抵抗
3	22	0.943	2014	胰岛素抵抗；炔雌醇环丙孕酮片；达英-35；不孕症；桂枝茯苓胶囊
4	19	0.988	2014	痰湿型；腹针；坤泰胶囊；月经不调；多囊卵巢综合征不孕症
5	18	0.996	2005	二甲双胍；性激素；炔雌醇环丙孕酮；氯米芬；排卵
6	17	0.973	2007	妊娠率；排卵率；卵巢功能；补肾化痰汤；糖脂代谢
7	13	0.919	2010	克罗米芬；中西医结合疗法；不育；针刺疗法；女（雌）性
8	13	0.968	2011	肥胖；针刺；穴位埋线；促排卵；加减苍附导痰汤
9	12	0.915	2007	针灸；临床研究；排卵障碍性不孕；不孕不育；补肾活血方
10	12	1	2011	中药；多囊卵巢；针药结合；体外受精-胚胎移植；中医
11	12	0.945	2007	中西医结合；疗效；肥胖型多囊卵巢综合征；苍附导痰汤；治疗
12	9	0.994	2015	疗效评价；补肾活血汤；临床药理；肾虚血瘀型；定坤丹
13	4	0.965	2013	中医药治疗；中医周期疗法；肾阳虚型；温肾暖巢汤；病证结合
14	3	1	2012	临床疗效；痰湿阻滞证；性激素；中医体质；肥胖

4.关键词时间线

关键词时间线以时间为横轴，节点为该关键词首次出现的时间，节点大小表明其出现频次高低。时间线图首先反映关键词的相关性，进而体现某一研究方向的研究趋势。同时通过时间显示，表明该研究方向趋势的热度情况。

对关键词聚类图谱进行时间线分析，见彩图10。2000年之前，出现的节点较大，但节点稀疏。包括：多囊卵巢综合征、中西医结合治疗、排卵率、促排卵、克罗米芬、活血通经、促卵泡汤、仙灵脾等。2000—2010年10年间，节点密度有所增加，代表研究热度的节点大小依然较大。出现的热词包括：中医药疗法、克罗米酚、不孕症、胰岛素抵抗、来曲唑、二甲双胍、穴位埋线、肥胖、高雄激素血症。2011—2023年，节点数量更多，但节点大小较上一区间减小，体现研究内容的多向性。在此期间出现的热点中医药干预措施包括：补肾调经汤、疏肝补肾汤、补肾化痰方、健脾化痰方、桂枝茯苓丸、右归丸、苍附导痰丸、艾灸、针刺疗法等等。

5.关键词突现

关键词突现指某一关键词在某一时间段的强力出现。关键词突现图反应不同年份多囊卵巢综合征中医药临床疗效研究领域在短期内产生巨大变化的关键词，以及该关键词出现变化的起止年份及突变强度。通过关键词突变图可以直观了解某领域的前沿和热点（见彩图11）。

对TOP 25突现关键词分析，对2019年之前出现的热度，主要集中于中西医结合治疗多囊卵巢综合征，西医方面以认识高雄激素血症，以西药克罗米酚（克罗米芬）为促排卵方式。2019年以后，出现的热点包括：①中医证型研究：痰湿证、肾虚痰湿证；②中医药干预措施研究：温针灸、补肾调经汤、定坤丹、补肾活血汤、疏肝补肾汤；③结局指标：卵巢功能、性激素水平、性激素。

6.关键词时区图

关键词时区图通过时间维度呈现关键词的演变状况和发展趋势。其横轴为时间，节点的大小反应关键词的研究热度，节点的色彩丰富程度反应活跃程度，节点之间的连线反应了关键词之间的关联及演进关系。分析发现，多囊卵巢综合征中医药临床疗效研究领域可分为三个阶段：第一阶段，萌芽期（1982—2004年），该领域最重要的节点"多囊卵巢综合征"是在1982年形成的，且1982—2003年间节点较少，由于该疾病名称初被引入，研究者对中医药临床疗效研究进行探索。第二阶段，积累期（2004—2010年），按节点大小及色彩丰富程度，依次产生了"二甲双胍""中西医结合""来曲唑""临床疗效""达因-35""穴位埋线""氯米芬"等重要节点。以西医为主结合中医药方法，属于中西医结合疗法的积累期。第三阶段，发展期（2011—2023年），关键词密集、主题广泛，因此可以认为该时间段是该领域的快速发展期；研究在前期研究的基础上更加深入，但整体发展平稳，结合时区图发现，中医证型研究、中医药干预措施占大多数，体现了中医药疗法的优势（见彩图12）。

7.作者合作网络

作者合作网络图反映多囊卵巢综合征中医药临床疗效研究领域研究者之间的合作与交流关系。作者共现图谱包含253个网络节点，165条合作连线，网络密度（Density）=0.005 3。由作者合作网络图可以看出，该领域形成4个明显的核心作者群以及核心研究团队，核心作者分别为：侯丽辉、张丽、李金梅、任秀朋。其中发文量最多的作者为侯丽辉，共16篇，发文量≥5（n≥5）的作者见表4-12、彩图13。

表4-12　发文量≥5的作者

序号	姓　名	发文量	起始时间	中心性	序号	姓　名	发文量	起始时间	中心性
1	侯丽辉	16	2004	0	13	张　宁	7	2011	0
2	叶利群	12	2004	0	14	齐向芳	6	2018	0
3	张迎春	10	2013	0	15	刘艳美	6	2012	0
4	王　芳	10	2018	0	16	李学余	6	2012	0

序号	姓名	发文量	起始时间	中心性	序号	姓名	发文量	起始时间	中心性
5	谈勇	10	2011	0	17	李金梅	6	2017	0
6	刘新雄	9	2011	0	18	段金琳	6	2018	0
7	张丽	9	2018	0	19	郑娜	6	2018	0
8	崔薇	8	2009	0	20	刘海燕	5	2022	0
9	丁彩飞	8	2008	0	21	俞瑾	5	2016	0
10	刘润侠	8	2011	0	22	任秀朋	5	2016	0
11	李静	8	2009	0	23	施茵	5	2009	0
12	赵小渤	7	2018	0	24	万凌屹	5	2019	0

8.机构合作关系

应用 CiteSpace 对研究多囊卵巢综合征中医药临床疗效的机构合作关系进行绘图，其中节点代表机构，节点名称大小代表发文量多少，节点间连线代表机构的合作关系。通过统计分析，研究文献共包括2512个机构，发文前20的机构共发文776篇，占发文量的18.14%，其中南京中医药大学发文最多（n=131），其后依次为山东中医药大学、广州中医药大学、湖南中医药大学、黑龙江中医药大学、广西中医药大学（见表4-13、彩图14）。中心性为0。由彩图14可知，核心发文机构之间关联性低，仅形成以南京中医药大学、上海中医药大学、广西中医药大学为中心的团队。机构分布不紧密。

表4-13 发文量前20的机构

序号	频次	中心性	年份	机构名称
1	132	0	2005	南京中医药大学
2	112	0	2002	山东中医药大学
3	99	0	2001	广州中医药大学
4	52	0	2012	湖南中医药大学
5	51	0	2003	黑龙江中医药大学
6	38	0	2008	广西中医药大学
7	37	0	2016	辽宁中医药大学
8	25	0	2008	北京中医药大学
9	25	0	2009	上海中医药大学
10	25	0	2012	湖北中医药大学
11	23	0	2011	福建中医药大学
12	13	0	2012	浙江中医药大学
13	11	0	2019	新疆医科大学
14	10	0	2015	安徽中医药大学

序号	频次	中心性	年份	机构名称
15	10	0	2017	成都中医药大学
16	10	0	2011	上海中医药大学附属曙光医院
17	10	0	2018	山西中医药大学
18	9	0	2016	河南中医药大学
19	8	0	2021	宁波市中医院
20	8	0	2014	成都中医药大学附属医院

9.刊载期刊分布

3414篇文献共来源于467种期刊。发文量≥30篇（前20）的期刊见表4-14。发文最多的期刊为《新中医》，为94篇。其后依次为《实用妇科内分泌电子杂志》（$n=92$）、《实用中医药杂志》（$n=85$）、《中医临床研究》（$n=73$）、《光明中医》（$n=68$）和《现代中西医结合杂志》（$n=60$）。发文量排前20的期刊发文量总和占比为30.05%（1026/3414）。

表4-14　来源期刊发文量统计

序号	来源期刊	发文量
1	新中医	94
2	实用妇科内分泌电子杂志	92
3	实用中医药杂志	85
4	中医临床研究	73
5	光明中医	68
6	现代中西医结合杂志	60
7	中国妇幼保健	55
8	四川中医	52
9	河北中医	47
10	实用中西医结合临床	44
11	中国中医药现代远程教育	39
12	世界最新医学信息文摘（电子版）	38
13	内蒙古中医药	38
14	辽宁中医杂志	38
15	陕西中医	37
16	中国保健营养	36
17	中华中医药学刊	35
18	母婴世界	35

续表

序号	来源期刊	发文量
19	上海针灸杂志	30
20	湖南中医杂志	30

附件：文献研究及评价清单

[1] 马仁海,冀萍,沙桂娥,等.针灸治疗多囊卵巢综合征98例临床观察[J].中国针灸,1996,16(11):18-19.

[2] 桑海莉,王洪芝.补肾活血片治疗多囊卵巢综合征临床研究[J].山东中医杂志,1998(03):8-9.

[3] 桑海莉.补肾加针刺治疗多囊卵巢综合征35例临床观察[J].中医杂志,2000(07):412-413.

[4] 王东梅.温肾调经颗粒治疗多囊卵巢综合征的临床与实验研究[D].济南:山东中医药大学,2002.

[5] 蔡平平.补肾活血调经汤治疗肾虚血瘀型多囊卵巢综合征的临床研究[D].济南:山东中医药大学,2003.

[6] 华苓,吴育宁,张巨明,等.益肾健脾养血通利法治疗多囊卵巢综合征的临床观察[J].中国中西医结合杂志,2003(11):819-822.

[7] 谢桂珍,周卓秀,孙荃荟,等.自拟调经固冲汤联合克罗米芬治疗多囊卵巢综合征所致不孕的临床观察[J].中华实用中西医杂志,2005,18(10):1538-1539.

[8] 崔文.补肾活血化痰汤治疗肾虚血瘀痰阻型多囊卵巢综合征的临床及实验研究[D].济南:山东中医药大学,2006.

[9] 柴丽宏.疏肝清解汤治疗肝经郁热型青春期多囊卵巢综合征临床观察[J].北京中医,2006(06):323-326.

[10] 陈栋,陈恕仁,石晓兰,等.针挑治疗多囊卵巢综合征临床观察[J].中国针灸,2007(02):99-102.

[11] 石艳阁.补肾疏肝法治疗肾虚肝郁型多囊卵巢综合征高雄激素血症的临床研究[D].济南:山东中医药大学,2008.

[12] 郭丽春,胡波.施今墨验方加减治疗多囊卵巢综合征合并2型糖尿病的临床研究[J].河北中医,2008(02):130-131.

[13] 李晓玲.温肾化痰法治疗多囊卵巢综合征的临床观察[D].北京:北京中医药大学,2008.

[14] 张蕾.益肾导痰调冲汤治疗肾阳虚痰阻型多囊卵巢综合征疗效观察[D].杭州:浙江中医药大学中医学;中医妇科学,2008.

[15] 王玖玲,朱敏华,李淑玲,等.益肾活血法治疗未破裂卵泡黄素化综合征的临床研究[J].山东大学学报(医学版),2008(02):204-206.

[16] 钟晓玲,曹大农,林慰欣,等.中医辨证治疗多囊卵巢综合征82例临床研究[J].新中医,2008(11):58-59.

[17] 陆葳,卢苏,任青玲.滋补肾阴法治疗多囊卵巢综合征高睾酮血症的临床研究[J].河北中医,2008(06):585-586.

[18] 鲍维雅.补肾化痰佐以活血法治疗多囊卵巢综合征的临床研究[J].天津中医药,2009,26(05):375-376.

[19] 杜立玲.补肾养精汤治疗多囊卵巢综合征的临床研究[D].济南:山东中医药大学,2009.

[20] 郭太录.补肾养精汤治疗肾虚型多囊卵巢综合征的临床研究[D].济南:山东中医药大学,2009.

[21] 程慕溪,李晓玲,佟庆,等.多囊卵巢综合征中医辨证治疗的临床观察[J].疑难病杂志,2009,8(01):26-27.

[22] 黄彬城.腹针结合中药调节多囊卵巢综合征激素水平的临床研究[D].广州:广州中医药大学,2009.

[23] 施茵,徐文斐,尹小君,等.益肾中药加针刺治疗肾阴虚型多囊卵巢综合征的临床研究[J].上海中医药杂志,2009,43(10):33-35.

[24] 钟晓玲,曹大农,林慰欣,等.右归丸对多囊卵巢综合征胰岛素抵抗的临床研究[J].中医药通报,2009,8(3):50-52.

[25] 施茵,冯慧钧,刘慧荣,等.针药结合治疗肾虚痰瘀型多囊卵巢综合征疗效观察[J].中国针灸,2009,29(02):99-102.

[26] 盛文贞.补肾活血周期疗法治疗肾虚血瘀型多囊卵巢综合征的临床研究[D].济南:山东中医药大学,2010.

[27] 宋知理,许钧,王烨.补肾软坚方治疗多囊卵巢综合征无排卵症临床观察[J].上海中医药杂志,2010,44(08):47-50.

[28] 赖毛华,马红霞,姚红,等.腹针对肥胖型多囊卵巢综合征患者内分泌及糖脂代谢的影响[J].针刺研究,2010,35(04):298-302.

[29] 袁丽萍,林芸,王海鹰.腹针治疗多囊卵巢综合征疗效观察[J].四川中医,2010,28(4):123-125.

[30] 张天鹰.化痰逐瘀法治疗多囊卵巢综合征排卵障碍[C]//排卵障碍性相关疾病的中医药防治——第十次全国中医妇科学术大会,哈尔滨,2010:171-172.

[31] 李勇生.温肾化痰祛瘀汤治疗多囊卵巢综合征60例临床分析[J].四川中医,2010,28(03):86-87.

[32] 刘桂英,陶莉莉,辛俊,等.穴位埋线配合健脾补肾化痰中药对肥胖型多囊卵巢综合征患者雄激素水平的影响[J].辽宁中医杂志,2010,37(10):2026-2028.

[33] 包文斐,应敏丽.运脾化痰方加减治疗肥胖型多囊卵巢综合征临床观察[J].中华中医药杂志,2010,25(05):768-770.

[34] 周静波.针灸调整痰湿体质结合生活方式干预治疗多囊卵巢综合征的临床观察[D].广州:广州中医药大学,2010.

[35] 董莉,平俞佳.中药补肾方治疗多囊卵巢综合征的临床疗效观察[C]//中华中医药学会妇科分会第十次全国中医妇科学术大会,哈尔滨,2010:210-211,214.

[36] 任文凯.活血排卵汤联合促黄体汤治疗肾虚血瘀型多囊卵巢综合征的临床研究[D].济南:山东中医药大学,2011.

[37] 左婧.加减防风通圣散配合耳穴贴压法治疗肥胖型多囊卵巢综合征的临床研究[D].南京:南京中医药大学,2011.

[38] 李小平,叶双,林舒,等.加减滋癸汤对肝肾阴虚型多囊卵巢综合征高雄激素血症的影响[J].光明中医,2011,26(02):242-244.

[39] 陈佩伶.加味二陈汤治疗痰湿阻滞型多囊卵巢综合征的临床研究[D].广州:广州中医药大学,2011.

[40] 孟君,黎小斌.灵术颗粒治疗肾虚痰湿型多囊卵巢综合征胰岛素抵抗临床研究[J].新中医,2011,43(11):41-43.

[41] 李淑萍.五积散对痰湿型多囊卵巢综合征生殖激素和糖脂代谢的临床和实验研究[D].南京:南京中

医药大学,2011.

[42] 高月红.五积散治疗脾虚痰湿型多囊卵巢综合征的临床研究[D].南京:南京中医药大学,2011.

[43] 施燕.小柴胡汤加减治疗多囊卵巢综合征40例临床观察[J].浙江中医杂志,2011,46(02):120.

[44] 李晨,张松柏.针刺治疗多囊卵巢综合征30例临床观察[J].北京中医药,2011,30(02):128-130.

[45] 遇雯.针药结合治疗多囊卵巢综合征的临床疗效观察[D].哈尔滨:黑龙江中医药大学,2011.

[46] 陶剑飞,卢兴宏.中药周期疗法治疗女大学生多囊卵巢综合征30例临床观察[J].新中医,2011,43
(07):75-77.

[47] 郑泳霞.中医周期疗法治疗肾虚型多囊卵巢综合征的疗效观察[D].广州:广州中医药大学,2011.

[48] 李小平,林舒,叶双,等.滋癸汤加减治疗肝肾阴虚型多囊卵巢综合征疗效观察[J].中国中西医结合
杂志,2011,31(08):1070-1073.

[49] 钱赟,胡国华,齐聪.滋肾活血方治疗多囊卵巢综合征临床观察[J].上海中医药杂志,2011,45(09):
48-50.

[50] 董双千.补肾化痰法对PCOS伴IR患者血清脂联素及子宫内膜GLUT4的影响[D].济南:山东中医药
大学,2012.

[51] 耿慧.补肾化痰祛瘀汤治疗肾虚痰瘀型多囊卵巢综合征的临床研究[D].济南:山东中医药大学,
2012.

[52] 黄凌.补肾化痰中药对多囊卵巢综合征患者抑制素B的影响[D].广州:广州中医药大学,2012.

[53] 平瑜佳,董莉,朱南孙.补肾活血方治疗肾虚血瘀型多囊卵巢综合征临床疗效观察[J].上海中医药
杂志,2012,46(11):53-55.

[54] 钟高堂.补肾活血汤在多囊卵巢综合征促排卵中的疗效[J].医学综述,2012,18(02):306-307.

[55] 姚逸.补肾活血调冲汤对多囊卵巢综合征促排卵的临床研究[D].南京:南京中医药大学,2012.

[56] 吴丹.补肾健脾法配合针刺对多囊卵巢综合征患者高雄体征干预的临床研究[D].哈尔滨:黑龙江中
医药大学,2012.

[57] 陈冲.补肾健脾化痰方治疗青春期多囊卵巢综合征的临床观察[D].武汉:湖北中医药大学,2012.

[58] 刘亚平,任凤岩,赵艳梅,等.补肾健脾活血汤治疗多囊卵巢综合征的临床观察[J].中国中医药科
技,2012,19(03):258-260.

[59] 汤彩云,李云波,吴彦辉,等.补肾宣郁法治疗多囊卵巢综合征疗效评价[J].北京中医药,2012,31
(07):521-523.

[60] 张耿鹏.腹针配合艾灸对多囊卵巢综合征的临床疗效及性激素水平的影响研究[D].广州:广州中医
药大学,2012.

[61] 刘演华.腹针治疗多囊卵巢综合征月经不调的临床研究[D].广州:广州中医药大学,2012.

[62] 赖毛华,马红霞,刘华,等.腹针治疗脾肾阳虚型多囊卵巢综合征60例临床观察[J].江苏中医药,
2012,44(08):53-54.

[63] 瞿慧.腹针治疗肾虚血瘀型多囊卵巢综合征排卵障碍的临床研究[D].广州:广州中医药大学,2012.

[64] 易利利.固本祛瘀方治疗多囊卵巢综合征气虚痰瘀证的临床研究[D].武汉:湖北中医药大学,2012.

[65] 张天鹰,王乔.化痰逐瘀法治疗多囊卵巢综合征排卵障碍的临床研究[J].现代中医药,2012,32
(02):28-29.

[66] 郑泳霞.加减定经汤治疗青春期多囊卵巢综合征临床观察[J].新中医,2012,44(04):63-65.

[67] 周璐璐.健脾祛湿法治疗脾虚湿盛型多囊卵巢综合征的临床观察[D].哈尔滨:黑龙江中医药大学,

2012.

[68] 王琪,李凤英.暖宫助孕汤结合定坤丹对PCOS(肾阳虚型)所致卵泡发育障碍疗效观察[C]//中华中医药学会妇科分会第十二次全国中医妇科学术大会,西安,2012:594-595.

[69] 文继红.温肾化痰法治疗多囊卵巢综合征的临床效果观察[J].中国卫生产业,2012,9(36):127-130.

[70] 全雪芬.温肾祛浊方对PCOS性激素、HOMA-IR及PCO作用的研究[D].西安:陕西中医药大学,2012.

[71] 康春静.穴位埋线对肥胖型多囊卵巢综合征患者性激素水平、胰岛素抵抗的影响[D].济南:山东中医药大学,2012.

[72] 周新英.益精补肾汤治疗肾虚型多囊卵巢综合征的临床研究[D].济南:山东中医药大学,2012.

[73] 刘新雄,刘艳美,李学余,等.针刺联合药物对经典型多囊卵巢综合征内分泌调整的临床研究[C]//中华医学会第十次全国妇产科学术会议妇科内分泌会场(妇科内分泌学组、绝经学组、计划生育学组),厦门,2012:157-158.

[74] 周建华,王治洁,王东建,等.针药结合治疗多囊卵巢综合征临床观察[J].上海中医药杂志,2012,46(05):72-74.

[75] 施茵,廖晏君,虞莉青,等.针药结合治疗肥胖型多囊卵巢综合征患者33例临床观察[J].中医杂志,2012,53(22):1930-1933.

[76] 万鹏飞.中药结合不同频率电针治疗肥胖型PCOS的临床研究[D].济南:山东中医药大学,2012.

[77] 乔山幸.中药序贯配合针灸治疗PCOS致排卵障碍性不孕症的临床研究[D].南京:南京中医药大学,2012.

[78] 谢京红,高欲美,韩冉,等.滋阴清热法治疗多囊卵巢综合征30例[J].世界中医药,2012,7(05):410-412.

[79] 蒲成哲,李德珍,陈芳玉,等.补肾化痰活血法治疗PCOS不孕不育的临床分析[J].医药前沿,2013(5):187-188.

[80] 胡秀慧,傅萍.补肾化痰祛瘀法对肥胖型多囊卵巢综合征患者生殖激素及血脂的影响[J].浙江中西医结合杂志,2013,23(07):562-564.

[81] 苏健,李亚敏,田李军,等.补肾化痰通络法加针刺治疗肥胖型多囊卵巢综合征的临床研究[J].天津中医药,2013,30(05):274-276.

[82] 林辉,王萍,黄群,等.补肾活络方对多囊卵巢综合征患者性激素及卵巢的影响[J].湖南中医杂志,2013,29(10):11-12.

[83] 王萍,林辉,黄群,等.补肾活络方治疗多囊卵巢综合征肾虚血瘀证的临床研究[J].北京中医药大学学报,2013,36(09):637-639.

[84] 雷洁莹,方如丹.补肾活血法在多囊卵巢综合征促排卵治疗中未破裂卵泡黄素化综合征的应用[J].广东医学,2013,34(11):1776-1778.

[85] 罗超.补肾调周法联合达英-35治疗PCOS高雄激素血症的临床研究[D].南京:南京中医药大学,2013.

[86] 范国霞.补肾养血活血法治疗肾虚血瘀型多囊卵巢综合征月经后期的临床研究[D].济南:山东中医药大学,2013.

[87] 郑小敏,华宙佳,丁彩飞.苍附导痰汤加减方对痰湿型多囊卵巢综合征合并胰岛素抵抗患者生殖内分泌及糖代谢的影响[J].浙江中西医结合杂志,2013,23(03):216-217.

[88]朱海秋.从肝论治多囊卵巢综合征高雄激素血症的临床观察[D].哈尔滨:黑龙江中医药大学,2013.

[89]岑怡.促排汤对多囊卵巢综合征胰岛素抵抗影响的临床研究[J].新中医,2013,45(05):79-81.

[90]李锦鸣,苗晓玲,封淑青,等.分时段针刺导气法治疗多囊卵巢综合征临床研究[J].辽宁中医杂志,2013,40(07):1444-1446.

[91]梁静,孙维峰,周建龙.复方多囊调经汤治疗多囊卵巢综合征的机制研究[J].华南国防医学杂志,2013,27(06):397-399.

[92]陶柳,庹安写,刘茂艳.桂枝茯苓丸联合黄连素对多囊卵巢综合征伴胰岛素抵抗患者的影响[J].中国实验方剂学杂志,2013,19(15):320-323.

[93]邵晓曼.黄连素联合桂枝茯苓丸对多囊卵巢综合征伴胰岛素抵抗患者的临床研究[J].中国临床研究,2013,26(08):803-805.

[94]张丽娜,李军,薛晓鸥.基于月经周期理论以中西医结合治疗PCOS不孕的临床观察[J].世界中西医结合杂志,2013,8(12):1243-1246.

[95]汤丽婷.加减定经汤治疗青春期多囊卵巢综合征疗效分析[J].中国医学创新,2013,10(30):24-25.

[96]郭建芳.坤泰胶囊治疗多囊卵巢综合征100例疗效观察[C]//第十三次全国中医妇科学术大会,贵阳,2013:603-604.

[97]刘晓青.埋线对肥胖型多囊卵巢综合征患者脾虚症状与性激素水平的干预[D].广州:广州中医药大学,2013.

[98]李修阳,徐琬梨,刘家义.启宫丸加味结合针灸治疗痰湿型多囊卵巢综合征26例疗效观察[J].山东中医杂志,2013,32(12):878-880.

[99]曹紫雅.清热活血泻浊汤治疗湿热瘀结型多囊卵巢综合征的临床研究[D].西安:陕西中医药大学,2013.

[100]陈莹莹,林洁.调经消囊方治疗肝郁气滞型多囊卵巢综合征临床观察[J].中国卫生产业,2013,10(15):177-178.

[101]周佳宁.五积散加减治疗肾虚痰湿型多囊卵巢综合征的疗效观察[D].南京:南京中医药大学,2013.

[102]王文霞.穴位埋线对多囊卵巢综合征患者高雄激素血症的影响[D].济南:山东中医药大学,2013.

[103]张彤,康春静,孙鑫源,等.穴位埋线对多囊卵巢综合征患者性激素及胰岛素抵抗的影响[J].天津中医药,2013,30(04):205-208.

[104]张迎春,张花,陈明,等.穴位埋线配合中药治疗多囊卵巢综合征患者月经影响[C]//第十三次全国中医妇科学术大会,贵阳,2013:412-415.

[105]宋李丽.育嗣灵汤治疗多囊卵巢综合征不孕症临床研究[J].中医学报,2013,28(04):558-559.

[106]杨兰.针刺结合补肾化痰方治疗多囊卵巢综合征的临床疗效观察[D].南京:南京中医药大学,2013.

[107]蔡建波,苏萍.针灸配合中药辨证治疗多囊卵巢综合征100例临床观察[J].中外医疗,2013,32(27):136-137.

[108]杨二红.针药结合治疗多囊卵巢综合征所致不孕的临床观察[D].济南:山东中医药大学,2013.

[109]许雪梅.中药针灸结合治疗87例多囊卵巢综合征合并不孕的疗效分析[J].中国卫生产业,2013,10(03):177.

[110]黄群,林辉,王萍,等.补肾活络方治疗多囊卵巢综合征40例[J].光明中医,2014,29(01):58-59.

[111] 陶金红,董莉.补肾活血方对肾虚血瘀型多囊卵巢综合征激活素-抑制素-卵泡抑素系统的影响[J].上海中医药杂志,2014,48(7):58-61.

[112] 杨慧.补肾活血中药治疗肾亏血瘀型多囊卵巢综合征35例[J].环球中医药,2014,7(5):382-384.

[113] 王英,潘丽贞,陈弦.补肾祛痰化瘀法治疗多囊卵巢综合征性不孕的疗效观察[J].中国中医药科技,2014,21(5):584-585.

[114] 陈淑琴.苍附导痰丸加减治疗痰湿内阻型多囊卵巢综合征不孕症的临床观察[D].福州:福建中医药大学,2014.

[115] 袁迎君,蓝岚.丹栀逍遥散加减治疗肝郁血热型多囊卵巢综合征37例疗效观察[J].河北中医,2014,36(8):1175-1178.

[116] 金春兰,魏立新,赵吉平,等.电针与达因-35治疗多囊卵巢综合征的疗效对比[J].中国针灸,2014,34(12):1174-1178.

[117] 李惠芳.红花逍遥片对多囊卵巢综合征患者内分泌及代谢的影响[J].中国妇幼保健,2014,29(22):3622-3625.

[118] 彭颖洁.加味二陈汤配合埋线对肥胖型多囊卵巢综合征患者胰岛素抵抗的影响[D].济南:山东中医药大学,2014.

[119] 徐敏.健脾化痰联合补肾调周法治疗肥胖型多囊卵巢综合征的临床研究[D].南京:南京中医药大学,2014.

[120] 周文静.金匮肾气丸加减联合针刺治疗肾虚痰瘀型PCOS的临床研究[D].广州:广州中医药大学,2014.

[121] 郑娟,王祖龙.橘黄汤联合达英-35治疗痰湿阻滞型多囊卵巢综合征临床研究[J].新中医,2014,46(03):107-109.

[122] 曹琦,俞瑾,周丽蓉.坤泰方治疗多囊卵巢综合征临床观察[J].上海中医药杂志,2014,48(6):66-69.

[123] 郑永新.龙胆泻肝汤与补肾化痰汤治疗多囊卵巢综合征的临床观察[J].中国计划生育和妇产科,2014,6(6):40-43.

[124] 罗晓意.生活方式干预联合加减苍附导痰汤治疗肥胖型PCOS的临床研究[D].广州:广州中医药大学,2014.

[125] 张晓金,陈允钦,归绥琪,等.天癸胶囊治疗多囊卵巢综合征110例临床观察[J].中医杂志,2014,55(21):1835-1840.

[126] 刘琼.五积散对多囊卵巢综合征痰湿型患者糖脂代谢及生殖激素的影响[J].中药材,2014,37(8):1502-1504.

[127] 曹姗妹.穴位埋线周期疗法对多囊卵巢综合征胰岛素抵抗的临床疗效观察[D].济南:山东中医药大学,2014.

[128] 李欣欣.益肾通经汤治疗肾虚痰瘀型多囊卵巢综合征的临床研究[D].济南:山东中医药大学,2014.

[129] 许昕,高征,梁婧翘.益肾助阳活血化浊法对PCOS患者性激素及排卵功能影响[C]//第十四次全国中医药妇科学术大会暨中医妇科治疗疑难病证经验研讨会,太原,2014:170-174.

[130] 贺晓霞.月事喜丸治疗多囊卵巢综合征所致不孕症50例[J].河南中医,2014,34(11):2242.

[131] 万庆芝.燥湿化痰中药联合穴位埋线治疗肥胖型多囊卵巢综合征胰岛素抵抗的临床研究[D].南

京:南京中医药大学,2014.

[132]马红.针刺治疗多囊卵巢综合征及其改善焦虑状态的研究[D].广州:广州中医药大学,2014.

[133]苏健,白杰,尤瑞红.针药结合治疗对肥胖型多囊卵巢综合征瘦素及胰岛素抵抗的影响[J].四川中医,2014,32(1):86-88.

[134]苏健,焦惠霞.针药结合治疗肾虚痰湿型多囊卵巢综合征40例远期疗效观察[J].辽宁中医杂志,2014,41(9):1955-1958.

[135]刘婷婷,林忠.针药联合治疗多囊卵巢综合征60例观察[J].实用中医药杂志,2014,30(3):182-183.

[136]杜冠华,李军.针药联合治疗多囊卵巢综合征不孕的临床研究[J].中国现代医生,2014,52(11):98-99.

[137]许玉刚.中药加艾灸治疗脾肾阳虚型多囊卵巢综合征不孕128例疗效观察[J].世界中医药,2014,9(08):1079-1082.

[138]白松林,蒋小辉,李雨璘,等.中药减肥方联合针刺加运动对瘦体型多囊卵巢综合征患者内分泌指标及妊娠结局的影响[J].中国计划生育学杂志,2014,22(8):540-543.

[139]肖慧莲,赖胜兰.中药联合针刺治疗多囊卵巢综合征不孕不育42例[J].中国中医药现代远程教育,2014,12(19):129-131.

[140]黄丽辉.中医辨证周期疗法治疗青春期PCOS的临床研究[D].兰州:甘肃中医学院,2014.

[141]刘锦龙,欧雨.中医消法对多囊卵巢综合征伴非酒精性脂肪性肝病脂代谢的影响研究[J].中国卫生产业,2014,11(02):191-192.

[142]尹倩,侯丽辉,刘颖华,等.补肾化痰方对多囊卵巢综合征患者高雄激素血症影响的临床观察[J].上海中医药杂志,2015,49(8):53-55.

[143]许江虹,陈旦平.补肾化痰方治疗肥胖型多囊卵巢综合征的临床研究[J].中医药导报,2015,21(13):82-83.

[144]刘舒婷,陈木柯,李冰.补肾化痰祛瘀方治疗肥胖型多囊卵巢综合征35例临床观察[J].中国民族民间医药,2015,24(22):60-61.

[145]朱黎明.补肾温阳法对PCOS排卵障碍影响的机制研究[D].郑州:河南中医学院,2015.

[146]刘欢,王若光,尹飞鸿.促排卵方治疗多囊卵巢综合征高雄激素血症40例[J].湖南中医杂志,2015,31(3):64-65.

[147]刘岩.复坤汤足浴治疗多囊卵巢综合征(脾肾阳虚型)临床研究[D].长春:长春中医药大学,2015.

[148]陈丹.隔药灸为主治疗多囊卵巢综合征患者月经失调的临床疗效观察[D].福州:福建中医药大学,2015.

[149]吴聚文.健脾疏肝调经汤治疗青春期多囊卵巢综合征脾虚肝郁型患者的临床研究[D].福州:福建中医药大学,2015.

[150]江昆.坤泰胶囊治疗多囊卵巢综合征100例的疗效观察[J].光明中医,2015,30(05):996-997.

[151]樊瑶,樊成华,秦岭,等.女性多囊卵巢综合征应用中药活血利湿方治疗的临床疗效及安全性评价[J].当代医学,2015(11):158,159.

[152]吴兰芝,谢娟娟.评价与分析中药联合西药治疗多囊卵巢综合征临床疗效与安全性[J].辽宁中医杂志,2015,42(3):556-558.

[153]曹红霞,徐浪,邱英明,等.芪精丹兰汤对痰湿肥胖型多囊卵巢综合征患者内分泌紊乱的影响[J].

中国社区医师,2015,31(11):73-75.

[154] 李风秀.探讨红花逍遥片治疗多囊卵巢综合征的临床疗效[J].世界最新医学信息文摘,2015,15(92):82-84.

[155] 周燕媛.调经促孕汤治疗多囊卵巢综合征临床观察[J].中华中医药学刊,2015,33(12):3039-3042.

[156] 宋一惠,曹良杰,黄磊,等.调卵汤治疗多囊卵巢综合征性不孕症64例临床观察[J].新中医,2015,47(4):151-152.

[157] 崔燕.调周法结合针灸治疗肾虚痰湿型PCOS不孕患者的临床研究[D].南京:南京中医药大学,2015.

[158] 李亚敏,白杰,苏健.透壁促氲法治疗肥胖型多囊卵巢综合征的临床观察[J].辽宁中医杂志,2015,42(02):316-318.

[159] 黄艳辉,黎小斌,肖静.温经摄血方治疗多囊卵巢综合征的临床观察[J].广州中医药大学学报,2015,32(3):418-422.

[160] 赵洪亚.温肾活血化痰除湿法联合针灸治疗PCOS高雄激素血症的临床研究[D].济南:山东中医药大学,2015.

[161] 邱燕芳,温利辉,杨满,等.温针联合中药治疗肝郁血瘀型PCOS的疗效观察[J].北方药学,2015,12(5):19-20.

[162] 程如,万庆芝,欧阳静,等.穴位埋线联合燥湿化痰中药治疗多囊卵巢综合征临床疗效分析[J].辽宁中医药大学学报,2015,17(5):219-221.

[163] 姜梅芳,朱晶瑜,陈朋.穴位埋线联合中药对多囊卵巢综合征患者胰岛素抵抗及血清瘦素的影响[J].上海中医药杂志,2015,49(2):52-54.

[164] 高征,许昕,冀成玉,等.益肾助阳活血化浊法治疗PCOS患者疗效研究[C]//中华中医药学会第15次全国中医妇科学术年会,苏州,2015:109-112.

[165] 程如,万庆芝,欧阳静,等.燥湿化痰法联合穴位埋线治疗多囊卵巢综合征的临床疗效分析[C]//首届全国不孕不育复发性流产中西医诊治暨生殖健康高峰论坛、第五次全国中医生殖医学学术研讨会、2015中华中医药学会生殖医学分会年会,西安,2015:300-305.

[166] 孔小娇.针刺干预多囊卵巢综合征糖脂代谢异常的效应评价[D].南京:南京中医药大学,2015.

[167] 苏健,李亚敏,白杰.针药结合对肥胖型多囊卵巢综合征胰岛素抵抗的影响[J].山东中医杂志,2015,34(1):30-32.

[168] 赖毛华,马红霞,宋兴华,等.针药结合治疗青春期肥胖型多囊卵巢综合征30例疗效观察[J].云南中医中药杂志,2015,36(10):42-44.

[169] 郝重耀,张天生,齐江敏,等.秩边透水道为主针刺治疗多囊卵巢综合征疗效观察[J].中国针灸,2015,35(05):461-464.

[170] 覃小华.中药补肾活血方对青春期多囊卵巢综合征内分泌激素水平的影响[J].西部中医药,2015(4):4-6.

[171] 高云.中药方剂治疗痰湿型多囊卵巢综合征合并不孕症的疗效观察[J].实用妇科内分泌电子杂志,2015,2(11):71.

[172] 孙忻,丁彩飞,展晓日,等.中药复方对非肥胖型多囊卵巢综合征患者性激素的影响[J].中华中医药学刊,2015,33(2):404-406.

[173] 凌伟.中药联合耳穴治疗多囊卵巢综合征(痰湿证)的临床观察[D].长春:长春中医药大学,2015.

[174] 周文雅,杨宗霞,于正.自拟补肾活血化痰方治疗肥胖型多囊卵巢综合征临床观察[J].四川中医,2015,33(9):73-76.

[175] 凌晓红,田兴中,潘琦虹,等.自拟补肾健脾疏肝方治疗多囊卵巢综合征30例临床疗效观察[J].贵阳中医学院学报,2015,37(1):31-34.

[176] 卓缘圆,吴家满,林婉珊,等."调任通督针刺法"治疗多囊卵巢综合征不孕症的临床疗效观察[J].中国针灸,2016,36(12):1237-1241.

[177] 张丽梅,刘浩,张新平,等.补肾化痰法配合穴位埋线治疗肥胖型多囊卵巢综合征的临床研究[J].四川中医,2016,34(4):113-116.

[178] 许江虹,陈旦平.补肾化痰方对肥胖型多囊卵巢综合征患者血清ADMA和hsCRP的影响[J].光明中医,2016,31(3):319-321.

[179] 姬霞.补肾化痰祛瘀方对多囊卵巢综合征患者卵巢激素的影响[J].中药药理与临床,2016,32(2):216-217.

[180] 李敏.补肾活血法配合耳穴贴压治疗肾虚血瘀型PCOS之月经后期的临床研究[D].济南:山东中医药大学,2016.

[181] 杨氏平.补肾活血法治疗肾虚血瘀型多囊卵巢综合征临床观察[J].新中医,2016,48(12):110-112.

[182] 陈钟慧.补肾活血方对青春期多囊卵巢综合征内分泌激素水平的影响[J].亚太传统医药,2016,12(18):141-142.

[183] 周滢,舒承倩,江玉,等.补肾活血化瘀汤联合针灸治疗多囊卵巢综合征肾虚血瘀型致不孕的临床疗效观察[J].中国全科医学,2016,19(B12):429-432.

[184] 桑海莉.补肾活血配合埋线疗法治疗多囊卵巢综合征85例疗效观察[C]//第七届国际中医妇科学术大会,昆明,2016:281-284.

[185] 周娟.补肾活血中药治疗多囊卵巢综合征导致排卵障碍性不孕的临床研究[J].四川中医,2016,34(10):88-90.

[186] 绩秋芝.补肾活血中药治疗肾虚血瘀型多囊卵巢综合征疗效观察[J].中国现代药物应用,2016,10(10):249-250.

[187] 杨彩荣,陈秀娟.补肾健脾活血汤在多囊卵巢综合征中的临床应用价值[J].世界中西医结合杂志,2016,11(9):1248-1251.

[188] 刘翠华.补肾健脾活血汤治疗多囊卵巢综合征临床研究[J].中医学报,2016,31(8):1160-1162.

[189] 刘红霞.补肾调肝种子汤治疗多囊卵巢综合征导致不孕症临床研究[J].深圳中西医结合杂志,2016,26(12):38-40.

[190] 张春玲,王绍印,刘志杰,等.补肾调经系列方治疗多囊卵巢综合征的临床观察[J].内蒙古中医药,2016,35(13):39-40.

[191] 邱小兰,任毅,张学营,等.参芪胶囊对多囊卵巢综合征患者卵巢激素的影响[J].中药药理与临床,2016,32(4):120-122.

[192] 岑怡,洪庆祥,徐竺婷,等.促排汤对伴胰岛素抵抗型多囊卵巢综合征同型半胱氨酸影响的临床观察[J].上海中医药杂志,2016,50(10):56-59.

[193] 岑怡.促排汤对多囊卵巢综合征伴胰岛素抵抗患者瘦素及性激素水平影响的临床研究[J].河北中医,2016,38(5):654-657.

[194] 蔡贤兵,李亚,王俊玲,等.电针及穴位埋线治疗肥胖型多囊卵巢综合征的临床观察[J].光明中医,

2016,31(4):538-541.

[195] 陈雯霞.电针结合激光治疗肥胖型多囊卵巢综合征的临床疗效观察[D].南京:南京中医药大学,
2016.

[196] 郑颖,孙淼,郑洁.多囊饮对肾虚肝郁证多囊卵巢综合征患者内分泌、脂代谢和卵巢多囊样形态的
影响[J].中国中西医结合急救杂志,2016,23(6):609-612.

[197] 马红,全小红,陈秀华,等.飞针针刺法配合克罗米芬治疗多囊卵巢综合征排卵障碍:随机对照研究[J].
中国针灸,2016,36(11):1161-1165.

[198] 苏柏宇.腹针结合艾箱灸治疗排卵障碍性不孕(肾虚宫寒型)的临床观察[D].广州:广州中医药大
学,2016.

[199] 司晴.观察中药加艾灸治疗脾肾阳虚型多囊卵巢综合征不孕的临床效果[J].世界最新医学信息文
摘,2016,16(44):93-94.

[200] 杨正望,赵娜,全春梅.归道方治疗肾虚肝郁型多囊卵巢综合征临床研究[J].湖南中医药大学学
报,2016,36(7):58-61.

[201] 薛春娟,刘小发.化浊解毒调经方治疗多囊卵巢综合征53例临床观察[J].新疆中医药,2016,34
(2):19-21.

[202] 吴娜.火针对多囊卵巢综合征性激素水平影响的临床研究[D].广州:广州中医药大学,2016.

[203] 郭小丽,孙晓伟,扈国杰.加味开郁消胀汤对肾虚血瘀型多囊卵巢综合征排卵率的临床观察[J].实
用妇科内分泌电子杂志,2016,3(12):66-67.

[204] 孙玲.经后期宁心滋肾法对促进多囊卵巢综合征不孕患者卵泡生长发育的临床疗效研究[D].南
京:南京中医药大学,2016.

[205] 苏念军,肖宗辉,吕莉娟,等.经皮穴位电刺激治疗多囊卵巢综合征的疗效分析[J].广西医科大学
学报,2016,33(04):667-669.

[206] 阮海波,王敏珍,吴婷婷,等.冷针穿刺放液术后补肾祛瘀方合针刺治疗耐克罗米芬PCOS不孕症的
临床观察[J].中国中西医结合杂志,2016,36(9):1038-1041.

[207] 陆贵中.灵龟八法治疗痰湿型多囊卵巢综合征的临床研究[D].哈尔滨:黑龙江省中医药科学院,
2016.

[208] 陈伟杰,王芳芳.祛瘀化痰方对多囊卵巢综合征患者糖脂代谢及激素水平的影响[J].中国中药杂
志,2016,41(03):532-535.

[209] 张艺,关丽萍,魏美霞,等.疏肝清解汤治疗肝经郁热型青春期多囊卵巢综合征的远期疗效观察[J].
河北中医,2016,38(9):1305-1307.

[210] 王海燕.天癸胶囊治疗多囊卵巢综合征合并不孕症疗效观察[J].实用中医药杂志,2016,32(8):
757-758.

[211] 林春.调经促孕汤治疗多囊卵巢综合征30例临床观察[J].中国民族民间医药,2016,25(10):
92-93.

[212] 林婉珊,皮敏,卓缘圆.调任通督针刺法治疗肾阳虚型多囊卵巢综合征不孕症患者的临床疗效观察
[C]//世界针灸学会联合会科学技术协作工作委员会成立大会暨2016国际针灸学术研讨会、广东
省针灸学会第十三次学术研讨会,广州,2016:64-65.

[213] 刘爱平.通元法针药结合治疗多囊卵巢综合征月经后期的临床研究[D].广州:广州中医药大学,
2016.

[214] 霍利红.头穴电针对痰湿型多囊卵巢综合征性激素及卵巢血流的影响[D].哈尔滨:黑龙江省中医药科学院,2016.

[215] 邓丹.温肾暖巢汤治疗肾阳虚型多囊卵巢综合征的临床观察[D].贵阳:贵阳中医学院,2016.

[216] 方瑞华,梁卫青,张佳军.温肾调经汤对多囊卵巢综合征内分泌及脂代谢的影响[J].中国现代应用药学,2016,33(08):1073-1077.

[217] 蔡永生,李欣徽.五子衍宗加柴胡疏肝散治疗妇科PCOS综合征的疗效观察[J].实用妇科内分泌电子杂志,2016,3(2):131.

[218] 赵春景,江红,庄春霞.新加苁蓉菟丝子丸治疗多囊卵巢综合征疗效观察[J].新中医,2016,0(2):148-151.

[219] 俞瑾.俞氏清肝方治疗"肝经湿热型"多囊卵巢综合征的临床疗效观察及其有效成分黄芩苷的作用机制研究[D].上海:上海中医药大学,2016.

[220] 方庆霞,邹萍,李坤寅.针刺促排卵对多囊卵巢综合征患者卵泡发育及生殖激素的影响[J].北京中医药,2016,35(03):198-201.

[221] 胡亚男.针刺改善多囊卵巢综合征高雄激素状态的临床效应[D].南京:南京中医药大学,2016.

[222] 陈欣,宋岩.针刺配合中药塌渍法对多囊卵巢综合征血清炎症因子的影响[J].吉林中医药,2016,36(6):616-618.

[223] 金春兰.针刺疏肝调气法治疗多囊卵巢综合征临床研究[D].北京:北京中医药大学,2016.

[224] 虞莉青,谢菁,张馥晴,等.针灸治疗肾虚痰湿型多囊卵巢综合征的临床研究[J].针灸临床杂志,2016,32(2):10-15.

[225] 张健,黄桂兰,李茜茜,等.针刺加耳穴贴压对多囊卵巢综合征的临床观察[C]//湖南省针灸学会2016年学术年会,浏阳,2016:104-107.

[226] 刘代军.中药联合耳穴治疗多囊卵巢综合征(肾虚肝郁证)的临床观察[D].长春:长春中医药大学,2016.

[227] 董秀珍.中药联合腹针治疗肾虚痰瘀型PCOS不孕患者的临床观察[D].广州:广州中医药大学,2016.

[228] 钟春华,梁宝珠.中药联合针灸疗法治疗多囊卵巢综合征合并不孕的临床疗效[J].海峡药学,2016,28(7):180-181.

[229] 周睿.中药温肾涤痰法为基础配合中药周期疗法治疗多囊卵巢综合征所致不孕[J].中外医学研究,2016,14(22):34-35.

[230] 邱云,杨巧月,戴焕初,等.中医分期治疗多囊卵巢综合征诱发不孕症临床研究[J].中医学报,2016,31(5):711-714.

[231] 位路其.助孕汤治疗肾阳虚型PCOS致不孕症的临床观察[D].郑州:河南中医药大学,2016.

[232] 林超.紫草汤治疗湿热瘀阻型多囊卵巢综合征的临床疗效[J].云南中医中药杂志,2016,37(9):39-41.

[233] 林婉珊."调任通督针刺法"对肾阳虚型多囊卵巢综合征不孕症的临床疗效观察[D].广州:广州中医药大学,2017.

[234] 蔡宝宏.补肾化痰法治疗多囊卵巢综合征临床研究[J].辽宁中医药大学学报,2017,19(2):172-174.

[235] 李伟.补肾化痰活血方治疗多囊卵巢综合征70例临床分析[J].中国医药指南,2017,15(29):

200-201.

[236] 徐传花,曹佩霞,李淑萍.补肾化痰汤结合针灸疗法治疗肥胖型多囊卵巢综合征临床分析[J].按摩与康复医学,2017,8(10):23-26.

[237] 周夏芝,刘英莲,岳雯,等.补肾活血促卵方对肾虚血瘀型多囊卵巢综合征所致不孕症的临床疗效[J].中国临床药理学杂志,2017,33(9):786-789.

[238] 李娟,孙凤.补肾活血促排卵汤治疗肾虚血瘀型多囊卵巢综合征所致不孕症的临床观察[J].中国药房,2017,28(20):2840-2842.

[239] 门昂.补肾活血种子方治疗肾虚血瘀型多囊卵巢综合征不孕症的临床观察[D].郑州:河南中医药大学,2017.

[240] 定晓雯.补肾健脾化痰方治疗痰湿型PCOS的临床观察[D].武汉:湖北中医药大学,2017.

[241] 黎慧,孙莎,苏锦春,等.补肾疏肝健脾活血法治疗多囊卵巢综合征的临床观察[J].湖北中医杂志,2017,39(12):9-12.

[242] 孙忻,丁彩飞,杨欣,等.补肾调肝方对非肥胖型多囊卵巢综合征患者糖脂代谢的影响[J].中国中西医结合杂志,2017,37(05):530-533.

[243] 沈一芃.补肾调周法配合耳压治疗多囊卵巢综合征的临床研究[D].南京:南京中医药大学,2017.

[244] 姚国晋,孔立红,杨柳,等.不同频率电针联合右归丸加减治疗肾虚型多囊卵巢综合征临床观察及对性激素、体质量指数的影响[J].河北中医,2017,39(7):1005-1010.

[245] 万静.苍附导痰汤加减对肥胖型多囊卵巢综合征患者激素水平及脂代谢的影响[J].陕西中医,2017,38(2):219-221.

[246] 陈光友.苍附导痰汤加减治疗肥胖型多囊卵巢综合征的临床分析[J].双足与保健,2017,26(18):171-173.

[247] 王璐.苍附导痰丸加减治疗肥胖型多囊卵巢综合征的临床观察[J].中医临床研究,2017,9(4):95-97.

[248] 罗佩,侯丽莹,邓丽玲,等.丹栀逍遥散联合针刺治疗多囊卵巢综合征30例临床观察[J].湖南中医杂志,2017,33(06):19-20.

[249] 蒋仕玉,陈雯霞,艾炳蔚.电针联合激光治疗肥胖型多囊卵巢综合征30例临床研究[J].江苏中医药,2017,49(5):54-56.

[250] 曹于,张丽,赵丹阳,等.董氏针灸改善多囊卵巢综合征患者卵巢功能:随机对照预试验[J].中国针灸,2017,37(7):710-714.

[251] 韩延博.妇科再造胶囊对多囊卵巢综合征患者miRNA-383和miRNA-320表达的影响研究[J].现代医学,2017,45(01):100-102.

[252] 张妍.隔药灸对多囊卵巢综合征肾阳虚型患者血清TNF-α影响的临床观察[D].福州:福建中医药大学,2017.

[253] 欧丽芬,张莹轩,周英.葛根汤合四逆散治疗多囊卵巢综合征型痤疮临床疗效观察[J].广州中医药大学学报,2017,34(3):335-339.

[254] 黎小斌,邝姮,骆赟韵,等.黄连素干预多囊卵巢综合征患者胰岛素抵抗的临床观察[J].广州中医药大学学报,2017,34(02):172-177.

[255] 林圣朝.加味五苓散联合针灸对肾虚痰瘀型多巢综合征的临床疗效观察[D].广州:广州中医药大学,2017.

[256] 谢静.灸药结合治疗痰湿内阻型多囊卵巢综合征疗效观察[D].成都:成都中医药大学,2017.

[257] 孟延兵,王素玲.脐灸加腹针治疗多囊卵巢综合征脾肾阳虚证的临床观察[J].云南中医中药杂志,2017,38(1):20-23.

[258] 张玉红,窦爱民,梁亚丽,等.青春期多囊卵巢综合征补气养血法临床疗效观察[J].遵义医学院学报,2017,40(2):196-199.

[259] 陈礼纯.疏肝清解汤治疗肝经郁热型多囊卵巢综合征的临床研究[D].福州:福建中医药大学,2017.

[260] 王威岩,霍利红,周振坤.头穴电针联合体针治疗痰湿型多囊卵巢综合征的临床观察[J].中国中医药科技,2017,24(1):85-87.

[261] 刘丽丽.温胆调周方治疗多囊卵巢综合征疗效观察[J].山西中医,2017,33(5):13-15.

[262] 陈怡.温肾方治疗肾虚型多囊卵巢综合征患者排卵障碍的临床研究[J].临床检验杂志(电子版),2017,6(4):787-788.

[263] 姜晓琳,褚春莉,闫大晶,等.温针刺结合健脾祛痰法治疗体重正常型多囊卵巢综合征效果及对性激素、胰岛素抵抗的影响[J].解放军医药杂志,2017,29(3):105-109.

[264] 陈雨婷.温针灸督脉治疗肾虚血瘀型多囊卵巢综合征不孕的临床研究[D].广州:广州中医药大学,2017.

[265] 江施凤儿.穴位敷贴结合助孕散治疗多囊卵巢综合征不孕的临床研究[D].广州:广州中医药大学,2017.

[266] 吴丹,丛慧芳.穴位埋线联合穴位贴敷治疗多囊卵巢综合征(肾虚痰湿证)的临床研究[J].针灸临床杂志,2017,33(11):11-15.

[267] 彭艳,丛晶,胡妮娜,等.针刺化痰法对多囊卵巢综合征的临床疗效评价[J].针灸临床杂志,2017,33(2):5-8.

[268] 李茜茜,钟伟泉,张健,等.针刺加耳穴贴压治疗多囊卵巢综合征临床观察[J].上海针灸杂志,2017,36(8):895-899.

[269] 邓永志,陈欣,宋岩,等.针刺结合加味柏子仁丸治疗多囊卵巢综合征72例[J].吉林中医药,2017,37(4):403-405.

[270] 杨丹红,赵美,谈佳红.针刺调周法治疗多囊卵巢综合征的临床疗效分析[J].中国针灸,2017,37(08):825-829.

[271] 黄小珊.针刺为主治疗肥胖型多囊卵巢综合征不孕症疗效观察[J].陕西中医,2017,38(5):667-669.

[272] 刘明珠,贾金英.针灸配合半夏泻心汤对多囊卵巢综合征患者胰岛素敏感性及生殖内分泌的影响[J].中国地方病防治,2017,32(7):822.

[273] 刘晓青,蔡莉,朱长艳.针药结合治疗多囊卵巢综合征30例[J].中医临床研究,2017,9(16):36-38.

[274] 杨改红,杨志军.针药结合治疗多囊卵巢综合征临床机理研究[J].世界科学技术:中医药现代化,2017,19(8):1314-1318.

[275] 那晓娟.针药结合治疗肝胆湿热型多囊卵巢综合征的临床疗效观察[D].昆明:云南中医学院,2017.

[276] 王南苏,张伶俐.针药结合治疗肾虚痰瘀型多囊卵巢综合征临床研究[J].亚太传统医药,2017,13(18):127-128.

[277] 傅源.中药结合运动疗法对肥胖型多囊卵巢综合征BMI及IR指数的临床研究[D].南宁:广西中医药大学,2017.

[278] 张翠英,朱海燕,瞿惠珍,等.中药序贯疗法结合"辨泡"治疗多囊卵巢综合征不孕症临床研究[J].河南中医,2017,37(6):1085-1088.

[279] 谢蓬蓬.中药序贯周期治疗多囊卵巢综合征40例[J].云南中医中药杂志,2017,38(3):103-104.

[280] 刘西川.中医辨证取穴配合半夏泻心汤对多囊卵巢综合征患者胰岛素敏感性及内分泌的影响[J].实用中西医结合临床,2017,17(3):36-37.

[281] 何雪萍,潘展霞,黄婕.中医辨证指导的针刺疗法治疗多囊卵巢综合征的临床研究[J].中国医学创新,2017,14(22):66-68.

[282] 雷杏荣.中医药治疗多囊卵巢综合征不孕不育患者的临床观察[J].世界最新医学信息文摘,2017,17(83):88-89.

[283] 高淑敏,任秀朋,王叶婷,等.中医中药治疗痰湿型多囊卵巢综合征合并不孕症临床研究[J].饮食保健,2017,4(11):98-99.

[284] 李春华,张玉霞.中医周期疗法治疗多囊卵巢综合性不孕的临床研究[J].中国农村卫生,2017,9(24):21.

[285] 吴春阳.助孕汤联合复方玄驹胶囊治疗肾阳虚多囊卵巢综合征不孕症患者临床观察[D].杭州:浙江中医药大学,2017.

[286] 李宁,张莹.子午流注开穴法治疗多囊卵巢综合征排卵障碍的疗效观察[J].北京中医药,2017,36(1):74-76.

[287] 郭蓉.子午流注纳甲法治疗多囊卵巢综合征排卵障碍的临床研究[D].昆明:云南中医学院,2017.

[288] 李楠.自拟化痰调经方治疗多囊卵巢综合征不孕症痰湿阻滞证的临床观察[D].长沙:湖南中医药大学,2017.

[289] 刘志芳,陈海琼.自拟温肾健脾方结合穴位艾灸对脾肾阳虚型多囊卵巢综合征不孕症患者的影响[J].中外女性健康研究,2017(1):153-154.

[290] 林莉莉.自拟中药促卵泡汤治疗多囊卵巢不孕32例[J].光明中医,2017,32(18):2661-2663.

[291] 叶艳.补肾涤痰汤治疗青春期多囊卵巢综合征合并胰岛素抵抗的临床研究[D].南京:南京中医药大学,2018.

[292] 王彩娥.补肾化坚方联合针刺治疗肾虚痰瘀型PCOS的临床研究[D].武汉:湖北中医药大学,2018.

[293] 岑怡,周建华,徐竺婷.补肾化痰清解法对胰岛素抵抗型多囊卵巢综合征氧化应激影响的临床观察[J].上海中医药杂志,2018,52(02):62-66.

[294] 陈同芳.补肾化痰汤治疗PCOS致不孕症患者的临床价值分析[J].健康必读,2018(23):178-179.

[295] 赵金远.补肾化瘀法联合针刺治疗肾虚血瘀型PCOS的临床疗效观察[D].兰州:甘肃中医药大学,2018.

[296] 麦峥嵘,周志君.补肾活血促卵方联合雷火灸治疗肾虚血瘀型多囊卵巢综合征致不孕40例临床观察[J].中国民族民间医药,2018,27(23):97-99.

[297] 贺亚蕾,郭勇义,吴芳.补肾活血促卵方治疗多囊卵巢综合征所致排卵障碍性不孕患者的临床效果[J].中国民康医学,2018,30(15):87-89.

[298] 孟祥军,白菊,李晶宇,等.补肾活血法治疗肾虚血瘀型多囊卵巢综合征的效果观察[J].临床合理用药杂志,2018,11(5):41-42.

[299] 彭艳丽,沈艳,罗岚,等.补肾活血方联合电针治疗对多囊卵巢综合征不孕症患者内分泌激素和妊娠结局的影响[J].广西医学,2018,40(07):795-798.

[300] 徐玉慧.补肾活血方应用于多囊卵巢综合征患者的效果及对生殖激素的影响分析[J].医学理论与实践,2018,31(21):3244-3246.

[301] 任秀朋,穆文涛,王叶婷,等.补肾活血中药治疗多囊卵巢综合征导致排卵障碍性不孕30例临床观察[J].中国药业,2018,27(17):75-77.

[302] 雒挺托,杨鉴冰.补肾降雄汤联合西药在PCOS促排卵中的临床效果[J].临床医学研究与实践,2018,3(08):134-135.

[303] 李潇,周艳艳.补土运中汤治疗多囊卵巢综合征排卵障碍性不孕疗效观察[J].中医学报,2018,33(5):840-843.

[304] 盛晓园,宋美铃.促排助孕汤治疗肾虚肝郁型多囊卵巢综合征并发排卵异常性不孕症的临床疗效[J].中国药物与临床,2018,18(12):2117-2119.

[305] 刘玉兰,宋春侠,暴宏伶,等.地黄丸合芎归二陈汤加减治疗肾虚血瘀型多囊卵巢综合征高雄激素血症[J].中国实验方剂学杂志,2018,24(18):180-185.

[306] 李静,李艳.定坤丹和氯米芬对多囊卵巢综合征所致不孕的临床疗效分析[J].世界最新医学信息文摘,2018,18(76):181-182.

[307] 李妍,郝松莉,张春兰,等.耳穴压籽治疗青春期超重/肥胖多囊卵巢综合征临床观察[J].现代中西医结合杂志,2018,27(35):3877-3879.

[308] 邓春艳.分析中药联合针灸疗法治疗多囊卵巢综合征合并不孕的临床疗效[J].中医临床研究,2018,10(13):28-29.

[309] 刘继红,马菁雯,吴嫣,等.附蛭化痰汤治疗肾虚痰瘀型多囊卵巢综合征研究[J].西北药学杂志,2018,33(4):521-524.

[310] 韩圆圆.隔药灸合针刺治疗痰湿型多囊卵巢综合征的临床疗效初步观察[D].济南:山东中医药大学,2018.

[311] 张立新.黄连素联合桂枝茯苓丸治疗多囊卵巢综合征伴胰岛素抵抗临床研究[J].陕西中医,2018,39(5):602-604.

[312] 庞颖.基于斡旋中州法针药联合治疗肥胖型PCOS-IR的临床研究[D].北京:北京中医药大学,2018.

[313] 曹颖.加减瓜石汤治疗阴虚胃热型多囊卵巢综合征的临床观察[D].郑州:河南中医药大学,2018.

[314] 蒋军,高海青,曾佩,等.加味巴仙汤对肾阳虚型PCOS患者RAS的影响及促排卵的临床研究[J].浙江中医药大学学报,2018,42(07):539-543.

[315] 周文静,王芳.金匮肾气丸加减联合针刺对肾虚痰瘀型多囊卵巢综合征患者性激素的影响[J].慢性病学杂志,2018,18(5):577-578.

[316] 王娜梅,杨艳芳,王慧霞,等.门氏消囊饮联合丹参酮胶囊治疗肾虚痰瘀型多囊卵巢综合征的临床研究[J].时珍国医国药,2018,29(9):2200-2203.

[317] 陆涛.疏肝祛痰散瘀汤联合针刺治疗多囊卵巢综合征不孕的效果观察[J].中国民康医学,2018,30(23):67-69.

[318] 刘聪,吉楠,党慧敏,等.调经助孕方治疗肾虚肝郁型多囊卵巢综合征的临床研究[J].中国中西医结合杂志,2018,38(03):316-320.

[319] 李莹.通补奇经法针灸联合右归丸治疗肾虚型多囊卵巢综合征临床研究[D].沈阳:辽宁中医药大学,2018.

[320] 沈凌宇,梁翠梅,杨文津,等.通调带脉法针刺治疗腹部肥胖型多囊卵巢综合征的随机对照研究[J].针刺研究,2018,43(4):255-259.

[321] 成慧兰.温肾化痰祛瘀汤治疗多囊卵巢综合征临床分析[J].临床医药文献电子杂志,2018,5(53):142-143.

[322] 张兵.温肾化痰祛瘀汤治疗多囊卵巢综合征临床分析[J].临床医药文献电子杂志,2018,5(87):163.

[323] 魏为为.夏桂成"补肾调周法"治疗肾虚型PCOS不孕症的临床疗效研究[D].南京:南京中医药大学,2018.

[324] 李潇,李秋芳,周艳艳.消囊调经汤对非肥胖型多囊卵巢综合征患者卵巢储备及卵泡发育的影响[J].世界科学技术:中医药现代化,2018,20(5):710-715.

[325] 戴琳俊,杨海洲.穴位埋线治疗多囊卵巢综合征胰岛素抵抗的疗效评价[J].名医,2018(12):57.

[326] 谷娜,季小彬.腰腹部穴位埋线联合补肾化痰中药治疗肥胖型多囊卵巢综合征的疗效观察[J].临床检验杂志(电子版),2018,7(3):410-412.

[327] 徐道芬,孙云,胡欣欣,等.抑亢汤治疗肝经湿热型多囊卵巢综合征不孕临床观察[J].浙江中西医结合杂志,2018,28(6):473-476.

[328] 刘玉兰,李娜,暴宏伶,等.益肾化瘀方治疗肾虚血瘀型多囊卵巢综合征的临床研究[J].河北医学,2018,24(6):1035-1039.

[329] 王京,杨改红,安俊丽,等.针刺加中药多囊卵巢综合征的临床疗效及心血管系统的调节作用[J].世界科学技术:中医药现代化,2018,20(07):1220-1225.

[330] 陈嘉欣.针刺结合穴位埋线治疗多囊卵巢综合征的临床研究[D].广州:广州中医药大学,2018.

[331] 姚敏,丁德光,周薇,等.针灸对肥胖型多囊卵巢综合征患者焦虑情绪的影响[J].中医学报,2018,33(10):2043-2048.

[332] 罗然,闫鹏宣,朱晓桐,等.针药并举治疗肾虚型多囊卵巢综合征不孕症的效果[J].中国医药导报,2018,15(30):149-152.

[333] 杨改红.针药结合治疗多囊卵巢综合征的临床机理研究[Z].中医研究,2017,19(8):1314-1317.

[334] 蒋红艳.中药苍附导痰汤对肥胖型多囊卵巢综合征激素及脂代谢的影响研究[J].临床医药文献电子杂志,2018,5(85):179.

[335] 欧阳霞,伍娟娟.中药膏方对多囊卵巢综合征患者血清AMH及性激素的影响[J].世界中西医结合杂志,2018,13(6):842-845.

[336] 周烨.中药联合黄连素治疗多囊卵巢综合征胰岛素抵抗的临床观察[D].南京:南京中医药大学,2018.

[337] 周民生,周少辉.中药联合针灸疗法治疗多囊卵巢综合征合并不孕的临床观察[J].光明中医,2018,33(7):966-968.

[338] 谢寅飞,陆伟慧,徐静艳.中药针灸结合应用于多囊卵巢综合征并不孕临床治疗的效果评价[J].家庭医药.就医选药,2018(05):106-107.

[339] 王金莲.中医二联疗法对多囊卵巢综合征患者排卵率及妊娠率影响[J].辽宁中医药大学学报,2018,20(5):88-91.

[340] 时晓菊.中医人工周期疗法治疗多囊卵巢综合征不孕的可行性分析[J].心理月刊,2018(06):66-67.

[341] 梁竞文.中医治疗多囊卵巢综合征的临床观察[J].健康必读,2018(15):210.

[342] 王淼,温丽娜,周亚红.滋肾化痰调周法联合西医治疗对多囊卵巢综合征伴胰岛素抵抗患者性激素水平及糖脂代谢的影响[J].河北中医,2018,40(12):1780-1787.

[343] 林菁,刘美枝.自拟补肾疏肝汤治疗肾虚肝郁型多囊卵巢综合征临床疗效评价[J].中外医疗,2018,37(32):170-172.

[344] 扈可绎.自拟方合九转暖宫膏治疗肾虚痰湿型多囊卵巢综合征不孕症的临床研究[D].呼和浩特:内蒙古医科大学,2018.

[345] 尹璐.自拟温经活络汤联合针刺疗法治疗多囊卵巢综合征(肾虚血瘀证)的临床观察[D].长春:长春中医药大学,2018.

[346] 李捷旋.左归疏肝汤加减治疗多囊卵巢综合征不孕症的临床效果分析[J].海峡药学,2018,30(03):87-88.

[347] 原博超.补肾促卵方治疗多囊卵巢综合征导致排卵障碍性不孕症的临床研究[D].北京:中国中医科学院,2019.

[348] 樊晓君,陈丽.补肾促排卵汤对多囊卵巢综合征排卵功能障碍性不孕症患者卵巢功能和妊娠结局的影响[J].四川中医,2019,37(03):159-161.

[349] 陈卫华.补肾促排卵汤在多囊卵巢综合征排卵功能障碍性不孕症患者治疗中的应用效果分析[J].医学理论与实践,2019,32(17):2779-2780.

[350] 王鑫.补肾化痰祛瘀方治疗多囊卵巢综合征伴糖尿病的临床观察[J].糖尿病新世界,2019,22(3):75-76.

[351] 陈丹林.补肾化瘀汤治疗肾虚血瘀型多囊卵巢综合征的临床研究[D].福州:福建中医药大学,2019.

[352] 梁炳君,沈维增,黄伟旋.补肾活血方结合针灸治疗肾虚型多囊卵巢综合征临床疗效观察[J].中国实用医药,2019,14(19):137-138.

[353] 林玲,丁小玲.补肾活血方治疗多囊卵巢综合征(PCOS)的临床研究[J].实用妇科内分泌电子杂志,2019,6(24):62-75.

[354] 丁永芬,程玲,赖娟,等.补肾活血方治疗肾虚血瘀型多囊卵巢综合征80例[J].西部中医药,2019,32(4):97-99.

[355] 王懿娜.补肾活血化瘀汤联合针灸对多囊卵巢综合征肾虚血瘀型致不孕患者性激素水平的影响[J].浙江中医杂志,2019,54(11):823-824.

[356] 李海香,王彩梅.补肾活血汤联合定坤丹序贯治疗育龄期肾虚血瘀型多囊卵巢综合征疗效观察[J].现代中西医结合杂志,2019,28(23):2576-2579.

[357] 杨蕾.补肾活血中药治疗多囊卵巢综合征导致排卵障碍性不孕的临床研究[J].临床医药文献电子杂志,2019,6(02):165-172.

[358] 靳庆丰,靳紫薇.补肾活血中药治疗多囊卵巢综合征导致排卵障碍性不孕患者的临床疗效[J].中国现代医生,2019,57(6):116-119.

[359] 吴丹.补肾健脾汤治疗多囊卵巢综合征临床效果分析[J].饮食保健,2019,6(38):86.

[360] 陈春悦,王晨晔,万凌屹,等.苍附导痰汤加减方对痰湿型多囊卵巢综合征患者性激素水平及排卵

率的影响[J].中国优生与遗传杂志,2019,27(6):761-762.

[361] 潘光霞.苍附导痰汤加减治疗青春期多囊卵巢综合征脾虚痰湿证的临床观察[D].哈尔滨:黑龙江中医药大学中医儿科学,2019.

[362] 朱丽娟,胡菊兰,肖少芳.苍附导痰汤联合腧穴热敏灸治疗痰湿内阻型多囊卵巢综合征不孕的临床观察[J].江西中医药大学学报,2019,31(5):58-60.

[363] 丁蓉珍.苍附导痰汤联合温针灸治疗多囊卵巢综合征胰岛素抵抗痰湿证的临床观察[D].长沙:湖南中医药大学,2019.

[364] 陈嘉欣,王翰林,谷彩山,等.电针结合穴位埋线治疗肥胖型多囊卵巢综合征的临床研究[J].皮肤科学通报,2019,36(2):245-249.

[365] 哈虹.多囊卵巢综合征患者应用半夏泻心汤联合辨证取穴治疗的内分泌状况分析[J].中国妇幼保健,2019,34(03):692-695.

[366] 马丽然,丁丽仙.二仙汤合苍附导痰汤加减配合针灸治疗多囊卵巢综合征的临床疗效观察[J].中国药物与临床,2019,19(9):1421-1423.

[367] 蒋桂秀.分析苍附益坤汤联合针刺治疗痰湿瘀滞型多囊卵巢综合征不孕症患者的临床效果[J].健康必读,2019(16):178.

[368] 林燕.腹针配合益肾化痰汤治疗多囊卵巢综合征疗效观察[J].实用妇科内分泌电子杂志,2019,6(15):84-86.

[369] 郭海珊.隔药灸对肾阳虚证多囊卵巢综合征患者的疗效及血清IL-6影响的临床观察[D].福州:福建中医药大学,2019.

[370] 贠小巧.观察自拟温肾健脾汤应用于多囊卵巢综合征治疗中的临床疗效以及对患者胰岛素抵抗、激素水平的影响[J].健康之友,2019(22):73.

[371] 陈前波.桂枝茯苓丸合苍附导痰汤加减在多囊卵巢综合征中的应用[J].世界最新医学信息文摘,2019,19(83):194-198.

[372] 殷一红,赵珊琼,叶利群,等.化湿祛痰软坚法治疗多囊卵巢综合征合并自身免疫性甲状腺疾病32例[J].浙江中医杂志,2019,54(08):594-595.

[373] 赖思雅,钟苑杞,梁锦樱.黄连素联合培坤丸治疗多囊卵巢综合征胰岛素抵抗患者对脂糖代谢、炎性反应递质及激素水平的影响[J].世界中医药,2019,14(10):2683-2687.

[374] 高悦.基于窠囊理论血府逐瘀汤加减治疗痰瘀型多囊卵巢综合征的疗效观察[D].北京:北京中医药大学,2019.

[375] 朱亚莎.加减温经汤治疗多囊卵巢综合征排卵障碍性不孕临床观察[J].光明中医,2019,34(05):742-744.

[376] 彭仙,曹继刚,肖苏.加味苍附导痰丸联合穴位埋线治疗肥胖型多囊卵巢综合征临床研究[J].陕西中医,2019,40(11):1570-1573.

[377] 高海侠,刘晓华,张晓月.健脾祛痰中药联合健康指导治疗肥胖痰湿型多囊卵巢综合征疗效评价[J].中国计划生育学杂志,2019,27(07):854-857.

[378] 扈可绎,张亚军,刘瑞祥.九转促孕汤治疗肾虚痰湿型多囊卵巢综合征临床观察[J].光明中医,2019,34(7):1019-1022.

[379] 杨晓清.坤泰胶囊治疗妇科疾病的临床应用价值分析[J].实用妇科内分泌电子杂志,2019,6(17):111-112.

[380] 陈丹姗,黄建业.雷火灸配合穴位埋线对多囊卵巢综合征血清学的影响[J].上海针灸杂志,2019,38(5):510-514.

[381] 王石柳.雷火灸治疗脾肾阳虚型多囊卵巢综合征的临床研究[D].广州:广州中医药大学,2019.

[382] 李艳.灵龟八法按时开穴为主治疗痰瘀互结型多囊卵巢综合征的临床研究[D].昆明:云南中医药大学,2019.

[383] 郭华,梁志桃,黄星.清肝解郁汤联合心理干预在治疗多囊卵巢综合征致不孕中的临床疗效评价[J].解放军预防医学杂志,2019,37(12):27-28.

[384] 卢君,李健,何玉婷.热敏灸结合补肾活血化痰中药治疗肥胖型PCOS不孕的临床研究[J].中国医学创新,2019,16(23):52-56.

[385] 刘语涵.体重管理结合补气化痰活血方对肥胖痰瘀型PCOS患者的临床观察[D].广州:广州中医药大学,2019.

[386] 张文峰,甘兴华.温肾健脾化痰祛瘀联合穴位埋线治疗肥胖型多囊卵巢综合征临床观察[J].中医药临床杂志,2019,31(9):1743-1746.

[387] 徐嘉敏.温针灸结合生活方式干预治疗肾虚型PCOS的临床疗效观察[D].广州:广州中医药大学,2019.

[388] 王文朋,方毅,莫元春,等.仙蓉养精种玉汤治疗多囊卵巢综合征肾阴亏虚证30例临床观察[J].湖南中医杂志,2019,35(10):10-12.

[389] 贾淑丽,陈凯,王利平,等.消囊丸联合消囊汤治疗多囊卵巢综合征[J].中医学报,2019,34(4):839-842.

[390] 李久现,张晓丹,冯帅英,等.穴位埋线合补肾利湿活血汤对肥胖型PCOS体质量指数及性激素的影响[J].光明中医,2019,34(8):1220-1223.

[391] 张蕊.穴位埋线配合有氧运动对痰湿型PCOS患者体重的影响[D].哈尔滨:黑龙江中医药大学,2019.

[392] 祁凤华.益气养阴方对多囊卵巢综合征异常子宫出血患者近期止血及调经疗效研究[J].四川中医,2019,37(8):179-182.

[393] 贺小林.右归丸加减治疗多囊卵巢综合征不孕症疗效[J].现代医学与健康研究电子杂志,2019:29-30.

[394] 王兰兰.俞募配穴法针刺治疗肥胖型多囊卵巢综合征的临床研究[D].兰州:甘肃中医药大学,2019.

[395] 俞瑾,刘璐茜,翟东霞,等.俞氏清肝方治疗肝经湿热型多囊卵巢综合征随机对照研究[J].中国中西医结合杂志,2019,39(3):282-287.

[396] 谢雨洧.针刺导引配中药治疗多囊卵巢综合征的临床观察研究[D].武汉:湖北中医药大学,2019.

[397] 杨冰祎.针刺联合补肾调周法治疗肾虚型多囊卵巢综合征的临床疗效观察[D].上海:上海中医药大学,2019.

[398] 汪乔.针刺治疗多囊卵巢综合征合并不孕症临床疗效观察[D].上海:上海中医药大学,2019.

[399] 钟秋竹.针灸联合调周法治疗脾虚痰湿型多囊卵巢综合征不孕的疗效观察[J].上海针灸杂志,2019,38(11):1253-1257.

[400] 陆志巧.针灸配合中药治疗多囊卵巢综合征的临床疗效[J].内蒙古中医药,2019,38(04):71-72.

[401] 李成雯.针药结合治疗多囊卵巢综合征患者不孕不育的效果[J].世界临床医学,2019,13(4):

203，206.

[402] 张娜，李光荣.针药结合治疗多囊卵巢综合征所致月经不调临床观察[J].广西中医药，2019，42
　　　（5）：29-31.

[403] 赖东建，李亮雄.针药结合治疗肾虚痰瘀型多囊卵巢综合征临床效果及安全性评价[J].光明中医，
　　　2019，34（04）：511-513.

[404] 曹银萍.中药苍附导痰丸对多囊卵巢综合征病人的治疗效果观察[J].世界最新医学信息文摘（连
　　　续型电子期刊），2019，19（44）：160-161.

[405] 钟海英，杨玲玲，肖孝凤.中药联合耳穴治疗脾肾阳虚型多囊卵巢综合征30例临床观察[J].中国民
　　　族民间医药，2019，28（13）：98-100.

[406] 黄雄芬，来玉芹.中药周期口服联合电针干预在多囊卵巢综合征病人中的应用[J].全科护理，
　　　2019，17（03）：301-303.

[407] 宋艳.中医分期治疗多囊卵巢综合征诱发不孕症临床观察[J].养生保健指南，2019（18）：262.

[408] 王美玲.中医序贯疗法治疗肾虚型青春期多囊卵巢综合征临床观察[D].昆明：云南中医药大学，
　　　2019.

[409] 程凤菊.滋水清肝饮加减治疗PCOS导致的肾虚肝郁型月经后期的临床观察[D].哈尔滨：黑龙江中
　　　医药大学，2019.

[410] 何秀宣，甘群英.自拟补肾活血汤联合定坤丹治疗多囊卵巢综合征（肾虚血瘀型）临床疗效观察[J].
　　　四川中医，2019，37（7）：164-167.

[411] 田琳琳.自拟至期饮治疗多囊卵巢综合征之月经后期（脾肾阳虚证）临床观察[D].长春：长春中医
　　　药大学，2019.

[412] 庞艺虹.自拟中药方治疗痰湿型多囊卵巢综合征不孕症的疗效[J].中医临床研究，2019，11（35）：
　　　89-91.

[413] 刘佳琪，王必勤.“调任通督针刺法”联合通元针法治疗多囊卵巢综合征不孕的疗效及对FSH、LH、
　　　E_2和T水平影响[J].针灸临床杂志，2020，36（4）：15-18.

[414] 陈如枫.半夏泻心汤加减治疗胃热脾虚型PCOS高胰岛素血症的疗效评价[D].北京：北京中医药大
　　　学，2020.

[415] 杜翠忠，冯亚宏.补肾化痰法配合节食运动治疗肥胖型多囊卵巢综合征35例临床观察[J].母婴世
　　　界，2020（21）：23.

[416] 樊美玲.补肾化痰活血汤治疗肾虚痰瘀型多囊卵巢综合征的临床研究[J].中国保健营养，2020，30
　　　（30）：37.

[417] 王子凤.补肾活血方治疗多囊卵巢综合征致排卵障碍性不孕的临床疗效[J].临床合理用药杂志，
　　　2020，13（33）：138-139.

[418] 王志贵.补肾活血汤联合定坤丹序贯治疗育龄期肾虚血瘀型多囊卵巢综合征的临床效果[J].妇儿
　　　健康导刊，2020，10（10）：78-80.

[419] 王艳.补肾活血汤联合定坤丹治疗多囊卵巢综合征（肾虚血瘀型）的临床疗效[J].中医临床研究，
　　　2020，12（11）：107-109.

[420] 冯丽，司雨，廖慧慧.补肾健脾化痰法治疗多囊卵巢综合征伴胰岛素抵抗的临床观察[J].广州中医
　　　药大学学报，2020，37（9）：1651-1657.

[421] 何品豪.补肾健脾化痰调周法治疗青春期多囊卵巢综合征胰岛素抵抗的临床观察[D].南宁：广西

中医药大学,2020.

[422]晏屹栎.补肾健脾疏肝法联合穴位埋线治疗痰瘀型多囊卵巢综合征的临床研究[D].哈尔滨:黑龙江省中医药科学院,2020.

[423]张祥云,张乾坤.补肾健脾汤治疗多囊卵巢综合征的疗效观察[J].实用中西医结合临床,2020,20(2):145-146.

[424]罗健.补肾祛痰法联合穴位埋线治疗青春期多囊卵巢综合征胰岛素抵抗的临床研究[D].广州:广州中医药大学,2020.

[425]赵翌辰.补肾调肝汤治疗肾虚肝郁型多囊卵巢综合征的临床疗效观察[D].济南:山东中医药大学,2020.

[426]石换利.补肾调经方联合针刺治疗肾虚型多囊卵巢综合征不孕症患者的临床疗效观察[D].上海:上海中医药大学,2020.

[427]王针织,温洁,俞超芹,等.补肾调经方治疗肾阴虚型多囊卵巢综合征的临床研究[J].中国医院用药评价与分析,2020,20(4):411-413,417.

[428]何春晖.补肾调经汤对多囊卵巢综合征的效果[J].河南医学研究,2020,29(10):1858-1859.

[429]叶根翠.补肾调经汤治疗多囊卵巢综合征不孕疗效及其对性激素水平的影响[J].光明中医,2020,35(23):3690-3692.

[430]陈书俞.补肾调周针法配合头穴透刺法治疗多研究[D].广州:广州中医药大学,2020.

[431]董娟.苍附导痰汤加减治疗多囊卵巢综合征伴胰岛素抵抗痰湿阻滞证的临床观察[D].长沙:湖南中医药大学,2020.

[432]朱丽娟,胡菊兰,肖少芳.苍附导痰汤联合穴位埋线治疗痰湿内阻型多囊卵巢综合征不孕的临床研究[J].江西中医药大学学报,2020,32(5):68-70.

[433]闫泽洲.苍附导痰汤联合针刺治疗痰湿阻滞证多囊卵巢综合征的临床疗效观察[D].沈阳:辽宁中医药大学,2020.

[434]吴佳.肥胖型多囊卵巢综合征穴位埋线干预的疗效及内分泌影响[J].中医临床研究,2020,12(5):60-61.

[435]潘永芹.桂罗氏调周方联合穴位埋线治疗肥胖型多囊卵巢综合征的临床观察[D].南宁:广西中医药大学,2020.

[436]朱晓莉,于海峰,施银凤.红花逍遥片对多囊卵巢综合征并发排卵异常性不孕症患者性激素促卵泡生成素、雌二醇、睾酮、促黄体生成素的影响[J].中国卫生检验杂志,2020,30(11):1367-1369,1372.

[437]陈烨,吕霄,谢璐,等.黄连素治疗胰岛素抵抗型多囊卵巢综合征合并不孕症患者的临床疗效分析[J].现代中药研究与实践,2020,34(6):72-76.

[438]林倍倍.基于炎性因子观察朱氏调经方干预肾虚血瘀型多囊卵巢综合征的临床疗效[D].上海:上海中医药大学,2020.

[439]潘懿.加味苍附导痰丸联合生活方式干预治疗痰湿型青春期PCOS患者的临床观察[D].苏州:苏州大学,2020.

[440]徐继辉,张春华,杨建华,等.健脾补肾化痰方对PCOS伴IR患者HOMA-IR和UA的影响[J].深圳中西医结合杂志,2020,30(20):1-3.

[441]刘春花,罗雪贞.健脾祛湿方联合针灸治疗多囊卵巢综合征临床效果观察[J].包头医学院学报,

2020,36(7):99-102.

[442] 刘文英.经皮穴位电刺激治疗多囊卵巢综合征的疗效分析[J].实用妇科内分泌电子杂志,2020,7(34):22-23.

[443] 袁腾飞.雷火灸配合药物治疗多囊卵巢综合征[J].实用妇科内分泌电子杂志,2020,7(12):43.

[444] 谢一涵,周鸿飞.前后配穴法结合耳穴疗法治疗痰湿阻滞型多囊卵巢综合征的临床效果观察[J].按摩与康复医学,2020,11(12):3-6.

[445] 吕霄,李甜甜,夏建红,等.清心滋肾汤加减治疗肾阴虚火旺证多囊卵巢综合征高雄激素血症疗效观察[J].现代中西医结合杂志,2020,29(32):3596-3599.

[446] 殷一红,叶利群,赵珊琼,等.祛痰软坚法治疗多囊卵巢综合征合并自身免疫性甲状腺疾病的临床研究[J].中国现代医生,2020,58(8):5-8.

[447] 宋文卉.疏肝调神针法治疗肝郁型多囊卵巢综合征的临床疗效观察[D].济南:山东中医药大学,2020.

[448] 李晓琴.探讨附蛭化痰汤应用于肾虚痰瘀型多囊卵巢综合征治疗的临床效果[J].养生保健指南,2020(43):36.

[449] 李童.调理脾胃针法治疗脾虚痰湿型多囊卵巢综合征闭经患者的疗效观察[D].天津:天津中医药大学,2020.

[450] 彭冬梅.温针灸治疗肾虚痰瘀型多囊卵巢综合征的临床研究[D].广州:广州中医药大学,2020.

[451] 庞颖,刘金凤,江紫曦,等.斡旋中州方治疗肥胖型多囊卵巢综合征伴胰岛素抵抗的前瞻性临床观察[J].中国医药导报,2020,17(26):124-128.

[452] 卢雯淯.燮和饮治疗肥胖型青春期PCOS患者的临床观察及对CRP、IL-6、IL-8的影响[D].南京:南京中医药大学,2020.

[453] 罗健,庞卓超,徐一红,等.穴位埋线联合益肾化痰方对多囊卵巢综合征患者T、E_2、LH水平影响[J].现代生物医学进展,2020,20(19):3745-3748.

[454] 张永红.穴位埋线联合燥湿化痰中药治疗多囊卵巢综合征临床疗效分析[J].名医,2020(3):263.

[455] 潘小红,孙平,秦文敏,等.穴位埋线配合雷火灸辅治肥胖型多囊卵巢综合征临床研究[J].实用中医药杂志,2020,36(11):1406-1408.

[456] 程建华.研究滋肾化痰汤治疗肾虚痰瘀型多囊卵巢综合征的效果[J].养生保健指南,2020(15):76.

[457] 宋李丽.益肾除瘀汤治疗多囊卵巢综合征患者的效果[J].中国民康医学,2020,32(14):90-92.

[458] 艾建伶.益肾调肝序贯治疗肾虚肝郁血瘀型PCOS的临床观察[D].昆明:云南中医药大学,2020.

[459] 陈姣洁,刘玉玲,邹建琴.应用穴位贴敷治疗肾虚痰湿型多囊卵巢综合征的疗效观察[J].中国现代医生,2020,58(12):159-162.

[460] 罗雪贞,邹金梅.针灸联合补肾活血汤治疗多囊卵巢综合征患者效果观察[J].包头医学院学报,2020,36(8):93-97.

[461] 周艳.针灸治疗多囊卵巢综合征的疗效及预后分析[J].人人健康,2020(02):125-126.

[462] 孙怡.针灸治疗肾虚痰湿型多囊卵巢综合征的临床疗效观察[D].上海:上海中医药大学,2020.

[463] 王景潇.针药结合对多囊卵巢综合征患者胰岛素抵抗的临床疗效评价[D].上海:上海中医药大学,2020.

[464] 肖遥.针药结合改善多囊卵巢综合征患者子宫内膜容受性的临床及网络研究[D].武汉:湖北中医药大学,2020.

[465] 彭清圆.针药结合治疗肾气虚型 PCOS 导致排卵障碍性不孕的临床观察[D].昆明:云南中医药大学,2020.

[466] 卢娜.中西医结合治疗多囊卵巢综合征不孕症的疗效及并发症的改善作用研究[J].饮食保健,2020(44):97.

[467] 李影,潘志诚,李雪玲.中药加长蛇灸治疗脾肾阳虚型多囊卵巢综合征不孕临床观察[J].光明中医,2020,35(16):2531-2533.

[468] 叶新强.中药内服加灌肠疗法对多囊卵巢综合征的疗效观察[J].东方药膳,2020(9):208.

[469] 施晓蕾.中药调周法联合生活方式管理治疗痰湿型多囊卵巢综合征伴胰岛素抵抗效果观察[D].天津:天津中医药大学,2020.

[470] 薛春燕,李程蕾,顾乔,等.中医方药结合针灸治疗青春期多囊卵巢综合征患者的临床疗效观察[J].中医临床研究,2020,12(35):91-93.

[471] 岳进,陈敏,易蕾,等.朱琏针法对多囊卵巢综合征伴睡眠障碍患者的临床研究[J].右江医学,2020,48(12):915-919.

[472] 岳进,易蕾,方誉,等.朱琏针法对肥胖型多囊卵巢综合征患者性激素和代谢水平及卵巢形态和功能的影响[J].广西医学,2020,42(21):2759-2763.

[473] 许甜甜.朱氏调经方调控肾虚血瘀型多囊卵巢综合征卵巢细胞外基质代谢的临床研究[D].上海:上海中医药大学,2020.

[474] 赵淑清.自拟益气活血汤联合坤泰胶囊治疗多囊卵巢综合征疗效分析[J].深圳中西医结合杂志,2020,30(15):42-43.

[475] 郑红彩.左归疏肝汤加减对多囊卵巢综合征不孕症患者激素水平及妊娠的影响[J].广西中医药,2020,43(5):22-23.

[476] 徐海霞,朱春兰,唐虹.艾灸联合中药对多囊卵巢综合征不孕症患者卵巢储备功能的影响[J].上海针灸杂志,2021,40(5):571-575.

[477] 陈洋.补肾活血汤配合中药外治法治疗肾虚血瘀型 PCOS 的临床疗效观察[D].天津:天津中医药大学,2021.

[478] 贾汝楠.补肾健脾调冲方加减治疗脾肾两虚型多囊卵巢综合征的疗效观察[D].唐山:华北理工大学,2021.

[479] 熊繁,黎诗琪,刘艳娟,等.补肾疏肝活血法治疗多囊卵巢综合征伴胰岛素抵抗疗效观察[J].现代中西医结合杂志,2021,30(2):133-137,144.

[480] 王爽.补肾调经汤对肾虚肝郁型多囊卵巢综合征患者的临床效果观察[J].实用中西医结合临床,2021,21(20):82-83.

[481] 杨珠兰.补肾调经汤治疗多囊卵巢综合征不孕的临床效果观察[J].健康必读,2021(1):50-51.

[482] 李秋,李永伟.补肾养宫汤联合针刺疗法治疗多囊卵巢综合征不孕不育的临床效果[J].当代医药论丛,2021,19(8):161-163.

[483] 许华云,孔世露,付金荣,等.蔡氏调周法对肥胖型多囊卵巢综合征患者脂代谢及血清瘦素、脂联素水平的影响[J].上海中医药杂志,2021,55(7):50-54.

[484] 林惠,李俊滔,林晓敏.苍附导痰汤加减结合穴位埋线治疗痰湿型 PCOS 腹型肥胖的临床疗效观察[J].世界最新医学信息文摘,2021,21(49):247-248,260.

[485] 刘小玲.柴归方加减治疗肾虚肝郁型多囊卵巢综合征的临床疗效研究[D].广州:广州中医药大学,

2021.

[486] 郭雯雯,梁齐桁,胡子衡.董氏针刺配合"姐妹穴"埋线干预痰湿质胰岛素抵抗型多囊卵巢综合征临床研究[J].云南中医中药杂志,2021,42(12):71-75.

[487] 陈诗音.耳穴贴压联合中药治疗肥胖型多囊卵巢综合征(肾虚痰湿证)的临床研究[D].沈阳:辽宁中医药大学,2021.

[488] 卢宏南.分析温肾化痰祛瘀汤治疗多囊卵巢综合征的临床疗效和作用机理[J].中国保健营养,2021,31(13):285-286.

[489] 杨宁.分析研究补肾健脾汤治疗多囊卵巢综合征的临床效果[J].中国保健营养,2021,31(10):273.

[490] 黄梅珍.腹针联合加味八味解郁汤治疗痰阻气滞肥胖型多囊卵巢综合征的临床疗效观察[D].福州:福建中医药大学,2021.

[491] 林净.隔药灸对肾阳虚证多囊卵巢综合征患者的疗效及血清IGF-1水平影响的临床观察[D].福州:福建中医药大学,2021.

[492] 李芊,吴效科.个体化取穴与标准化取穴针刺治疗多囊卵巢综合征的临床研究[J].中国医药导报,2021,18(01):132-135.

[493] 盛文贞.卦位配合穴位埋线治疗肥胖型PCOS的临床观察[J].中国中医药现代远程教育,2021,19(4):87-90.

[494] 李煜.贺氏针灸三通法干预胰岛素抵抗PCOS的临床研究[D].广州:广州中医药大学,2021.

[495] 周雨禾,刘婷,马宏博.黄连温胆汤合少腹逐瘀汤加减治疗痰瘀互结证多囊卵巢综合征致排卵障碍的临床疗效[J].中国实验方剂学杂志,2021,27(16):96-101.

[496] 堵建姗.基于"通补奇经"理论以针药结合法治疗多囊卵巢综合征合并胰岛素抵抗的临床研究[D].天津:天津中医药大学,2021.

[497] 汪晓娜.加减助仙丹结合艾灸治疗肾虚寒凝型多囊卵巢综合征的临床疗效观察[J].养生保健指南,2021,(5):53.

[498] 李娟,张燕,周琴.加味补中益气汤治疗肥胖型多囊卵巢综合征不孕的临床研究[J].河北中医,2021,43(6):947-950,1024.

[499] 冯亚宏,张晓静,杜翠忠.健脾益肾化浊方治疗肥胖型多囊卵巢综合征60例临床观察[J].母婴世界,2021(1):100.

[500] 陈文威,陈虹,秦敏,等.岭南飞针疗法之腹针治疗脾虚痰湿型多囊卵巢综合征的临床观察[J].广州中医药大学学报,2021,38(10):2151-2157.

[501] 茹庆丽.排卵汤治疗多囊卵巢综合征59例[J].河南中医,2021,41(5):755-757.

[502] 卢清辉,戎秋雁,李丰.评价补肾活血祛痰方治疗多囊卵巢综合征不孕症的疗效[J].中医临床研究,2021,13(19):104-106.

[503] 尹国朝,杨俊伟,陈念辉,等.切脉针灸治疗肥胖型多囊卵巢综合征不孕症的临床疗效及疗效与经络能量相关性研究[J].转化医学杂志,2021,10(4):238-241.

[504] 张绍华,张绍伟.疏肝补肾汤治疗多囊卵巢综合征不孕不育的临床观察[J].母婴世界,2021(25):105.

[505] 吴家满,卓缘圆,唐梦,等.调任通督针刺法对多囊卵巢综合征不孕症行体外受精-胚胎移植术后妊娠结局的影响[J].上海针灸杂志,2021,40(5):565-570.

[506] 彭静,李辉.温阳耐饥膏配合穴位埋线治疗肥胖型多囊卵巢综合征的临床观察[J].数理医药学杂

志,2021,34(11):1657-1659.

[507] 王素玲,孟延兵.逍遥丸方加减配合电针治疗多囊卵巢综合征肾虚肝郁证30例[J].湖南中医杂志,
2021,37(3):17-19,22.

[508] 刘芬,杨利,曾常春,等.消导调经汤治疗肾虚痰湿血瘀型多囊卵巢综合征所致不孕症的临床研
究[J].中国中医药现代远程教育,2021,19(11):60-62.

[509] 林嘉欣,梁敏诗,黄晓萍,等.穴位埋线联合补肾调经汤对多囊卵巢综合征患者性激素水平及代谢
指标的影响[J].现代生物医学进展,2021,21(10):1854-1858.

[510] 杨钰娇.穴位埋线治疗痰湿型多囊卵巢综合征的临床疗效观察[D].南昌:江西中医药大学,2021.

[511] 陈奇,余思云,杨凤云,等.益肾促排方治疗肾虚痰瘀型多囊卵巢综合征的效果观察[J].实用临床
医药杂志,2021,25(23):99-102.

[512] 郑晶晶.益肾活血方治疗肾虚血瘀型多囊卵巢综合征的疗效观察[D].唐山:华北理工大学,2021.

[513] 杜晓娜,孙莎莎,管圆,等.针刺联合培元化痰汤治疗肥胖型多囊卵巢综合征脾虚痰湿型的临床疗
效及对性激素的影响[J].河北中医,2021,43(4):643-647.

[514] 康光宇.针刺联合中药治疗对多囊卵巢综合征的疗效分析[J].我和宝贝,2021,11(10):10-11.

[515] 宋洪堰,周星,刘欢,等.针刺配合热敏灸对多囊卵巢综合征不孕症患者卵巢多囊样改变、内分泌指
标的影响[J].上海针灸杂志,2021,40(11):1341-1345.

[516] 雷娜,任凤兰.针刺配合左归温经汤治疗多囊卵巢综合征所致不孕疗效观察[J].上海针灸杂志,
2021,40(11):1346-1352.

[517] 柴洪佳,逯芳芳,余璟玮,等.针灸联合健脾补肾汤对PCOS患者卵巢功能、代谢紊乱的影响[J].海
南医学院学报,2021,27(02):111-115.

[518] 邓伦杰,林梅,方贤继.针灸联合中药治疗多囊卵巢综合征31例[J].安徽医药,2021,25(11):2210-
2214.

[519] 杨丽平.针药结合治疗肥胖型多囊卵巢综合征痰湿证的临床观察[D].昆明:云南中医药大学,
2021.

[520] 毛雪文,沈凌宇,曾沁,等.针药联合治疗腹部肥胖型多囊卵巢综合征临床疗效研究[J].北京中医
药,2021,40(12):1321-1324.

[521] 杨阳,雷秀兵,陈纯涛.中药序贯疗法治疗多囊卵巢综合征伴不孕的效果分析[J].中华中医药学
刊,2021,39(03):73-76.

[522] 贾素文,程敏.中药序贯疗法治疗多囊卵巢综合征排卵障碍性不孕症临床观察[J].山西中医,2021
(6):8-10.

[523] 李嘉琪.中药周期疗法联合穴位埋线治疗PCOS的临床研究[D].通辽:内蒙古民族大学,2021.

[524] 岳进,易蕾,刘春芬,等.朱琏针刺治疗肥胖型多囊卵巢综合征30例临床观察[J].湖南中医杂志,
2021,37(10):65-68.

[525] 徐美玉,孙萃,杨艳琳.滋癸汤加减联合还少胶囊治疗肾阴亏虚型多囊卵巢综合征的临床研究[J].
河北中医,2021,43(9):1476-1479.

[526] 梁瑞宁,孙雪燕,李佩双,等.滋肾清热利湿化瘀方对肾阴虚型多囊卵巢综合征患者自主排卵月经
的影响[J].中国中西医结合杂志,2021,41(02):189-193.

[527] 胡海军.综合方法治疗多囊卵巢综合征临床观察[J].实用中医药杂志,2021,37(05):738-739.

[528] 黎晓静,张皓,张志玲,等.左归饮加黄连阿胶汤联合针刺治疗多囊卵巢综合征不孕症的临床观察[J].广州中医药大学学报,2021,38(10):2145-2151.

[529] 王春梅.八髎穴隔姜灸联合健脾祛湿方治疗肾虚痰湿型多囊卵巢综合征的临床效果[J].中医临床研究,2022,14(17):33-35.

[530] 刘新敏,陈如枫,文胜,等.半夏泻心汤加减治疗胃热脾虚型多囊卵巢综合征高胰岛素血症效果观察[J].北京中医药,2022,41(4):431-435.

[531] 张丽,赵阅,高慧明.补肾导痰方对痰湿型多囊卵巢综合征不孕患者性激素及受孕功能的影响[J].世界中西医结合杂志,2022,17(8):1571-1573,1579.

[532] 谢琼.补肾化痰法治疗多囊卵巢综合征肾虚痰湿证临床疗效观察[J].婚育与健康,2022,28(1):45-46.

[533] 周慧慧,刘泓森,孟然然,等.补肾化痰方联合穴位埋线对肾虚痰湿证PCOS患者性激素、糖脂代谢和外周血单核细胞TLR4/NF-κB信号通路的影响[J].现代生物医学进展,2022,22(21):4130-4134.

[534] 袁振英.补肾活血汤与定坤丹序贯治疗多囊卵巢综合征的临床效果[J].中国校医,2022,36(11):855-857.

[535] 高金鸟,岳雯,黄秀锦,等.补肾活血调冲汤序贯针灸治疗多囊卵巢综合征患者促排卵效果及妊娠情况[J].大医生,2022,7(13):87-89.

[536] 凌桂梅,农惠玲,朱博杰.补肾健脾调周法结合董氏奇穴针法治疗多囊卵巢综合征临床研究[J].国际中医中药杂志,2022,44(7):759-763.

[537] 陈青华,石明晴,林群.补肾疏肝方对非肥胖型多PCOS(肾虚肝郁型)患者糖脂代谢、性激素的影响[J].中国现代医生,2022,60(5):13-16.

[538] 顾银银.苍附导痰汤联合拔罐治疗对痰湿型多囊卵巢综合征不孕症排卵障碍的临床研究[D].南京:南京中医药大学,2022.

[539] 程天缘,田乐,王昕.分消走泄法治疗湿热内蕴证多囊卵巢综合征临床疗效观察[J].时珍国医国药,2022,33(4):912-915.

[540] 朱静波.腹针结合补肾活血汤治疗多囊卵巢综合征月经不调的临床研究[J].中外女性健康研究,2022(22):60-61.

[541] 韩方.化痰通经方治疗痰湿蕴阻型PCOS患者的临床疗效及对脂肪细胞相关因子的影响[D].南京:南京中医药大学,2022.

[542] 李佳颖.基于"脾肾相关"理论治疗低体重型PCOS的临床疗效观察[D].福州:福建中医药大学,2022.

[543] 黄丽慧,彭惠平,桂香,等.基于"痰脂壅阻论"研究健脾温肾化痰祛湿法对多囊卵巢综合征伴胰岛素抵抗的影响[J].四川中医,2022,40(09):163-167.

[544] 韩艳飞,崔海瑞,尤东霞.基于月经周期的促孕汤剂对多囊卵巢综合征患者性激素水平、妊娠结局的影响观察[J].贵州医药,2022,46(10):1628-1630.

[545] 章菲燕.健脾化痰法联合生活方式干预治疗肥胖型多囊卵巢综合征的临床研究[D].南昌:江西中医药大学,2022.

[546] 吴锦林,刘计财,刘芳,等.姜黄改善多囊卵巢综合征患者胰岛素敏感性随机对照试验[J].中国中

西医结合杂志,2022,42(4):444-448.

[547] 李晓菲.灸药结合治疗肾虚痰湿证多囊卵巢综合征的临床研究[D].沈阳:辽宁中医药大学,2022.

[548] 乌日娜.蒙药治疗多囊卵巢综合征所致月经不调临床疗效观察[J].中国民族医药杂志,2022,28(12):10-11.

[549] 张也,赵佳宁,苏健.皮内针联合苍附导痰丸对肥胖型多囊卵巢综合征患者脂肪因子、血脂、性激素及临床疗效的影响[J].河北中医药学报,2022,37(2):26-30.

[550] 胡青,杨美东.芪精丹兰汤治疗多囊卵巢综合征内分泌紊乱的效果[J].中外医学研究,2022,20(14):139-142.

[551] 杜海胜,富宏怡,宋兴瑰,等.脐周八穴埋线对拟行体外受精-胚胎移植术治疗多囊卵巢综合征不孕症患者妊娠结局与相关脂肪因子的影响[J].长春中医药大学学报,2022,38(11):1249-1252.

[552] 杜海胜,富宏怡,宋兴瑰,等.脐周八穴埋线对脾虚型多囊卵巢综合征不孕患者的治疗效果及对炎症因子水平的影响[J].中国性科学,2022,31(10):129-132.

[553] 崔芳榕.启宫化痰方治疗痰湿型PCOS的临床观察及网络药理学分析[D].南宁:广西中医药大学,2022.

[554] 刘影.启宫丸汤联合穴位贴敷治疗多囊卵巢综合征不孕症临床观察[J].实用中医药杂志,2022,38(1):28-30.

[555] 高超逸.清胃热化脾湿治疗青春期肥胖型PCOS-IR的临床观察[D].哈尔滨:黑龙江中医药大学,2022.

[556] 邢慧.清胃热化脾湿治疗育龄期肥胖型PCOS-IR的临床疗效观察[D].哈尔滨:黑龙江中医药大学,2022.

[557] 张一典,刘成全,徐妍.升阳二术方治疗痰湿型多囊卵巢综合征伴胰岛素抵抗的临床观察[J].中国民间疗法,2022,30(22):61-64.

[558] 杨霞.首乌僵芪汤联合针刺治疗肾虚痰瘀型多囊卵巢综合征临床研究[J].光明中医,2022,37(13):2369-2373.

[559] 许娟,曹琳,陈彦乐,等.疏肝健脾法对自身免疫性甲状腺疾病合并肥胖型多囊卵巢综合征的疗效观察[J].现代诊断与治疗,2022,33(3):326-328.

[560] 翟瑞庆,郭立新.调经续嗣汤治疗非肥胖型多囊卵巢综合征不孕症30例临床观察[J].基层医学论坛,2022,26(34):90-92.

[561] 张小雪,郭新峰,王翰林,等.调泌针法治疗多囊卵巢综合征排卵障碍的临床研究[J].现代中医临床,2022,29(6):11-16.

[562] 王丽丽.通管汤灌肠联合补肾调经汤治疗多囊卵巢综合征不孕症临床观察[J].中国中医药现代远程教育,2022,20(19):111-113.

[563] 李欣.温督化瘀方治疗肾阳虚血瘀型多囊卵巢综合征的临床观察[D].济南:山东中医药大学,2022.

[564] 陈梦捷,祝晓妮.温清法对多囊卵巢综合征不孕症患者排卵情况、血清睾酮水平的影响[J].贵州医药,2022,46(11):1783-1784.

[565] 马秀.穴位埋线联合补肾调经汤治疗多囊卵巢综合征患者对其性激素、糖脂代谢的影响观察[J].实用妇科内分泌电子杂志,2022,9(25):69-72.

[566] 杨洪伟,赵雪娟,魏美霞,等.益肾化痰方联合针刺治疗肾虚痰湿型多囊卵巢综合征不孕临床研究[J].新中医,2022,54(17):153-157.

[567] 石瑛.益肾化瘀方联合穴位贴敷在肾虚血瘀型多囊卵巢综合征不孕治疗中的应用[J].内蒙古医学杂志,2022,54(8):985-987.

[568] 张娅.益肾通经汤加减治疗心肾失济型青春期PCOS合并焦虑抑郁状态的临床研究[D].南京:南京中医药大学,2022.

[569] 王志桥.针刺八髎穴联合荷芪散治疗多囊卵巢综合征患者的临床效果[J].中国性科学,2022,31(2):130-133.

[570] 魏慧俊,李金霞,高学娟,等.针刺对肾虚型多囊卵巢综合征不孕症患者免疫调控及临床妊娠率的影响[J].上海针灸杂志,2022,41(02):165-169.

[571] 张亚军.针刺结合定坤丹治疗多囊卵巢综合征排卵障碍性不孕临床观察[J].实用中医药杂志,2022,38(2):190-192.

[572] 周林冲,杨煜.针刺联合补肾解郁方治疗多囊卵巢综合征性不孕症(肝郁肾虚型)临床疗效及对卵巢功能的影响[J].湖北中医药大学学报,2022,24(6):95-98.

[573] 王宇,高敬书,何慧,等.针刺治疗多囊卵巢综合征不孕症肾虚肝郁证的临床疗效观察[J].中华中医药杂志,2022,37(3):1807-1810.

[574] 李光媛.针灸配合中药治疗多囊卵巢综合征的临床疗效分析[J].中文科技期刊数据库(全文版)医药卫生,2022(5):86-88.

[575] 任凤兰,杨连杰,刘玉春.针药并用治疗肾虚肝郁型多囊卵巢综合征不孕的疗效观察[J].上海针灸杂志,2022,41(1):43-49.

[576] 彭慧敏.针药结合治疗多囊卵巢综合征不孕症肾虚痰湿证临床研究[J].实用中医药杂志,2022,38(8):1290-1292.

[577] 杨冰祎,石换利,周一辰,等.针药结合治疗多囊卵巢综合征肾阳虚证患者的疗效观察[J].上海中医药大学学报,2022,36(S1):88-92.

[578] 孔德敏.针药结合治疗脾虚痰湿肥胖型PCOS糖代谢异常的临床观察[D].哈尔滨:黑龙江中医药大学,2022.

[579] 欧诒菲.针药结合治疗脾虚痰湿型PCOS高雄激素血症的临床观察[D].哈尔滨:黑龙江中医药大学,2022.

[580] 张重芳.针药结合治疗脾虚痰湿型PCOS血脂异常的临床观察[D].哈尔滨:黑龙江中医药大学,2022.

[581] 彭慧敏.针药调周治疗PCOS排卵障碍性不孕症的临床研究[D].南昌:江西中医药大学,2022.

[582] 颜艳芳,陈理伟,俞景晖,等.中药结合针灸疗法治疗肾虚痰瘀型多囊卵巢综合征30例临床观察[J].浙江中医杂志,2022,57(9):666-667.

[583] 高金鸟,岳雯,黄秀锦,等.中药联合序贯针灸疗法对多囊卵巢综合征患者排卵、性激素和妊娠结局的影响[J].现代中西医结合杂志,2022,31(20):2855-2858.

[584] 王彦博.中药联合针灸治疗多囊卵巢综合征(脾虚痰湿证)的临床疗效观察[D].沈阳:辽宁中医药大学,2022.

[585] 梁未雯,赵永新,周英,等.中医调周法联合生酮饮食治疗肾虚痰湿型多囊卵巢综合征临床观察[J].

光明中医,2022,37(7):1126-1129.

[586]岳进,孟凤云,易蕾,等.朱琏针法治疗对多囊卵巢综合征不孕症患者生活质量的影响[J].上海针灸杂志,2022,41(06):579-584.

[587]李季.朱琏针灸疗法治疗多囊卵巢综合征的临床观察[J].中文科技期刊数据库(引文版)医药卫生,2022(5):270-273.

[588]李荣屹.自拟补肾健脾方联合暖宫孕子胶囊治疗多囊卵巢综合征的临床疗效[J].实用中西医结合临床,2022,22(5):69-71.

[589]王媛.自拟补肾疏肝清肺方治疗多囊卵巢综合征的疗效分析[J].中医临床研究,2022,14(9):130-133.

[590]刘洋洋.自拟化痰解郁润燥方治疗痰湿型多囊卵巢综合征的临床研究[D].承德:承德医学院,2022.

[591]尹巧英,何细芝,王石柳,等.左归疏肝汤加减治疗多囊卵巢综合征不孕症患者的疗效及对FSH、LH水平影响评价[J].基层中医药,2022,1(8):40-44.

[592]刘虹麟,谢佳妮,周建华,等.补肾活血促排汤联合多光谱照射对肾虚血瘀型PCOS患者性激素、25-(OH)D$_3$、炎症因子的影响[J].四川中医,2023,41(03):167-171.

[593]欧阳观秀,钟雪英.电针疗法联合穴位贴敷对多囊卵巢综合征患者症状改善及性激素水平的影响[J].首都食品与医药,2023,30(7):150-152.

[594]刘晓竹,汪迪,周竞,等.电针治疗肾虚痰湿型多囊卵巢综合征高雄激素血症临床疗效观察[J].江苏大学学报(医学版),2023:1-7.

[595]胡晓文,潘巧玲.定经汤加减联合穴位埋线治疗多囊卵巢综合征不孕的临床研究[J].广州医药,2023,54(3):113-115.

[596]韩璐,张小花,李雅婷,等.归脾汤联合辟谷疗法治疗PCOS闭止倾向性月经病心脾两虚证的临床观察[J].中医药学报,2023,51(1):79-83.

[597]陈旭,吴林玲,范梦笑,等.哈氏痰湿方治疗痰湿型多囊卵巢综合征的临床疗效及对血清Kisspeptin水平的影响[J].山东中医杂志,2023,42(5):448-455.

[598]高迎春.健脾益肾化浊方配合穴位埋线治疗肥胖型多囊卵巢综合征的临床观察[J].母婴世界,2023(10):64-66.

[599]严烩利,周凌云,张丽,等.穴位埋线治疗超重或肥胖型多囊卵巢综合征临床观察[J].光明中医,2023,38(4):669-672.

[600]陈飞.针刺结合芎归二陈汤加减治疗多囊卵巢综合征临床观察[J].实用中医药杂志,2023,39(2):225-227.

[601]英健民,谢登宏,黄英,等.针刺联合中医体质调理治疗多囊卵巢综合征所致月经不调患者的临床效果[J].广西医学,2023,45(2):152-156.

[602]杨红,李嘉,张司明,等.针药结合治疗多囊卵巢综合征的临床疗效及对血清IL-6的影响[J].上海中医药杂志,2023,57(3):62-66.

[603]梁婷,曾朝阳,谢秋兰,等.中医药治疗多囊卵巢综合征的临床研究[J].中外医药研究,2023,2(3):69-71.

[604]李宇青,陈少坚,陈淑玲,等.中医综合疗法联合个性化健康管理治疗气虚痰湿型肥胖型多囊卵巢

综合征30例[J].福建中医药,2023,54(4):4-6.

[605] 林倍倍,黄宏丽,夏艳秋,等.朱氏调经方治疗肾虚血瘀型多囊卵巢综合征的临床观察及对性激素、炎性因子的影响[J].中华中医药学刊,2023,41(01):246-250.

[606] 吴春芳,钱绿丽,阮小旦,等.自拟五子泄浊汤联合针刺治疗对肥胖型多囊卵巢综合征患者糖脂代谢和排卵率的影响[J].中国妇幼保健,2023,38(8):1436-1440.

[607] 秦雯英,徐伟.左归疏肝汤加减对多囊卵巢综合征不孕症患者激素水平及妊娠的影响[J].临床合理用药,2023,16(5):30-32.

二、纳入文献的基本情况特征

见表4-15。

表4-15　多囊卵巢综合征纳入文献的基本情况特征

纳入研究	样本量 (T/C)	干预措施		结局指标
		实验组	对照组	
刘婷婷2014	30/30	中药+针刺	炔雌醇环丙孕酮片	①
刘爱平2016	30/30	中药+针刺	炔雌醇环丙孕酮片	⑤⑥
吴　丹2012	31/30	中药+针刺	炔雌醇环丙孕酮片	①②③⑤
周建华2012	41/41	中药+针刺	炔雌醇环丙孕酮片	①
李　季2022	35/35	中药+针刺	炔雌醇环丙孕酮片	①
李　秋2021	51/51	中药+针刺	炔雌醇环丙孕酮片	①②
王南苏2017	53/53	中药+针刺	炔雌醇环丙孕酮片	①
王　英2014	43/43	中药+针刺	炔雌醇环丙孕酮片	①⑥
罗　佩2017	30/30	中药+针刺	炔雌醇环丙孕酮片	①④⑤
苏　健2014	40/40	中药+针刺	炔雌醇环丙孕酮片	①⑤
赖东建2019	50/50	中药+针刺	炔雌醇环丙孕酮片	①
邓永志2017	36/36	中药+针刺	炔雌醇环丙孕酮片	①
颜艳芳2022	30/30	中药+针刺	炔雌醇环丙孕酮片	①
赖毛华2015	30/30	中药+针刺	炔雌醇环丙孕酮片	①④⑤⑥
丁蓉珍2019	30/30	中药+针刺	盐酸二甲双胍片	①②⑤⑥
吴春芳2023	59/59	中药+针刺	盐酸二甲双胍片	①②⑤
堵建姗2021	49/49	中药+针刺	盐酸二甲双胍片	①②③④⑤⑥
徐传花2017	40/40	中药+针刺	盐酸二甲双胍片	①⑤
杜晓娜2021	48/48	中药+针刺	盐酸二甲双胍片	①⑤
黄梅珍2021	30/30	中药+针刺	盐酸二甲双胍	①④⑤
周慧慧2022	40/40	中药+穴位埋线	炔雌醇环丙孕酮片	①
张丽梅2016	52/52	中药+穴位埋线	炔雌醇环丙孕酮片	①④⑤

续表

纳入研究	样本量（T/C）	干预措施		结局指标
		实验组	对照组	
张文峰 2019	48/47	中药+穴位埋线	炔雌醇环丙孕酮片	①②⑤⑥
张迎春 2013	50/50	中药+穴位埋线	炔雌醇环丙孕酮片	①②⑥
彭 仙 2018	58/58	中药+穴位埋线	炔雌醇环丙孕酮片	①④⑤⑥
彭颖洁 2014	30/30	中药+穴位埋线	炔雌醇环丙孕酮片	①③⑤⑥
李嘉琪 2021	30/30	中药+穴位埋线	炔雌醇环丙孕酮片	①④⑤⑥
林嘉欣 2021	58/58	中药+穴位埋线	炔雌醇环丙孕酮片	①⑤
马 秀 2022	30/30	中药+穴位埋线	炔雌醇环丙孕酮片	①
姜梅芳 2019	40/40	中药+穴位埋线	中药	①
晏屹栎 2020	20/20	中药+穴位埋线	中药	①⑤⑥
林 惠 2021	60/60	中药+穴位埋线	中药	①⑤
杜海胜 2022	52/52	中药+穴位埋线	中药	①⑥
罗 健 2020	60/60	中药+穴位埋线	中药	①②
高迎春 2023	31/31	中药+穴位埋线	中药	①⑤⑥
卓缘圆 2015	50/50	针刺	克罗米芬	①②⑥
方庆霞 2016	30/30	针刺	克罗米芬	①②
李 晨 2011	36/36	针刺	克罗米芬	①
林婉珊 2017	30/30	针刺	克罗米芬	①⑥
李锦鸣 2013	60/60	针刺	克罗米芬	①
林婉珊 2018	30/30	针刺	克罗米芬	①⑥
瞿 慧 2012	28/25	针刺	克罗米芬	②
袁丽萍 2010	30/30	针刺	克罗米芬	①
陈文威 2021	40/40	针刺	克罗米芬	①②
陈雨婷 2017	30/30	针刺	克罗米芬	①②⑤
马仁海 1996	50/48	针刺	克罗米芬	①
岳 进 2020	30/30	针刺	炔雌醇环丙孕酮片	①
杨丹红 2017	30/30	针刺	炔雌醇环丙孕酮片	①③⑤⑥
王兰兰 2019	34/31	针刺	炔雌醇环丙孕酮片	①⑤
金春兰 2014	36/36	针刺	炔雌醇环丙孕酮片	①③④⑤⑥
张 娅 2022	33/33	补肾法	炔雌醇环丙孕酮片	①③⑤
李欣欣 2014	30/30	补肾法	炔雌醇环丙孕酮片	①
杨珠兰 2021	40/40	补肾法	炔雌醇环丙孕酮片	①
王 爽 2021	45/45	补肾法	炔雌醇环丙孕酮片	①③⑥

续表

纳入研究	样本量（T/C）	干预措施		结局指标
		实验组	对照组	
董　莉2010	30/28	补肾法	炔雌醇环丙孕酮片	①②④⑤⑥
陈　怡2017	30/30	补肾法	炔雌醇环丙孕酮片	①
任秀朋2018	30/30	补肾活血法	枸橼酸氯米芬	①②
周夏芝2017	40/40	补肾活血法	枸橼酸氯米芬	①②
周　娟2016	55/55	补肾活血法	枸橼酸氯米芬	①②
李　娟2017	60/60	补肾活血法	枸橼酸氯米芬	①②
杨　蕾2019	40/37	补肾活血法	枸橼酸氯米芬	①
王子凤2020	40/40	补肾活血法	枸橼酸氯米芬	①⑥
贺亚蕾2018	52/52	补肾活血法	枸橼酸氯米芬	①
靳庆丰2019	39/39	补肾活血法	枸橼酸氯米芬	①②⑥
尹　倩2015	30/32	补肾化痰法	炔雌醇环丙孕酮片	①②
张　丽2022	50/50	补肾化痰法	炔雌醇环丙孕酮片	①
张　蕾2015	30/30	补肾化痰法	炔雌醇环丙孕酮片	①②③⑥
程建华2020	36/36	补肾化痰法	炔雌醇环丙孕酮片	①
谢　琼2022	33/33	补肾化痰法	炔雌醇环丙孕酮片	①⑥
丁永芬2019	80/77	补肾活血法	炔雌醇环丙孕酮片	①
平瑜佳2012	30/28	补肾活血法	炔雌醇环丙孕酮片	①②④⑤⑥
杨　慧2014	36/36	补肾活血法	炔雌醇环丙孕酮片	①④⑤
林　玲2019	46/44	补肾活血法	炔雌醇环丙孕酮片	①②⑥
续秋芝2016	34/30	补肾活血法	炔雌醇环丙孕酮片	①⑥
郑晶晶2021	31/31	补肾活血法	炔雌醇环丙孕酮片	①②③⑤⑥
陈钟慧2016	30/30	补肾活血法	炔雌醇环丙孕酮片	①
陶金红2014	32/32	补肾活血法	炔雌醇环丙孕酮片	①④⑤
周林冲2022	40/40	中药+针刺	针刺	①②
康光宇2021	32/32	中药+针刺	针刺	①
张　娜2019	45/45	中药+针刺	针刺	①
施　茵2009	41/37	中药+针刺	针刺	①
施　茵2012	33/34	中药+针刺	针刺	①
朱静波2022	30/30	中药+针刺	针刺	①
林圣朝2017	30/30	中药+针刺	针刺	①⑥
王素玲2021	30/30	中药+针刺	针刺	①④⑤
苏　健2014	40/40	中药+针刺	针刺	①⑤

续表

纳入研究	样本量（T/C）	干预措施		结局指标
		实验组	对照组	
赵洪亚 2015	33/30	中药+针刺	针刺	①③⑤⑥
阮海波 2016	85/85	中药+针刺	针刺	①
乔山幸 2012	30/30	中药+针刺	中药	①
刘明珠 2017	47/47	中药+针刺	中药	①
刘西川 2017	44/44	中药+针刺	中药	①
哈 虹 2019	40/40	中药+针刺	中药	①⑤
姜晓琳 2017	45/45	中药+针刺	中药	①②
孔德敏 2022	35/35	中药+针刺	中药	①④⑤
尹 璐 2018	36/36	中药+针刺	中药	①
崔 燕 2015	33/33	中药+针刺	中药	①⑤
张重芳 2022	35/35	中药+针刺	中药	①④⑤
彭慧敏 2022	33/33	中药+针刺	中药	①②⑤⑥
彭清圆 2020	30/30	中药+针刺	中药	①
施 茵 2009	32/31	中药+针刺	中药	①
李修阳 2013	26/26	中药+针刺	中药	①⑤
李光媛 2022	36/36	中药+针刺	中药	①②
李 莹 2018	30/30	中药+针刺	中药	①⑤
杨 兰 2013	30/30	中药+针刺	中药	①②⑥
林 燕 2019	70/70	中药+针刺	中药	①
柴洪佳 2021	50/50	中药+针刺	中药	①②
欧治菲 2022	32/32	中药+针刺	中药	①③④⑤
毛雪文 2021	29/29	中药+针刺	中药	①⑤
王彦博 2022	34/36	中药+针刺	中药	①③⑤⑥
王彩娥 2018	30/30	中药+针刺	中药	①②⑥
石换利 2020	50/50	中药+针刺	中药	①②⑥
肖 遥 2020	30/30	中药+针刺	中药	①⑥
蔡建波 2021	50/50	中药+针刺	中药	①②
薛春燕 2020	32/32	中药+针刺	中药	①
那晓娟 2017	30/30	中药+针刺	中药	①②⑥
邱燕芳 2015	40/40	中药+针刺	中药	①
钟秋竹 2019	63/63	中药+针刺	中药	①⑤
闫泽洲 2020	30/30	中药+针刺	中药	①④⑤⑥

续表

纳入研究	样本量（T/C）	干预措施		结局指标
		实验组	对照组	
陆志巧 2019	30/30	中药+针刺	中药	①
陈 飞 2023	55/57	中药+针刺	中药	①②
定晓雯 2017	35/27	补肾健脾法	炔雌醇环丙孕酮片	①③④⑤⑥
张祥云 2020	25/25	补肾健脾法	炔雌醇环丙孕酮片	①
徐继辉 2020	32/32	补肾健脾法	炔雌醇环丙孕酮片	①⑤
贾汝楠 2021	35/35	补肾健脾法	炔雌醇环丙孕酮片	①③⑤
陈 冲 2012	28/32	补肾健脾法	炔雌醇环丙孕酮片	①②③④⑤⑥
刘亚平 2012	35/30	补肾健脾法	枸橼酸氯米芬片	①
刘翠华 2016	49/49	补肾健脾法	枸橼酸氯米芬片	①
杨彩荣 2016	49/49	补肾健脾法	枸橼酸氯米芬片	①⑥
刘玉兰 2018	60/60	补肾化痰祛瘀法	炔雌醇环丙孕酮片	①⑥
卢宏南 2021	35/35	补肾化痰祛瘀法	炔雌醇环丙孕酮片	①
姬 霞 2016	30/30	补肾化痰祛瘀法	炔雌醇环丙孕酮片	①
成慧兰 2018	32/32	补肾化痰祛瘀法	炔雌醇环丙孕酮片	①
文继红 2012	29/29	补肾化痰祛瘀法	炔雌醇环丙孕酮片	①
张 兵 2018	56/56	补肾化痰祛瘀法	炔雌醇环丙孕酮片	③
李勇生 2010	60/60	补肾化痰祛瘀法	炔雌醇环丙孕酮片	①
梁 婷 2023	30/30	补肾化痰祛瘀法	炔雌醇环丙孕酮片	①②⑥
胡秀慧 2013	32/32	补肾化痰祛瘀法	炔雌醇环丙孕酮片	①⑤
陈丹林 2019	30/30	补肾化痰祛瘀法	炔雌醇环丙孕酮片	①③
刘春花 2020	44/44	中药+针刺	枸橼酸氯米芬	①⑥
周 滢 2016	33/32	中药+针刺	枸橼酸氯米芬	①②
彭艳丽 2018	60/60	中药+针刺	枸橼酸氯米芬	①②
杜冠华 2014	41/41	中药+针刺	枸橼酸氯米芬	①
桑海莉 2000	45/30	中药+针刺	枸橼酸氯米芬	②⑥
桑海莉 2015	35/30	中药+针刺	枸橼酸氯米芬	①②⑥
梁炳君 2019	30/30	中药+针刺	枸橼酸氯米芬	①
王懿娜 2019	31/30	中药+针刺	枸橼酸氯米芬	①②
王金莲 2018	38/38	中药+针刺	枸橼酸氯米芬	①
罗 然 2018	30/30	中药+针刺	枸橼酸氯米芬	①②
罗雪贞 2020	47/47	中药+针刺	枸橼酸氯米芬	①②
肖慧莲 2014	42/42	中药+针刺	枸橼酸氯米芬	①

纳入研究	样本量（T/C）	干预措施		结局指标
		实验组	对照组	
董秀珍 2016	30/30	中药+针刺	枸橼酸氯米芬	①②⑤⑥
谢寅飞 2018	39/39	中药+针刺	枸橼酸氯米芬	①
邓春艳 2018	30/30	中药+针刺	枸橼酸氯米芬	①
钟春华 2016	46/46	中药+针刺	枸橼酸氯米芬	①
陆　涛 2018	44/44	中药+针刺	枸橼酸氯米芬	①
雷杏荣 2017	50/50	中药+针刺	枸橼酸氯米芬	①

三、纳入研究的方法学质量评价

见表4-16。

表4-16　多囊卵巢综合征纳入研究的方法与质量评价

纳入研究	随机分配	隐藏方法	盲法	研究数据的完整性	选择性报告结果	其他偏倚	评分	等级
刘婷婷 2014	提及随机	不清楚	不清楚	是	是	是	3	C
刘爱平 2016	随机数字表法	不清楚	不清楚	否	否	是	1	C
吴　丹 2012	随机数字表法	不清楚	不清楚	是	是	是	3	C
周建华 2012	随机数字表法	不清楚	不清楚	是	是	是	3	C
李　季 2022	随机数字表法	不清楚	不清楚	是	是	是	3	C
李　秋 2021	提及随机	不清楚	不清楚	是	是	是	3	C
王南苏 2017	提及随机	不清楚	不清楚	是	是	是	3	C
王　英 2014	提及随机	不清楚	不清楚	是	是	是	3	C
罗　佩 2017	提及随机	不清楚	不清楚	是	是	是	3	C
苏　健 2014	随机数字表法	不清楚	不清楚	是	是	是	3	C
赖东建 2019	提及随机	不清楚	不清楚	是	是	是	3	C
邓永志 2017	提及随机	不清楚	不清楚	是	是	是	3	C
颜艳芳 2022	提及随机	不清楚	不清楚	是	是	是	3	C
赖毛华 2015	提及随机	不清楚	不清楚	是	是	是	3	C
丁蓉珍 2019	提及随机	不清楚	不清楚	是	是	是	3	C
吴春芳 2023	随机数字表法	不清楚	不清楚	是	是	是	3	C
堵建姗 2021	随机数字表法	不清楚	不清楚	否	是	是	2	C
徐传花 2017	分层区组随机	不清楚	不清楚	是	是	是	3	C
杜晓娜 2021	随机数字表法	不清楚	不清楚	是	是	是	3	C
黄梅珍 2021	随机数字表法	不清楚	不清楚	否	是	是	2	C

续表

纳入研究	随机分配	隐藏方法	盲法	研究数据的完整性	选择性报告结果	其他偏倚	评分	等级
周慧慧2022	随机数字表法	不清楚	不清楚	是	是	是	3	C
张丽梅2016	提及随机	不清楚	不清楚	是	是	是	2	C
张文峰2019	随机数字表法	不清楚	不清楚	是	是	是	3	C
张迎春2013	就诊顺序	不清楚	不清楚	是	是	是	3	C
彭　仙2018	随机数字表法	不清楚	不清楚	是	是	是	3	C
彭颖洁2014	随机数字表法	不清楚	不清楚	否	是	是	3	C
李嘉琪2021	随机数字表法	不清楚	不清楚	否	是	是	2	C
林嘉欣2021	随机数字表法	不清楚	不清楚	是	是	是	3	C
马　秀2022	随机数字表法	不清楚	不清楚	是	是	是	3	C
姜梅芳2019	随机数字表法	不清楚	不清楚	是	是	是	3	C
晏屹栎2020	提及随机	不清楚	不清楚	否	是	是	2	C
林　惠2021	随机数字法	不清楚	不清楚	是	是	是	3	C
杜海胜2022	随机数字表法	不清楚	不清楚	是	是	是	3	C
罗　健2020	提及随机	不清楚	不清楚	是	是	是	3	C
高迎春2023	提及随机	不清楚	不清楚	是	是	是	3	C
卓缘圆2015	随机数字表法	不清楚	不清楚	是	是	是	3	C
方庆霞2016	随机数字表法	不清楚	不清楚	是	是	是	3	C
李　晨2011	随机数字表法	信封密封	不清楚	是	是	是	4	B
林婉珊2017	随机数字表法	不清楚	不清楚	是	是	是	3	C
李锦鸣2013	随机数字表法	不清楚	不清楚	否	是	是	2	C
林婉珊2018	随机数字表法	不清楚	不清楚	是	是	是	3	C
瞿　慧2012	随机数字表法	不清楚	不清楚	否	否	是	1	C
袁丽萍2010	就诊顺序	不清楚	不清楚	是	是	是	2	C
陈文威2021	提及随机	不清楚	不清楚	是	是	是	3	C
陈雨婷2017	随机数字表法	不清楚	不清楚	是	是	是	3	C
马仁海1996	提及随机	不清楚	不清楚	是	是	是	2	C
岳　进2020	随机数字表法	信封密封	不清楚	是	是	是	4	B
杨丹红2017	提及随机	不清楚	不清楚	否	是	是	2	C
王兰兰2019	随机数字表法	信封密封	不清楚	否	是	是	3	C
金春兰2014	随机数字表法	邮件隐藏	不清楚	否	是	是	4	B
张　娅2022	提及随机	不清楚	不清楚	是	是	是	3	C
李欣欣2014	提及随机	不清楚	不清楚	是	是	是	3	C

续表

纳入研究	随机分配	隐藏方法	盲法	研究数据的完整性	选择性报告结果	其他偏倚	评分	等级
杨珠兰 2021	随机数字表法	不清楚	不清楚	是	是	是	3	C
王 爽 2021	随机数字表法	不清楚	不清楚	是	是	是	3	C
董 莉 2010	随机数字表法	不清楚	不清楚	否	是	是	1	C
陈 怡 2017	提及随机	不清楚	不清楚	是	否	是	2	C
任秀朋 2018	随机数字表法	不清楚	不清楚	是	是	是	3	C
周夏芝 2017	提及随机	不清楚	单盲	是	是	是	3	C
周 娟 2016	随机数字表法	不清楚	不清楚	是	是	是	3	C
李 娟 2017	随机数字表	不清楚	不清楚	是	是	不清楚	3	C
杨 蕾 2019	提及随机	不清楚	不清楚	是	是	是	2	C
王子凤 2020	随机数字表	不清楚	不清楚	是	是	是	3	C
贺亚蕾 2018	随机数字表法	不清楚	不清楚	是	是	是	3	C
靳庆丰 2019	提及随机	不清楚	不清楚	是	是	是	3	C
尹 倩 2015	随机数字表法	不清楚	不清楚	是	是	是	3	C
张 丽 2022	随机数字表法	不清楚	不清楚	是	是	是	3	C
张 蕾 2015	提及随机	不清楚	不清楚	是	是	否	4	B
程建华 2020	分层随机	不清楚	不清楚	是	是	是	3	C
谢 琼 2022	随机抽签法	不清楚	不清楚	是	是	是	3	C
丁永芬 2019	提及随机	不清楚	不清楚	是	是	是	3	C
平瑜佳 2012	随机数字表法	不清楚	不清楚	是	是	是	3	C
杨 慧 2014	随机数字表法	不清楚	不清楚	是	是	不清楚	2	C
林 玲 2019	随机数字表法	不清楚	不清楚	是	是	是	3	C
续秋芝 2016	提及随机	不清楚	不清楚	是	是	是	3	C
郑晶晶 2021	随机数字表法	信封密封	不清楚	是	是	是	4	B
陈钟慧 2016	提及随机	不清楚	不清楚	是	是	不清楚	3	C
陶金红 2014	提及随机	不清楚	不清楚	是	是	是	3	C
周林冲 2022	提及随机	不清楚	不清楚	是	是	是	3	C
康光宇 2021	抽签法随机	不清楚	不清楚	是	是	是	3	C
张 娜 2019	提及随机	不清楚	不清楚	是	是	是	3	C
施 茵 2009	随机数字表法	不清楚	不清楚	是	是	是	3	C
施 茵 2012	提及随机	不清楚	不清楚	是	是	是	3	C
朱静波 2022	随机数字表法	不清楚	不清楚	是	是	是	3	C
林圣朝 2017	随机数字表法	不清楚	不清楚	是	是	是	3	C

续表

纳入研究	随机分配	隐藏方法	盲法	研究数据的完整性	选择性报告结果	其他偏倚	评分	等级
王素玲2021	提及随机	不清楚	不清楚	是	是	是	3	C
苏 健2014	随机数字表法	不清楚	不清楚	是	是	是	3	C
赵洪亚2015	随机数字表法	不清楚	不清楚	是	是	是	3	C
阮海波2016	分层区组随机	不清楚	不清楚	是	是	是	3	C
乔山幸2012	提及随机	不清楚	不清楚	是	是	是	3	C
刘明珠2017	提及随机	不清楚	不清楚	是	是	是	3	C
刘西川2017	随机数字表法	不清楚	不清楚	是	是	是	3	C
哈 虹2019	提及随机	不清楚	不清楚	是	是	是	3	C
姜晓琳2017	随机数字表法	不清楚	不清楚	是	是	是	3	C
孔德敏2022	提及随机	不清楚	不清楚	否	是	是	2	C
尹 璐2018	提及随机	不清楚	不清楚	是	是	是	3	C
崔 燕2015	随机数字表法	不清楚	不清楚	否	是	是	2	C
张重芳2022	提及随机	不清楚	不清楚	否	是	是	2	C
彭慧敏2022	随机数字表法	不清楚	不清楚	否	是	是	2	C
彭清圆2020	提及随机	不清楚	不清楚	是	是	是	3	C
施 茵2009	随机数字表法	信封密封	不清楚	是	是	是	4	B
李修阳2013	随机数字表法	不清楚	不清楚	是	是	是	3	C
李光媛2022	提及随机	不清楚	不清楚	是	是	是	1	C
李 莹2018	提及随机	不清楚	不清楚	否	是	是	2	C
杨 兰2013	提及随机	不清楚	不清楚	是	是	是	3	C
林 燕2019	提及随机	不清楚	不清楚	是	否	是	1	C
柴洪佳2021	提及随机	不清楚	不清楚	是	是	是	3	C
欧治菲2022	就诊顺序	不清楚	不清楚	否	是	是	2	C
毛雪文2021	随机数字表法	信封密封	不清楚	是	是	是	4	B
王彦博2022	提及随机	不清楚	不清楚	否	是	是	2	C
王彩娥2018	随机数字表法	不清楚	不清楚	是	是	是	3	C
石换利2020	提及随机	不清楚	不清楚	是	是	是	3	C
肖 遥2020	随机数字表法	不清楚	不清楚	是	是	是	3	C
蔡建波2021	抽签法随机	不清楚	不清楚	是	是	是	2	C
薛春燕2020	提及随机	不清楚	不清楚	是	是	是	3	C
那晓娟2017	提及随机	不清楚	不清楚	是	是	是	3	C
邱燕芳2015	提及随机	不清楚	不清楚	是	是	是	3	C

续表

纳入研究	随机分配	隐藏方法	盲法	研究数据的完整性	选择性报告结果	其他偏倚	评分	等级
钟秋竹2019	随机数字表法	不清楚	不清楚	是	是	是	3	C
闫泽洲2020	提及随机	不清楚	不清楚	是	是	是	3	C
陆志巧2019	随机数字表法	不清楚	不清楚	是	是	是	3	C
陈 飞2023	提及随机	不清楚	不清楚	是	是	是	2	C
定晓雯2017	提及随机	不清楚	不清楚	否	是	是	2	C
张祥云2020	随机数字表法	不清楚	不清楚	是	是	是	3	C
徐继辉2020	提及随机	不清楚	不清楚	否	是	是	2	C
贾汝楠2021	随机数字表法	信封密封	不清楚	否	是	是	3	C
陈 冲2012	提及随机	不清楚	不清楚	否	是	是	2	C
刘亚平2012	提及随机	不清楚	不清楚	是	是	是	3	C
刘翠华2016	随机数字表法	不清楚	不清楚	是	是	是	3	C
杨彩荣2016	随机数字表法	不清楚	不清楚	是	是	是	3	C
刘玉兰2018	随机数字表法	不清楚	不清楚	是	是	不清楚	3	C
卢宏南2021	系统抽样	不清楚	不清楚	是	是	是	3	C
姬 霞2016	随机数字表法	不清楚	不清楚	是	是	是	3	C
成慧兰2018	随机数字表法	不清楚	不清楚	是	是	是	3	C
文继红2012	提及随机	不清楚	不清楚	是	是	是	3	C
张 兵2018	提及随机	不清楚	不清楚	是	否	是	2	C
李勇生2010	提及随机	不清楚	不清楚	是	是	是	3	C
梁 婷2023	随机数字表法	不清楚	不清楚	是	是	是	3	C
胡秀慧2013	随机数字表法	不清楚	不清楚	是	是	是	3	C
陈丹林2019	随机数字表法	不清楚	不清楚	是	是	是	3	C
刘春花2020	就诊顺序	不清楚	不清楚	是	是	是	3	C
周 滢2016	随机数字表法	不清楚	不清楚	是	是	是	3	C
彭艳丽2018	提及随机	不清楚	不清楚	是	是	是	3	C
杜冠华2014	分层区组随机	不清楚	不清楚	是	是	是	3	C
桑海莉2000	提及随机	不清楚	不清楚	是	是	是	3	C
桑海莉2015	提及随机	不清楚	不清楚	是	是	是	3	C
梁炳君2019	提及随机	不清楚	不清楚	是	是	是	3	C
王懿娜2019	抽签法随机	不清楚	不清楚	是	是	是	3	C
王金莲2018	随机数字表法	不清楚	不清楚	是	是	是	3	C
罗 然2018	随机数字表法	不清楚	不清楚	否	是	是	2	C

续表

纳入研究	随机分配	隐藏方法	盲法	研究数据的完整性	选择性报告结果	其他偏倚	评分	等级
罗雪贞2020	提及随机	不清楚	不清楚	是	是	是	3	C
肖慧莲2014	提及随机	不清楚	不清楚	是	是	是	3	C
董秀珍2016	数字随机法	不清楚	不清楚	是	是	是	3	C
谢寅飞2018	随机数字表法	不清楚	不清楚	是	是	是	3	C
邓春艳2018	提及随机	不清楚	不清楚	是	是	是	3	C
钟春华2016	随机数字表法	不清楚	不清楚	是	是	是	3	C
陆　涛2018	随机数字表法	不清楚	不清楚	是	是	是	3	C
雷杏荣2017	提及随机	不清楚	不清楚	是	是	是	3	C

四、PCOS 的 Meta 分析结果

（一）比较中药+针刺与炔雌醇环丙孕酮片

1.中药联合针刺与炔雌醇环丙孕酮片的总有效率比较：13个随机对照研究的异质性检验：$\chi^2=18.86$，$df=12$，$P=0.09$，$I^2=36\%$，说明有异质性存在。

13个随机对照研究的结果分析：$RR=1.27$，95%可信区间 CI 为［1.17，1.39］，整体效果检验 $Z=5.54$，$P<0.000\ 01$，说明两组比较的差异有统计学意义。考虑中药+针刺治疗多囊卵巢综合征明显优于炔雌醇环丙孕酮片组。见图4-58。

Study or Subgroup	中药+针刺 Events	Total	炔雌醇环丙孕酮片 Events	Total	Weight	Risk Ratio M-H. Random, 95% CI
刘婷婷2014	28	30	25	30	10.9%	1.12 [0.93, 1.35]
刘爱平2016	27	30	14	30	3.8%	1.93 [1.29, 2.88]
吴丹2012	27	31	22	30	7.5%	1.19 [0.92, 1.53]
周建华2012	32	40	30	42	7.9%	1.12 [0.88, 1.43]
李季2022	33	35	27	35	10.2%	1.22 [1.00, 1.49]
李秋2021	49	51	38	51	11.9%	1.29 [1.09, 1.53]
王南苏2017	43	53	27	53	6.1%	1.59 [1.19, 2.14]
王英2014	38	43	32	43	9.7%	1.19 [0.97, 1.46]
罗佩2017	24	30	15	30	3.8%	1.60 [1.07, 2.39]
苏健2014	28	40	21	40	4.6%	1.33 [0.93, 1.91]
赖东建2019	41	50	25	50	5.8%	1.64 [1.21, 2.23]
邓永志2017	33	36	30	36	11.5%	1.10 [0.92, 1.31]
颜艳芳2022	26	30	20	30	6.3%	1.30 [0.97, 1.74]
Total (95% CI)		499		500	100.0%	1.27 [1.17, 1.39]
Total events	429		326			

Heterogeneity: Tau² = 0.01; Chi² = 18.86, df = 12 (P = 0.09); I² = 36%
Test for overall effect: Z = 5.54 (P < 0.00001)

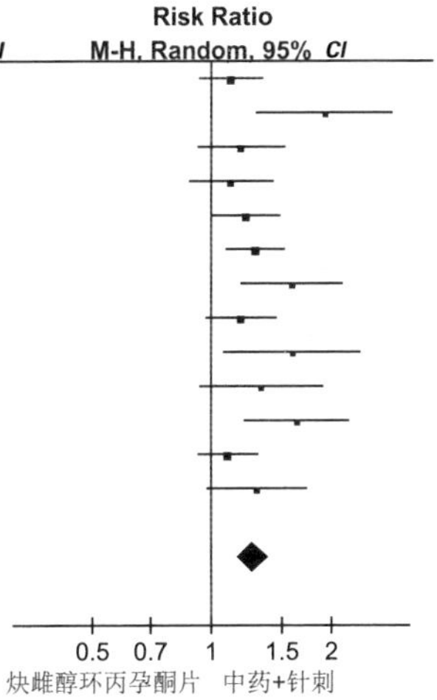

图4-58　中药+针刺与炔雌醇环丙孕酮片总有效率比较

2.中药联合针刺与炔雌醇环丙孕酮片改善性激素LH的比较：10个随机对照研究的异质性检验：$\chi^2=893.25$，$df=9$，$P<0.000\ 01$，$I^2=99\%$，说明有异质性。

10个随机对照试验研究的结果分析：$MD=-2.02$，95%可信区间 CI 为［-3.29，-0.13］，整体效果检验 $Z=2.10$，$P=0.04$，因为 $P<0.05$，说明两组比较的差异有统计学意义。考虑中

药联合针刺在改善PCOS患者性激素LH水平方面优于炔雌醇环丙孕酮片组。见图4-59。

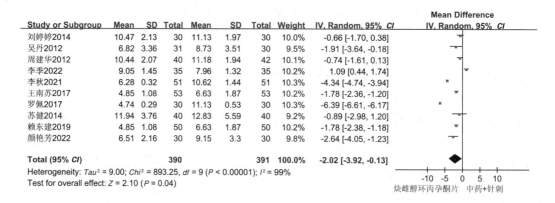

图4-59 中药+针刺与炔雌醇环丙孕酮片改善性激素LH水平比较

3. 中药联合针刺与炔雌醇环丙孕酮片改善性激素FSH的比较：9个随机对照研究的异质性检验：$\chi^2=48.52$，$df=8$，$P<0.000\ 01$，$I^2=84\%$，说明有异质性。

9个随机对照试验研究的结果分析：$MD=-0.12$，95%可信区间CI为$[-0.37, -0.14]$，整体效果检验$Z=0.89$，$P=0.37$，因为$P>0.05$，说明两组比较的差异无统计学意义。考虑中药联合针刺与炔雌醇环丙孕酮片在改善PCOS患者性激素FSH水平方面疗效相当。见图4-60。

Study or Subgroup	中药+针刺			炔雌醇环丙孕酮片			Weight	Mean Difference IV, Random, 95% CI	Mean Difference IV, Random, 95% CI
	Mean	SD	Total	Mean	SD	Total			
刘婷婷2014	5.68	0.77	30	5.63	0.84	30	13.6%	0.05 [-0.36, 0.46]	
吴丹2012	4.71	1.95	31	5.94	2.48	30	4.1%	-1.23 [-2.35, -0.11]	
周建华2012	5.68	0.76	40	5.62	0.85	42	15.0%	0.06 [-0.29, 0.41]	
李秋2021	5.41	0.16	51	5.78	0.22	51	20.6%	-0.37 [-0.44, -0.30]	
王南苏2017	6.56	2.34	53	6.93	1.74	53	7.0%	-0.37 [-1.16, 0.42]	
罗佩2017	4.39	0.25	30	4.32	0.23	30	20.0%	0.07 [-0.05, 0.19]	
苏健2014	5.46	1.67	40	5.52	2.34	40	5.9%	-0.06 [-0.95, 0.83]	
赖东建2019	6.53	2.31	50	6.93	1.74	50	6.8%	-0.40 [-1.20, 0.40]	
颜艳芳2022	6.64	1.39	30	6.1	1.71	30	7.0%	0.54 [-0.25, 1.33]	
Total (95% CI)			355			356	100.0%	-0.12 [-0.37, 0.14]	

Heterogeneity: $Tau^2=0.08$; $Chi^2=48.52$, $df=8$ ($P<0.00001$); $I^2=84\%$
Test for overall effect: $Z=0.89$ ($P=0.37$)

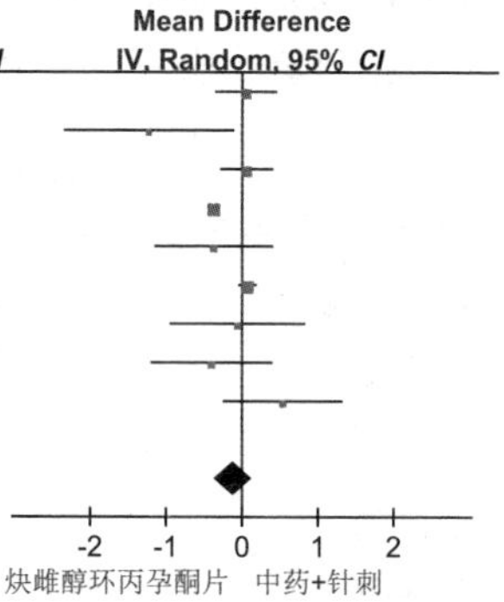

炔雌醇环丙孕酮片　　中药+针刺

图4-60 中药+针刺与炔雌醇环丙孕酮片改善性激素FSH水平比较

4. 中药联合针刺与炔雌醇环丙孕酮片改善性激素LH/FSH的比较：7个随机对照研究的异质性检验：$\chi^2=378.62$，$df=6$，$P<0.000\ 01$，$I^2=98\%$，说明有异质性。

7个随机对照试验研究的结果分析：$MD=-0.46$，95%可信区间CI为$[-0.97, -0.05]$，整体效果检验$Z=1.75$，$P=0.08$，因为$P>0.05$，说明两组比较的差异无统计学意义。考虑中药联合针刺与炔雌醇环丙孕酮片在改善PCOS患者性激素LH/FSH水平方面疗效相当。见图4-61。

5. 中药联合针刺与炔雌醇环丙孕酮片改善性激素T的比较：11个随机对照研究的异质性检验：$\chi^2=1\ 285.87$，$df=10$，$P<0.000\ 01$，$I^2=99\%$，说明有异质性。

11个随机对照试验研究的结果分析：$MD=-0.44$，95%可信区间CI为$[-0.66, -0.23]$，整体效果检验Z=4.08，P<0.000 1，说明两组比较的差异有统计学意义。考虑中药联合针刺在改善PCOS患者性激素T水平方面优于炔雌醇环丙孕酮片组。见图4-62。

Study or Subgroup	中药+针刺 Mean	SD	Total	炔雌醇环丙孕酮片 Mean	SD	Total	Weight	Mean Difference IV, Random, 95% CI
吴丹2012	1.44	0.63	31	1.85	0.76	30	14.0%	-0.41 [-0.76, -0.06]
王南苏2017	0.74	0.24	53	1.15	0.43	53	14.9%	-0.41 [-0.54, -0.28]
王英2014	1.85	0.6	43	1.83	0.39	43	14.7%	0.02 [-0.19, 0.23]
罗佩2017	1.17	0.09	30	2.57	0.18	30	15.0%	-1.40 [-1.47, -1.33]
苏健2014	2.27	0.92	40	2.93	0.78	40	13.9%	-0.66 [-1.03, -0.29]
赖东建2019	0.74	0.24	50	1.15	0.43	50	14.9%	-0.41 [-0.55, -0.27]
邓永志2017	1.44	1.75	36	1.26	0.32	36	12.6%	0.18 [-0.40, 0.76]
Total (95% CI)			**283**			**282**	**100.0%**	**-0.46 [-0.97, 0.05]**

Heterogeneity: Tau² = 0.45; Chi² = 378.62, df = 6 (P < 0.00001); I² = 98%
Test for overall effect: Z = 1.75 (P = 0.08)

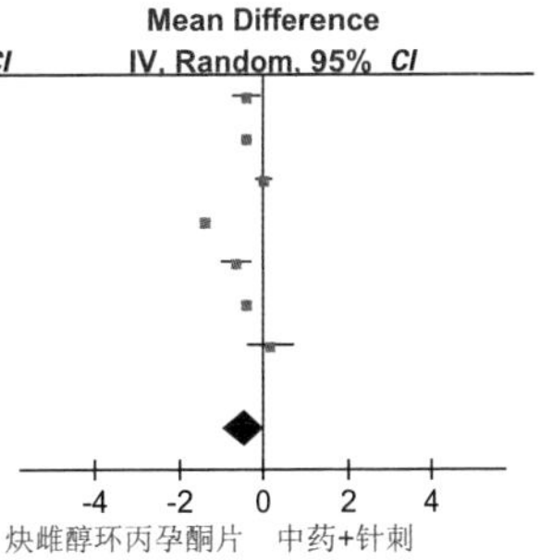

图4-61　中药+针刺与炔雌醇环丙孕酮片改善性激素LH/FSH水平比较

Study or Subgroup	中药+针刺 Mean	SD	Total	炔雌醇环丙孕酮片 Mean	SD	Total	Weight	Mean Difference IV, Random, 95% CI
刘婷婷2014	0.54	0.07	30	0.54	0.09	30	10.2%	0.00 [-0.04, 0.04]
吴丹2012	1.95	0.56	31	2.23	0.63	30	8.5%	-0.28 [-0.58, 0.02]
周建华2012	0.53	0.07	40	0.54	0.08	42	10.2%	-0.01 [-0.04, 0.02]
李秋2021	0.9	0.1	51	1.56	0.11	51	10.2%	-0.66 [-0.70, -0.62]
王南苏2017	0.56	0.12	53	0.82	0.26	53	10.1%	-0.26 [-0.34, -0.18]
王英2014	0.62	0.12	43	0.71	0.09	43	10.2%	-0.09 [-0.13, -0.05]
罗佩2017	0.55	0.06	30	1.26	0.11	30	10.2%	-0.71 [-0.75, -0.67]
苏健2014	2.34	1.53	40	2.76	1.56	40	5.0%	-0.42 [-1.10, 0.26]
赖东建2019	0.56	0.12	50	0.82	0.26	50	10.1%	-0.26 [-0.34, -0.18]
邓永志2017	8.92	0.55	36	11.54	1.38	36	6.7%	-2.62 [-3.11, -2.13]
颜艳芳2022	1.07	0.56	30	1.31	0.7	30	8.3%	-0.24 [-0.56, 0.08]
Total (95% CI)			**434**			**435**	**100.0%**	**-0.44 [-0.66, -0.23]**

Heterogeneity: Tau² = 0.12; Chi² = 1285.87, df = 10 (P < 0.00001); I² = 99%
Test for overall effect: Z = 4.08 (P < 0.0001)

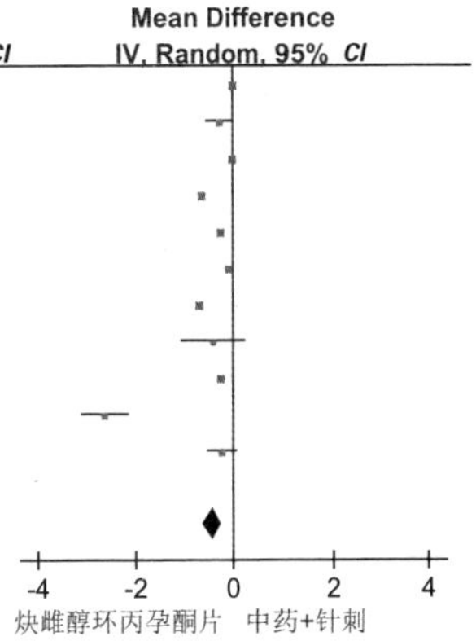

图4-62　中药+针刺与炔雌醇环丙孕酮片改善性激素T水平比较

6. 中药联合针刺与炔雌醇环丙孕酮片改善体重指数（BMI）的比较：4个随机对照研究的异质性检验：$\chi^2=7.81$，$df=3$，$P=0.05$，$I^2=62\%$，说明有异质性。

4个随机对照试验研究的结果分析：$MD=-1.99$，95%可信区间CI为［-2.70，-1.28］，整体效果检验Z=5.51，P<0.000 01，说明两组比较的差异有统计学意义。考虑中药联合针刺在改善PCOS患者体重指数（BMI）水平方面优于炔雌醇环丙孕酮片组。见图4-63。

Study or Subgroup	中药+针刺 Mean	SD	Total	炔雌醇环丙孕酮片 Mean	SD	Total	Weight	Mean Difference IV, Random, 95% CI
吴丹2012	21.78	1.64	31	22.95	2.18	30	24.0%	-1.17 [-2.14, -0.20]
罗佩2017	20.16	0.33	30	21.94	0.56	30	41.9%	-1.78 [-2.01, -1.55]
苏健2014	25.4	2.5	40	28.5	2.3	40	22.3%	-3.10 [-4.15, -2.05]
赖毛华2015	24.54	3.98	30	26.85	2.92	30	11.8%	-2.31 [-4.08, -0.54]
Total (95% CI)			**131**			**130**	**100.0%**	**-1.99 [-2.70, -1.28]**

Heterogeneity: Tau² = 0.30; Chi² = 7.81, df = 3 (P = 0.05); I² = 62%
Test for overall effect: Z = 5.51 (P < 0.00001)

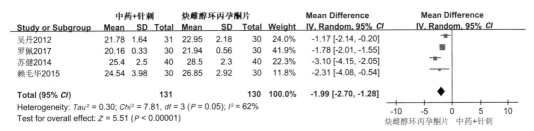

图4-63　中药+针刺与炔雌醇环丙孕酮片改善体重指数（BMI）水平比较

（二）比较中药+针刺与盐酸二甲双胍片

1. 中药联合针刺与盐酸二甲双胍片的总有效率比较：5个随机对照研究的异质性检验：$\chi^2=8.49$，$df=4$，$P=0.08$，$I^2=53\%$，说明有异质性存在。

5个随机对照研究的结果分析：$RR=1.40$，95%可信区间CI为[1.19，1.64]，整体效果检验$Z=4.07$，$P<0.000\,1$，说明两组比较的差异有统计学意义。考虑中药+针刺治疗多囊卵巢综合征明显优于盐酸二甲双胍片组。见图4-64。

Study or Subgroup	中药+针刺 Events	Total	盐酸二甲双胍 Events	Total	Weight	Risk Ratio M-H, Random, 95% CI
丁蓉珍2019	30	30	20	30	19.7%	1.49 [1.15, 1.92]
堵建姗2021	44	49	34	49	23.6%	1.29 [1.05, 1.59]
徐传花2017	34	40	30	40	22.5%	1.13 [0.91, 1.41]
杜晓娜2021	46	48	32	48	23.6%	1.44 [1.17, 1.77]
黄梅珍/2021	28	30	13	30	10.7%	2.15 [1.41, 3.28]
Total (95% CI)		197		197	100.0%	1.40 [1.19, 1.64]
Total events	182		129			

Heterogeneity: Tau² = 0.02; Chi² = 8.49, df = 4 (P = 0.08); I² = 53%
Test for overall effect: Z = 4.07 (P < 0.0001)

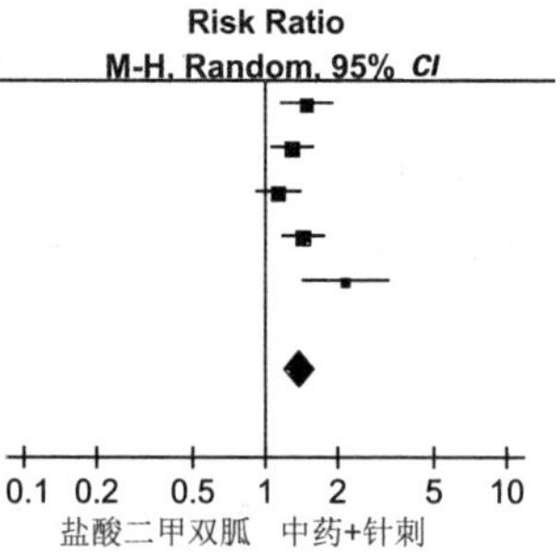

图4-64 中药+针刺与盐酸二甲双胍片总有效率比较

2.中药联合针刺与盐酸二甲双胍片改善性激素LH的比较：6个随机对照研究的异质性检验：$\chi^2=35.99$，$df=3$，$P<0.000\,01$，$I^2=92\%$，说明有异质性。

6个随机对照试验研究的结果分析：$MD=-2.34$，95%可信区间CI为[-3.75，-0.94]，整体效果检验$Z=3.26$，$P=0.001$，因为$P<0.05$，说明两组比较的差异有统计学意义。考虑中药联合针刺在改善PCOS患者性激素LH水平方面优于盐酸二甲双胍片组。见图4-65。

Study or Subgroup	中药+针刺 Mean	SD	Total	盐酸二甲双胍 Mean	SD	Total	Weight	Mean Difference IV, Random, 95% CI
丁蓉珍2019	7.35	2.67	30	9.85	3.61	30	20.7%	-2.50 [-4.11, -0.89]
吴春芳2023	6.97	1.49	59	9.05	1.84	59	26.9%	-2.08 [-2.68, -1.48]
堵建姗2021	4.66	0	49	6.92	0	49		Not estimable
徐传花2017	7.54	2.08	40	8.36	2.02	40	25.4%	-0.82 [-1.72, 0.08]
杜晓娜2021	6.29	1.37	48	10.22	1.68	48	26.9%	-3.93 [-4.54, -3.32]
黄梅珍/2021	5.46	0	30	7.34	0	30		Not estimable
Total (95% CI)			256			256	100.0%	-2.34 [-3.75, -0.94]

Heterogeneity: Tau² = 1.82; Chi² = 35.99, df = 3 (P < 0.00001); I² = 92%
Test for overall effect: Z = 3.26 (P = 0.001)

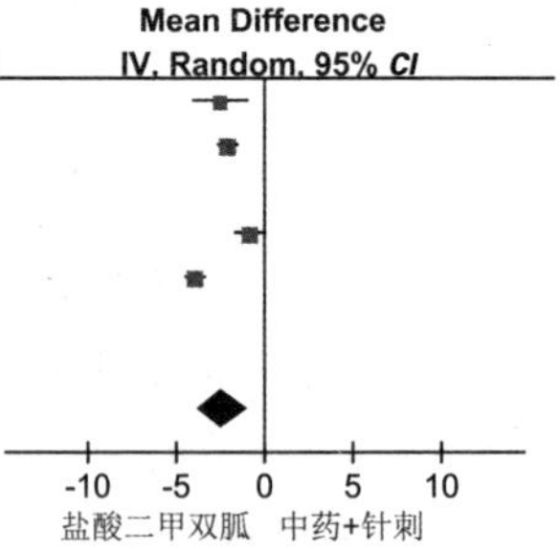

图4-65 中药+针刺与盐酸二甲双胍片改善性激素LH水平比较

3.中药联合针刺与盐酸二甲双胍片改善性激素FSH的比较：6个随机对照研究的异质性检验：$\chi^2=51.42$，$df=4$，$P<0.000\,01$，$I^2=92\%$，说明有异质性。

6个随机对照试验研究的结果分析：$MD=-0.11$，95%可信区间CI为[-0.65，-0.43]，整体效果检验$Z=0.41$，$P=0.68$，因为$P>0.05$，说明两组比较的差异无统计学意义。考虑中药联合针刺与盐酸二甲双胍片在改善PCOS患者性激素FSH水平方面疗效相当。见图4-66。

4.中药联合针刺与盐酸二甲双胍片改善性激素LH/FSH的比较：4个随机对照研究的异质性检验：$\chi^2=7.71$，$df=1$，$P=0.005$，$I^2=87\%$，说明有异质性。

4个随机对照试验研究的结果分析：$MD=-0.42$，95%可信区间CI为[-0.90，0.06]，整体效果检验$Z=1.72$，$P=0.09$，因为$P>0.05$，说明两组比较的差异无统计学意义。考虑中药联合针刺与盐酸二甲双胍片在改善PCOS患者性激素LH/FSH水平方面疗效相当。

见图4-67。

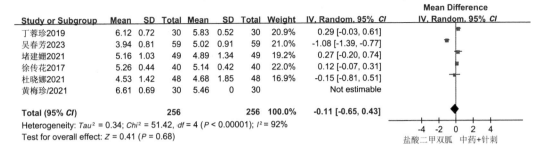

图4-66　中药+针刺与盐酸二甲双胍片改善性激素FSH水平比较

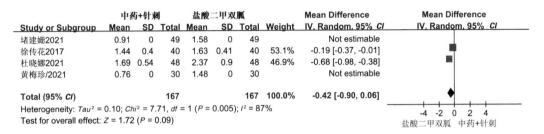

图4-67　中药+针刺与盐酸二甲双胍片改善性激素LH/FSH水平比较

5.中药联合针刺与盐酸二甲双胍片改善性激素T的比较：6个随机对照研究的异质性检验：$\chi^2=205.17$，$df=3$，$P<0.000\ 01$，$I^2=99\%$，说明有异质性。

6个随机对照试验研究的结果分析：$MD=-0.86$，95%可信区间CI为$[-1.57，-0.15]$，整体效果检验$Z=2.38$，$P=0.02$，因为$P<0.05$，说明两组比较的差异有统计学意义。考虑中药联合针刺在改善PCOS患者性激素T水平方面优于盐酸二甲双胍片组。见图4-68。

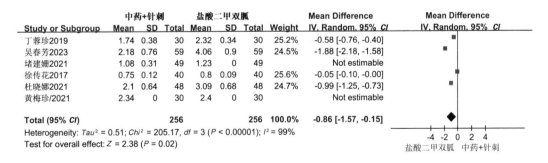

图4-68　中药+针刺与盐酸二甲双胍片改善性激素T水平比较

6.中药联合针刺与盐酸二甲双胍片改善体重指数（BMI）的比较：5个随机对照研究的异质性检验：$\chi^2=30.08$，$df=3$，$P<0.000\ 01$，$I^2=90\%$，说明有异质性。

5个随机对照试验研究的结果分析：$MD=-1.16$，95%可信区间CI为$[-2.33，0.01]$，整体效果检验$Z=1.94$，$P=0.05$，说明两组比较的差异无统计学意义。考虑中药联合针刺与盐酸二甲双胍片在改善PCOS患者体重指数（BMI）水平方面疗效相当。见图4-69。

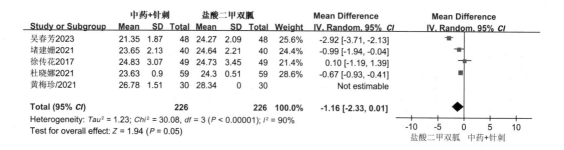

图4-69　中药+针刺与盐酸二甲双胍片改善体重指数（BMI）水平比较

（三）比较中药+穴位埋线与炔雌醇环丙孕酮片

1.中药联合穴位埋线与炔雌醇环丙孕酮片改善性激素LH的比较：9个随机对照研究的异质性检验：$\chi^2=323.77$，$df=8$，$P<0.000\,01$，$I^2=98\%$，说明有异质性。

9个随机对照试验研究的结果分析：$MD=-2.52$，95%可信区间CI为 $[-4.28，-0.76]$，整体效果检验$Z=2.81$，$P<0.005$，说明两组比较的差异有统计学意义。考虑中药联合穴位埋线在改善PCOS患者性激素LH水平方面优于炔雌醇环丙孕酮片。见图4-70。

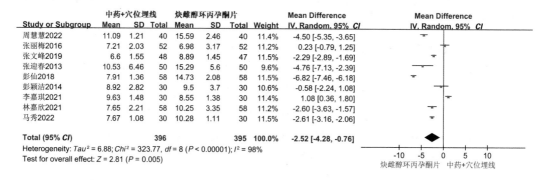

图4-70　中药+穴位埋线与炔雌醇环丙孕酮片性激素LH水平比较

2.中药联合穴位埋线与炔雌醇环丙孕酮片改善性激素FSH的比较：9个随机对照研究的异质性检验：$\chi^2=39.65$，$df=8$，$P<0.000\,01$，$I^2=80\%$，说明有异质性。

9个随机对照试验研究的结果分析：$MD=0.27$，95%可信区间CI为 $[-0.13，-0.66]$，整体效果检验$Z=1.33$，$P=0.18$，说明两组比较的差异无统计学意义。考虑中药联合穴位埋线在改善PCOS患者性激素FSH水平方面与炔雌醇环丙孕酮片疗效相当。见图4-71。

3.中药联合穴位埋线与炔雌醇环丙孕酮片改善性激素LH/FSH的比较：6个随机对照研究的异质性检验：$\chi^2=147.51$，$df=5$，$P<0.000\,01$，$I^2=97\%$，说明有异质性。

6个随机对照试验研究的结果分析：$MD=-0.16$，95%可信区间CI为 $[-0.53，0.21]$，整体效果检验$Z=0.87$，$P=0.39$，说明两组比较的差异无统计学意义。考虑中药联合穴位埋线在改善PCOS患者性激素LH/FSH水平方面与炔雌醇环丙孕酮片疗效相当。见图4-72。

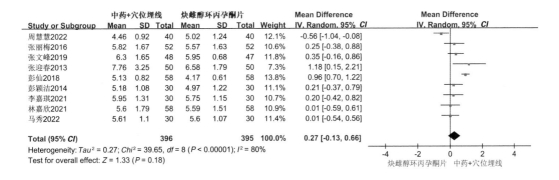

图4-71 中药+穴位埋线与炔雌醇环丙孕酮片性激素FSH水平比较

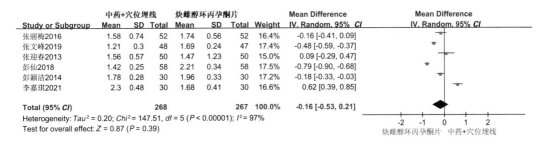

图4-72 中药+穴位埋线与炔雌醇环丙孕酮片性激素LH/FSH水平比较

4.中药联合穴位埋线与炔雌醇环丙孕酮片改善性激素T的比较：8个随机对照研究的异质性检验：$\chi^2=251.29$，$df=7$，$P<0.000\,01$，$I^2=97\%$，说明有异质性。

8个随机对照试验研究的结果分析：$MD=-1.07$，95%可信区间CI为［-1.48，-0.66］，整体效果检验$Z=5.08$，$P<0.000\,01$，说明两组比较的差异有统计学意义。考虑中药联合穴位埋线在改善PCOS患者性激素T水平方面优于炔雌醇环丙孕酮片。见图4-73。

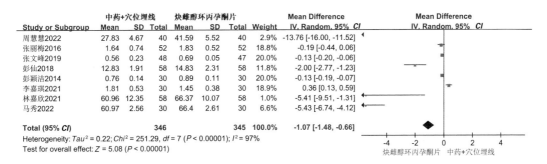

图4-73 中药+穴位埋线与炔雌醇环丙孕酮片性激素T水平比较

5.中药联合穴位埋线与炔雌醇环丙孕酮片治疗PCOS腰臀比的比较：3个随机对照研究的异质性检验：$\chi^2=25.87$，$df=2$，$P<0.000\,01$，$I^2=92\%$，说明有异质性。

8个随机对照试验研究的结果分析：$MD=-0.03$，95%可信区间CI为［-0.07，0.00］，整体效果检验$Z=1.88$，$P=0.06$，说明两组比较的差异无统计学意义。考虑中药联合穴位埋线在改善PCOS患者腰臀比方面与炔雌醇环丙孕酮片疗效相当。见图4-74。

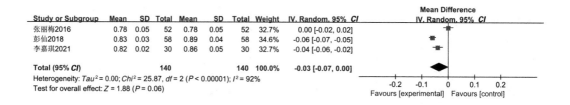

图4-74　中药+穴位埋线与炔雌醇环丙孕酮片腰臀比的比较

6.中药联合穴位埋线与炔雌醇环丙孕酮片治疗PCOS体重指数的比较：5个随机对照研究的异质性检验：χ^2=19.71，df=4，P=0.000 6，I^2=80%，说明有异质性。

5个随机对照试验研究的结果分析：MD=-1.50，95%可信区间CI为［-2.50，-0.50］，整体效果检验Z=2.95，P=0.003，说明两组比较的差异有统计学意义。考虑中药联合穴位埋线在改善PCOS患者体重指数方面优于炔雌醇环丙孕酮片。见图4-75。

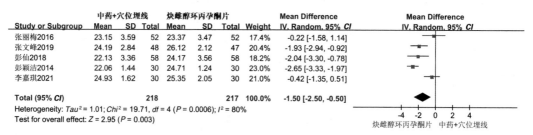

图4-75　中药+穴位埋线与炔雌醇环丙孕酮片体重指数比较

7.中药联合穴位埋线与炔雌醇环丙孕酮片治疗PCOS月经情况的比较：4个随机对照研究的异质性检验：χ^2=6.82，df=3，P=0.08，I^2=56%，说明有异质性存在。4个随机对照研究的结果分析：RR=2.23，95%可信区间CI为［1.06，4.67］，整体效果检验Z=2.12，P=0.03，说明两组比较的差异有统计学意义。根据森林图中合并95%CI横线均出现在无效竖线右侧，故考虑中药联合穴位埋线治疗PCOS明显优于炔雌醇环丙孕酮片。见图4-76。

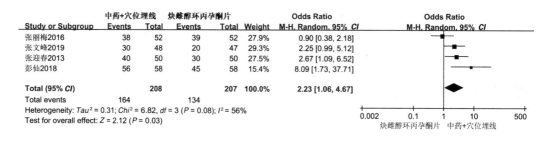

图4-76　中药+穴位埋线与炔雌醇环丙孕酮片月经情况比较

（四）比较中药+穴位埋线与中药

1.中药联合穴位埋线与中药改善性激素LH的比较：3个随机对照研究的异质性检验：χ^2=277.26，df=2，P<0.000 01，I^2=99%，说明有异质性。

3个随机对照试验研究的结果分析：MD=-1.46，95%可信区间CI为［-7.59，4.67］，

整体效果检验 $Z=0.47$，$P=0.64$，说明两组比较的差异无统计学意义。考虑中药联合穴位埋线在改善PCOS患者性激素LH水平方面与中药疗效相当。见图4-77。

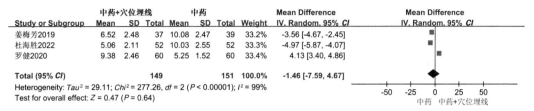

图4-77　中药+穴位埋线与中药性激素LH水平比较

2.中药联合穴位埋线与中药改善性激素LH/FSH的比较：4个随机对照研究的异质性检验：$\chi^2=63.67$，$df=3$，$P<0.000\,01$，$I^2=95\%$，说明有异质性。

4个随机对照试验研究的结果分析：$MD=-0.35$，95%可信区间 CI 为 $[-0.57, -0.13]$，整体效果检验 $Z=3.08$，$P=0.002$，说明两组比较的差异有统计学意义。考虑中药联合穴位埋线在改善PCOS患者性激素LH/FSH水平方面优于中药。见图4-78。

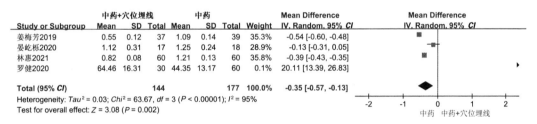

图4-78　中药+穴位埋线与中药性激素LH/FSH水平比较

3.中药联合穴位埋线与中药改善性激素T的比较：3个随机对照研究的异质性检验：$\chi^2=11.86$，$df=2$，$P=0.003$，$I^2=83\%$，说明有异质性。

3个随机对照试验研究的结果分析：$MD=-0.05$，95%可信区间 CI 为 $[-0.32, 0.22]$，整体效果检验 $Z=0.36$，$P=0.72$，说明两组比较的差异无统计学意义。考虑中药联合穴位埋线在改善PCOS患者性激素T水平方面与中药疗效相当。见图4-79。

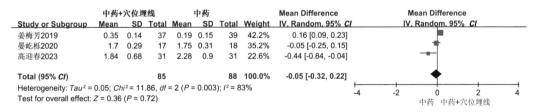

图4-79　中药+穴位埋线与中药性激素T水平比较

（五）比较针刺与克罗米芬

1.针刺与克罗米芬改善性激素LH的比较：9个随机对照研究的异质性检验：$\chi^2=26.38$，$df=8$，$P=0.000\,9$，$I^2=70\%$，说明有异质性。

9个随机对照试验研究的结果分析：$MD=-2.97$，95%可信区间 CI 为 $[-3.96, -1.99]$，整体效果检验 $Z=5.94$，$P<0.000\,01$，说明两组比较的差异有统计学意义。考虑针刺在改

善PCOS患者性激素LH水平方面优于克罗米芬。见图4-80。

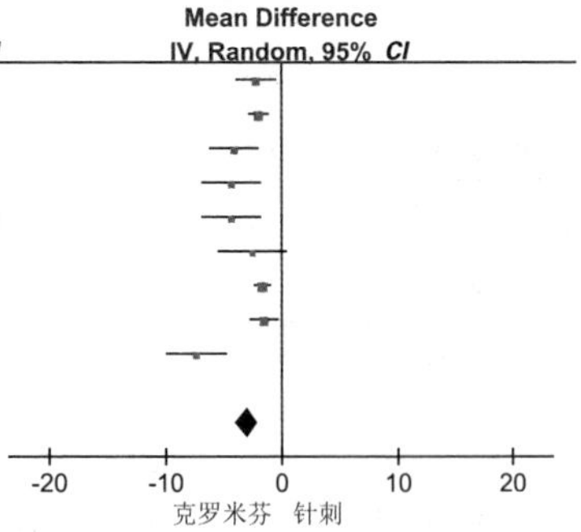

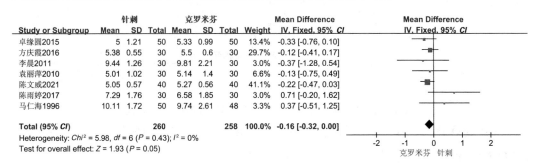

图4-80 针刺VS克罗米芬性激素LH水平比较

2.针刺与克罗米芬改善性激素FSH的比较：7个随机对照研究的异质性检验：χ^2=5.98，df=6，P=0.43，I^2=0%，说明有异质性。

7个随机对照试验研究的结果分析：MD=-0.16，95%可信区间CI为[-0.32，0.00]，整体效果检验Z=1.93，P=0.05，说明两组比较的差异无统计学意义。考虑针刺在改善PCOS患者性激素FSH水平方面与克罗米芬疗效相对。见图4-81。

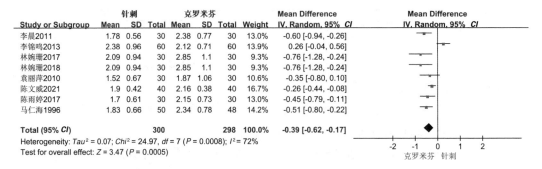

图4-81 针刺VS克罗米芬性激素FSH水平比较

3.针刺与克罗米芬改善性激素LH/FSH的比较：8个随机对照研究的异质性检验：χ^2=24.97，df=7，P=0.000 8，I^2=72%，说明有异质性。

7个随机对照试验研究的结果分析：MD=-0.39，95%可信区间CI为[-0.62，-0.17]，整体效果检验Z=3.47，P=0.000 5，说明两组比较的差异有统计学意义。考虑针刺在改善PCOS患者性激素LH/FSH水平方面优于克罗米芬。见图4-82。

Study or Subgroup	针刺			克罗米芬			Weight	Mean Difference IV. Random, 95% CI
	Mean	SD	Total	Mean	SD	Total		
李晨2011	1.78	0.56	30	2.38	0.77	30	13.0%	-0.60 [-0.94, -0.26]
李锦鸣2013	2.38	0.96	60	2.12	0.71	60	13.9%	0.26 [-0.04, 0.56]
林婉珊2017	2.09	0.94	30	2.85	1.1	30	9.3%	-0.76 [-1.28, -0.24]
林婉珊2018	2.09	0.94	30	2.85	1.1	30	9.3%	-0.76 [-1.28, -0.24]
袁丽萍2010	1.52	0.67	30	1.87	1.06	30	10.6%	-0.35 [-0.80, 0.10]
陈文威2021	1.9	0.42	40	2.16	0.38	40	16.7%	-0.26 [-0.44, -0.08]
陈雨婷2017	1.7	0.61	30	2.15	0.73	30	13.0%	-0.45 [-0.79, -0.11]
马仁海1996	1.83	0.66	50	2.34	0.78	48	14.2%	-0.51 [-0.80, -0.22]
Total (95% CI)			300			298	100.0%	-0.39 [-0.62, -0.17]

Heterogeneity: Tau^2 = 0.07; Chi^2 = 24.97, df = 7 (P = 0.0008); I^2 = 72%
Test for overall effect: Z = 3.47 (P = 0.0005)

图4-82 针刺VS克罗米芬性激素LH/FSH水平比较

4. 针刺与克罗米芬改善性激素 T 的比较：9 个随机对照研究的异质性检验：$\chi^2=$ 18.20，$df=8$，$P=0.02$，$I^2=56\%$，说明有异质性。

9 个随机对照试验研究的结果分析：$MD=-0.36$，95% 可信区间 CI 为 $[-0.50，-0.22]$，整体效果检验 $Z=5.11$，$P<0.000\,01$，说明两组比较的差异有统计学意义。考虑针刺在改善 PCOS 患者性激素 T 水平方面优于克罗米芬。见图 4-83。

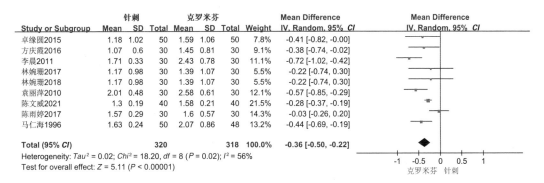

图 4-83　针刺 VS 克罗米芬性激素 T 水平比较

5. 针刺与克罗米芬改善卵泡情况的比较：4 个随机对照研究的异质性检验：$\chi^2=$ 1.98，$df=3$，$P=0.58$，$I^2=0\%$，说明有异质性。

4 个随机对照试验研究的结果分析：$MD=2.86$，95% 可信区间 CI 为 $[1.68，4.88]$，整体效果检验 $Z=3.86$，$P=0.000\,1$，说明两组比较的差异有统计学意义。考虑针刺在改善 PCOS 患者卵泡情况方面优于克罗米芬。见图 4-84。

Study or Subgroup	针刺 Events	Total	克罗米芬 Events	Total	Weight	Odds Ratio M-H, Fixed, 95% CI
卓缘圆2015	44	50	35	50	25.3%	3.14 [1.10, 8.94]
李锦鸣2013	18	54	11	50	45.8%	1.77 [0.74, 4.26]
林婉珊2017	26	30	18	30	14.4%	4.33 [1.20, 15.61]
林婉珊2018	26	30	18	30	14.4%	4.33 [1.20, 15.61]
Total (95% CI)		164		160	100.0%	2.86 [1.68, 4.88]
Total events	114		82			

Heterogeneity: Chi² = 1.98, df = 3 (P = 0.58); I² = 0%
Test for overall effect: Z = 3.86 (P = 0.0001)

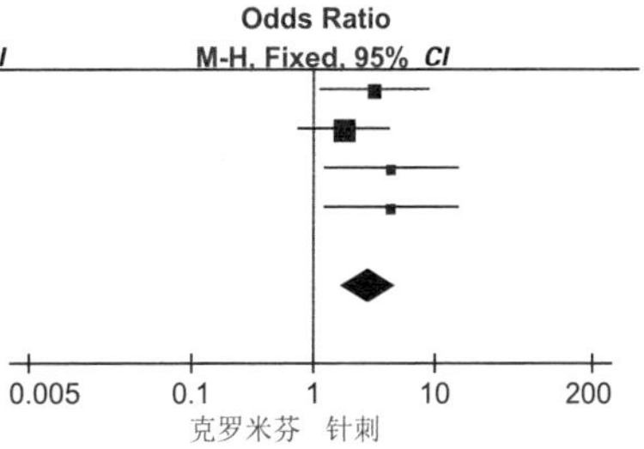

图 4-84　针刺 VS 克罗米芬卵泡情况比较

6. 针刺与克罗米芬改善子宫内膜厚度的比较：7 个随机对照研究的异质性检验：$\chi^2=$ 47.34，$df=6$，$P<0.000\,01$，$I^2=87\%$，说明有异质性。

7 个随机对照试验研究的结果分析：$MD=2.25$，95% 可信区间 CI 为 $[1.46，3.04]$，整体效果检验 $Z=5.60$，$P<0.000\,01$，说明两组比较的差异有统计学意义。考虑针刺在改善 PCOS 患者子宫内膜厚度方面优于克罗米芬。见图 4-85。

（六）比较针刺与炔雌醇环丙孕酮片

1. 针刺与炔雌醇环丙孕酮片改善性激素 LH 的比较：4 个随机对照研究的异质性检验：$\chi^2=2.62$，$df=3$，$P=0.45$，$I^2=0\%$，说明有异质性。

4 个随机对照试验研究的结果分析：$MD=-0.73$，95% 可信区间 CI 为 $[-1.35，-0.11]$，

整体效果检验 $Z=2.32$，$P=0.02$，说明两组比较的差异有统计学意义。考虑针刺在改善PCOS患者性激素LH水平方面优于炔雌醇环丙孕酮片。见图4-86。

Study or Subgroup	针刺 Mean	SD	Total	克罗米芬 Mean	SD	Total	Weight	Mean Difference IV. Random, 95% CI
卓缘圆2015	10.23	1.36	50	8.93	1.69	50	15.0%	1.30 [0.70, 1.90]
方庆霞2016	12.03	2.35	30	7.85	1.04	30	13.4%	4.18 [3.26, 5.10]
林婉珊2017	10.13	1.31	30	6.73	1.89	30	14.0%	3.40 [2.58, 4.22]
林婉珊2018	10.13	1.31	30	8.73	1.89	30	14.0%	1.40 [0.58, 2.22]
瞿慧2012	8.76	1.37	28	7.64	1.24	25	14.6%	1.12 [0.42, 1.82]
袁丽萍2010	8.93	1.34	30	6.87	1.42	30	14.6%	2.06 [1.36, 2.76]
陈雨婷2017	11.4	1.49	30	8.93	1.31	30	14.5%	2.47 [1.76, 3.18]
Total (95% CI)			228			225	100.0%	2.25 [1.46, 3.04]

Heterogeneity: Tau² = 0.98; Chi² = 47.34, df = 6 (P < 0.00001); I² = 87%
Test for overall effect: Z = 5.60 (P < 0.00001)

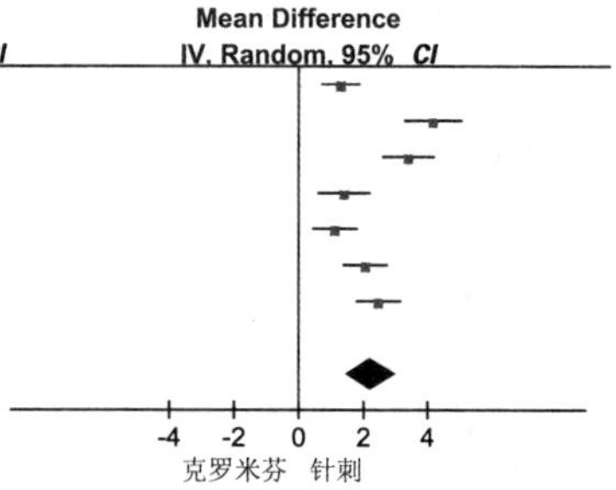

图4-85　针刺VS克罗米芬子宫内膜厚度比较

Study or Subgroup	针刺 Mean	SD	Total	炔雌醇环丙孕酮片 Mean	SD	Total	Weight	Mean Difference IV. Fixed, 95% CI
岳进2020	8.02	3.09	30	8.74	3.8	30	12.4%	-0.72 [-2.47, 1.03]
杨丹红2017	8.32	1.74	29	8.49	2.6	29	29.4%	-0.17 [-1.31, 0.97]
王兰兰2019	8.48	1.81	34	9.86	2.39	31	35.4%	-1.38 [-2.42, -0.34]
金春兰2014	7.4	2.64	35	7.85	2.79	33	22.8%	-0.45 [-1.74, 0.84]
Total (95% CI)			128			123	100.0%	-0.73 [-1.35, -0.11]

Heterogeneity: Chi² = 2.62, df = 3 (P = 0.45); I² = 0%
Test for overall effect: Z = 2.32 (P = 0.02)

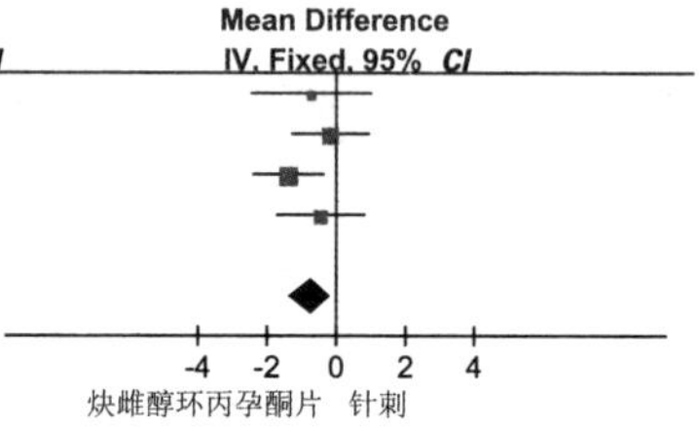

图4-86　针刺VS炔雌醇环丙孕酮片性激素LH水平比较

2.针刺与炔雌醇环丙孕酮片改善性激素FSH的比较：4个随机对照研究的异质性检验：$\chi^2=2.32$，$df=3$，$P=0.51$，$I^2=0\%$，说明有异质性。

4个随机对照试验研究的结果分析：$MD=-0.33$，95%可信区间CI为 $[-0.64，-0.02]$，整体效果检验 $Z=2.07$，$P=0.04$，说明两组比较的差异有统计学意义。考虑针刺在改善PCOS患者性激素FSH水平方面优于炔雌醇环丙孕酮片。见图4-87。

Study or Subgroup	针刺 Mean	SD	Total	炔雌醇环丙孕酮片 Mean	SD	Total	Weight	Mean Difference IV. Fixed, 95% CI
岳进2020	5.96	1.32	30	6.43	1.3	30	22.2%	-0.47 [-1.13, 0.19]
杨丹红2017	6.62	1.33	29	6.57	1.95	29	13.2%	0.05 [-0.81, 0.91]
王兰兰2019	6.25	1.08	34	6.43	0.94	31	40.4%	-0.18 [-0.67, 0.31]
金春兰2014	6.22	1.12	35	6.88	1.51	33	24.2%	-0.66 [-1.29, -0.03]
Total (95% CI)			128			123	100.0%	-0.33 [-0.64, -0.02]

Heterogeneity: Chi² = 2.32, df = 3 (P = 0.51); I² = 0%
Test for overall effect: Z = 2.07 (P = 0.04)

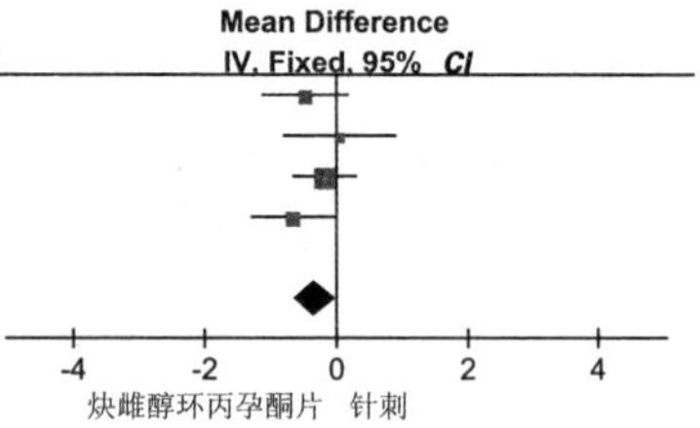

图4-87　针刺VS炔雌醇环丙孕酮片性激素FSH水平比较

3.针刺与炔雌醇环丙孕酮片改善性激素LH/FSH的比较：4个随机对照研究的异质性检验：$\chi^2=3.59$，$df=3$，$P=0.31$，$I^2=16\%$，说明有异质性。

4个随机对照试验研究的结果分析：$MD=-0.05$，95%可信区间CI为 $[-0.16，0.05]$，整体效果检验 $Z=1.01$，$P=0.31$，说明两组比较的差异无统计学意义。考虑针刺在改善PCOS患者性激素LH/FSH水平方面与炔雌醇环丙孕酮片疗效相当。见图4-88。

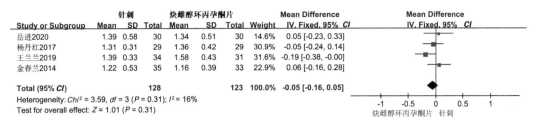

图4-88 针刺 VS 炔雌醇环丙孕酮片性激素LH/FSH水平比较

4.针刺与炔雌醇环丙孕酮片改善性激素T的比较：5个随机对照研究的异质性检验：$\chi^2=11.48$，$df=4$，$P=0.02$，$I^2=65\%$，说明有异质性。

5个随机对照试验研究的结果分析：$MD=-0.08$，95%可信区间CI为$[-0.21, 0.05]$，整体效果检验$Z=1.15$，$P=0.25$，说明两组比较的差异无统计学意义。考虑针刺在改善PCOS患者性激素T水平方面与炔雌醇环丙孕酮片疗效相当。见图4-89。

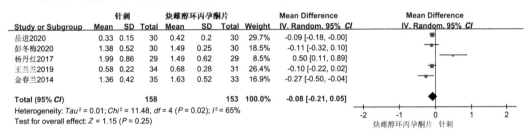

图4-89 针刺 VS 炔雌醇环丙孕酮片性激素T水平比较

5.针刺与炔雌醇环丙孕酮片改善患者体重指数的比较：3个随机对照研究的异质性检验：$\chi^2=6.65$，$df=2$，$P=0.04$，$I^2=70\%$，说明有异质性。

3个随机对照试验研究的结果分析：$MD=-1.54$，95%可信区间CI为$[-3.12, 0.04]$，整体效果检验$Z=1.91$，$P=0.06$，说明两组比较的差异无统计学意义。考虑针刺在改善PCOS患者体重指数方面与炔雌醇环丙孕酮片疗效相当。见图4-90。

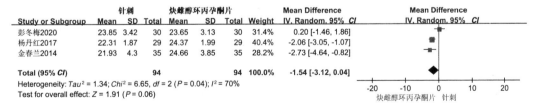

图4-90 针刺 VS 炔雌醇环丙孕酮片体重指数比较

（七）比较补肾法与炔雌醇环丙孕酮片

1.补肾法与炔雌醇环丙孕酮片的LH值比较：5个随机对照研究的异质性检验：$\chi^2=185.94$，$df=4$，$P<0.000\ 01$，$I^2=98\%$，因为$P<0.05$，说明有异质性，可选择随机效应模型合并计算效应量。结果分析：$MD=-0.94$，95%可信区间CI为$[-2.87, 0.98]$，整体效果检验$Z=0.96$，$P=0.34$，说明两组比较的差异无统计学意义，表明在改善LH值方面，补肾法与炔雌醇环丙孕酮片疗法无明显差异。见图4-91。

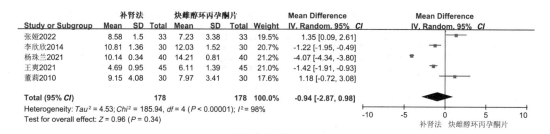

图4-91　补肾法与炔雌醇环丙孕酮片改善LH值比较

2.补肾法与炔雌醇环丙孕酮片的FSH值比较：5个随机对照研究的异质性检验：χ^2=75.92，df=4，P<0.000 01，I^2=95%，因为P<0.05，说明有异质性，可选择随机效应模型合并计算效应量。结果分析：MD=-0.25，95%可信区间CI为［-1.11，0.62］，整体效果检验Z=0.56，P=0.58，说明两组比较的差异无统计学意义，表明在改善FSH值方面，补肾法与炔雌醇环丙孕酮片疗法无明显差异。见图4-92。

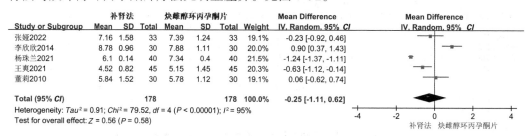

图4-92　补肾法与炔雌醇环丙孕酮片改善FSH值比较

3.补肾法与炔雌醇环丙孕酮片的E_2值比较：4个随机对照研究的异质性检验：χ^2=24.75，df=3，P<0.000 1，I^2=88%，因为P<0.05，说明有异质性，可选择随机效应模型合并计算效应量。结果分析：MD=-4.09，95%可信区间CI为［-16.23，8.05］，整体效果检验Z=0.66，P=0.51，说明两组比较的差异无统计学意义，表明在改善E_2值方面，补肾法与炔雌醇环丙孕酮片疗法无明显差异。见图4-93。

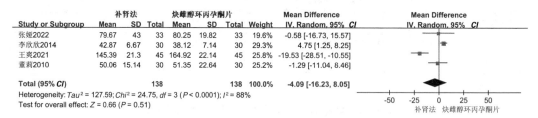

图4-93　补肾法与炔雌醇环丙孕酮片改善E_2值比较

4.补肾法与炔雌醇环丙孕酮片的T值比较：5个随机对照研究的异质性检验：χ^2=39.09，df=4，P<0.000 01，I^2=90%，因为P<0.05，说明有异质性，可选择随机效应模型合并计算效应量。结果分析：MD=-0.27，95%可信区间CI为［-0.54，0.00］，整体效果检验Z=1.94，P=0.05，说明两组比较的差异无统计学意义，表明在改善T值方面，补肾法与炔雌醇环丙孕酮片疗法无明显差异。见图4-94。

补肾法
炔雌醇环丙孕酮片
Mean Difference
Mean Difference
Study or Subgroup Mean SD Total Mean SD Total Weight IV, Random, 95% CI
IV, Random, 95% CI
张娅2022 55.32 17.12 33 46.41 18.1 33 0.1% 8.91 [0.41, 17.41]
李欣欣2014 0.51 0.09 30 0.69 0.11 30 50.3% -0.18 [-0.23, -0.13]
杨珠兰2021 2.43 0.03 40 2.73 0.24 40 49.3% -0.30 [-0.37, -0.23]
董莉2010 69.75 17.97 30 57.66 1,837 30 0.0% 12.09 [-645.29, 669.47]
陈怡2017 34.85 10.21 30 49.01 10.23 30 0.3% -14.16 [-19.33, -8.99]
Total (95% CI) 163 163 100.0% -0.27 [-0.54, 0.00]
Heterogeneity: Tau² = 0.04; Chi² = 39.09, df = 4 (P < 0.00001); I² = 90%
Test for overall effect: Z = 1.94 (P = 0.05)
-1 -0.5 0 0.5 1
补肾法 炔雌醇环丙孕酮片

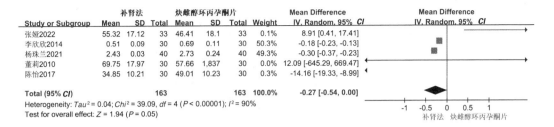

图4-94　补肾法与炔雌醇环丙孕酮片改善T值比较

5.补肾法与炔雌醇环丙孕酮片的LH/FSH值比较：3个随机对照研究的异质性检验：χ^2=18.57，*df*=2，*P*<0.000 1，I^2=89%，因为*P*<0.05，说明有异质性，可选择随机效应模型合并计算效应量。结果分析：*MD*=−0.28，95%可信区间*CI*为［−0.68，0.11］，整体效果检验*Z*=1.40，*P*=0.16，说明两组比较的差异无统计学意义，表明在改善LH/FSH值方面，补肾法与炔雌醇环丙孕酮片疗法无明显差异。见图4-95。

补肾法
炔雌醇环丙孕酮片
Mean Difference
Mean Difference
Study or Subgroup Mean SD Total Mean SD Total Weight IV, Random, 95% CI
IV, Random, 95% CI
张娅2022 1.28 0.47 33 1.99 0.51 33 34.2% -0.71 [-0.95, -0.47]
李欣欣2014 1.24 0.16 30 1.54 0.22 30 38.0% -0.30 [-0.40, -0.20]
董莉2010 1.59 0.72 30 1.33 0.86 30 27.8% 0.26 [-0.14, 0.66]
Total (95% CI) 93 93 100.0% -0.28 [-0.68, 0.11]
Heterogeneity: Tau² = 0.11; Chi² = 18.57, df = 2 (P < 0.0001); I² = 89%
Test for overall effect: Z = 1.40 (P = 0.16)
-2 -1 0 1 2
补肾法 炔雌醇环丙孕酮片

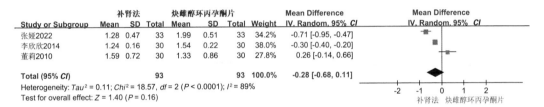

图4-95　补肾法与炔雌醇环丙孕酮片改善LH/FSH值比较

6.补肾法与炔雌醇环丙孕酮片的胃肠道不良反应比较：3个随机对照试验研究的异质性检验：χ^2=5.18，*df*=2，*P*=0.07，I^2=61%，因为*P*>0.05，说明具有同质性，可选择固定效应模型进行统计学处理。结果分析：*RR*=0.45，95%可信区间*CI*为［0.16，1.28］，整体效果检验*Z*=1.49，*P*=0.14，说明两组比较的差异无统计学意义，补肾法与炔雌醇环丙孕酮片疗法其胃肠道反应发生率无明显差异。见图4-96。

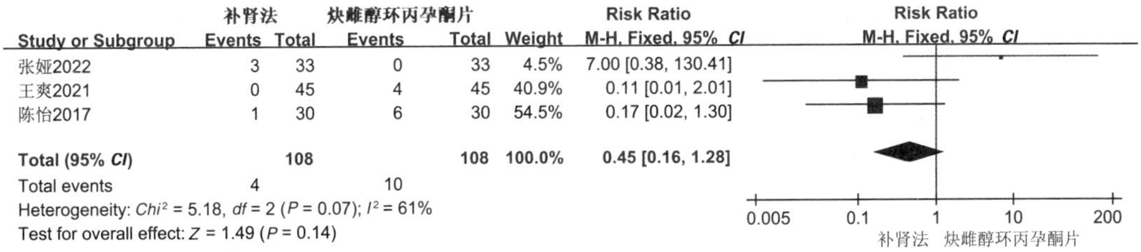

补肾法
炔雌醇环丙孕酮片
Risk Ratio
Risk Ratio
Study or Subgroup Events Total Events Total Weight M-H, Fixed, 95% CI
M-H, Fixed, 95% CI
张娅2022 3 33 0 33 4.5% 7.00 [0.38, 130.41]
王爽2021 0 45 4 45 40.9% 0.11 [0.01, 2.01]
陈怡2017 1 30 6 30 54.5% 0.17 [0.02, 1.30]
Total (95% CI) 108 108 100.0% 0.45 [0.16, 1.28]
Total events 4 10
Heterogeneity: Chi² = 5.18, df = 2 (P = 0.07); I² = 61%
Test for overall effect: Z = 1.49 (P = 0.14)
0.005 0.1 1 10 200
补肾法 炔雌醇环丙孕酮片

图4-96　补肾法与炔雌醇环丙孕酮片胃肠道反应发生情况比较

（八）比较补肾活血法与枸橼酸氯米芬

1.补肾活血法与枸橼酸氯米芬的LH值比较：8个随机对照研究的异质性检验：χ^2=259.64，*df*=7，*P*<0.000 01，I^2=97%，因为*P*<0.05，说明有异质性，可选择随机效应模型合并计算效应量。结果分析：*MD*=−6.16，95%可信区间*CI*为［−7.43，−4.89］，整体效果检验*Z*=9.51，*P*<0.000 01，说明两组比较的差异有统计学意义，表明在改善LH值方面，补肾活血法比枸橼酸氯米芬疗法效果更显著。见图4-97。

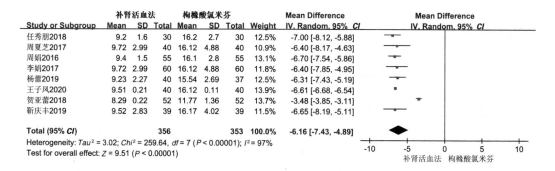

图4-97 补肾活血法与枸橼酸氯米芬改善LH值比较

2.补肾活血法与枸橼酸氯米芬的FSH值比较：8个随机对照研究的异质性检验：χ^2=200.48，df=7，$P<0.000\ 01$，I^2=97%，因为$P<0.05$，说明有异质性，可选择随机效应模型合并计算效应量。结果分析：MD=0.65，95%可信区间CI为［-0.85，2.14］，整体效果检验Z=0.85，P=0.40，说明两组比较的差异无统计学意义，表明在改善FSH值方面，补肾活血法与枸橼酸氯米芬疗法无明显差异。见图4-98。

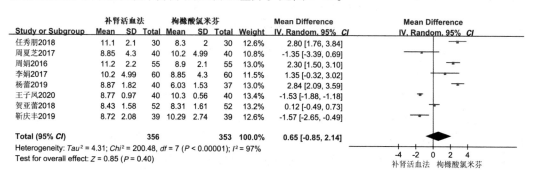

图4-98 补肾活血法与枸橼酸氯米芬改善FSH值比较

3.补肾活血法与枸橼酸氯米芬的E_2值比较：8个随机对照研究的异质性检验：χ^2=3 313.46，df=7，$P<0.000\ 01$，I^2=100%，因为$P<0.05$，说明有异质性，可选择随机效应模型合并计算效应量。结果分析：MD=21.81，95%可信区间CI为［16.95，26.68］，整体效果检验Z=8.80，$P<0.000\ 01$，说明两组比较的差异有统计学意义，表明在改善E_2值方面，枸橼酸氯米芬比补肾活血法疗效更显著。见图4-99。

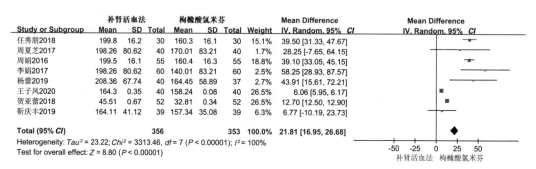

图4-99 补肾活血法与枸橼酸氯米芬改善E_2值比较

4.补肾活血法与枸橼酸氯米芬的PRL值比较：6个随机对照研究的异质性检验：$\chi^2=$ 2.28，$df=5$，$P=0.81$，$I^2=0\%$，因为$P>0.05$，说明具有同质性，可选择固定效应模型进行统计学处理。结果分析：$MD=-0.44$，95%可信区间CI为$[-0.47，-0.40]$，整体效果检验$Z=21.49$，$P<0.000\ 01$，说明两组比较的差异有统计学意义，表明在改善PRL值方面，补肾活血法比枸橼酸氯米芬疗效更显著。见图4-100。

Study or Subgroup	补肾活血法			枸橼酸氯米芬			Weight	Mean Difference IV, Fixed, 95% CI	Mean Difference IV, Fixed, 95% CI
	Mean	SD	Total	Mean	SD	Total			
任秀明2018	0.7	0.2	30	1.2	0.2	30	15.4%	-0.50 [-0.60, -0.40]	
周夏芝2017	0.97	2.16	40	1.25	3.56	40	0.1%	-0.28 [-1.57, 1.01]	
周娟2016	0.8	0.2	55	1.2	0.3	55	17.3%	-0.40 [-0.50, -0.30]	
李娟2017	0.97	2.16	60	1.25	3.56	60	0.1%	-0.28 [-1.33, 0.77]	
王子凤2020	0.91	0.15	40	1.34	0.08	40	56.8%	-0.43 [-0.48, -0.38]	
靳庆丰2019	0.92	0.2	39	1.35	0.34	39	10.3%	-0.43 [-0.55, -0.31]	
Total (95% CI)			264			264	100.0%	-0.44 [-0.47, -0.40]	

Heterogeneity: Chi² = 2.28, df = 5 (P = 0.81); I² = 0%
Test for overall effect: Z = 21.49 (P < 0.00001)

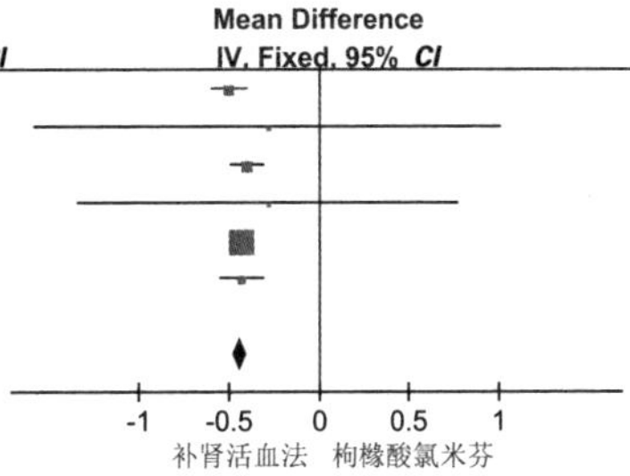

图4-100　补肾活血法与枸橼酸氯米芬改善PRL值比较

5.补肾活血法与枸橼酸氯米芬的T值比较：7个随机对照研究的异质性检验：$\chi^2=$ 6.59，$df=6$，$P=0.36$，$I^2=9\%$，因为$P>0.05$，说明具有同质性，可选择固定效应模型进行统计学处理。结果分析：$MD=-1.39$，95%可信区间CI为$[-1.47，-1.32]$，整体效果检验$Z=36.89$，$P<0.000\ 01$，说明两组比较的差异有统计学意义，表明在改善T值方面，补肾活血法比枸橼酸氯米芬疗效更显著。见图4-101。

Study or Subgroup	补肾活血法			枸橼酸氯米芬			Weight	Mean Difference IV, Fixed, 95% CI	Mean Difference IV, Fixed, 95% CI
	Mean	SD	Total	Mean	SD	Total			
任秀明2018	1.1	0.2	30	2.6	0.5	30	14.8%	-1.50 [-1.69, -1.31]	
周夏芝2017	1.02	1.19	40	2.62	3.59	40	0.4%	-1.60 [-2.77, -0.43]	
周娟2016	1	0.2	55	2.5	0.4	55	27.1%	-1.50 [-1.64, -1.36]	
李娟2017	1.02	1.19	60	2.62	3.59	60	0.6%	-1.60 [-2.56, -0.64]	
杨蕾2019	1.06	0.52	40	2.27	1.03	37	4.0%	-1.21 [-1.58, -0.84]	
王子凤2020	1.28	0.35	40	2.6	0.08	40	44.3%	-1.32 [-1.43, -1.21]	
靳庆丰2019	1.27	0.33	39	2.59	0.72	39	8.9%	-1.32 [-1.57, -1.07]	
Total (95% CI)			304			301	100.0%	-1.39 [-1.47, -1.32]	

Heterogeneity: Chi² = 6.59, df = 6 (P = 0.36); I² = 9%
Test for overall effect: Z = 36.89 (P < 0.00001)

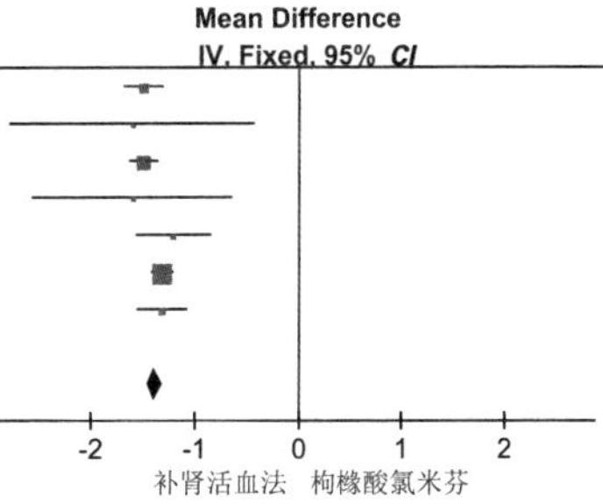

图4-101　补肾活血法与枸橼酸氯米芬改善T值比较

6.补肾活血法与枸橼酸氯米芬的INS值比较：5个随机对照研究的异质性检验：$\chi^2=$ 53.33，$df=4$，$P<0.000\ 01$，$I^2=93\%$，因为$P<0.05$，说明有异质性，可选择随机效应模型合并计算效应量。结果分析：$MD=-55.27$，95%可信区间CI为$[-64.96，-45.59]$，整体效果检验$Z=11.18$，$P<0.000\ 01$，说明两组比较的差异有统计学意义，表明在改善INS值方面，补肾活血法比枸橼酸氯米芬疗效更显著。见图4-102。

（九）比较补肾化痰法与炔雌醇环丙孕酮片

1.补肾化痰法与炔雌醇环丙孕酮片的LH值比较：4个随机对照研究的异质性检验：$\chi^2=2.59$，$df=3$，$P=0.46$，$I^2=0\%$，因为$P>0.05$，说明具有同质性，可选择固定效应模型进行统计学处理。结果分析：$MD=-1.64$，95%可信区间CI为$[-1.95，-1.32]$，整体效果检验$Z=10.22$，$P<0.000\ 01$，说明两组比较的差异有统计学意义，表明在改善LH值方

面，补肾化痰法比炔雌醇环丙孕酮片疗法效果更显著。见图4-103。

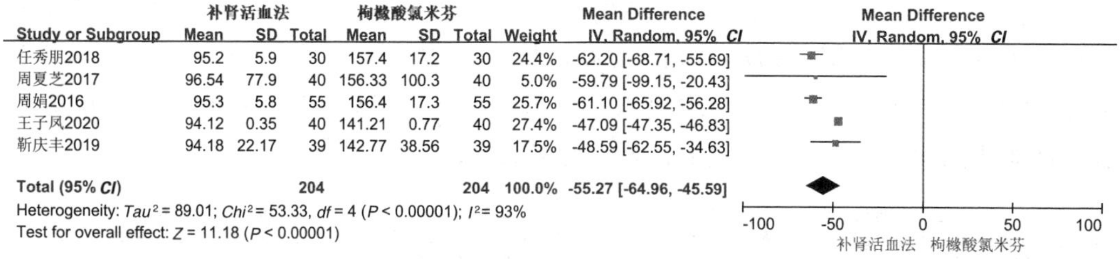

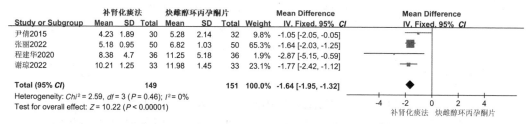

图4-102　补肾活血法与枸橼酸氯米芬改善INS值比较

图4-103　补肾化痰法与枸橼酸氯米芬改善LH值比较

2.补肾化痰法与炔雌醇环丙孕酮片的FSH值比较：3个随机对照研究的异质性检验：$\chi^2=19.62$，$df=2$，$P<0.000\,1$，$I^2=90\%$，因为$P<0.05$，说明有异质性，可选择随机效应模型合并计算效应量。结果分析：$MD=-0.64$，95%可信区间CI为$[-1.50，0.22]$，整体效果检验$Z=1.45$，$P=0.15$，说明两组比较的差异无统计学意义，表明在改善FSH值方面，补肾化痰法与炔雌醇环丙孕酮片疗法无明显差异。见图4-104。

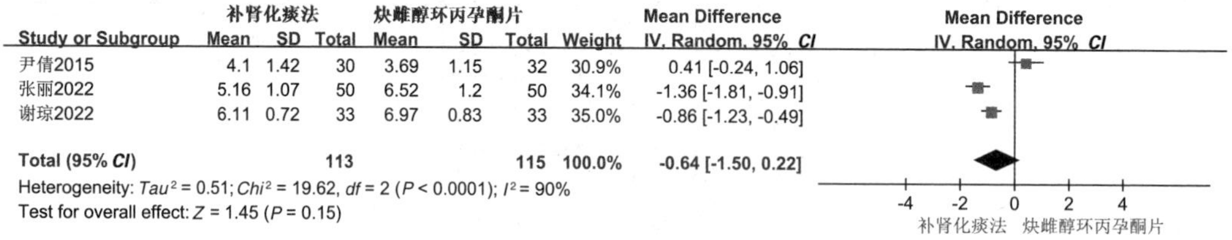

图4-104　补肾化痰法与枸橼酸氯米芬改善FSH值比较

3.补肾化痰法与炔雌醇环丙孕酮片的T值比较：4个随机对照研究的异质性检验：$\chi^2=3.29$，$df=3$，$P=0.35$，$I^2=9\%$，因为$P>0.05$，说明具有同质性，可选择固定效应模型进行统计学处理。结果分析：$MD=-0.13$，95%可信区间CI为$[-0.18，-0.08]$，整体效果检验$Z=4.91$，$P<0.000\,01$，说明两组比较的差异有统计学意义，表明在改善T值方面，补肾化痰法比炔雌醇环丙孕酮片疗法效果更显著。见图4-105。

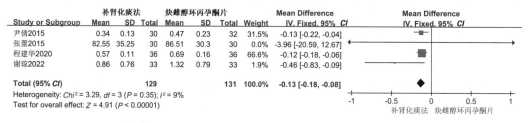

图4-105　补肾化痰法与枸橼酸氯米芬改善T值比较

（十）比较补肾活血法与炔雌醇环丙孕酮片

1.补肾活血法与炔雌醇环丙孕酮片的LH值比较：8个随机对照研究的异质性检验：χ^2=189.86，df=7，P<0.000 01，I^2=96%，因为P<0.05，说明有异质性，可选择随机效应模型合并计算效应量。结果分析：MD=-2.87，95%可信区间CI为［-4.41，-1.34］，整体效果检验Z=3.67，P=0.000 2，说明两组比较的差异有统计学意义，表明在改善LH值方面，补肾活血法比炔雌醇环丙孕酮片疗法效果更显著。见图4-106。

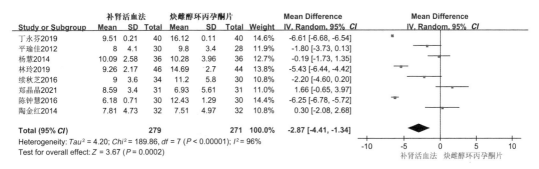

图4-106　补肾活血法与炔雌醇环丙孕酮片改善LH值比较

2.补肾活血法与炔雌醇环丙孕酮片的FSH值比较：7个随机对照研究的异质性检验：χ^2=135.48，df=6，P<0.000 01，I^2=96%，因为P<0.05，说明有异质性，可选择随机效应模型合并计算效应量。结果分析：MD=0.29，95%可信区间CI为［-0.74，1.32］，整体效果检验Z=0.55，P=0.58，说明两组比较的差异无统计学意义，表明在改善FSH值方面，补肾活血法与炔雌醇环丙孕酮片疗法无明显差异。见图4-107。

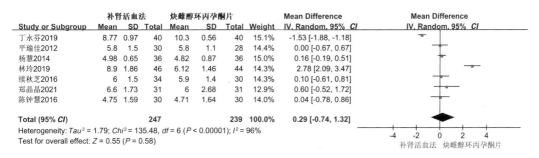

图4-107　补肾活血法与炔雌醇环丙孕酮片改善FSH值比较

3.补肾活血法与炔雌醇环丙孕酮片的E_2值比较：4个随机对照研究的异质性检验：χ^2=23.94，df=3，P<0.000 1，I^2=87%，因为P<0.05，说明有异质性，可选择随机效应模型合并计算效应量。结果分析：MD=6.38，95%可信区间CI为［-3.67，16.44］，整体效果检验Z=1.24，P=0.21，说明两组比较的差异无统计学意义，表明在改善E_2值方面，补肾活血法与炔雌醇环丙孕酮片疗法无明显差异。见图4-108。

4.补肾活血法与炔雌醇环丙孕酮片的PRL值比较：4个随机对照研究的异质性检验：χ^2=96.15，df=3，P<0.000 01，I^2=97%，因为P<0.05，说明有异质性，可选择随机效应模型合并计算效应量。结果分析：MD=-1.88，95%可信区间CI为［-4.58，0.82］，整体效果检验Z=1.37，P=0.17，说明两组比较的差异无统计学意义，表明在改善PRL值方

面，补肾活血法与炔雌醇环丙孕酮片疗法无明显差异。见图4-109。

Study or Subgroup	补肾活血法 Mean	SD	Total	炔雌醇环丙孕酮片 Mean	SD	Total	Weight	Mean Difference IV, Random, 95% CI
丁永芬2019	164.3	0.35	40	158.24	0.08	40	34.2%	6.06 [5.95, 6.17]
平瑜佳2012	50.1	15.1	30	51.4	22.7	28	25.5%	-1.30 [-11.29, 8.69]
林玲2019	209.25	68.74	46	154.45	56.89	44	10.4%	54.80 [28.78, 80.82]
续秋芝2016	52.4	11.5	34	55.9	14.5	30	29.9%	-3.50 [-9.97, 2.97]
Total (95% CI)			**150**			**142**	**100.0%**	**6.38 [-3.67, 16.44]**

Heterogeneity: $Tau^2 = 77.09$; $Chi^2 = 23.94$, $df = 3$ ($P < 0.0001$); $I^2 = 87\%$
Test for overall effect: $Z = 1.24$ ($P = 0.21$)

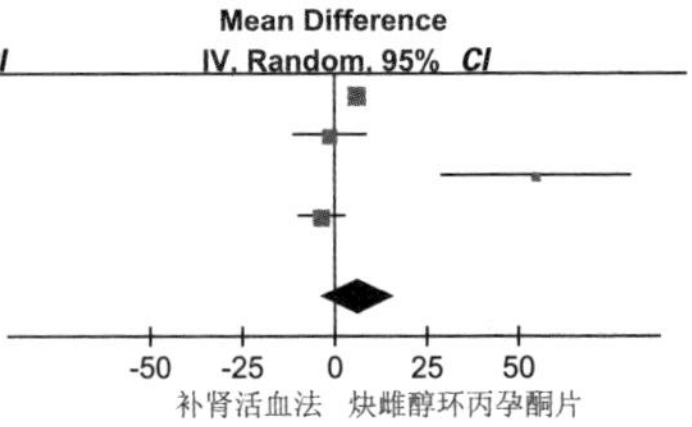

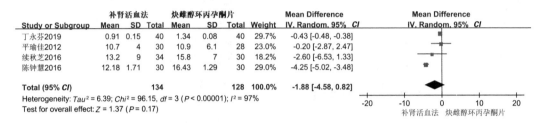

图4-108 补肾活血法与炔雌醇环丙孕酮片改善E_2值比较

Study or Subgroup	补肾活血法 Mean	SD	Total	炔雌醇环丙孕酮片 Mean	SD	Total	Weight	Mean Difference IV, Random, 95% CI
丁永芬2019	0.91	0.15	40	1.34	0.08	40	29.7%	-0.43 [-0.48, -0.38]
平瑜佳2012	10.7	4	30	10.9	6.1	28	23.0%	-0.20 [-2.87, 2.47]
续秋芝2016	13.2	9	34	15.8	7	30	18.2%	-2.60 [-6.53, 1.33]
陈钟慧2016	12.18	1.71	30	16.43	1.29	30	29.0%	-4.25 [-5.02, -3.48]
Total (95% CI)			**134**			**128**	**100.0%**	**-1.88 [-4.58, 0.82]**

Heterogeneity: $Tau^2 = 6.39$; $Chi^2 = 96.15$, $df = 3$ ($P < 0.00001$); $I^2 = 97\%$
Test for overall effect: $Z = 1.37$ ($P = 0.17$)

图4-109 补肾活血法与炔雌醇环丙孕酮片改善PRL值比较

5. 补肾活血法与炔雌醇环丙孕酮片的T值比较：8个随机对照研究的异质性检验：χ^2=604.02，df=7，P<0.000 01，I^2=99%，因为P<0.05，说明有异质性，可选择随机效应模型合并计算效应量。结果分析：MD=-0.36，95%可信区间CI为［-0.55，-0.18］，整体效果检验Z=3.85，P=0.000 1，说明两组比较的差异有统计学意义，表明在改善T值方面，补肾活血法比炔雌醇环丙孕酮片疗法效果更显著。见图4-110。

Study or Subgroup	补肾活血法 Mean	SD	Total	炔雌醇环丙孕酮片 Mean	SD	Total	Weight	Mean Difference IV, Random, 95% CI
丁永芬2019	1.28	0.35	40	2.6	0.08	40	14.0%	-1.32 [-1.43, -1.21]
平瑜佳2012	0.48	0.02	30	0.57	0.01	28	14.7%	-0.09 [-0.10, -0.08]
杨慧2014	4.18	0.87	36	4.29	0.86	36	8.7%	-0.11 [-0.51, 0.29]
林玲2019	1.15	0.5	46	2.28	1.12	44	9.4%	-1.13 [-1.49, -0.77]
续秋芝2016	0.45	0.08	34	0.49	0.04	30	14.7%	-0.04 [-0.07, -0.01]
郑晶晶2021	1.28	0.7	31	0.9	0.46	31	10.7%	0.38 [0.09, 0.67]
陈钟慧2016	0.58	0.26	30	1.28	0.32	30	13.5%	-0.70 [-0.85, -0.55]
陶金红2014	0.57	0.19	32	0.49	0.13	32	14.3%	0.08 [0.00, 0.16]
Total (95% CI)			**279**			**271**	**100.0%**	**-0.36 [-0.55, -0.18]**

Heterogeneity: $Tau^2 = 0.06$; $Chi^2 = 604.02$, $df = 7$ ($P < 0.00001$); $I^2 = 99\%$
Test for overall effect: $Z = 3.85$ ($P = 0.0001$)

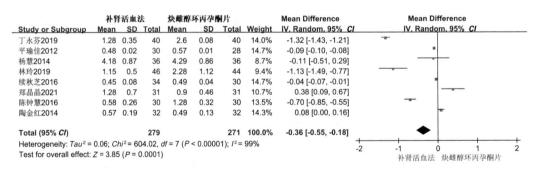

图4-110 补肾活血法与炔雌醇环丙孕酮片改善T值比较

6. 补肾活血法与炔雌醇环丙孕酮片的LH/FSH值比较：4个随机对照研究的异质性检验：χ^2=15.86，df=3，P=0.001，I^2=81%，因为P<0.05，说明有异质性，可选择随机效应模型合并计算效应量。结果分析：MD=-0.24，95%可信区间CI为［-0.63，0.16］，整体效果检验Z=1.19，P=0.23，说明两组比较的差异无统计学意义，表明在改善LH/FSH值方面，补肾活血法与炔雌醇环丙孕酮片疗法无明显差异。见图4-111。

7. 补肾活血法与炔雌醇环丙孕酮片的腰臀比值比较：3个随机对照研究的异质性检验：χ^2=1.28，df=2，P=0.53，I^2=0%，因为P>0.05，说明具有同质性，可选择固定效应模型进行统计学处理。结果分析：MD=-0.01，95%可信区间CI为［-0.01，0.03］，整体

效果检验 $Z=1.30$，$P=0.19$，说明两组比较的差异无统计学意义，表明在改善腰臀比值方面，补肾活血法与炔雌醇环丙孕酮片疗法无明显差异。见图4-112。

	补肾活血法			炔雌醇环丙孕酮片				Mean Difference
Study or Subgroup	Mean	SD	Total	Mean	SD	Total	Weight	IV, Random, 95% *CI*
平瑜佳2012	1.2	0.7	30	1.8	0.9	28	23.1%	-0.60 [-1.02, -0.18]
续秋芝2016	1.3	0.5	34	1.9	0.9	30	24.6%	-0.60 [-0.96, -0.24]
郑晶晶2021	1.26	0.32	31	1.15	0.64	31	27.6%	0.11 [-0.14, 0.36]
陶金红2014	1.22	0.67	32	1.15	0.81	32	24.6%	0.07 [-0.29, 0.43]
Total (95% *CI*)			**127**			**121**	**100.0%**	**-0.24 [-0.63, 0.16]**

Heterogeneity: $Tau^2 = 0.13$; $Chi^2 = 15.86$, $df = 3$ ($P = 0.001$); $I^2 = 81\%$
Test for overall effect: $Z = 1.19$ ($P = 0.23$)

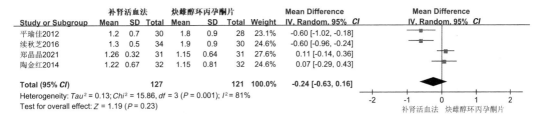

图4-111　补肾活血法与炔雌醇环丙孕酮片改善LH/FSH值比较

	补肾活血法			炔雌醇环丙孕酮片				Mean Difference
Study or Subgroup	Mean	SD	Total	Mean	SD	Total	Weight	IV, Fixed, 95% *CI*
平瑜佳2012	0.79	0.02	30	0.78	0.05	28	72.0%	0.01 [-0.01, 0.03]
杨慧2014	0.78	0.03	36	0.69	0.42	36	1.5%	0.09 [-0.05, 0.23]
陶金红2014	0.81	0.05	32	0.8	0.08	32	26.5%	0.01 [-0.02, 0.04]
Total (95% *CI*)			**98**			**96**	**100.0%**	**0.01 [-0.01, 0.03]**

Heterogeneity: $Chi^2 = 1.28$, $df = 2$ ($P = 0.53$); $I^2 = 0\%$
Test for overall effect: $Z = 1.30$ ($P = 0.19$)

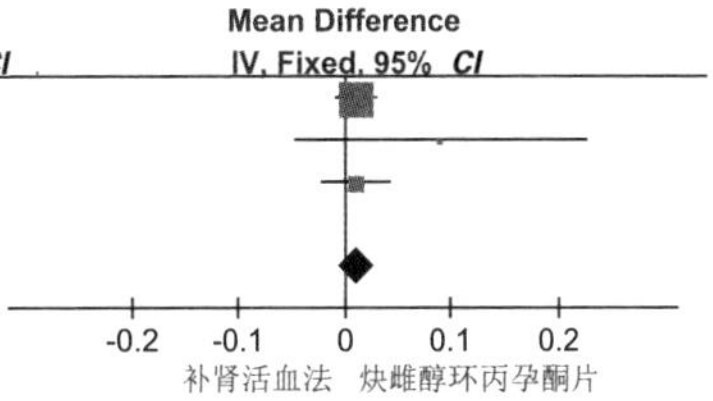

图4-112　补肾活血法与炔雌醇环丙孕酮片改善腰臀比值比较

（十一）比较中药+针刺与针刺

1. 中药联合针刺与针刺的总有效率比较：9个随机对照研究的异质性检验：$\chi^2=9.02$，$df=8$，$P=0.34$，$I^2=11\%$，说明有异质性存在。

9个随机对照研究的结果分析：$RR=3.38$，95%可信区间 CI 为［2.31，4.94］，整体效果检验 $Z=6.28$，$P<0.000\ 01$，说明两组比较的差异有统计学意义。考虑中药+针刺治疗多囊卵巢综合征明显优于针刺组。见图4-113。

	针刺+中药		针刺			Odds Ratio
Study or Subgroup	Events	Total	Events	Total	Weight	M-H, Fixed, 95% *CI*
周林冲2022	38	40	31	40	5.0%	5.52 [1.11, 27.43]
康光宇2021	31	32	25	32	2.5%	8.68 [1.00, 75.30]
张娜2019	44	45	32	45	2.3%	17.88 [2.22, 143.70]
施茵2009	34	41	23	37	13.4%	2.96 [1.03, 8.45]
施茵2012	31	33	23	34	4.5%	7.41 [1.50, 36.73]
朱静波2022	0	30	0	30		Not estimable
林圣朝2017	27	30	21	30	6.8%	3.86 [0.93, 16.05]
王素玲2021	0	0	0	0		Not estimable
苏健2014	33	40	21	40	11.9%	4.27 [1.53, 11.89]
赵洪亚2015	29	33	24	30	9.9%	1.81 [0.46, 7.18]
阮海波2016	63	85	52	85	43.7%	1.82 [0.95, 3.49]
Total (95% *CI*)		**379**		**373**	**100.0%**	**3.38 [2.31, 4.94]**
Total events	330		252			

Heterogeneity: $Chi^2 = 9.02$, $df = 8$ ($P = 0.34$); $I^2 = 11\%$
Test for overall effect: $Z = 6.28$ ($P < 0.00001$)

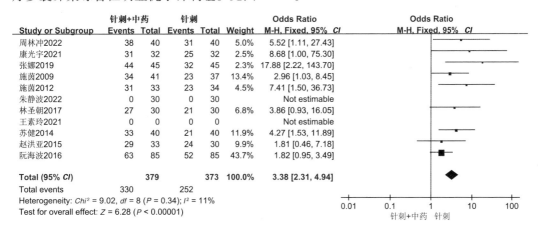

图4-113　中药联合针刺与针刺的总有效率比较

2. 中药联合针刺与针刺的LH比较：10个随机对照研究的异质性检验：$\chi^2=294.22$，$df=9$，$P<0.000\ 01$，$I^2=97\%$，说明有异质性存在。

10个随机对照研究的结果分析：$RR=-2.72$，95%可信区间 CI 为［-2.02，-0.92］，整体效果检验 $Z=5.14$，$P<0.000\ 01$，因为 $P<0.05$，说明两组比较的差异有统计学意义。

考虑中药联合针刺在改善PCOS患者性激素LH水平方面优于针刺组。见图4-114。

Study or Subgroup	针刺+中药 Mean	SD	Total	针刺 Mean	SD	Total	Weight	Mean Difference IV, Random, 95% CI
周林冲2022	17.87	2.13	40	22.89	2.65	40	9.8%	-5.02 [-6.07, -3.97]
康光宇2021	6.35	0.01	32	7.72	0.03	32	10.9%	-1.37 [-1.38, -1.36]
张娜2019	6.22	1.37	45	9.52	1.86	45	10.4%	-3.30 [-3.97, -2.63]
施茵2009	0	0	0	0	0	0		Not estimable
施茵2012	5.9936	1.1982	33	8.8995	2.4367	34	10.1%	-2.91 [-3.82, -1.99]
朱静波2022	25.08	1.33	30	30.79	1.08	30	10.5%	-5.71 [-6.32, -5.10]
林圣朝2017	10.23	1.27	30	12.01	1.13	30	10.5%	-1.78 [-2.39, -1.17]
王素玲2021	7.8	2.7	30	7.8	2.1	30	9.5%	0.00 [-1.22, 1.22]
苏健2014	6.94	3.56	40	9.91	3.67	40	8.7%	-2.97 [-4.55, -1.39]
赵洪亚2015	6.58	4.09	33	9.25	1.26	30	9.0%	-2.67 [-4.14, -1.20]
阮海波2016	6.89	1.54	85	8.36	2.08	85	10.6%	-1.47 [-2.02, -0.92]
Total (95% *CI*)			**398**			**396**	**100.0%**	**-2.72 [-3.76, -1.68]**

Heterogeneity: Tau^2 = 2.57; Chi^2 = 294.22, *df* = 9 (*P* < 0.00001); I^2 = 97%

Test for overall effect: *Z* = 5.14 (*P* < 0.00001)

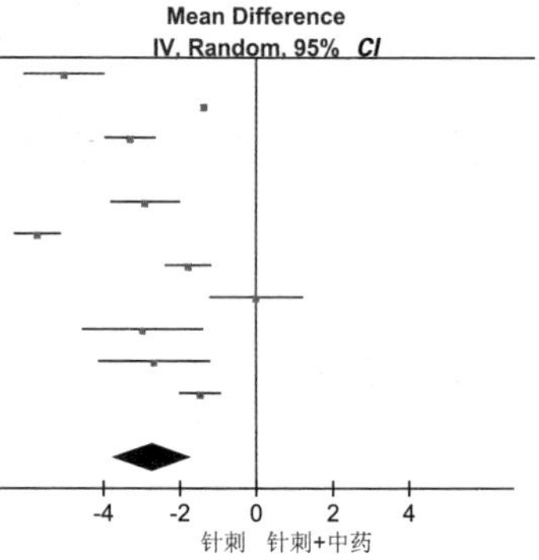

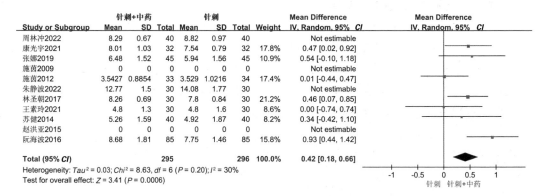

图4-114 中药联合针刺与针刺的LH比较

3. 中药联合针刺与针刺改善性激素FSH的比较：9个随机对照研究的异质性检验：χ^2=8.63，*df*=6，*P*=0.2，I^2=30%，说明有异质性。

9个随机对照试验研究的结果分析：*MD*=0.42，95%可信区间*CI*为［0.18，0.66］，整体效果检验*Z*=3.41，*P*=0.000 6，因为*P*<0.05，说明两组比较的差异有统计学意义。考虑中药联合针刺在改善PCOS患者性激素FSH水平方面优于针刺组。见图4-115。

Study or Subgroup	针刺+中药 Mean	SD	Total	针刺 Mean	SD	Total	Weight	Mean Difference IV, Random, 95% CI
周林冲2022	8.29	0.67	40	8.82	0.97	40		Not estimable
康光宇2021	8.01	1.03	32	7.54	0.79	32	17.8%	0.47 [0.02, 0.92]
张娜2019	6.48	1.52	45	5.94	1.56	45	10.9%	0.54 [-0.10, 1.18]
施茵2009	0	0	0	0	0	0		Not estimable
施茵2012	3.5427	0.8854	33	3.529	1.0216	34	17.4%	0.01 [-0.44, 0.47]
朱静波2022	12.77	1.5	30	14.08	1.77	30		Not estimable
林圣朝2017	8.26	0.69	30	7.8	0.84	30	21.2%	0.46 [0.07, 0.85]
王素玲2021	4.8	1.3	30	4.8	1.6	30	8.6%	0.00 [-0.74, 0.74]
苏健2014	5.26	1.59	40	4.92	1.87	40	8.2%	0.34 [-0.42, 1.10]
赵洪亚2015	0	0	0	0	0	0		Not estimable
阮海波2016	8.68	1.81	85	7.75	1.46	85	15.8%	0.93 [0.44, 1.42]
Total (95% *CI*)			**295**			**296**	**100.0%**	**0.42 [0.18, 0.66]**

Heterogeneity: Tau^2 = 0.03; Chi^2 = 8.63, *df* = 6 (*P* = 0.20); I^2 = 30%

Test for overall effect: *Z* = 3.41 (*P* = 0.0006)

图4-115 中药联合针刺与针刺改善性激素FSH比较

4. 中药联合针刺与针刺改善性激素LH/FSH的比较：7个随机对照研究的异质性检验：χ^2=68.68，*df*=6，*P*<0.000 01，I^2=91%，说明有异质性。

7个随机对照试验研究的结果分析：*MD*=-0.47，95%可信区间*CI*为［-0.76，-0.17］，整体效果检验*Z*=3.05，*P*=0.002，因为*P*<0.05，说明两组比较的差异有统计学意义。考虑中药联合针刺在改善PCOS患者性激素LH/FSH水平方面优于针刺组。见图4-116。

5. 中药联合针刺与针刺改善性激素T的比较：10个随机对照研究的异质性检验：χ^2=1 855.35，*df*=8，*P*<0.000 01，I^2=100%，说明有异质性。

10个随机对照试验研究的结果分析：*MD*=-0.71，95%可信区间*CI*为［-1.05，-0.37］，整体效果检验*Z*=4.08，*P*<0.000 1，说明两组比较的差异有统计学意义。考虑中药联合针刺在改善PCOS患者性激素T水平方面优于针刺组。见图4-117。

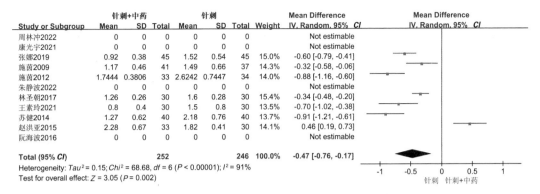

图4-116　中药联合针刺与针刺改善性激素LH/FSH比较

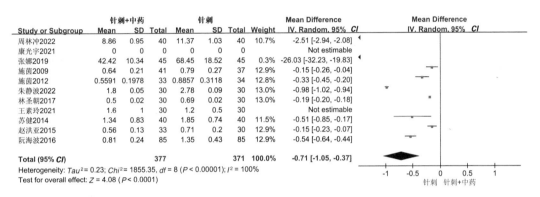

图4-117　中药联合针刺与针刺改善性激素T比较

6.中药联合针刺与针刺改善体重指数（BMI）的比较：3个随机对照研究的异质性检验：$\chi^2=29.56$，$df=2$，$P<0.00001$，$I^2=93\%$，说明有异质性。

3个随机对照试验研究的结果分析：$MD=-0.71$，95%可信区间CI为［-2.47，-1.05］，整体效果检验$Z=0.79$，$P=0.43$，因为$P>0.05$，说明两组比较的差异无统计学意义。考虑中药联合针刺与针刺在改善PCOS患者BMI水平方面疗效相当。见图4-118。

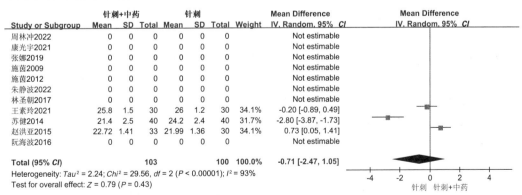

图4-118　中药联合针刺与针刺改善体重指数（BMI）比较

（十二）比较中药+针刺与中药

1.中药联合针刺与中药的总有效率比较：26个随机对照研究的异质性检验：$\chi^2=9.52$，

$df=25$，$P=1$，$I^2=0\%$，说明有异质性存在。

26个随机对照研究的结果分析：$RR=3.43$，95%可信区间CI为［2.66，4.43］，整体效果检验$Z=9.48$，$P<0.000\ 01$，说明两组比较的差异有统计学意义。根据图4-119中合并的95% CI横线均出现在无效竖线右侧，故考虑中药+针刺治疗多囊卵巢综合征明显优于中药组。

Study or Subgroup	针刺+中药 Events	Total	中药 Events	Total	Weight	Odds Ratio M-H, Fixed, 95% CI
乔山幸2012	25	30	19	30	4.6%	2.89 [0.86, 9.74]
刘明珠2017	43	47	32	47	4.0%	5.04 [1.53, 16.63]
哈虹2019	39	40	32	40	1.2%	9.75 [1.16, 82.11]
孔德敏2022	29	33	19	29	3.6%	3.82 [1.04, 13.94]
尹璐2018	33	36	29	36	3.5%	2.66 [0.63, 11.22]
崔燕2015	30	33	26	33	3.4%	2.69 [0.63, 11.49]
张重芳2022	29	35	19	35	4.7%	4.07 [1.35, 12.26]
彭慧敏2022	30	33	28	33	3.7%	1.79 [0.39, 8.17]
彭清圆2020	24	30	20	30	5.8%	2.00 [0.62, 6.46]
施茵2009	30	32	25	31	2.3%	3.60 [0.67, 19.43]
李修阳2013	23	26	16	26	2.7%	4.79 [1.14, 20.21]
李光媛2022	34	36	27	36	2.2%	5.67 [1.13, 28.44]
李莹2018	27	30	23	30	3.3%	2.74 [0.63, 11.82]
杨兰2013	28	30	21	30	2.0%	6.00 [1.17, 30.72]
林燕2019	64	70	54	70	6.7%	3.16 [1.16, 8.64]
柴洪佳2021	46	50	38	50	4.4%	3.63 [1.08, 12.18]
欧治菲2022	26	32	19	32	5.2%	2.96 [0.95, 9.21]
毛雪文2021	25	30	16	28	4.0%	3.75 [1.11, 12.67]
王彦博2022	32	34	27	36	2.2%	5.33 [1.06, 26.83]
王彩娥2018	25	30	19	30	4.6%	2.89 [0.86, 9.74]
肖遥2020	26	30	22	30	4.3%	2.36 [0.63, 8.92]
蔡建波2021	49	50	38	50	1.1%	15.47 [1.93, 124.30]
薛春燕2020	30	32	23	32	2.1%	5.87 [1.16, 29.83]
那晓娟2017	30	32	25	31	2.3%	3.60 [0.67, 19.43]
邱燕芳2015	35	40	31	40	5.6%	2.03 [0.61, 6.72]
钟秋竹2019	53	63	45	63	10.4%	2.12 [0.89, 5.06]
Total (95% CI)		964		958	100.0%	3.43 [2.66, 4.43]
Total events	865		693			

Heterogeneity: $Chi^2 = 9.52$, $df = 25$ ($P = 1.00$); $I^2 = 0\%$
Test for overall effect: $Z = 9.48$ ($P < 0.00001$)

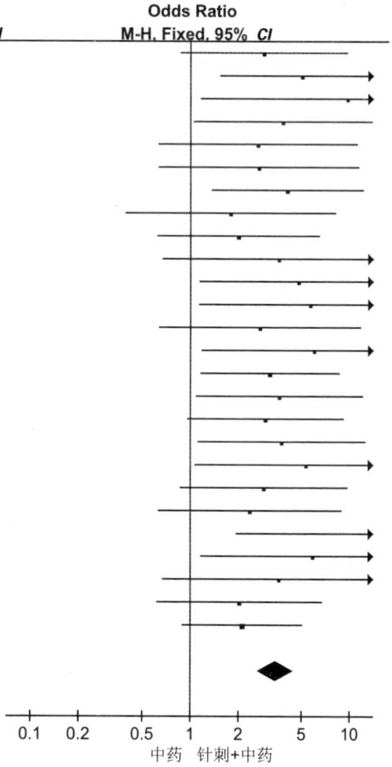

图4-119　中药联合针刺与中药的总有效率比较

2.中药联合针刺与中药的LH比较：28个随机对照研究的异质性检验：$\chi^2=181.24$，$df=27$，$P<0.000\ 01$，$I^2=85\%$，说明有异质性存在。

28个随机对照研究的结果分析：$RR=-1.45$，95%可信区间CI为［-1.83，-1.01］，整体效果检验$Z=7.57$，$P<0.000\ 01$，因为$P<0.05$，说明两组比较的差异有统计学意义。考虑中药联合针刺在改善PCOS患者性激素LH水平方面优于中药组。见图4-120。

3.中药联合针刺与中药改善性激素FSH的比较：32个随机对照研究的异质性检验：$\chi^2=562.03$，$df=29$，$P<0.000\ 01$，$I^2=95\%$，说明有异质性。

32个随机对照试验研究的结果分析：$MD=-0.2$，95%可信区间CI为［-0.52，-0.12］，整体效果检验$Z=1.25$，$P=0.21$，因为$P>0.05$，说明两组比较的差异无统计学意义。考虑中药联合针刺与中药在改善PCOS患者FSH水平方面疗效相当。见图4-121。

4.中药联合针刺与中药改善性激素LH/FSH的比较：32个随机对照研究的异质性检验：$\chi^2=100.19$，$df=15$，$P<0.000\ 01$，$I^2=85\%$，说明有异质性。

32个随机对照试验研究的结果分析：$MD=-0.27$，95%可信区间CI为［-0.37，-0.17］，整体效果检验Z=5.18，P<0.000 01，因为P<0.05，说明两组比较的差异有统计学意义。考虑中药联合针刺在改善PCOS患者性激素LH/FSH水平方面优于中药组。见图4-122。

Study or Subgroup	针刺+中药 Mean	SD	Total	中药 Mean	SD	Total	Weight	Mean Difference IV, Random, 95% CI
乔山幸2012	6.28	1.73	30	8.01	1.78	30	3.7%	-1.73 [-2.62, -0.84]
刘明珠2017	6.74	1.85	47	9.65	2.29	47	3.8%	-2.91 [-3.75, -2.07]
刘西川2017	6.45	1.68	44	9.53	2.54	44	3.7%	-3.08 [-3.98, -2.18]
哈虹2019	7.23	2.01	40	10.53	2.65	40	3.4%	-3.30 [-4.33, -2.27]
孔德敏2022	11.09	0.97	33	12.31	1.95	29	3.9%	-1.22 [-2.00, -0.44]
尹璐2018	11.74	1.41	36	12.88	1.95	36	3.9%	-1.14 [-1.93, -0.35]
崔燕2015	5.6	2.5	33	6.2	2.27	33	3.2%	-0.60 [-1.75, 0.55]
张重芳2022	9.73	2.22	35	11.75	2.62	35	3.3%	-2.02 [-3.16, -0.88]
彭慧敏2022	7.75	1.43	33	9.11	1.81	33	3.9%	-1.36 [-2.15, -0.57]
彭清圆2020	7.56	1.61	30	8.37	1.39	30	3.9%	-0.81 [-1.57, -0.05]
施茵2009	6.72	3.13	32	7.41	2.76	31	2.7%	-0.69 [-2.15, 0.77]
李修阳2013	13.39	0.54	26	13.04	0.97	26	4.4%	0.35 [-0.08, 0.78]
李光媛2022	6.43	1.57	36	9.13	2.14	36	3.7%	-2.70 [-3.57, -1.83]
李莹2018	8.31	3.71	30	10.36	3.95	30	2.1%	-2.05 [-3.99, -0.11]
杨兰2013	5.88	1.85	30	6.99	2.11	30	3.5%	-1.11 [-2.11, -0.11]
林燕2019	10.55	0.05	70	10.73	3.97	70	3.6%	-0.18 [-1.11, 0.75]
欧诒菲2022	9.55	1.42	32	10.86	1.72	32	3.9%	-1.31 [-2.08, -0.54]
毛雪文2021	6.35	1.78	30	8.69	2.26	28	3.4%	-2.34 [-3.39, -1.29]
王彦博2022	7.0612	2.58175	34	9.4536	2.31334	36	3.2%	-2.39 [-3.54, -1.24]
王彩娥2018	6.88	2.61	30	8.46	2.24	30	3.1%	-1.58 [-2.81, -0.35]
石换利2020	3.265	2.6	50	5.04	3.1	50	3.3%	-1.77 [-2.90, -0.65]
肖遥2020	6.88	0.32	30	7.32	0.58	30	4.6%	-0.44 [-0.68, -0.20]
蔡建波2021	8.23	1.68	50	9.76	2.01	50	4.0%	-1.53 [-2.26, -0.80]
薛春燕2020	7.34	0.88	32	8.25	2.07	32	3.9%	-0.91 [-1.69, -0.13]
那晓娟2017	6.72	3.13	32	7.41	2.76	31	2.7%	-0.69 [-2.15, 0.77]
钟秋竹2019	5.73	3.1	63	6.17	3.09	63	3.4%	-0.44 [-1.52, 0.64]
陆志巧2019	8.03	1.55	30	9.62	2.04	30	3.6%	-1.59 [-2.51, -0.67]
陈飞2023	6.72	0.95	55	8.53	1.18	57	4.4%	-1.81 [-2.21, -1.41]
Total (95% CI)			**1053**			**1049**	**100.0%**	**-1.45 [-1.83, -1.08]**

Heterogeneity: Tau^2 = 0.80; Chi^2 = 181.24, df = 27 (P < 0.00001); I^2 = 85%

Test for overall effect: Z = 7.57 (P < 0.00001)

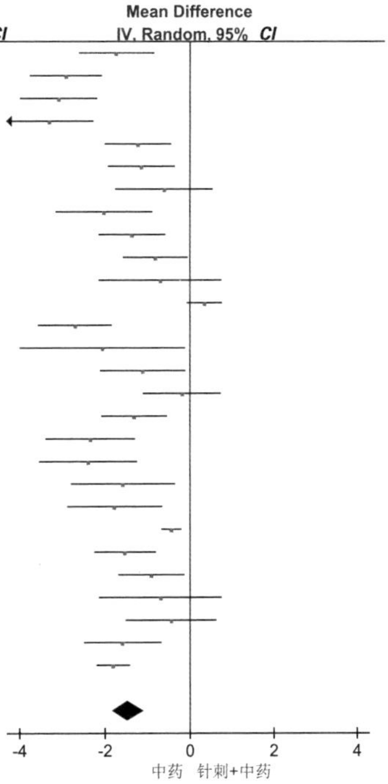

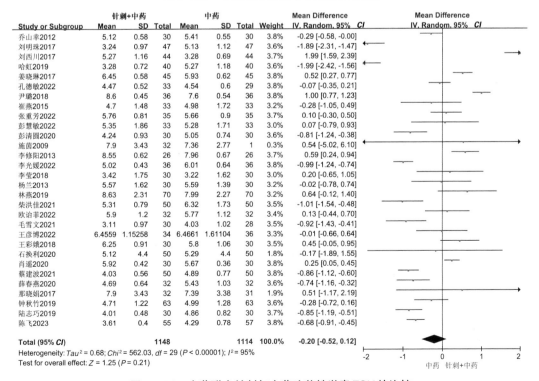

图4-120　中药联合针刺与中药的LH比较

Study or Subgroup	针刺+中药 Mean	SD	Total	中药 Mean	SD	Total	Weight	Mean Difference IV, Random, 95% CI
乔山幸2012	5.12	0.58	30	5.41	0.55	30	3.8%	-0.29 [-0.58, -0.00]
刘明珠2017	3.24	0.97	47	5.13	1.12	47	3.6%	-1.89 [-2.31, -1.47]
刘西川2017	5.27	1.16	44	3.28	0.69	44	3.7%	1.99 [1.59, 2.39]
哈虹2019	3.28	0.72	40	5.27	1.18	40	3.6%	-1.99 [-2.42, -1.56]
姜晓琳2017	6.45	0.58	45	5.93	0.62	45	3.8%	0.52 [0.27, 0.77]
孔德敏2022	4.47	0.52	33	4.54	0.6	29	3.8%	-0.07 [-0.35, 0.21]
尹璐2018	8.6	0.45	36	7.6	0.54	36	3.8%	1.00 [0.77, 1.23]
崔燕2015	4.7	1.48	33	4.98	1.72	33	3.2%	-0.28 [-1.05, 0.49]
张重芳2022	5.76	0.81	35	5.66	0.9	35	3.7%	0.10 [-0.30, 0.50]
彭慧敏2022	5.35	1.86	33	5.28	1.71	33	3.0%	0.07 [-0.79, 0.93]
彭清圆2020	4.24	0.93	30	5.05	0.74	30	3.6%	-0.81 [-1.24, -0.38]
施茵2009	7.9	3.43	32	7.36	2.77	1	0.3%	0.54 [-5.02, 6.10]
李修阳2013	8.55	0.62	26	7.96	0.67	26	3.7%	0.59 [0.24, 0.94]
李光媛2022	5.02	0.43	36	6.01	0.64	36	3.8%	-0.99 [-1.24, -0.74]
李莹2018	3.42	1.75	30	3.22	1.62	30	3.0%	0.20 [-0.65, 1.05]
杨兰2013	5.57	1.62	30	5.59	1.39	30	3.2%	-0.02 [-0.78, 0.74]
林燕2019	8.63	2.31	70	7.99	2.27	70	3.2%	0.64 [-0.12, 1.40]
柴洪佳2021	5.31	0.79	50	6.32	1.73	50	3.5%	-1.01 [-1.54, -0.48]
欧诒菲2022	5.9	1.2	32	5.77	1.12	32	3.4%	0.13 [-0.44, 0.70]
毛雪文2021	3.11	0.97	30	4.03	1.02	28	3.5%	-0.92 [-1.43, -0.41]
王彦博2022	6.4559	1.15258	34	6.4661	1.61104	36	3.3%	-0.01 [-0.66, 0.64]
王彩娥2018	6.25	0.91	30	5.8	1.06	30	3.5%	0.45 [-0.05, 0.95]
石换利2020	5.12	4.4	50	5.29	4.4	50	1.8%	-0.17 [-1.89, 1.55]
肖遥2020	5.92	0.42	30	5.67	0.36	30	3.8%	0.25 [0.05, 0.45]
蔡建波2021	4.03	0.56	50	4.89	0.77	50	3.8%	-0.86 [-1.12, -0.60]
薛春燕2020	4.69	0.64	32	5.43	1.03	32	3.6%	-0.74 [-1.16, -0.32]
那晓娟2017	7.9	3.43	32	7.39	3.38	31	1.9%	0.51 [-1.17, 2.19]
钟秋竹2019	4.71	1.22	63	4.99	1.28	63	3.6%	-0.28 [-0.72, 0.16]
陆志巧2019	4.01	0.48	30	4.86	0.82	30	3.7%	-0.85 [-1.19, -0.51]
陈飞2023	3.61	0.4	55	4.29	0.78	57	3.8%	-0.68 [-0.91, -0.45]
Total (95% CI)			**1148**			**1114**	**100.0%**	**-0.20 [-0.52, 0.12]**

Heterogeneity: Tau^2 = 0.68; Chi^2 = 562.03, df = 29 (P < 0.00001); I^2 = 95%

Test for overall effect: Z = 1.25 (P = 0.21)

图4-121　中药联合针刺与中药改善性激素FSH的比较

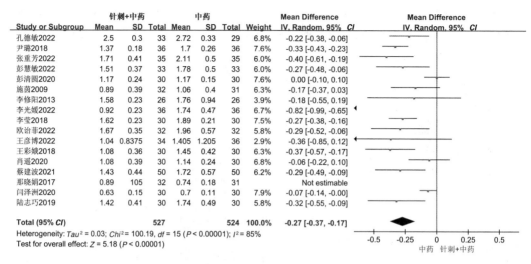

图4-122 中药联合针刺与中药改善性激素LH/FSH的比较

5.中药联合针刺与中药改善性激素T的比较：30个随机对照研究的异质性检验：χ^2=940.36，df=28，$P<0.000\,01$，I^2=97%，说明有异质性。

30个随机对照试验研究的结果分析：$MD=-0.65$，95%可信区间CI为[-0.82，-0.49]，整体效果检验$Z=7.63$，$P<0.000\,1$，说明两组比较的差异有统计学意义。考虑中药联合针刺在改善PCOS患者性激素T水平方面优于中药组。见图4-123。

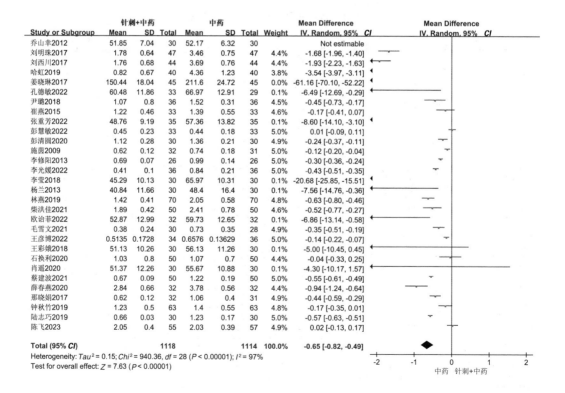

图4-123 中药联合针刺与中药改善性激素T比较

6. 中药联合针刺与中药改善体重指数（BMI）的比较：5个随机对照研究的异质性检验：χ^2=29.72，*df*=4，*P*<0.000 01，I^2=87%，说明有异质性。

5个随机对照试验研究的结果分析：*MD*=−1.94，95%可信区间*CI*为［−2.97，−0.90］，整体效果检验*Z*=3.67，*P*=0.000 2，因为*P*<0.05，说明两组比较的差异有统计学意义。考虑中药联合针刺在改善PCOS患者性激素（LH/FSH）水平方面优于中药组。见图4–124。

	针刺+中药			中药				Mean Difference
Study or Subgroup	Mean	SD	Total	Mean	SD	Total	Weight	IV, Random, 95% *CI*
欧诒菲2022	24.23	2.92	32	25.98	2.75	32	16.8%	-1.75 [-3.14, -0.36]
毛雪文2021	24.43	1.68	30	25.65	1.67	28	20.7%	-1.22 [-2.08, -0.36]
王彦博2022	25.5297	1.1047	34	26.5739	1.1051	36	22.8%	-1.04 [-1.56, -0.53]
钟秋竹2019	22.15	3.54	63	26.84	3.46	63	18.1%	-4.69 [-5.91, -3.47]
闫泽洲2020	22.63	1.57	30	24.05	1.19	30	21.7%	-1.42 [-2.12, -0.72]
Total (95% *CI*)			**189**			**189**	**100.0%**	**-1.94 [-2.97, -0.90]**

Heterogeneity: *Tau*² = 1.15; *Chi*² = 29.72, *df* = 4 (*P* < 0.00001); *I*² = 87%
Test for overall effect: *Z* = 3.67 (*P* = 0.0002)

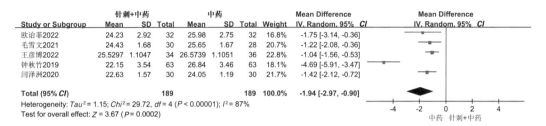

图4–124　中药联合针刺与中药改善体重指数比较

（十三）比较补肾健脾法与炔雌醇环丙孕酮片

1. 补肾健脾法与炔雌醇环丙孕酮片的总有效率比较：3个随机对照研究的异质性检验：χ^2=2.95，*df*=2，*P*=0.23，I^2=32%，因为*P*>0.05，说明有同质性存在。

3个随机对照研究的结果分析：*MD*=1.53，95%可信区间*CI*为［0.74，3.15］，整体效果检验*Z*=1.15，*P*=0.25，因为*P*>0.05，说明两组比较的差异无统计学意义。考虑在治疗PCOS总有效率方面，补肾健脾法与炔雌醇环丙孕酮片疗效相当。见图4–125。

	补肾健脾法		炔雌醇环丙孕酮片			Odds Ratio
Study or Subgroup	Events	Total	Events	Total	Weight	M-H, Fixed, 95% *CI*
定晓雯2017	30	35	17	27	23.0%	3.53 [1.03, 12.04]
徐继辉2020	27	31	25	29	28.0%	1.08 [0.24, 4.79]
陈冲2012	21	28	25	32	49.0%	0.84 [0.25, 2.78]
Total (95% *CI*)		**94**		**88**	**100.0%**	**1.53 [0.74, 3.15]**
Total events	78		67			

Heterogeneity: *Chi*² = 2.95, *df* = 2 (*P* = 0.23); *I*² = 32%
Test for overall effect: *Z* = 1.15 (*P* = 0.25)

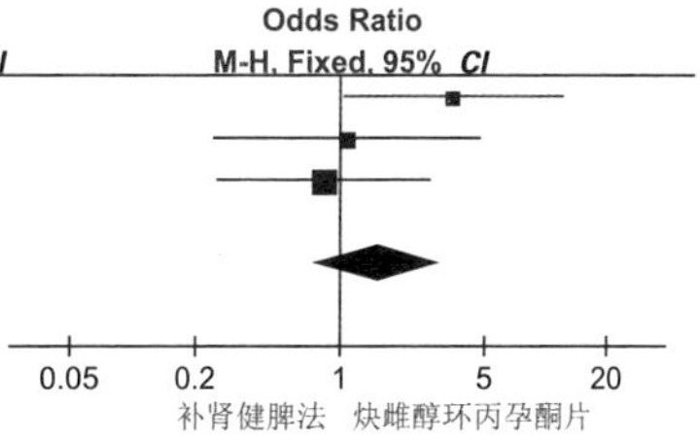

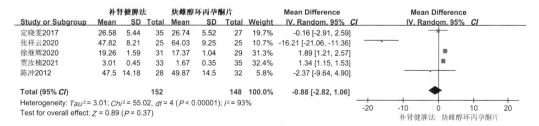

图4–125　补肾健脾法与炔雌醇环丙孕酮片的总有效率比较

2. 补肾健脾法与炔雌醇环丙孕酮片的性激素T比较：5个随机对照研究的异质性检验：χ^2=55.02，*df*=4，*P*<0.000 01，I^2=93%，因为*P*<0.05，说明有异质性。

5个随机对照研究的结果分析：*MD*=−0.88，95%可信区间*CI*为［−2.82，1.06］，整体效果检验*Z*=0.89，*P*=0.37，因为*P*>0.05，说明两组比较的差异无统计学意义。考虑改善PCOS患者性激素T方面，补肾健脾法与炔雌醇环丙孕酮片疗效相当。见图4–126。

	补肾健脾法			炔雌醇环丙孕酮片				Mean Difference
Study or Subgroup	Mean	SD	Total	Mean	SD	Total	Weight	IV, Random, 95% *CI*
定晓雯2017	26.58	5.44	35	26.74	5.52	27	19.7%	-0.16 [-2.91, 2.59]
张祥云2020	47.82	8.21	25	64.03	9.25	25	10.7%	-16.21 [-21.06, -11.36]
徐继辉2020	19.26	1.59	31	17.37	1.04	29	31.3%	1.89 [1.21, 2.57]
贾汝楠2021	3.01	0.45	33	1.67	0.35	35	32.4%	1.34 [1.15, 1.53]
陈冲2012	47.5	14.18	28	49.87	14.5	32	5.8%	-2.37 [-9.64, 4.90]
Total (95% *CI*)			**152**			**148**	**100.0%**	**-0.88 [-2.82, 1.06]**

Heterogeneity: *Tau*² = 3.01; *Chi*² = 55.02, *df* = 4 (*P* < 0.00001); *I*² = 93%
Test for overall effect: *Z* = 0.89 (*P* = 0.37)

图4–126　补肾健脾法与炔雌醇环丙孕酮片的性激素T比较

3.补肾健脾法与炔雌醇环丙孕酮片的性激素LH比较：4个随机对照研究的异质性检验：$\chi^2=15.55$，$df=3$，$P=0.001$，$I^2=81\%$，说明有异质性。

4个随机对照研究的结果分析：$MD=-0.72$，95%可信区间CI为 $[-1.91, 0.46]$，整体效果检验$Z=1.20$，$P=0.23$，因为$P>0.05$，说明两组比较的差异无统计学意义。考虑在改善PCOS患者性激素LH方面，补肾健脾法与炔雌醇环丙孕酮片疗效相当。见图4-127。

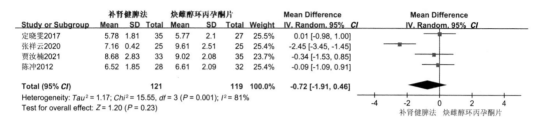

图4-127　补肾健脾法与炔雌醇环丙孕酮片的性激素LH比较

4.补肾健脾法与炔雌醇环丙孕酮片的性激素FSH比较：4个随机对照研究的异质性检验：$\chi^2=3.05$，$df=3$，$P=0.38$，$I^2=2\%$，说明有同质性。

4个随机对照研究的结果分析：$MD=-0.41$，95%可信区间CI为 $[-0.61, -0.21]$，整体效果检验$Z=4.01$，$P<0.000\ 1$，说明两组比较的差异有统计学意义。考虑在改善PCOS患者性激素LH方面，补肾健脾法比炔雌醇环丙孕酮片疗效更显著。见图4-128。

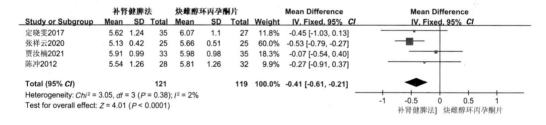

图4-128　补肾健脾法与炔雌醇环丙孕酮片的性激素FSH比较

5.补肾健脾法与炔雌醇环丙孕酮片的LH/FSH值比较：4个随机对照研究的异质性检验：$\chi^2=0.41$，$df=3$，$P=0.94$，$I^2=0\%$，说明有同质性。

4个随机对照研究的结果分析：$MD=0.02$，95%可信区间CI为 $[-0.08, 0.13]$，整体效果检验$Z=0.46$，$P=0.65$，因为$P>0.05$，说明两组比较的差异无统计学意义。考虑在改善PCOS患者LH/FSH值方面，补肾健脾法与炔雌醇环丙孕酮片疗效相当。见图4-129。

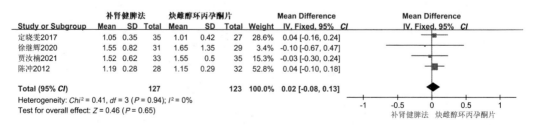

图4-129　补肾健脾法与炔雌醇环丙孕酮片的LH/FSH比较

6.补肾健脾法与炔雌醇环丙孕酮片的BMI比较：4个随机对照研究的异质性检验：

χ^2=6.36，df=3，P=0.10，I^2=53%，说明有同质性。

4个随机对照研究的结果分析：MD=0.04，95%可信区间CI为［-0.24，0.31］，整体效果检验Z=0.27，P=0.79，因为P>0.05，说明两组比较的差异无统计学意义。考虑在改善PCOS患者BMI方面，补肾健脾法与炔雌醇环丙孕酮片疗效相当。见图4-130。

Study or Subgroup	Mean	SD	Total	Mean	SD	Total	Weight	IV, Fixed, 95% CI
定晓雯2017	22.46	0.99	35	21.97	1.09	27	27.0%	0.49 [-0.04, 1.02]
徐继辉2020	23.54	0.85	31	23.63	1.02	29	32.8%	-0.09 [-0.57, 0.39]
贾汝楠2021	26.02	1.06	33	26.41	1.12	35	27.8%	-0.39 [-0.91, 0.13]
陈冲2012	22.24	1.45	28	21.89	1.61	32	12.4%	0.35 [-0.42, 1.12]
Total (95% CI)			**127**			**123**	**100.0%**	**0.04 [-0.24, 0.31]**

Heterogeneity: Chi^2 = 6.36, df = 3 (P = 0.10); I^2 = 53%
Test for overall effect: Z = 0.27 (P = 0.79)

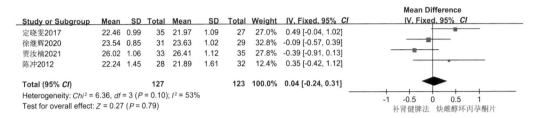

图4-130 补肾健脾法与炔雌醇环丙孕酮片的BMI比较

7.补肾健脾法与炔雌醇环丙孕酮片的卵巢体积比较：3个随机对照研究的异质性检验：χ^2=121.97，df=2，P<0.000 01，I^2=98%，说明有异质性。

3个随机对照研究的结果分析：MD=4.11，95%可信区间CI为［0.43，7.80］，整体效果检验Z=2.19，P=0.03，因为P<0.05，说明两组比较的差异有统计学意义。考虑在改善PCOS患者卵巢体积方面，补肾健脾法比炔雌醇环丙孕酮片疗效更显著。见图4-131。

Study or Subgroup	Mean	SD	Total	Mean	SD	Total	Weight	IV, Random, 95% CI
定晓雯2017	9.184	0.284	35	9.197	0.279	27	35.0%	-0.01 [-0.15, 0.13]
贾汝楠2021	38.6	5.13	33	25.41	4.69	35	30.7%	13.19 [10.85, 15.53]
陈冲2012	5.58	1.83	28	5.37	1.45	32	34.4%	0.21 [-0.63, 1.05]
Total (95% CI)			**96**			**94**	**100.0%**	**4.11 [0.43, 7.80]**

Heterogeneity: Tau^2 = 10.12; Chi^2 = 121.97, df = 2 (P < 0.00001); I^2 = 98%
Test for overall effect: Z = 2.19 (P = 0.03)

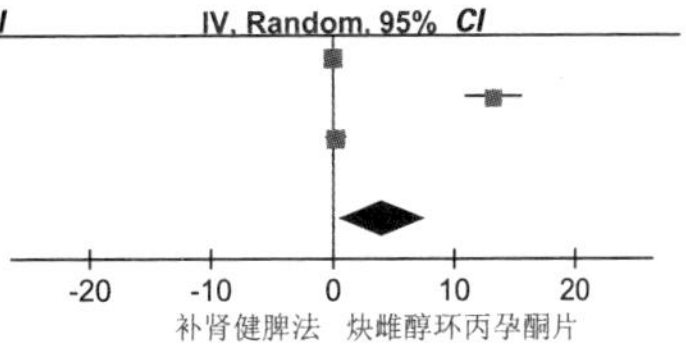

图4-131 补肾健脾法与炔雌醇环丙孕酮片的卵巢体积比较

（十四）比较补肾健脾法与枸橼酸氯米芬片

1.补肾健脾法与枸橼酸氯米芬片的总有效率比较：3个随机对照研究的异质性检验：χ^2=0.08，df=2，P=0.96，I^2=0%，因为P>0.05，说明有同质性存在。

3个随机对照研究的结果分析：MD=4.63，95%可信区间CI为［2.11，10.19］，整体效果检验Z=3.81，P=0.000 1，因为P<0.05，说明两组比较的差异有统计学意义。考虑在治疗PCOS总有效率方面，补肾健脾法比枸橼酸氯米芬片疗效更显著。见图4-132。

	补肾健脾法		枸橼酸氯米芬片			Odds Ratio
Study or Subgroup	Events	Total	Events	Total	Weight	M-H, Fixed, 95% CI
刘亚平2012	32	35	22	30	31.0%	3.88 [0.92, 16.27]
刘翠华2016	46	49	37	49	34.5%	4.97 [1.31, 18.94]
杨彩荣2016	46	49	37	49	34.5%	4.97 [1.31, 18.94]
Total (95% CI)		**133**		**128**	**100.0%**	**4.63 [2.11, 10.19]**
Total events	124		96			

Heterogeneity: Chi^2 = 0.08, df = 2 (P = 0.96); I^2 = 0%
Test for overall effect: Z = 3.81 (P = 0.0001)

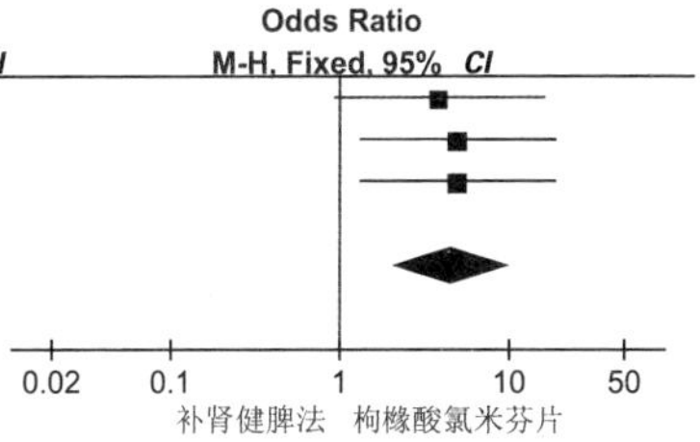

图4-132 补肾健脾法与枸橼酸氯米芬片的总有效率比较

2.补肾健脾法与枸橼酸氯米芬片的LH/FSH比较：3个随机对照研究的异质性检验：

χ^2=3.68，df=2，P=0.16，I^2=46%，因为P>0.05，说明有同质性存在。

3个随机对照研究的结果分析：MD=−1.22，95%可信区间CI为［−1.43，−1.00］，整体效果检验Z=10.99，P<0.000 01，因为P<0.05，说明两组比较的差异有统计学意义。考虑在改善PCOS患者LH/FSH方面，补肾健脾法比枸橼酸氯米芬片疗效更显著。见图4−133。

Study or Subgroup Mean SD Total Mean SD Total Weight IV, Fixed, 95% CI
刘亚平2012 2.16 0.91 35 3.01 0.87 30 25.1% -0.85 [-1.28, -0.42]
刘翠华2016 2.1 0.87 49 3.44 0.92 49 37.5% -1.34 [-1.69, -0.99]
杨彩荣2016 2.1 0.87 49 3.44 0.92 49 37.5% -1.34 [-1.69, -0.99]
Total (95% CI) 133 128 100.0% -1.22 [-1.43, -1.00]
Heterogeneity: Chi² = 3.68, df = 2 (P = 0.16); I² = 46%
Test for overall effect: Z = 10.99 (P < 0.00001)
IV, Fixed, 95% CI
-2 -1 0 1 2
补肾健脾法 枸橼酸氯米芬片

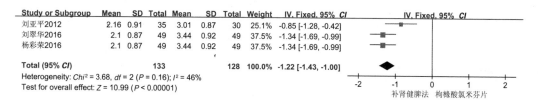

图4−133　补肾健脾法与枸橼酸氯米芬片的LH/FSH比较

（十五）比较补肾化痰祛瘀法与炔雌醇环丙孕酮片

1.补肾化痰祛瘀法与炔雌醇环丙孕酮片的总有效率比较：6个随机对照研究的异质性检验：χ^2=6.12，df=5，P=0.29，I^2=18%，因为P>0.05，说明有同质性存在。

6个随机对照研究的结果分析：MD=2.87，95%可信区间CI为［1.81，4.54］，整体效果检验Z=4.48，P<0.000 01，因为P<0.05，说明两组比较的差异有统计学意义。考虑在治疗PCOS总有效率方面，补肾化痰祛瘀法比炔雌醇环丙孕酮片疗效更显著。见图4−134。

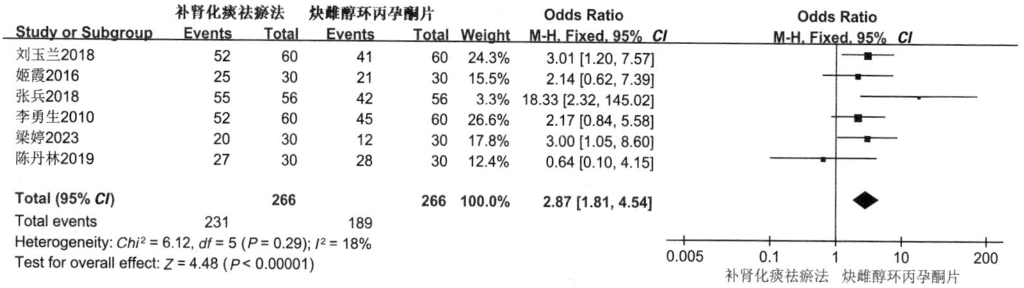

补肾化痰祛瘀法 炔雌醇环丙孕酮片 Odds Ratio Odds Ratio
Study or Subgroup Events Total Events Total Weight M-H, Fixed, 95% CI M-H, Fixed, 95% CI
刘玉兰2018 52 60 41 60 24.3% 3.01 [1.20, 7.57]
姬霞2016 25 30 21 30 15.5% 2.14 [0.62, 7.39]
张兵2018 55 56 42 56 3.3% 18.33 [2.32, 145.02]
李勇生2010 52 60 45 60 26.6% 2.17 [0.84, 5.58]
梁婷2023 20 30 12 30 17.8% 3.00 [1.05, 8.60]
陈丹林2019 27 30 28 30 12.4% 0.64 [0.10, 4.15]
Total (95% CI) 266 266 100.0% 2.87 [1.81, 4.54]
Total events 231 189
Heterogeneity: Chi² = 6.12, df = 5 (P = 0.29); I² = 18%
Test for overall effect: Z = 4.48 (P < 0.00001)
0.005 0.1 1 10 200
补肾化痰祛瘀法 炔雌醇环丙孕酮片

图4−134　补肾化痰祛瘀法与炔雌醇环丙孕酮片的总有效率比较

2.补肾化痰祛瘀法与炔雌醇环丙孕酮片的性激素T比较：7个随机对照研究的异质性检验：χ^2=68.44，df=6，P<0.000 01，I^2=91%，因为P<0.05，说明有异质性存在。

7个随机对照研究的结果分析：MD=−0.29，95%可信区间CI为［−0.49，−0.09］，整体效果检验Z=2.78，P=0.005，因为P<0.05，说明两组比较的差异有统计学意义。考虑在改善PCOS患者性激素T方面，补肾化痰祛瘀法比炔雌醇环丙孕酮片疗效更显著。见图4−135。

3.补肾化痰祛瘀法与炔雌醇环丙孕酮片的性激素LH比较：9个随机对照研究的异质性检验：χ^2=109.51，df=8，P<0.000 01，I^2=93%，因为P<0.05，说明有异质性存在。

9个随机对照研究的结果分析：MD=−1.23，95%可信区间CI为［−1.85，−0.61］，整体效果检验Z=3.88，P=0.000 1，因为P<0.05，说明两组比较的差异有统计学意义。

考虑在改善PCOS患者性激素LH方面，补肾化痰祛瘀法比炔雌醇环丙孕酮片疗效更显著。见图4-136。

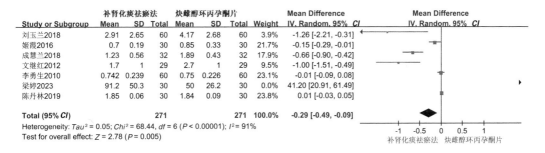

图4-135 补肾化痰祛瘀法与炔雌醇环丙孕酮片的性激素T比较

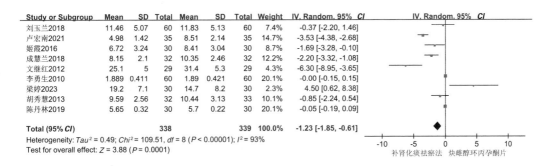

图4-136 补肾化痰祛瘀法与炔雌醇环丙孕酮片的LH比较

4.补肾化痰祛瘀法与炔雌醇环丙孕酮片的性激素FSH比较：8个随机对照研究的异质性检验：χ^2=50.91，df=7，$P<0.000\ 01$，I^2=86%，因为$P<0.05$，说明有异质性存在。

8个随机对照研究的结果分析：MD=-0.36，95%可信区间CI为［-0.68，-0.04］，整体效果检验Z=2.21，P=0.03，因为$P<0.05$，说明两组比较的差异有统计学意义。考虑在改善PCOS患者性激素FSH方面，补肾化痰祛瘀法比炔雌醇环丙孕酮片疗效更显著。见图4-137。

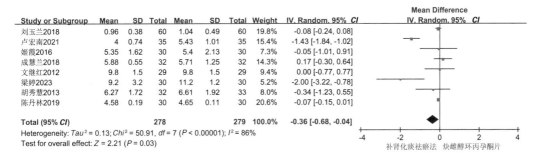

图4-137 补肾化痰祛瘀法与炔雌醇环丙孕酮片的FSH比较

5.补肾化痰祛瘀法与炔雌醇环丙孕酮片的LH/FSH比较：3个随机对照研究的异质性检验：χ^2=2.10，df=2，P=0.35，I^2=5%，因为$P>0.05$，说明有同质性存在。

3个随机对照研究的结果分析：$MD=0.01$，95%可信区间CI为［-0.02，0.03］，整体效果检验$Z=0.75$，$P=0.45$，因为$P>0.05$，说明两组比较的差异无统计学意义。考虑在改善PCOS患者LH/FSH方面，补肾化痰祛瘀法与炔雌醇环丙孕酮片疗效相当。见图4-138。

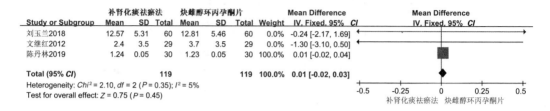

图4-138　补肾化痰祛瘀法与炔雌醇环丙孕酮片的LH/FSH比较

（十六）比较中药+针刺与枸橼酸氯米芬片

1.中药+针刺与枸橼酸氯米芬片的总有效率比较：14个随机对照研究的异质性检验：$\chi^2=10.57$，$df=13$，$P=0.65$，$I^2=0\%$，因为$P>0.05$，说明有同质性存在。

13个随机对照研究的结果分析：$MD=5.64$，95%可信区间CI为［3.87，8.22］，整体效果检验$Z=9.02$，$P<0.000\ 01$，因为$P<0.05$，说明两组比较的差异有统计学意义。考虑在治疗PCOS总有效率方面，中药+针刺比枸橼酸氯米芬片疗效更显著。见图4-139。

Study or Subgroup	中药+针刺 Events	Total	枸橼酸氯米芬片 Events	Total	Weight	Odds Ratio M-H, Fixed, 95% CI
刘春花2020	40	44	28	44	9.5%	5.71 [1.73, 18.92]
周滢2016	30	33	23	32	7.9%	3.91 [0.95, 16.11]
彭艳丽2018	55	60	43	60	13.4%	4.35 [1.49, 12.73]
桑海莉2000	42	45	23	30	6.9%	4.26 [1.00, 18.07]
桑海莉2015	32	35	24	30	8.3%	2.67 [0.60, 11.76]
王懿娜2019	30	31	22	30	2.7%	10.91 [1.27, 93.69]
王金莲2018	32	38	25	38	14.8%	2.77 [0.92, 8.33]
罗雪贞2020	45	47	39	47	6.2%	4.62 [0.92, 23.04]
肖慧莲2014	41	42	22	42	2.0%	37.27 [4.68, 296.59]
董秀珍2016	58	60	54	60	6.7%	3.22 [0.62, 16.66]
谢寅飞2018	36	39	28	39	8.1%	4.71 [1.20, 18.53]
邓春艳2018	28	30	24	30	5.7%	4.26 [0.81, 22.53]
钟春华2016	44	46	35	46	5.7%	6.91 [1.44, 33.26]
陆涛2018	43	44	24	44	2.0%	35.83 [4.52, 283.84]
Total (95% CI)		594		572	100.0%	5.64 [3.87, 8.22]
Total events	556		413			

Heterogeneity: $Chi^2=10.57$, $df=13$ ($P=0.65$); $I^2=0\%$
Test for overall effect: $Z=9.02$ ($P<0.00001$)

中药+针刺　枸橼酸氯米芬片

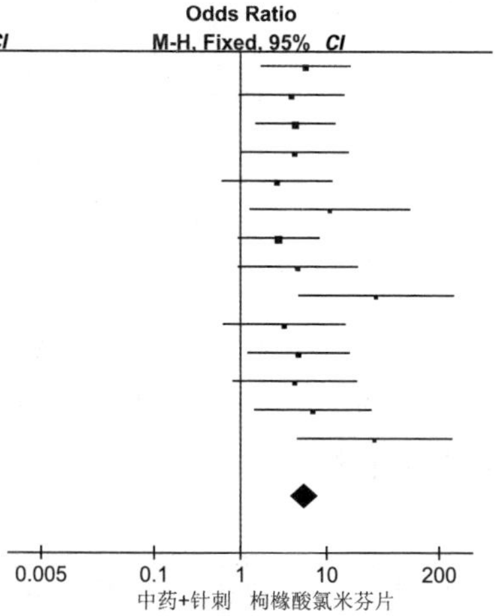

图4-139　中药+针刺与枸橼酸氯米芬片的总有效率比较

2.中药+针刺与枸橼酸氯米芬片的性激素T比较：16个随机对照研究的异质性检验：$\chi^2=1\ 318.22$，$df=15$，$P<0.000\ 01$，$I^2=99\%$，因为$P<0.05$，说明有异质性存在。

16个随机对照研究的结果分析：$MD=-1.83$，95%可信区间CI为［-2.32，-1.33］，整体效果检验$Z=7.23$，$P<0.000\ 01$，因为$P<0.05$，说明两组比较的差异有统计学意义。考虑在改善PCOS患者性激素T方面，中药+针刺比枸橼酸氯米芬片疗效更显著。见图4-140。

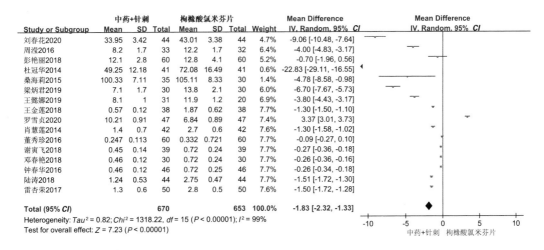

图4-140 中药+针刺与枸橼酸氯米芬片的性激素T比较

3.中药+针刺与枸橼酸氯米芬片的性激素LH比较：16个随机对照研究的异质性检验：$\chi^2=1\,084.41$，$df=15$，$P<0.000\,01$，$I^2=99\%$，因为$P<0.05$，说明有异质性存在。

16个随机对照研究的结果分析：$MD=-3.91$，95%可信区间CI为[-4.74，-3.08]，整体效果检验$Z=9.21$，$P<0.000\,01$，因为$P<0.05$，说明两组比较的差异有统计学意义。考虑在改善PCOS患者性激素LH方面，中药+针刺比枸橼酸氯米芬片疗效更显著。见图4-141。

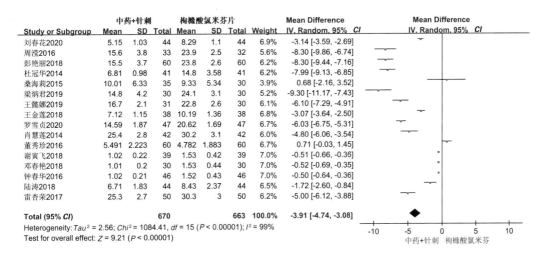

图4-141 中药+针刺与枸橼酸氯米芬片的LH比较

4.中药+针刺与枸橼酸氯米芬片的性激素FSH比较：14个随机对照研究的异质性检验：$\chi^2=892.06$，$df=13$，$P<0.000\,01$，$I^2=99\%$，因为$P<0.05$，说明有异质性存在。

14个随机对照研究的结果分析：$MD=0.52$，95%可信区间CI为[-0.42，1.45]，整体效果检验$Z=1.09$，$P=0.28$，因为$P>0.05$，说明两组比较的差异无统计学意义。考虑在改善PCOS患者性激素FSH方面，中药+针刺与枸橼酸氯米芬片疗效相当。见图4-142。

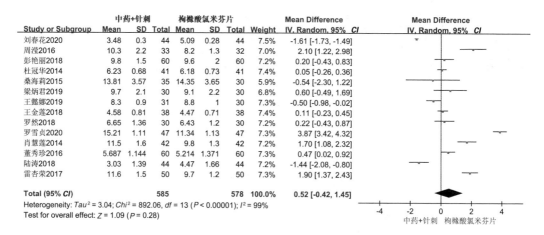

图4-142　中药+针刺与枸橼酸氯米芬片的FSH比较

5.中药+针刺与枸橼酸氯米芬片的LH/FSH比较：5个随机对照研究的异质性检验：$\chi^2=107.81$，$df=4$，$P<0.000\,01$，$I^2=96\%$，因为$P<0.05$，说明有异质性存在。

5个随机对照研究的结果分析：$MD=-0.74$，95%可信区间CI为［-1.20，-0.28］，整体效果检验$Z=3.13$，$P=0.002$，因为$P<0.05$，说明两组比较的差异有统计学意义。考虑在改善PCOS患者LH/FSH方面，中药+针刺比枸橼酸氯米芬片疗效更显著。见图4-143。

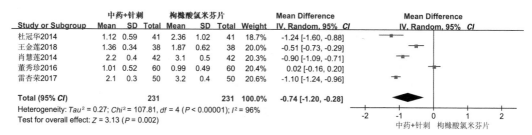

图4-143　中药+针刺与枸橼酸氯米芬片的LH/FSH比较

6.中药+针刺与枸橼酸氯米芬片的性激素PRL比较：5个随机对照研究的异质性检验：$\chi^2=55.14$，$df=4$，$P<0.000\,01$，$I^2=93\%$，因为$P<0.05$，说明有异质性存在。

5个随机对照研究的结果分析：$MD=-2.82$，95%可信区间CI为［-4.27，-1.37］，整体效果检验$Z=3.82$，$P=0.000\,1$，因为$P<0.05$，说明两组比较的差异有统计学意义。考虑在改善PCOS患者PRL方面，中药+针刺比枸橼酸氯米芬片疗效更显著。见图4-144。

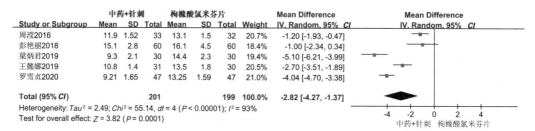

图4-144　中药+针刺与枸橼酸氯米芬片的PRL比较

五、讨论

(一) 对Meta分析的认识

1.Meta分析的科学性及局限性:Meta分析(Meta-analysis)是用于比较和综合针对同一科学问题研究结果的统计学方法,其结论是否有意义取决于纳入研究的质量,常用于系统综述中的定量合并分析。Meta分析尤其是综合高质量随机对照试验(RCT)的Meta分析,被视为循证医学的高级别证据,目前在Cochranae协作网的证据分级中,已被推荐为一级证据,临床医生常通过阅读系统评价或Meta分析来了解更新该领域的信息。Meta具有以下几个功能:①实现定量综合;②对同一问题提供系统的、可重复的综合方法;③通过对同一主题多个小样本研究结果的综合,提高原结果的统计效能;④解决研究结果的不一致性,改善效应估计值;⑤回答各项原始研究未提出的问题;⑥探究现有文献发表偏倚的程度;⑦提出新的研究问题,为进一步研究指明方向。与此同时,Meta分析也存在局限性,由于其是对现有发表的研究报告进行进一步分析,所以无法控制纳入研究报告的质量,因此分析最终得到的结论会存在一定的偏差。

2. Meta分析的方法学质量分析:Meta分析的质量决定了整篇系统评价的价值和意义,包括报告质量和方法学质量两个方面,前者反映内容的全面性和完整性,后者体现结果是否真实可靠,是质量评价的核心内容。目前所使用的报告质量评估工具主要有QUOROM(the quality of reporting of meta-analysis)声明和PRISMA声明等;方法学质量评价工具主要有OQAQ(Overview Quality Assessment Questionnaire总体质量评估问卷)、AMSTER(a measurement tool to assess systematic review评价系统评价的测量工具)和SQAC(Sack's Quality Assessment Checklist)等。

基于AMSTAR评价对本研究的方法学评价:AMSTAR评价清单的条目形成基础有OQAQ的10个条目、SQAC的24个条目以及另外3个考虑文种偏倚、发表偏倚和灰色文献的条目。现根据AMSTAR评价对本研究的方法学质量进行评价,主要包含以下几个方面:

(1) 前期设计方案:一个合格的系统评价必须要先制定前期设计方案,这是区别于传统综述的重要方面。如此,系统评价的方法得到预先确定,能够使其研究虽然是回顾性质的,但其研究过程可以尽可能严格和精细,从而保持前瞻性。诸多Meta分析教材常要求研究者在Cochrane协作网注册研究计划书,就是为了监督研究者是否提供前期设计方案。本研究在前期设计方案中有明确的研究问题及纳入排除标准,包括研究对象、研究类型、干预措施、结局指标。

(2) 研究对象和提取数据的可重复性:AMSTAR评价要求至少要有2名独立的数据提取员,而且采用合理的不同意见达成一致的方法过程。目前常用的控制措施有:采用多人或盲法选择,也可采用专业与非专业人员相结合的共同选择,对选择文献过程中存在的意见分歧可通过讨论或第三人的方法解决。本研究在文献资料的选择上是由2名专业人员和4名非专业人员共同完成,在文献资料的选择分三步进行:首先是初筛,根据检出引文信息筛除明显不合格的文献。其次是二筛，通过阅读全文，逐一阅读和分析，对可能合格的文献确定是否合格。最后是对筛除的文献进行再次检查确认。每一步完成之后，对选择的文献进行相互复核，并且在整个文献筛查过程中，存在疑问或分歧者，由六名文献筛查人员共同讨论并统一意见确认，以此保证数据提取的准确性。

（3）检索策略的全面性：AMSTAR评价要求至少检索2种电子数据库，检索报告必须包括年份以及数据库，必须说明采用的关键词或主题词，目的是用于衡量制定的检索策略是否全面。本研究采用"主题词+年份"进行文献检索，电子资源包含2个英文数据库和3个中文数据库。如检索关于PCOS在知网中的文献时，在检索栏中输入"多囊卵巢综合征"或"PCOS"+年份选择，对所有检索出的文献进行筛选。此外，咨询了最新教科书以及已出版的相关循证书目进行了补充检索，考虑基本全面检索。除此以外，本研究提供纳入和排除的研究文献清单，在二筛时提取了充足的数据，并以表格的形式进行总结归纳，包括受试者、干预措施、观察指标、结局指标等。但本研究检索的文献中未对灰色文献进行手工检索，且使用的检索数据库限于中文及英文文献，未对其他国家和地区展开中医药文献检索，因此可能存在语言偏移和发表性偏移，对研究结果有一定影响。

（4）对纳入研究的科学性评价：目前最常使用的是Cochrane评价员手册系列标准和Jaded量表。本研究采用的是Cochrane评价员手册系列标准。

（5）合成纳入研究结果的方法是否恰当：对于合成结果，应采用一定的统计检验方法确定纳入研究是可合并的，以及评估它们的异质性。异质性检验是合并数据的第一步。因为中医理论体系是以"辨证论治"为基本原则的，对于不同患者的具体用药剂量或随证加减方药存在差异。因此有研究证明，中医药系统评价的异质性主要来源于临床异质性，并建议通过限制PICOS，即具体到"某药""某证"来减少异质性。本研究中大多数Meta分析有异质性，经亚组分析仍然存在，故选择随机效应模型合并效应量，考虑与干预措施一致性较差引起的临床异质性有关。

经过以上论述，说明本研究的结论存在一定的偏倚，方法学质量还待进一步提高。但由于AMSTER评价工具主要适用于西医学循证评价，而对于中医学系统评价的测评，还未有更好的更适合的系统评价工具来进行评价。

（二）PCOS的Meta分析的结果分析

1.中医药治疗PCOS的疗效：PCOS的治疗主要有西医治疗和中医治疗，中医治疗包括方药治疗、针刺治疗以及穴位埋线治疗等、目前西医治疗PCOS首选药物，主要是应用避孕药、促排卵药、降糖药等，具有见效快、经济、治疗周期短等优势，但患者长期服用会出现药物依赖性、副作用较多、远期疗效欠佳等弊端。本研究分析结果可证明，针对PCOS的治疗，单纯应用西药治疗在以下方面均较中医药治疗有明显不足：治疗总有效率、血清性激素水平，包括LH、LH/FSH、T，以及BMI、月经情况、卵泡情况、子宫内膜厚度情况，其原因考虑与采取中医药手段治疗副作用西小等原因有关，具体下述：

（1）西药的药理作用：本研究选择炔雌醇环丙孕酮片、克罗米芬、枸橼酸氯米芬作为对照组的干预措施。炔雌醇环丙孕酮片能够直接调整下丘脑-垂体-卵巢轴的功能，提高卵巢组织反应性，降低卵泡刺激素含量，改善生殖内环境，增加卵巢和子宫的供血，从而调节机体内的性激素分泌平衡。研究显示，炔雌醇环丙孕酮能够降低PCOS患者血清睾酮水平，提高成熟卵泡个数，缩短促排卵天数，提高患者总体治疗效果，并且能够降低不良反应发生率。克罗米芬属于一线促排卵药物，作用较为广泛，对多囊卵巢综合征患者血清性激素LH、FSH及血清血管内皮生长因子含量等指标水平的改善均有着积极促进作用，且能够使子宫内膜具有良好的容受性，有利于进一步提高排卵效果，改善妊娠结局。枸橼酸氯米芬属于雌激素受体调节剂，可与下丘脑竞争性拮抗中枢雌激素受体达到促排卵目的。

（2）方药分析：中医药物治疗通过辨证论治，认为PCOS患者在病因病机上可分为虚实两方面，虚者为肾虚和脾虚，实者为血瘀和痰浊。肾为天癸之源、冲任之本、五脏六腑之根，肾虚则天癸不能按时满溢，气血冲任亏虚，则会出现月经后期等症状；脾为气血生化之源，脾统血，女子以血为先天，脾虚则运化失职，气血亏虚则致月经量少等症。而脾气亏虚，运化失职，则血行不畅、气机阻滞、水湿凝滞，则易生瘀血和痰浊，阻滞胞宫则会出现不孕等症。根据辨证与辨病相结合的原则，临床用方用药常以补肾健脾、祛瘀化痰为法，代表方剂有归肾汤、苍附导痰汤、血府逐瘀汤等，主要由补肾益精、健脾化痰、活血化瘀方药配伍组成。具有补肾益精作用的方药有杜仲、菟丝子、熟地黄、芡实、山茱萸等；具有健脾化痰作用的方药有香附、陈皮、半夏、茯苓、白术、山药等；具有活血化瘀作用的方药有当归、桃仁、川芎、赤芍、牛膝等。有实验研究表明，具有补肾活血作用的方药能够降低胰岛素水平、增加卵泡数量，降低血清中LH和T水平，升高E_2、FSH水平，改善卵巢组织病理形态，能够通过PI3K/Akt信号通路改善胰岛素抵抗治疗多囊卵巢综合征。另有实验研究证实，健脾化痰类方药能够改善PCOS患者的血清性激素水平、血糖水平、血脂水平、BMI、WHR及中医证候积分、黑棘皮评分，并且，采用中西药联合治疗的方法，能够更好地改善PCOS患者的临床症状，且副作用低，更加安全有效。肾为先天之本，脾为后天之本。脾主运化，化生水谷精微，有赖肾阳的推动温煦；肾藏精，肾中精气有水谷精微的补养，才能不断充盈和成熟，因此，二者相互资助、相互促进、相互影响。除此之外，还依据"治痰先治气，气顺痰自消"和"气为血之帅，血为气之母"的中医理论，气行则血行，气顺则痰消，故而在治疗过程中往往会根据患者的实际情况配伍行气之品有利于祛瘀化痰。

其中杜仲补肾益精、温肾壮阳。菟丝子甘温入肾，善能补益肾阳、肾阴，为平补阴阳之品，既可助阳，又能益精，不燥不腻。芡实甘补涩敛，平补不偏，入脾、肾经，能补脾兼祛湿，益肾兼固精，有补而不腻、涩而不留湿的特点。熟地黄性微温，味甘，归肝、肾经，能够补血滋阴，益精填髓。山茱萸味酸涩，性微温，为收敛性强壮药，《名医别录》曰："强阴益精，安五脏，通九窍，止小便利，久服，明目强力长年。"具有补肝肾的功效。香附辛微苦甘，平，入肺、肝、脾、胃四经，具有疏肝解郁，理气宽中，调经止痛的作用，《名医别录》曰："主除胸中热，充皮毛，久服利人，益气，长须眉。"可用于治疗肝郁气滞，月经不调，经闭痛经等症。陈皮具有通气健脾、燥湿化痰的功效，《本草纲目》中提及："苦能泻能燥，辛能散，温能和。其治百病，总是取其理气燥湿之功。"半夏味辛，性温，有毒，归肺、脾、胃三经，有辛散温通、化痰燥湿的功能。茯苓甘淡渗利兼补，性平不偏，入脾、肾经，善于健脾而促进水湿运化。白术具有补气健脾、燥湿利水的作用，性温，味苦、甘，归脾、胃经，经土炒制后能够增强其补益脾胃作用。山药味甘，性平，补肾涩精、补脾益胃。当归甘能补润，辛温行散，善补血活血、调经止痛。桃仁性味苦甘，性平，《用药心法》曰："桃仁，苦以泄滞血，甘以生新血，故凝血须用，又去血中之热。"川芎香气浓郁而特殊，味苦、辛，微回甜，是血中气药，具有行气活血作用。赤芍其性酸敛阴柔，具有养阴、行瘀、止痛、凉血、消肿的作用。牛膝始载于东汉《神农本草经》，列为上品，记有"主寒湿痿痹，四肢拘挛，膝痛不可屈伸，逐血气，伤热火烂，坠胎"等功能。

而现代药理学研究已经证实了上述药物的有效药理成分，例如山药中的山药皂苷成分能够显著降低小鼠胰岛素敏感性指数和葡萄糖水平。白芍中的黄酮类等成分具有促进造血功能、保护肝脏等作用。芡实主要含有多酚类、黄酮类等成分，具有抗氧化、抗菌、降糖等药理作用。所以对比使用西药治疗，中药在改善PCOS患者胰岛素抵抗、降脂等方面具有较大优势。

2.中医药治疗PCOS的安全性：在本研究所纳入的随机对照试验研究显示，治疗组均未出现严重肝肾损害、死亡等严重不良事件的报告。总结分析可证明中医药治疗方法能够降低不良反应的发生率，部分结果无统计学差异，考虑与样本量较少有关。西药由于会在胸腔、肝肾中滞留、代谢缓慢，可产生诸多可逆性的不良反应，其中炔雌醇环丙孕酮片由于存在一定的雄激素活性，可能会加重患者雄激素蛋白质同化作用，导致血脂水平升高；盐酸二甲双胍的胃肠道反应较为常见，其确切机制尚不明确，可能与其转运蛋白、增加肠道内葡萄糖摄取及乳酸水平、增加肠内胆汁酸池、肠道菌群等相关。枸橼酸氯米芬片应用于PCOS患者的治疗常引起皮肤皮疹、腹泻、呕吐的症状。而具有益肾健脾活血作用的中药能过够明显减少治疗过程中可能会发生的不良反应，利于该疾病的治疗。

3.中医药治疗该疾病的意义：通过对PCOS的不断研究，单纯应用西药治疗该疾病的不足逐渐显现：单纯使用西药容易引发卵巢过度刺激综合征（OHSS）以及产生多胎妊娠等不良反应，且易表现出高排卵率、低妊娠率的特点。各个医家发现，除了单纯应用西药治疗之外，还可以通过中医治疗，或者中西医联合治疗该疾病，除了使用中药汤剂口服治疗之外，目前临床上还多应用穴位埋线、针刺、艾灸等治疗，能够明显改善患者的月经稀发或推迟、肥胖、多毛等临床症状，改善患者情绪焦虑等心理问题，从而增加临床疗效。近年来，PCOS的发病率依旧逐年上升，且呈现年轻化的趋势，并且严重影响着患者的心理健康，配合使用中医药手段治疗，能够明显改善临床症状，减轻患者心理压力，从而提高临床有效率，使得更多医家对PCOS的治疗逐渐倾向于中医药或者中西医结合治疗。

4.临床研究的方法学的局限性及对研究结果的影响：根据Cochrane偏倚评价方法评价纳入文献，较多的文献质量属高偏移风险，有很多文献未完整报告所使用的随机化方法。由于随机化的质量既可引起选择偏倚，又可导致混杂偏倚，纳入研究可能存在以下偏倚：①发表偏倚：本研究检索的文献中未对灰色文献进行手工检索，且使用的检索数据库限于中文及英文文献，未对其他国家和地区展开中医药文献检索。②选择偏倚：随机化质量较差，一部分文献未提及分配隐藏方法。③相关结局指标的报告不足及缺乏远期疗效和不良反应的记录，因此无法对远期疗效进行追踪，无法确定其真实疗效。

六、研究结论

中医药疗法治疗PCOS具有显著优势，为PCOS患者提供了一种可靠、安全、绿色、有效的治疗选择，在临床上具有良好的应用前景。

七、精选高质量文献汇编

石英毓麟汤加减对肾虚血瘀型多囊卵巢综合征患者的影响

（一）研究背景

多囊卵巢综合征（Poly cystic ovary syndrome，PCOS）是一种以持续排卵障碍、卵巢多囊样变形及高雄激素血症为主要特征的内分泌疾病，我国经小范围调查显示，育龄妇女PCOS患病率为5.81%，临床一般采取调节内分泌异常、月经周期，促进卵泡正常发育和排卵进行治疗，西药应用以炔雌醇环丙孕酮片为抗雄激素药物，能够降低雄激素水平，但单一用药疗效欠佳。祖国医学在PCOS治疗方面具有较大贡献，将PCOS归属于"月经不调""闭经""月经后期""不孕症"等范畴，以肾虚为本，血瘀、痰湿阻滞为标，本实验选取78例多囊卵巢综合征患者，探究毓麟汤加减对肾虚血瘀型多囊卵巢综合征患者免疫调控、AMH、FSH水平的影响。

（二）研究设计

1.研究类型

随机对照试验。

2.纳入标准

（1）西医诊断符合《实用妇产科学》中多囊卵巢综合征的诊断标准：①高雄激素血症或相关症状；②排卵月经稀发或存在不排卵现象；③超声诊断证实多囊卵巢即单侧或者双侧卵巢存在2~9mm的卵泡不低于12个，或卵巢体积超过10ml；④未发现患者存在库欣综合征、分泌雄性激素相关肿瘤以及先天性肾上腺皮质增生等疾病；符合上述①、②、③中任意2条及④即确诊。超过12个月未采取避孕措施未成功受孕。

（2）中医诊断参考《中药新药临床研究指导原则》中月经不调的标准，月经错后甚至闭经，经期量少或闭经，夹有淡黯或紫黑色血块，性欲减退，头晕耳鸣，腰膝酸软，疲乏无力，手足不温，舌紫黯或有瘀点，脉细涩。符合上述主症并具备次症2项或以上者，结合舌脉可确诊。

（3）正常性生活，且未予以避孕措施者。

（4）认知功能正常，能够配合本实验。

（5）本项目经宁夏回族自治区中医医院暨中医研究院医学伦理委员会批准，入选者均签署知情同意书。

3.干预措施

对照组：给予炔雌醇环丙孕酮片（规格：每片醋酸环丙孕酮2mg和炔雌醇0.035mg，生产批号：20190342，德国Bayer Vital GmbH）治疗，1片/次，1次/d，于月经周期第5d，或黄体酮撤退性出血第5d口服，连续口服21d，停药7d再给药，炔雌醇环丙孕酮片服用3个月经周期。

治疗组：在对照组的基础上予以毓麟汤加减，处方：茯苓15g，菟丝子15g，丹参15g，杜仲15g，黄芪15g，熟地10g，赤芍10g，当归10g，鹿角霜10g，白术10g，三七10g，川芎10g，党参10g。月经期予以桃仁15g，益母草15g，红花6g；经前期予以紫石英15g，山萸肉15g；经中期予以路路通10g，王不留行10g；经后期予以黄精15g，枸杞子15g。上述药物水煎分早晚2次口服，每日1剂，连续服用3个月。

4.结局指标

（1）疗效判定标准：根据《中药新药临床研究指导原则》，治愈为月经恢复至正常水平，停止用药后月经能持续规律超过3个月经周期，中医证候指数超过90%，B超检查结果提示卵巢恢复到正常体积，相关临床症状全部消失；显效为治疗后月经基本正常，月经状态有效改善，中医证候指数为66.67%~90%，B超检查结果表明卵巢趋近于正常体积，临床症状基本消失；有效为治疗后月经3个月来潮1次，月经状态较疗前有部分改善，但不明显，中医证候指数为33.33%~66.67%，治疗后患者的月经出现改善，但月经周期尚大于40d，相关的临床症状基本恢复到正常水平；无效为月经状态无改善，临床症状未减轻，中医证候未超过33.33%。临床有效率=治愈率+显效率+有效率。

（2）中医症状积分：以《中医病症诊疗常规》为依据拟定，观察症状包括经期量少或闭经、性欲减退、头晕耳鸣、腰膝酸软、痛经且经血含血块共五项，根据病情分为无症状、症状轻微、症状频发、严重影响生活4个程度，分值为0~3分，分值越高提示对生活影响越大。

（3）血清相关激素水平检测：于治疗前后采集空腹静脉血5ml，静置后以2000r/min离心15min，取上清液置于4℃以下待检。应用南京华仁生物科技有限公司提供的贝克曼公司DXI800仪器及配套试剂，采取放射免疫检测技术（ELISA）法对促卵泡生成素（Follicle stimulating hormone，FSH）、促黄体生成素（Luteinizing hormone，LH）、睾酮（Testosterone，T）及雌激素（Estrogen，E_2）水平予以检测。应用青岛佳鼎分析仪器有限公司提供的iFlash3000化学发光仪及配套抗缪勒管激素（anti-mullerian hormone，AMH）试剂对血清AMH水平予以检测。

（4）外周血自然杀伤细胞（natural killer cell，NK）：应用上海臻诺生物科技有限公司提供的流式细胞仪及Cell Quest软件计算对外周血NK细胞进行检测。

（5）外周血辅助性T淋巴细胞1（Thelpercell，Th1）/辅助性T淋巴细胞2（Thelpercell，Th2）：应用酶联免疫吸附法对Th1细胞因子［干扰素（interferon，IFN）-γ］、Th2细胞因子［白细胞介素（interleukin，IL）-4］进行检测。

5.研究结果

共纳入78例病人进行随机分组，治疗组39例，对照组39例。治疗后与对照组相比，试验组临床总有效率较高（$P<0.05$）；治疗后两组经期量少或闭经、性欲减退、头晕耳鸣、腰膝酸软、痛经且经血含血块评分降低（$P<0.05$），与对照组相比，试验组经期量少或闭经、性欲减退、头晕耳鸣、腰膝酸软、痛经且经血含血块较低（$P<0.05$）；治疗后与对照组相比，试验组子宫内膜厚度、优势卵泡率均较高（$P<0.05$）；治疗后两组LH、FSH、T及AMH水平下降，E_2升高（$P<0.05$），与对照组相比，试验组LH、FSH、T及AMH水平较低，E_2较高（$P<0.05$）；治疗后两组NK细胞、IFN-γ、IL-4及Th1/Th2下降（$P<0.05$），与对照组相比，试验组NK细胞、IFN-γ、IL-4及Th1/Th2较低（$P<0.05$）；治疗后与对照组相比，试验组不良反应总发生率较低（$P<0.05$）。

（三）研究结论

石英毓麟汤加减治疗肾虚血瘀型多囊卵巢综合征患者临床效果显著，能调节患者体内NK细胞活性，纠正Th1/Th2细胞因子失衡状态，改善月经等临床症状，提高排卵率，改善激素水平。

参 考 文 献

[1] 康德英,许能锋.循证医学[M].3版.北京:人民卫生出版社,2015.

[2] 张俊华,孙鑫.循证中医药学[M].上海:上海科学技术出版社,2018.

[3] 董玉洁,蒋沅岐,刘毅,等.中医药治疗痛经的研究进展[J].中草药,2022,53(12):3842-3851.

[4] Iacovides S, Avidon I, Baker F C. What we know about primary dysmenorrhea today:Acritical review[J]. HumReprod Update,2015,21(6):762-778

[5] 许英姝.脏腑推拿手法治疗原发性痛经的临床疗效观察[D].北京:北京中医药大学,2013.

[6] 孟旭.针刺治疗子宫腺肌病继发性痛经的随机对照临床研究[D].北京:北京中医药大学,2020.

[7] 林文爱.热敏灸治疗寒凝血瘀型原发性痛经的临床疗效观察[D].福州:福建中医药大学,2021.DOI:10.27021/d.cnki.gfjzc.2021.000099.

[8] 国际中医临床实践指南.崩漏[J].世界中医药,2021,16(06):870-877.

[9] 中国中西医结合学会妇产科专业委员会.排卵障碍性异常子宫出血中西医结合诊疗指南[J].中国中西医结合杂志,2020,40(04):391-400.

[10] 谢梅青,陈蓉,任慕兰.中国绝经管理与绝经激素治疗指南(2018)[J].协和医学杂志,2018,9(06):512-525.

[11]《中成药治疗优势病种临床应用指南》标准化项目组.中成药治疗更年期综合征临床应用指南(2020年)[J].中国中西医结合杂志,2021,41(04):418-426.

[12] 马堃,陈燕霞.中西医治疗围绝经期综合征策略的探讨[J].中国中药杂志,2015,40(20):3899-3906.

[13] 更年期妇女保健指南(2015年)[J].实用妇科内分泌杂志(电子版),2016,3(02):21-32.

[14] 陈蓉,彭雅婧.《中国绝经管理与绝经激素治疗指南(2018)》在临床的实践[J].中国实用妇科与产科杂志,2020,36(03):202-205.

[15] 肖承悰.国际中医临床实践指南.更年期综合征[J].世界中医药,2021,16(02):190-192.

[16] 王媛媛.妊娠恶阻中西医临床研究进展[J].中国中医药现代远程教育,2023,21(06):

206-208.

[17] 鱼庆.妊娠剧吐的相关影响因素及围产结局的临床分析[D].长春:吉林大学,2020.

[18] 中华中医药学会.中医妇科常见病诊疗指南[M].北京:中国中医药出版社,2012:
47-48

[19] 赵莉,梁婷,张丽华,等.中西医结合治疗妊娠剧吐临床观察[J].辽宁中医杂志,2014,
41(12):2648-2649.

[20] 白兰花.中西医结合配合心理疗法治疗妊娠剧吐[J].中国社区医师(医学专业),
2012,14(04):217.

[21] 赵素玲.治疗妊娠剧吐中西医结合方案临床观察[J].中医临床研究,2014,6(07):
109-110.

[22] 张晓玲.妊娠剧吐中医外治法研究进展[J].实用中医药杂志,2022,38(12):2235-
2236.

[23] 王慧,潘丽贞.穴位贴敷联合耳穴埋籽治疗妊娠剧吐临床观察[J].光明中医,2023,38
(13):2579-2581.

[24] 钟琼.针灸辅助治疗妊娠剧吐的临床观察[J].内蒙古中医药,2017,36(14):120-121.

[25] 纪诚.产妇孕期先兆流产情况调查研究[D].长春:吉林大学,2015.

[26] 朱莉,刘琴,刘玉芳等.地屈孕酮联合心理干预对复发性流产患者妊娠结局影响的研
究[J].中国社区医师,2014,30(15):82-83.

[27] 谢瑞兰,李斌,张海青等.252例先兆流产妇女妊娠结局及相关因素分析[J].医学研究
杂志,2006(01):28-30.

[28] 范嫱妤.中药保胎方联合肌肉注射黄体酮治疗先兆流产临床观察[J].中国中医药现
代远程教育,2023,21(19):123-124,146.

[29] 杨炳曦,李燕.安奠二天汤合寿胎丸联合地屈孕酮治疗先兆流产临床观察[J].山西中
医,2023,39(05):25-27.DOI:10.20002/j.issn.1000-7156.2023.05.010.

[30] 韦秀兰,刘洋,马建泽,等.寿胎丸联合中医外治法治疗胎漏胎动不安临床观察[J].广
西中医药,2019,42(03):44-46.

[31] 何倩.艾灸疗法加中药穴位贴敷辅助治疗早期先兆流产的效果分析[J].临床医药文
献杂志,2019,6(22):69.

[32] 蒋惠芳.先兆流产的药膳治疗[J].中西医结合临床杂志,1993(03):35.

[33] 自然流产诊治中国专家共识(2020年版)[J].中国实用妇科与产科杂志,2020,36
(11):1082-1090.

[34] 吕霄,唐海,张建伟.复发性流产诊断标准的研究进展[J].国际生殖健康/计划生育杂
志,2022,41(01):74-78.

[35] 李小林,王芳.复发性流产的中医中药诊疗进展[J].西部中医药,2022,35(09):
155-157.

[36] 奚婷,刘雁峰,包晓霞,等.中医药治疗复发性流产的研究进展[J].世界中医药,2023,

18(10):1482-1486.

[37] 朱曙明.当归散合用寿胎丸治疗复发性流产40例临床观察[J].中国中医药科技,2018,25(05):741-742.

[38] 王彩霞,李大剑.中西医治疗稽留流产研究概况[J].中医药临床杂志,2016,28(10):1483-1485.

[39] 杨琳,宋清霞.浅析温经益气活血剂联合米非司酮、米索前列醇治疗稽留流产[J].中国民间疗法,2022,30(24):5-9.

[40] 蔡晓燕,黄熙理.稽留流产的病因及中医治疗进展[J].承德医学院学报,2013,30(05):402-404.

[41] 张安,厉姗姗,刘杰.逐瘀下胎汤辅助西药治疗稽留流产的临床观察[J].中国中医药科技,2023,30(05):972-974.

[42] Audrey AMY,Félix E,Pascal F,et al.Risk factors for ectopic pregnancy in a population of Came-roonian women:A case-control study[J].PLoS One,2018.

[43] 张欢欢,郭艳巍,张金环,等.全面二孩政策下河北省异位妊娠患病状况的多中心研究[J].中国全科医学,2021,24(08):1017-1021.

[44] Panelli DM,Phillips CH,Brady PC.Incidence,diagnosis and management of tubal and nontubal ectopic pregnancies:a review[J].Fertil Res Pract,2015.

[45] 中华中医药学会.中医妇科常见病诊疗指南[M].北京:中国中医药出版社,2012:7-8.

[46] 周丽霞.活血消癥汤联合桂枝茯苓丸治疗异位妊娠55例[J].河南中医,2015,35(3):496-498.

[47] 邢恺,吴国英,李欣,等.复方紫草汤在宫外孕保守治疗中的应用研究[J].中华中医药学刊,2011,29(12):2727-2730.

[48] 朱玲,王亚苟,孙旖旎.行气活血消癥方联合甲氨蝶呤及米非司酮治疗异位妊娠的临床观察[J].现代中医临床,2019,26(4):52-54.

[49] 赵小来.少腹逐瘀颗粒联合甲氨蝶呤治疗异位妊娠临床研究[J].新中医,2020,52(12):104-106.

[50] 张汝倩.甲氨蝶呤介入结合中药方剂灌肠治疗异位妊娠的临床疗效观察[J].中国基层医药,2015(12):1843-1845.

[51] 张红霞,曾倩,崔潇华,等.中药口服、保留灌肠配合微波治疗输卵管妊娠临床观察[J].河北中医,2012,34(5):668-669.

[52] 张敏,施影,金丽,等.利湿消癥经验方内服、外敷辨治湿热瘀阻证异位妊娠的临床研究[J].实用临床医药杂志,2016,20(14):114-117.

[53] 朱颖,董晋莉,安芳.中药内服并灌肠保守治疗异位妊娠疗效观察[J].中国中医急症,2006,15(1):33-34.

[54] 杨泽星,曹跃龄,赵富鲜,等.天花粉蛋白注射液结合中药治疗异位妊娠临床分析[J].

昆明医学院学报,2011,32(04):64-67.

[55] Curry A, Williams T, Penny ML. Pelvic Inflammatory Disease: Diagnosis, Management, and Prevention[J]. Am Fam Physician. 2019 Sep 15,100(6):357-364.

[56] 吴文湘,廖秦平.盆腔炎性疾病的流行病学[J].实用妇产科杂志,2013,29(10):721-723.

[57] 苗娅莉,王建六.盆腔炎症性疾病诊治规范[J].中国全科医学,2005,8(18):1479-1481.

[58] 中华医学会妇产科学分会感染性疾病协作组.盆腔炎症性疾病诊治规范(2019修订版)[J].中华妇产科杂志,2019,54(7):433-437.

[59] 张秀焕,冯书娟,李瑛.五味消毒饮加减对急性盆腔炎患者CRP、TNF-α、IL-6的影响及疗效观察[J].中国中医急症,2015,24(5):869-870.

[60] 刘志红,邹艳芬.仙方活命饮加味治疗急性盆腔炎临床研究[J].河南中医,2016,36(6):1011-1013.

[61] 靳利娟,霍京丽.盆炎舒方治疗急性盆腔炎临床观察[J].中药药理与临床,2016,32(4):133-136.

[62] 钟有芳,牛向馨,刘穗,等.龙胆泻肝汤联合抗菌药物治疗急性盆腔炎的临床观察[J].中国中医急症,2023,32(8):1440-1442.

[63] 高金鸟,黄秀锦,李芳,等,五味消毒饮合大黄牡丹皮汤加减联合西药治疗急性盆腔炎的临床疗效观察[J].中国中医基础医学杂志,2017,23(10):1422-1426.

[64] 周史思.妇炎消胶囊联合常规西药治疗急性盆腔炎疗效观察及对血清炎症因子水平的影响[J].新中医,2019,51(5):196-198.

[65] 陈春景,阿莫西林联合妇科千金片对急性盆腔炎患者血清炎性因子的影响[J].中国基层医药,2022,29(6):830-834.

[66] 吴练文,中西医结合治疗急性盆腔炎疗效分析[J].四川中医,2014,32(9):82-83.

[67] 阿艳妮,汤云,张志磊.自拟中药口服配合穴位外敷治疗急性盆腔炎疗效及对炎性因子和血液流变学的影响[J].现代中西医结合杂志,2017,26(26):2907-2909.DOI:10.3969/j.issn.1008-8849.2017.26.019.

[68] 彭琼琳,黄敏,孙敏,五味消毒饮联合针灸冲任二脉诸穴治疗急性盆腔炎临床观察[J].西部中医药,2023,36(4):93-96.

[69] 朱凤娣,田颖,钟剑飞,等.康妇炎胶囊治疗湿热蕴结型盆腔炎性疾病后遗症及对患者IL-2、TNF-α的影响研究[J].陕西中医,2020,41(8):1095-1097.

[70] 肖辉琴.穴位埋线配合耳穴贴压治疗急性盆腔炎后盆腔痛疗效观察[J].上海针灸杂志,2013,32(11):925-926.

[71] 陈敏,束龙文,秦薇,中药保留灌肠配合中药外敷辅助治疗急性盆腔炎50例临床观察[J].新中医,2017,49(6):124-126.

[72] Trent M, Bass D, Ness RB, et al. Recurrent PID, subsequent STI, and reproductive health

outcomes: findings from the PID evaluation and clinical health (PEACH) study[J]. Sex Transm Dis, 2011, 38(9): 879-881.

[73] 苗娅莉, 王建六. 盆腔炎症性疾病诊治规范[J]. 中国全科医学, 2005, 8(18): 1479-1481.

[74] 谢菁. 膈下逐瘀汤治疗气滞血瘀型盆腔炎性疾病后遗症的疗效及对炎性细胞因子的影响[J]. 四川中医, 2018, 36(2): 163-164.

[75] 陈苗苗, 陈祥艳, 周熹. 四逆清带汤对湿热瘀结型盆腔炎性疾病后遗症患者血清炎症因子及血液流变学的影响[J]. 中国中医药科技, 2022, 29(4): 596-598.

[76] 符泽美, 李丽娟, 王爱丽. 加味少腹逐瘀汤治疗盆腔炎性疾病后遗症——慢性盆腔痛寒湿凝滞证的临床分析[J]. 中国实验方剂学杂志, 2018, 24(10): 200-205.

[77] 朱凤娣, 田颖, 钟剑飞, 等. 康妇炎胶囊治疗湿热蕴结型盆腔炎性疾病后遗症及对患者IL-2、TNF-α的影响研究[J]. 陕西中医, 2020, 41(8): 1095-1097.

[78] 马瑜宏, 张延荃, 孙莲芳. 宽带汤联合西药对慢性盆腔炎患者HMGB-1、sRAGE和TLR-4通路的影响[J]. 西部中医药, 2020, 33(8): 125-128.

[79] 郭薇薇, 王晓东, 曹锐. 康妇灵胶囊联合奥硝唑及左氧氟沙星治疗盆腔炎性疾病后遗症的疗效分析[J]. 解放军预防医学杂志, 2019, 37(3): 102-104.

[80] 朱建波, 顾红红. 止痛化癥胶囊联合抗生素治疗慢性盆腔炎临床观察[J]. 新中医, 2017, 49(4): 97-100.

[81] 吴丽平, 邹学敏, 罗平. 中药药熨联合微波理疗治疗慢性盆腔炎临床研究[J]. 中医学报, 2016, 31(7): 1042-1045.

[82] 张越, 谢文娟, 范丽丽, 等. 红藤煎保留灌肠联合抗生素治疗湿热瘀结型慢性盆腔炎临床研究[J]. 新中医, 2022, 54(16): 124-128.

[83] 吴秀平, 刁孟瑶. 甲珠红藤汤配合TDP照射治疗湿热瘀结型慢性盆腔炎疗效观察[J]. 现代中西医结合杂志, 2016, 25(23): 2583-2584, 2585.

[84] 徐维娜, 陈双佳, 顾申枫, 等. 盆炎方联合针刺治疗气滞血瘀型盆腔炎性疾病后遗症的临床疗效[J]. 上海中医药大学学报, 2022, 36(2): 26-30.

[85] 简皓, 陈姣洁, 等. 清热调血汤内服联合五味消毒饮灌肠治疗湿热瘀滞证盆腔炎性疾病后遗症的临床观察[J]. 中国实验方剂学杂志, 2020, 26(20): 111-116.

[86] 吴彦佳, 符杨浠, 蔡燕. 桂枝茯苓汤联合康妇消炎栓对慢性盆腔炎后遗症及细胞炎性因子的影响[J]. 中华中医药学刊, 2020, 38(4): 226-228.

[87] 潘群玉, 许浪萍, 莫政. 二丹红藤败酱汤结合艾灸治疗慢性盆腔炎临床疗效观察[J]. 四川中医, 2023, 41(2): 173-176.

[88] 陈晶晶. 盆炎Ⅱ号方口服联合中医定向透药、穴位贴敷治疗气滞血瘀型盆腔炎性疾病后遗症临床观察[J]. 河北中医, 2020, 42(3): 375-378.

[89] 赖海燕, 杜娟, 左右. 下瘀血汤加味联合穴位注射治疗慢性盆腔炎临床观察[J]. 新中医, 2012, 44(3): 56-57.

［90］陈妍,王旺.中药热罨包及心理干预治疗气滞血瘀型盆腔炎性疾病后遗症疗效及对生活质量影响［J］.中国计划生育学杂志,2022,30(9):2054-2059.

［91］赵亚,郭梦娇,许婵娟,等.中药热敷联合穴位按摩在气滞血瘀证盆腔炎性疾病后遗症中的应用效果［J］.中国医药导报,2022,19(4):132-135,148.

［92］徐丛剑,华克勤.实用妇产科学［M］.4版.北京:人民卫生出版社,2018:506.

［93］Escobar-Morreale HF. Polycystic ovary syndrome:definition,aetiology,diagnosis and treatment［J］.Nature reviews.Endocrinology,2018,14(5):270-284.

［94］钱易,马翔.多囊卵巢综合征诊断标准解读［J］.中国实用妇科与产科杂志,2019,35(03):264-267.

［95］宋颖,李蓉.多囊卵巢综合征中国诊疗指南解读［J］.实用妇产科杂志,2018,34(10):737-741.

［96］中华医学会妇产科学分会内分泌学组及指南专家.中华妇产科杂志［J］.人民军医出版社,2018,53(1):2-6.

［97］谢幸,孔北华,段涛.妇产科学［M］.9版.北京:人民卫生出版社,2018:43-44.

［98］张明敏,宋玛璠,刘卓,等.多囊卵巢综合征中西医结合诊治指南［J/OL］.中国中西医结合杂志:1-14[2023-10-23].

［99］ESHRE,ASRM. International evidence-based guideline for the assessment and management of polycystic ovary syndrome2018.

［100］中华医学会妇产科学分会内分泌学组及指南专家组.多囊卵巢综合征中国诊疗指南［J］.中华妇产科杂志,2018,53(1):2-6.

［101］Smithson DS,Vause TDR,Cheung AP. No.362-ovulation induction in polycystic ovary syndrome［J］. J Obstet Gynaecol Can,2018,40(7):978-987.

［102］Americican College of Obstetricians and Gynecologists' Committee on Practice Bulletins-Gynecology-ACOG Practice Bulletin No.194:polycystic ovary syndrome［J］. Obstet Gynecol,2018,131(6):E157-E171.

［103］Franik S,Eltrop SM,Kremer JA,et al. Aromatase inhibitors(letrozole)for subfertile women with polycystic ovary syndrome［J］. Cochr Database Syst Rev,2018,5(5):CD010287.

［104］Tsiami AP,Goulis DG,Sotiriadis AI,et al. Higher ovulation rate with letrozole as compared with clomiphene citrate in infertile women with polycystic ovary syndrome:a systematic review and metaanalysis［J］.Hormones(Athens),2021,20(3):449-461.

［105］中国医师协会内分泌代谢科医师分会.多囊卵巢综合征诊治内分泌专家共识［J］.中华内分泌代谢杂志,2018,34(1):1-7

［106］Zhou K,Zhang J,Xu L,et al. Chinese herbal medicine for subfertile women with polycystic ovarian syndrome［J］.Cochr Database Syst Rev,2021,6(6):CD007535.

［107］谢蓬蓬,谢铱子,纪树亮,等.加减苍附导痰汤联合化学药对比单用化学药治疗多囊

卵巢综合征疗效的Meta分析及试验序贯分析[J].中国药房,2019,30(5):698-703

[108] 王小燕.加减苍附导痰汤对肥胖型多囊卵巢综合征患者性激素水平及受孕率的影响[J].吉林中医药,2018,38(4):421-425

[109] 多囊卵巢综合征相关不孕治疗及生育保护共识专家组,中华预防医学会生育力保护分会生殖内分泌生育保护学组.多囊卵巢综合征相关不孕治疗及生育保护共识[J].生殖医学杂志,2020,29(7):843-851.

[110] 黄守强,徐海燕,熊俊,等.针灸治疗多囊卵巢综合征不孕症有效性的系统评价[J].中国循证医学杂志,2021,21(4):431-437.

[111] 卢霭茜.针刺联合促排卵药物治疗多襄卵巢综合征Meta分析[D].广州:广州中医药大学,2020.

[112] 卓缘圆,吴家满,林婉珊,等."调任通督针刺法"治疗多囊卵巢综合征不孕症的临床疗效观察[J].中国针灸,2016,36(12):1237-1241.

[113] 沈凌宇,梁翠梅,杨文津等.通调带脉法针刺治疗腹部肥胖型多囊卵巢综合征的随机对照研究[J].针刺研究,2018,43(4):255-259.

[114] 尹萍,李丽,路璐,等.针刺联合辅助生殖技术对多囊卵巢综合征患者临床妊娠结局影响的Meta分析及GRADE质量评价[J].中华中医药杂志202035(2):854-858.

[115] YU C,Xiong Y,Miao WU,et al. Effectiveness of acupoint catgut embedding therapy for polycystic ovary syndrome: a systematic review and meta-analysis[J]. World journal of acupuncture-moxibustion,2017,27(4):41-51.

[116] 朱巧玲,林丽仪,聂润球,等.穴位埋线治疗肥胖型多囊卵巢综合征临床疗效观察[J].广州中医药大学学报,2012,29(3):268-274.

[117] 吴佳.肥胖型多囊卵巢综合征穴位埋线干预的疗效及内分泌影响[J].中医临床研究,2020,12(5):60-61.

[118] 李妍,郝松莉,张春兰,等.耳穴压籽治疗青春期超重/肥胖多囊卵巢综合征临床观察[J].现代中西医结合杂志,2018,27(35):3877-3879,3906.

[119] 李影,潘志诚,李雪玲.中药加长蛇灸治疗脾肾阳虚型多囊卵巢综合征不孕临床观察[J].光明中医,2020,35(16):2531-2533.

[120] 阳根平,刘霞,钟海英.中医五步护理联合耳穴贴压对多囊卵巢综合征患者激素水平及生活质量的影响[J].临床护理杂志,2022,21(2):33-35.

[121] 万幸,江玲,杨雅琪,等.加味苍附导痰汤联合耳穴治疗多囊卵巢综合征痰瘀证临床研究[J].陕西中医,2022,43(12):1797-1800.

[122] 王春凤.穴位注射治疗多囊卵巢综合征不孕不育患者的疗效观察[J].系统医学,2017,2(11):100-104.

[123] Teede HJ, Misso ML, Costello MF, et al. Recommendations from the international evidence-based guideline for the assessment and management of polycystic ovary syndrome[J].Fertil Steril,2018,110:364-379.

[124] 王淑娟,杨培红,贾萍萍.生活方式干预联合穴位埋线对多囊卵巢综合征不孕患者的效果[J/OL].实用中医内科杂志:1-5[2023-10-23].

[125] 张红阳,莫殿军,陈颖,等.启宫丸治疗多囊卵巢综合征伴胰岛素抵抗痰湿证的临床疗效及网络药理学机制研究[J].广州中医药大学学报,2023,40(10):2519-2530.

[126] 宋联进,庞名敏.温肾活血汤改善PCOS合并不孕患者子宫内膜容受性的临床观察[J].贵州医药,2023,47(08):1245-1246.

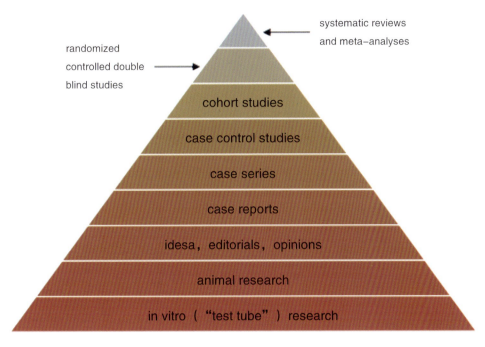

彩图1

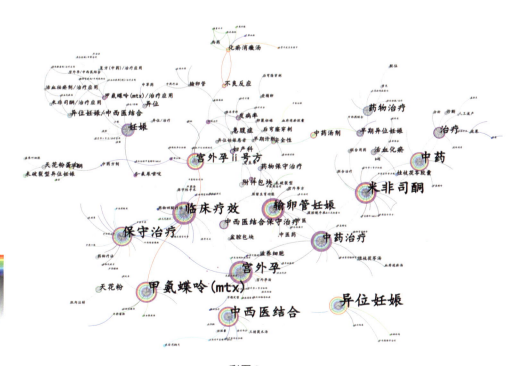

彩图2

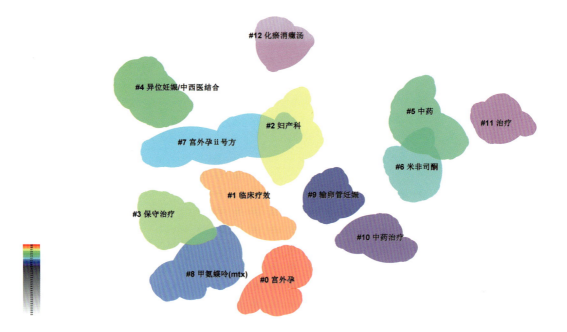

彩图 3

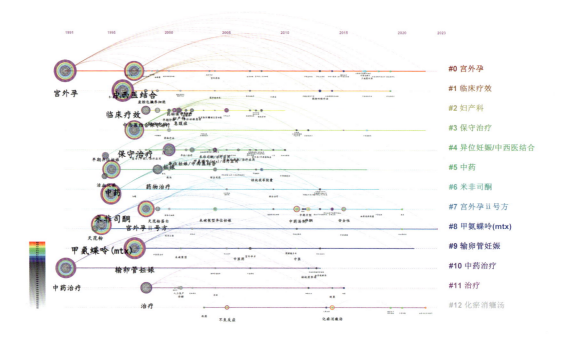

彩图 4

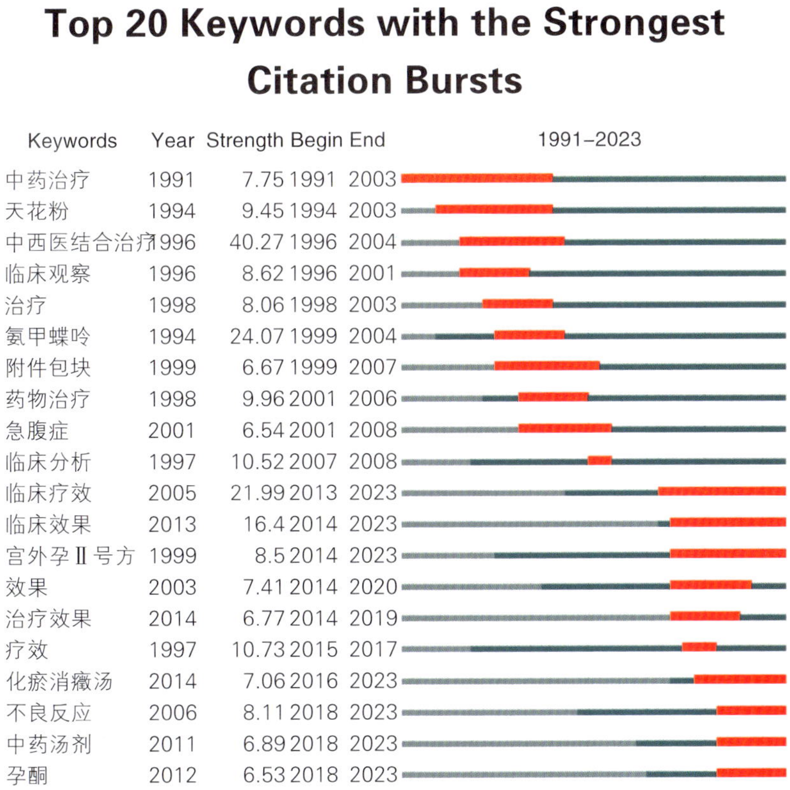

Top 20 Keywords with the Strongest Citation Bursts
Keywords Year Strength Begin End 1991–2023
中药治疗 1991 7.75 1991 2003
天花粉 1994 9.45 1994 2003
中西医结合治疗 1996 40.27 1996 2004
临床观察 1996 8.62 1996 2001
治疗 1998 8.06 1998 2003
氨甲蝶呤 1994 24.07 1999 2004
附件包块 1999 6.67 1999 2007
药物治疗 1998 9.96 2001 2006
急腹症 2001 6.54 2001 2008
临床分析 1997 10.52 2007 2008
临床疗效 2005 21.99 2013 2023
临床效果 2013 16.4 2014 2023
宫外孕Ⅱ号方 1999 8.5 2014 2023
效果 2003 7.41 2014 2020
治疗效果 2014 6.77 2014 2019
疗效 1997 10.73 2015 2017
化瘀消癥汤 2014 7.06 2016 2023
不良反应 2006 8.11 2018 2023
中药汤剂 2011 6.89 2018 2023
孕酮 2012 6.53 2018 2023

彩图5

段爱多
刘银姣
袁烁
和平
姜秀清
邹莉
杨慧娟
余跃平
魏明久
戴峻
宋雅丽
刘孟安
张乔
王建华
薛淑萍
田彦梅
亢奇
杨琪
王冬梅
陈华英
陈晓艳
杨艳萍
亢飞
于载畿
于江华
沈琼
丁秀萍
张丽丽
田德虎
柳洁
尤丽华
李芳
陈毓
李霞
蒋希菁
顾建如
回艳艳
韩文娟
孙秀利
刘伟
张科
刘杏菊
于皓
陈少如
陶根仙
胡向军
王晓丽
林艳
刘萍
马刚
程丽师
叶绿菊
林燕
刘凤娟
邹心忠
孟瑛
王粉香
韩慧
周英惠
罗庭威
董春莲
陈静
张蕾
张堃
宫艳青
任海燕
陈琨
王静
张玉宇
李冬梅
陶霞
陈苏梅
许翠娇
CiteSpace

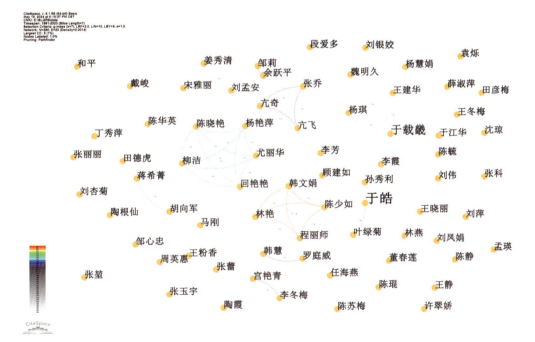

彩图6

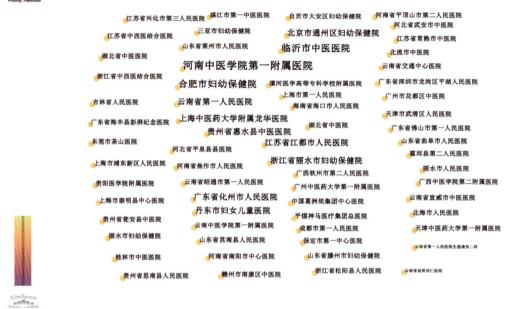

彩图 7

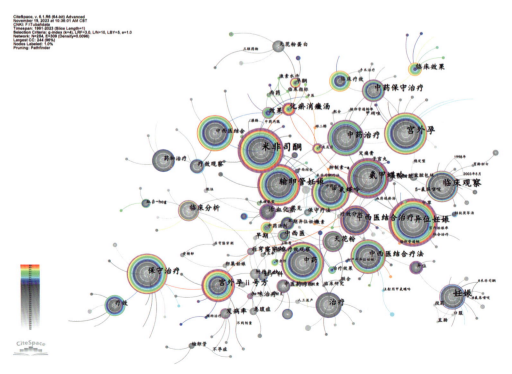

彩图 8

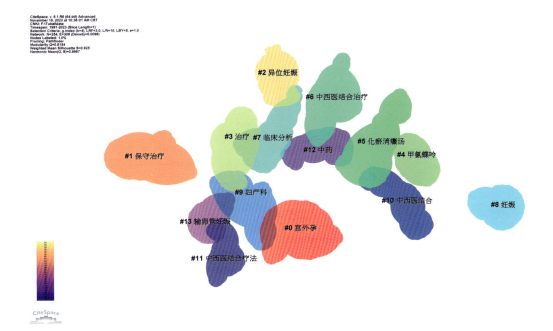

彩图9

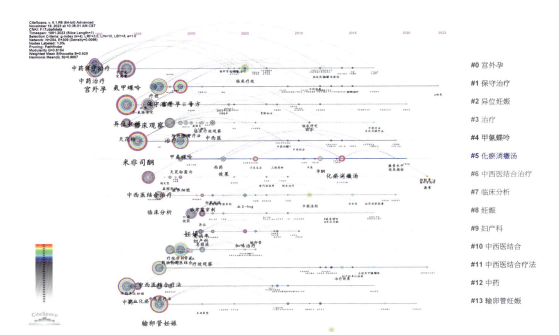

彩图10

Top 25 Keywords with the Strongest Citation Bursts

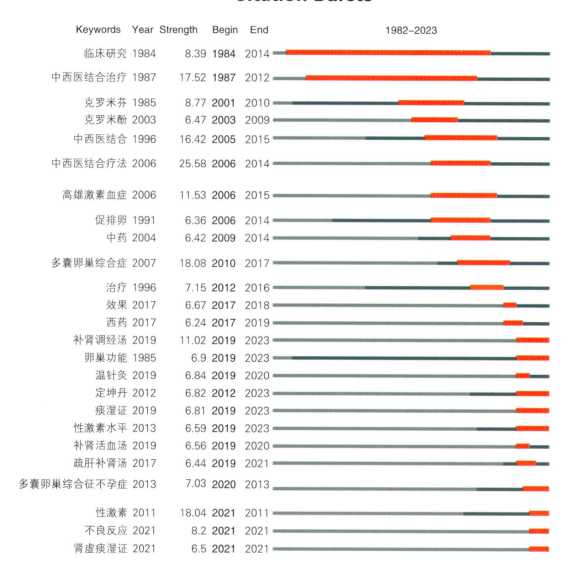

彩图11

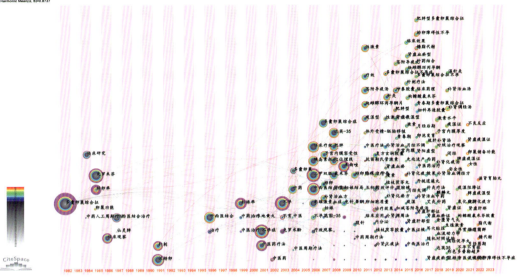

彩图12

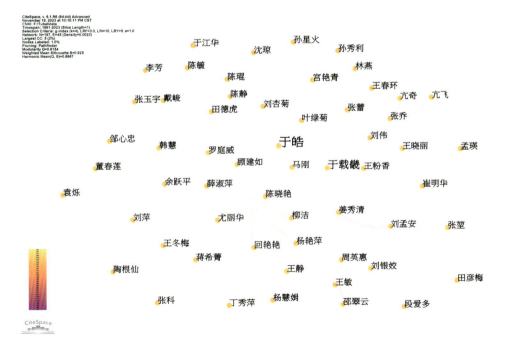

彩图13

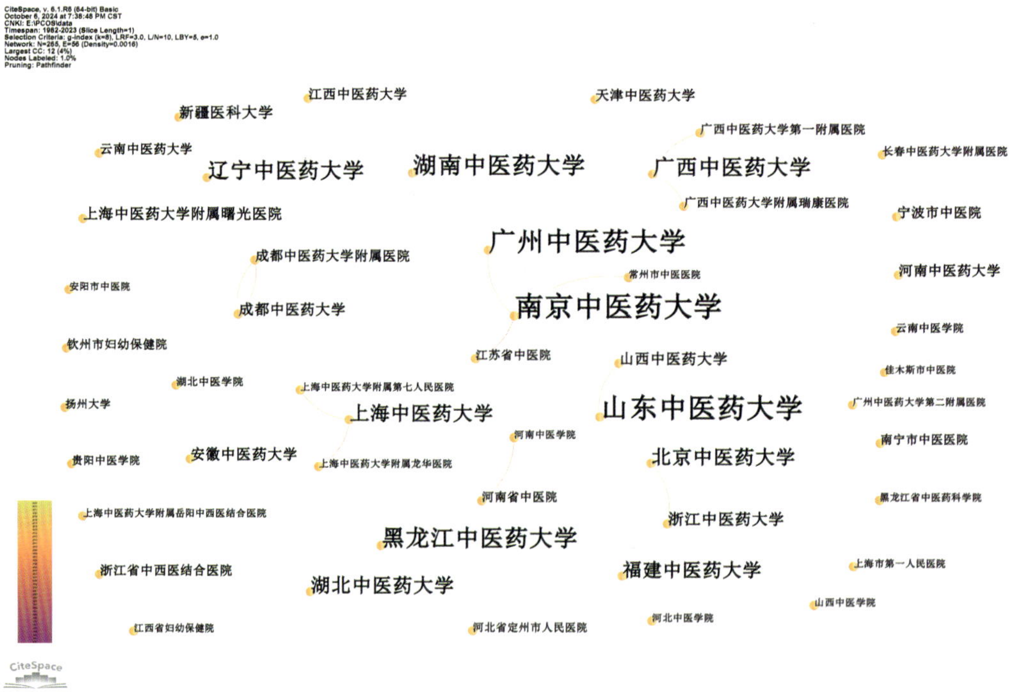

CiteSpace, v. 6.1.R6 (64-bit) Basic
October 6, 2024 at 7:38:48 PM CST
CNKI: E:\PCOS\data
Timespan: 1982-2023 (Slice Length=1)
Selection Criteria: g-index (k=8), LRF=3.0, L/N=10, LBY=5, e=1.0
Network: N=265, E=56 (Density=0.0016)
Largest CC: 12 (4%)
Nodes Labeled: 1.0%
Pruning: Pathfinder

新疆医科大学

江西中医药大学

天津中医药大学

云南中医药大学

辽宁中医药大学

湖南中医药大学

广西中医药大学

广西中医药大学第一附属医院

长春中医药大学附属医院

上海中医药大学附属曙光医院

广西中医药大学附属瑞康医院

宁波市中医院

广州中医药大学

河南中医药大学

成都中医药大学附属医院

安阳市中医院

云南中医学院

成都中医药大学

南京中医药大学

钦州市妇幼保健院

江苏省中医院

山西中医药大学

佳木斯市中医院

湖北中医学院

上海中医药大学附属第七人民医院

广州中医药大学第二附属医院

扬州大学

上海中医药大学

山东中医药大学

南宁市中医医院

河南中医学院

贵阳中医学院

安徽中医药大学

北京中医药大学

上海中医药大学附属龙华医院

黑龙江省中医药科学院

河南省中医院

上海中医药大学附属岳阳中西医结合医院

浙江中医药大学

上海市第一人民医院

浙江省中西医结合医院

黑龙江中医药大学

福建中医药大学

山西中医学院

湖北中医药大学

江西省妇幼保健院

河北省定州市人民医院

河北中医学院

CiteSpace

彩图14